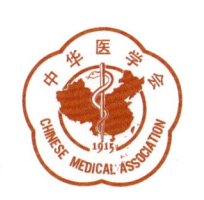

中国医学发展系列研究报告

麻醉学进展

【2015】

中华医学会组织编著

熊利泽 邓小明 主编

中华医学电子音像出版社
CHINESE MEDICAL MULTIMEDIA PRESS
北 京

图书在版编目（CIP）数据

麻醉学进展. 2015 / 熊利泽，邓小明主编. —北京：中华医学电子音像出版社，2016.8

ISBN 978-7-83005-131-0

Ⅰ. ①麻⋯　Ⅱ. ①熊⋯ ②邓⋯　Ⅲ. ①麻醉学—进展—中国—2015　Ⅳ. ①R614

中国版本图书馆 CIP 数据核字（2016）第 174907 号

麻醉学进展（2015）
MAZUIXUE JINZHAN（2015）

主　　编：	熊利泽　邓小明
策划编辑：	史　红　裴　燕
责任编辑：	孙葵葵
责任印刷：	李振坤
出 版 人：	史　红
出版发行：	中华医学电子音像出版社
通信地址：	北京市东城区东四西大街 42 号中华医学会 121 室
邮　　编：	100710
E - mail：	cma-cmc@cma.org.cn
购书热线：	010-85158550
经　　销：	新华书店
印　　刷：	北京顶佳世纪印刷有限公司
开　　本：	889 mm×1194 mm　1/16
印　　张：	26.25
字　　数：	600 千字
版　　次：	2016 年 8 月第 1 版　2016 年 8 月第 1 次印刷
定　　价：	120.00 元

版权所有　　侵权必究

购买本社图书，凡有缺、倒、脱页者，本社负责调换

内 容 简 介

本书旨在系统回顾并总结2015年中华医学会麻醉学分会的现状,包括组织结构与工作情况以及中国麻醉学者在2015年度的研究进展与科学贡献,以进一步促进我国麻醉学科的良性发展。本书充分反映了2015年我国麻醉学者在学术交流、医师培养、基金项目及学术研究领域的一系列成果,并对加速康复外科、精准麻醉、健康扶贫、爱心医疗、患者教育及麻醉科普等多个热点话题予以阐述。全书由国内临床、科研一线的中青年麻醉学专家撰稿,采取"一年回顾""精选文摘"以及"资深专家述评"相结合的方式,总结了2015年中国麻醉学者在国外期刊及中文核心学术期刊发表的5000余篇论著,可作为麻醉学及相关专业从业者的临床和科研指导用书,也可供卫生管理人员参考。

序

习近平总书记指出"没有全民健康就没有全面小康",医疗卫生事业关系着亿万人民的健康,关系着千家万户的幸福。随着经济社会快速发展和人民生活水平的提高,我国城乡居民的健康需求明显增加,加快医药卫生体制改革、推进健康中国建设成为国家战略。中华医学会作为党和政府联系广大医学科技工作者的桥梁和纽带,秉承"爱国为民、崇尚学术、弘扬医德、竭诚服务"的百年魂和价值理念,在新的百年将增强使命感和责任感,做好"医改"主力军、健康中国建设的推动者,发挥专业技术优势,紧紧抓住国家实施创新驱动发展战略的重大契机,促进医学科技领域创新发展,为医药卫生事业发展提供有力的科技支撑。

服务于政府、服务于社会、服务于会员是中华医学会的责任所在。我们从加强自身能力建设入手,努力把学会打造成为国家医学科技的高端智库和重要决策咨询机构;实施"品牌学术会议""精品期刊、图书""优秀科技成果评选与推广"三大精品战略,把学会打造成为医学科技创新和交流的重要平台,推动医学科技创新发展;发挥专科分会作用,形成相互协同的研究网络,推动医学整合和转化,促进医疗行业协调发展;积极开展医学科普和健康促进活动,扩大科普宣传和医学教育覆盖面,服务社会大众,惠及人民群众。为了更好地发挥"三个服务"功能,我们在总结经验的基础上,策划了记录中国医学创新发展和学科建设的系列丛书《中国医学发展系列研究报告》。丛书将充分发挥中华医学会88个专科分会专家们的聪明才智、创新精神,科学归纳、系统总结、定期出版各个学科的重要科研成果、学术研究进展、临床实践经验、学术交流动态、专科组织建设、医学人才培养、医学科学普及等,以期对医学各专业后续发展起到良好指导和推动作用,促进整个医学科技和卫生事业发展。学会要求相关专科分会以高度责任感、使命感和饱满热情认真组织、积极配合、有计划完成丛书的编写工作。

《麻醉学进展(2015)》是《中国医学发展系列研究报告》系列丛书的首发本。本着

"把论文写在祖国大地上,把科技成果应用在实现现代化的伟大事业中"的崇高使命,书中的每一位作者,所列举的每一项研究,都是来自"祖国的大地"、来自他们的原创成果。该书及时、准确、全面地反映了中华医学会麻醉学分会的现状,系统回顾和梳理了中国麻醉医师在 2015 年取得的工作业绩、学科进展和中国麻醉学的成绩与进步。内容丰富、资料翔实,是一本实用性强、信息密集的工具书。我相信《麻醉学进展(2015)》的出版,既可让广大麻醉医师及相关医务人员迅速把握我国麻醉学科蓬勃发展的脉搏,又能在阅读学习过程中不断思考,产生新的观念与新的见解,启迪新的研究,收获新的成果。

《中国医学发展系列研究报告》系列丛书之《麻醉学进展(2015)》付梓印刷之际,我谨代表中华医学会向全国麻醉医师表示深深的敬意!也祝愿《中国医学发展系列研究报告》系列丛书系列成为一套医学同道交口称赞、口碑远播的经典丛书。

百年追梦,不忘初心,继续前行。中华医学会愿意与全国千百万医疗界同仁一道,为深化医疗卫生体制改革,推进健康中国建设共同努力!

中华医学会副会长兼秘书长

二〇一六年七月二十五日

前 言

麻醉学涵盖临床麻醉、危重症医学、疼痛诊疗等多个专业及亚学科，其在促进术后康复中的作用日渐突出，麻醉医师正逐步转变为围术期医师。麻醉学科在医学教育培训和科学研究领域的分量也与日俱增。在2015年度，中国麻醉学者完成了大量的临床与基础研究工作，客观记录并反映全国麻醉同道的工作，既展示我们所取得的成绩，又作为可溯源的实录资料，是一件有意义的事情。中华医学会领导倡导及指示做这件事情，成为我们编撰本书的初衷和动力。

本书编委会成员是从国内麻醉学界知名度较高、学术造诣较深的中青年专家中遴选组成，由中华医学会麻醉学分会、中华医学电子音像出版社以及主编聘任。本书编委会成员都是我国临床一线中青年业务骨干，他们具有扎实的基础理论和丰富的临床经验，精力充沛，思维敏捷，具有很强的执行力。2016年5月16日，本书全体编委及主编助理在陕西省西安市召开"《麻醉学进展（2015）》编写工作会议"。会议详细讨论并确定了本书编写指导思想、组织结构、各章节内容与分工以及编写要求与进度等。

通过制定严格的文献检索策略，编委会按照统一的文献纳入和排除标准筛选检索结果。检索表明，我国麻醉学者2015年共发表PubMed收录各类论文2093篇（含国际合作），论文数量仅次于美国（5787篇）。尽管论文被引频次仍然较少，有影响力的临床研究相对缺乏，但是我国麻醉学者学术活跃度高，成绩斐然。在国内核心期刊上，我国麻醉学者2015年共发表论文4023篇，发表在中华医学会系列期刊的论文占1/4（1066篇）。最终，有1110篇PubMed收录论文、3476篇国内核心期刊论文被纳入本书编写范围。

本书第一章系统梳理中华医学会麻醉学分会现状，通过九方面内容，着重就中华医学会麻醉学分会第十二届组织结构及常委分工、我国麻醉从业人员调查分析、国内外学术交流及国际学术组织任职、住院医师规范化培训、中国麻醉学者获得国家自然科学基金分析、加速康复外科及精准麻醉、精准健康扶贫与麻醉基层医疗、患者教育与麻醉科普进行了全面详细的回顾。

麻醉学研究的外延日渐扩大，涵盖麻醉学相关基础、临床麻醉与监测、危重症医学、疼痛诊疗等多个领域。本书第二至六章则以年度回顾的形式，系统精练地反映了2015年度我国麻醉学者在"麻醉药物研究进展"（静脉及吸入麻醉药、神经肌肉阻滞药、局部麻醉药）、"麻醉方法研究进展"（气道管理、麻醉维持、区域麻醉、术中监测、超声技术应用、麻醉并发症）、"围术期器官保护研究进展"、"危重症医学研究进展"（基础研究、临床研究）、"疼痛基础与临床研究进展"（急慢性疼痛、超声在疼痛治疗中应用）等领域所完成的研究工作。该部分内容具有很强的系统回顾性，能帮助读者迅速把握我国麻醉学者当前的研究兴趣与热点以及研究成就。

通过展示有创新性、前瞻性的研究论文，本着提高并推动临床麻醉水平的心愿，编委及编者一直遵循优中选优的原则，从纳入本书编写范围的所有论文中，精选其中约15%的论文并将其写入一年回顾。最后，在反复品读入选论文的基础上，精选本领域内具有较高水平的优秀论著（约 3%，文献序号后加*标注），将其归纳入本书第七章"中国麻醉学研究精选文摘与评述"。在百余篇精选文摘与评述中，编者力求突出原文要点，评述专家则切实分析该研究的先进性和科学性等特点，通过分析国内外差距并对今后研究方向予以点评。

书成之余，我们要感谢的是孜孜不倦地奋战在医教研一线的中国麻醉学者，您们的辛劳和付出凝结成一篇篇宝贵的学术论文，从而成为本书的"源头活水"，让本书的编撰成为可能；感谢所有为本书撰稿的麻醉学界同仁，他们大多为国内麻醉界中青年专家，在繁忙的临床与科研工作中悉心归纳总结并撰稿；感谢所有为本书精选文摘撰写点评的麻醉学专家，他们言简意赅、真知灼见更为本书增光添彩；感谢为本书撰写组织与校对付出大量辛勤工作的第二军医大学长海医院麻醉科薄禄龙博士、第四军医大学西京医院杨谦梓博士和中华麻醉学分会白雪秘书；特别感谢中华医学会副会长/秘书长饶克勤教授的具体指导以及中华医学电子音像出版社编辑们的辛苦而高效率的工作，正是他们的努力才让本书得以在短时间内圆满完成编辑，如期与读者见面。

本书作为主要反映中国麻醉学研究方面的《麻醉学进展》系列的第一本，在很多方面具有开创性的意义。以学科进展的形式客观记录了中国麻醉学发展现状，多角度、全方位地反映了中国麻醉学者2015年度在医疗、教学、科研及学术交流上的诸多工作业绩，这是我们的第一次尝试。本书在内容上力求"干货"，汇聚了国内麻醉学者在"新理论、新技术、新疗法和新观念"上的洞见,既追踪了麻醉学界研究热点,也及时总结了本学科研究进展。因此,本书可作为麻醉学及相关专业从业者的临床和科研指导用书,也可供卫生管理人员参考。

由于本书编撰工作启动晚,时间紧迫,可能不少重要事件以及重要研究成果未能反映在本书中,敬请相关学者谅解。承载着麻醉学界前辈和同道的殷切期望,我们将不断总结本书编撰过程中的经验与不足,通过不懈的努力和坚持,力求将《中国医学发展系列研究报告》之《麻醉学进展》系列及时准确地呈现给广大读者朋友,以进一步促进我国麻醉学科的全面发展。

熊利泽　邓小明

2016 年 7 月

中国医学发展系列研究报告
麻醉学进展（2015）
编委会

主　　编　熊利泽　邓小明

学术顾问（以姓氏笔画为序）
　　于布为　田玉科　庄心良　刘　进　米卫东　孙大金　吴新民
　　罗爱伦　俞卫锋　姚尚龙　黄宇光　曾因明　薛张纲

编　　委（以姓氏笔画为序）
　　王　庚　王　晟　王　强　王　锷　王英伟　仓　静　朱　涛
　　刘克玄　李文献　李金宝　陈向东　欧阳文　赵　晶　袁红斌
　　夏中元　高　鸿　梅　伟　戚思华　董海龙　韩如泉　蔡宏伟
　　薛庆生

主编助理　薄禄龙　杨谦梓　白　雪

评述专家（以姓氏笔画为序）
　　于布为　王　庆　王　庚　王　晟　王　颖　王　锷　王英伟
　　王春晓　仓　静　邓小明　叶　靖　申　乐　刘克玄　刘艳秋
　　许　力　李文献　张　伟　张　旭　陈向东　陈绍辉　欧阳文
　　赵　晶　俞卫锋　袁红斌　夏中元　徐礼鲜　徐仲煌　高　鸿
　　唐　靖　陶　涛　黄宇光　梅　伟　戚思华　韩如泉　谢宇颖
　　蔡宏伟　熊利泽　缪长虹　薛庆生　薛荣亮

参编人员（以姓氏笔画为序）

于 歆	于 巍	马 宇	王 庚	王 晟	王 强	王 颖
王 锷	王 瑾	王志鹏	王英伟	王晓琳	车 璐	仓 静
方利群	邓 萌	邓小明	申 乐	白 雪	包 睿	兰 岭
朱 涛	朱海燕	伊 军	刘 进	刘 毅	刘克玄	刘艳秋
孙 楠	李 健	李 爽	李文献	李双双	李金宝	杨 涛
杨 磊	杨 蕾	杨谦梓	邹 最	汪 一	张 伟	张 炜
张羽冠	张志发	张凯强	张登文	陈 辉	陈向东	范晓华
郁丽娜	欧阳文	呼家佳	周 磊	周华成	庞琼妮	郑媛芳
孟 岩	赵 晶	赵振龙	胡 浩	胡家祺	姜 妤	宦 烨
姚尚龙	贺振秋	袁红斌	贾继娥	夏中元	徐金东	殷永强
凌晓敏	高 洁	高 鸿	高大鹏	高晓莹	郭远波	郭培培
唐 靖	菅敏钰	梅 伟	戚思华	龚 丽	彭 云	董海龙
韩如泉	谢宇颖	雷少青	蔡宏伟	廖欣鑫	黎安良	薛庆生
薄禄龙						

目 录

第一章　中华医学会麻醉学分会现状

第一节　组织结构及常委分工 ……………………………………………………………… 1

第二节　我国麻醉从业人员调查分析 …………………………………………………… 46

第三节　学术交流 …………………………………………………………………………… 55

第四节　中国麻醉住院医师培养 ………………………………………………………… 57

第五节　国际学术交流及国际学术组织任职情况 ……………………………………… 61

第六节　中国麻醉学者获得国家自然科学基金与重要科研成果分析 ………………… 70

第七节　加速康复与精准外科 …………………………………………………………… 80

第八节　精准医疗扶贫、爱心医疗及基层医疗 ………………………………………… 85

第九节　患者教育与麻醉科普 …………………………………………………………… 87

第二章　麻醉药物研究进展

第一节　静脉麻醉药 ……………………………………………………………………… 91

第二节　吸入麻醉药 ……………………………………………………………………… 106

第三节　神经肌肉阻滞药 ………………………………………………………………… 118

第四节　局部麻醉药 ……………………………………………………………………… 122

第三章　麻醉方法研究进展

第一节　气道管理 ………………………………………………………………………… 128

第二节　麻醉维持 ………………………………………………………………………… 140

第三节　区域麻醉 ………………………………………………………………………… 154

第四节　术中监测 ………………………………………………………………………… 165

第五节　超声技术的应用 ………………………………………………………………… 180

第六节　麻醉并发症 ……………………………………………………………………… 193

第四章　围术期器官保护研究进展

- 第一节　围术期脑保护 207
- 第二节　围术期其他器官保护 214
- 第三节　器官保护与免疫功能 221

第五章　危重症医学研究进展

- 第一节　危重症医学基础研究 224
- 第二节　危重症医学临床研究 244

第六章　疼痛基础与临床研究进展

- 第一节　急性疼痛的基础与临床 251
- 第二节　慢性疼痛的基础与临床 286
- 第三节　超声在疼痛治疗中的作用 292

第七章　中国麻醉学研究精选文摘与评述

- 第一节　麻醉药物研究进展 295
- 第二节　麻醉方法研究进展 308
- 第三节　围术期器官保护研究进展 347
- 第四节　危重症医学研究进展 356
- 第五节　疼痛的基础与临床研究进展 378

第一章　中华医学会麻醉学分会现状

第一节　组织结构及常委分工

一、概况

中华医学会麻醉学分会第十二届委员会成立于 2015 年 9 月 10 日，由来自全国各省、直辖市、自治区的 76 名委员组成。中华医学会麻醉学分会以"传承与创新、民主与包容、长期与短期"为工作思路，以将麻醉学科发展为"医疗安全的关键学科、舒适医疗的主导学科、未来医院的支柱学科、医学创新的重点学科、社会熟知的品牌学科"为学科发展愿景，并以学术引领、学术交流、学术进步，确保麻醉及围术期医学安全和质量为主要任务。

中华医学会麻醉学分会第十二届委员会主任委员为第四军医大学西京医院的熊利泽教授，前任主任委员为四川大学华西医院的刘进教授，候任主任委员为中国医学科学院北京协和医院黄宇光教授。委员会合影见图 1-1，名单见表 1-1。

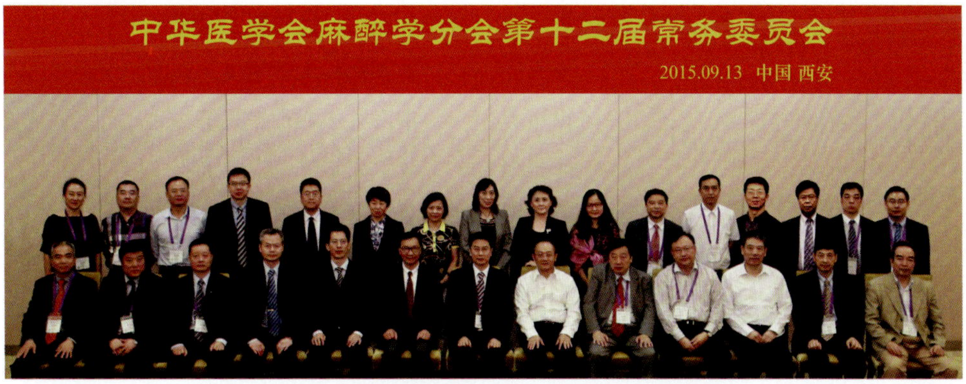

图 1-1　中华医学会麻醉学分会第十二届常务委员

前排左起：王天龙、李天佐、俞卫锋、米卫东、邓小明、黄宇光、熊利泽、刘进、姚尚龙、于布为、薛张纲、王国林、郭政

后排左起：孙焱芫（工作秘书）、李师阳、马正良、黄文起、郭向阳、王秀丽、张卫、马虹、喻田、方向明、徐军美、鲁开智、郑宏、王国年、董海龙（副秘书长）、白雪（学会秘书）

另外，中华医学会麻醉学分会第十二届青年委员会于 2015 年 12 月 25 日正式成立。由来自全国各省、自治区、直辖市的 51 名代表组成。主任委员为熊利泽教授，副主任委员分别是刘克玄、王英伟、韩如泉、王强。青年委员会名单见表 1-2。

中华医学会麻醉学分会下设 25 个亚专科学组（表 1-3），15 个专项工作组（表 1-4）。

表1-1 中华医学会麻醉学分会第十二届委员会名单

职务	姓名	单位
顾问	田玉科	华中科技大学同济医学院附属同济医院
	郭曲练	中南大学湘雅医院
	李文志	哈尔滨医科大学附属第二医院
主任委员	熊利泽	第四军医大学西京医院
前任主任委员	刘 进	四川大学华西医院
候任主任委员	黄宇光	中国医学科学院北京协和医院
副主任委员（4名）	姚尚龙	华中科技大学同济医学院附属协和医院
	邓小明	第二军医大学长海医院
	米卫东	中国人民解放军总医院
	俞卫锋	上海交通大学医学院附属仁济医院
常务委员（19名）	王国林	天津医科大学总医院
	王国年	哈尔滨医科大学附属肿瘤医院
	马 虹	中国医科大学附属第一医院
	王秀丽	河北医科大学第三医院
	王天龙	首都医科大学宣武医院
	郭 政	山西医科大学第二医院
	李天佐	首都医科大学附属北京世纪坛医院
	徐军美	中南大学湘雅二医院
	薛张纲	复旦大学附属中山医院
	鲁开智	第三军医大学西南医院
	郑 宏	新疆医科大学第一附属医院麻醉科
	于布为	上海交通大学医学院附属瑞金医院
	马正良	南京大学医学院附属鼓楼医院
	喻 田	遵义医学院
	张 卫	郑州大学第一附属医院
	黄文起	中山大学附属第一医院
	郭向阳	北京大学第三医院
	方向明	浙江大学医学院
	李师阳	泉州市儿童医院
秘书长（兼）	王天龙	首都医科大学宣武医院
副秘书长（兼）	董海龙	第四军医大学西京医院
司库（兼）	郭向阳	北京大学第三医院

待续

续表 1-1

职务	姓名	单位
委员（51名，以姓氏笔画为序）	丁正年	南京医科大学第一附属医院
	于金贵	山东大学齐鲁医院
	于建设	内蒙古医科大学第一附属医院
	万 勇	川北医学院附属医院
	王月兰	山东省千佛山医院
	王 胜	石河子大学医学院第一附属医院
	王晓斌	泸州医学院附属医院
	左云霞	四川大学华西医院
	左明章	北京医院
	田国刚	三亚市人民医院
	田 鸣	首都医科大学附属北京友谊医院
	冯 艺	北京大学人民医院
	严 敏	浙江大学医学院附属第二医院
	杜洪印	天津市第一中心医院
	杨建平	苏州大学附属第一医院
	杨 瑞	陕西省人民医院
	连庆泉	温州医科大学附属育英儿童医院
	吴安石	首都医科大学附属北京朝阳医院
	余剑波	天津市南开医院
	冷玉芳	兰州大学第一医院
	闵 苏	重庆医科大学附属第一医院
	张孟元	山东省立医院
	张炳东	广西医科大学第一附属医院
	张铁铮	沈阳军区总医院
	张 野	安徽医科大学第二附属医院
	陈彦青	福建省立医院
	拉巴次仁	西藏自治区人民医院
	罗爱林	华中科技大学同济医学院附属同济医院
	孟尽海	宁夏医科大学总医院
	赵 平	中国医科大学附属盛京医院
	赵国庆	吉林大学中日联谊医院
	思永玉	昆明医科大学附属二院
	贾 珍	青海大学附属医院

待续

续表 1-1

职务	姓名	单位
委员（51名，以姓氏笔画为序）	贾慧群	河北医科大学第四医院、河北省肿瘤医院
	夏中元	武汉大学人民医院、湖北省人民医院
	顾尔伟	安徽医科大学第一附属医院
	柴小青	安徽省立医院
	徐世元	南方医科大学珠江医院
	徐国海	南昌大学第二附属医院
	徐美英	上海市胸科医院
	郭永清	山西省人民医院
	曹君利	徐州医学院附属徐州市第二人民医院
	戚思华	哈尔滨医科大学附属第四医院
	麻伟青	成都军区昆明总医院
	董振明	河北医科大学第二医院
	董铁立	郑州大学第二附属医院
	董海龙	第四军医大学西京医院
	黑子清	中山大学附属第三医院
	蔡宏伟	中南大学附属湘雅医院
	缪长虹	复旦大学附属肿瘤医院
	薛荣亮	西安交通大学第二附属医院

表1-2 中华医学会麻醉学分会第十二届青年委员名单

职务	姓名	单位
主任委员	熊利泽	第四军医大学西京医院
副主任委员（4名）	刘克玄	南方医科大学南方医院
	王英伟	复旦大学附属华山医院
	韩如泉	首都医科大学附属北京天坛医院
	王　强	西安交通大学附属第一医院
秘书长	罗　艳	上海交通大学医学院附属瑞金医院
副秘书长	梅　伟	华中科技大学同济医学院附属同济医院
委员（45名，以姓氏笔画为序）	王　云	首都医科大学附属北京朝阳医院
	王秋筠	河北医科大学第三医院

待续

续表 1-2

职务	姓名	单位
委员（45名，以姓氏笔画为序）	王 晟	广东省人民医院
	王海云	天津市第三中心医院
	王海英	遵义医学院附属医院
	邓立琴	宁夏医科大学总院
	石海霞	内蒙古医科大学第一附属医院
	申 乐	中国医学科学院北京协和医院
	田 毅	海口市人民医院
	刘学胜	安徽医科大学第一附属医院
	刘艳红	中国人民解放军总医院
	孙 杰	南京医科大学第一附属医院
	苏振波	吉林大学中日联谊医院
	李 民	北京大学第三医院
	李冰冰	南京大学医学院附属鼓楼医院
	李金宝	第二军医大学长海医院
	李治松	郑州大学第一附属医院
	李 茜	四川大学华西医院
	杨立群	上海交通大学医学院附属仁济医院
	时鹏才	山东省千佛山医院
	吴秀玲	新疆石河子大学医学院第三附属医院
	吴晓丹	福建省立医院
	张加强	河南省人民医院
	张兵哈	尔滨医科大学附属二院
	张林忠	山西医科大学第二医院
	邵建林	昆明医科大学第一附属医院
	范 丹	四川省人民医院
	林云华	中科技大学同济医学院附属协和医院
	易 斌	第三军医大学西南医院
	罗佛全	南昌大学第一附属医院
	周 锦	沈阳军区总医院

待续

续表 1-2

职务	姓名	单位
委员（45名，以姓氏笔画为序）	赵 磊	首都医科大学宣武医院
	宣 燕	新疆医科大学第一附属医院麻醉科
	黄立宁	河北医科大学第二医院
	曹学照	中国医科大学附属第一医院
	阎文军	甘肃省人民医院
	葛圣金	复旦大学附属中山医院
	韩 非	哈尔滨医科大学附属肿瘤医院
	喻文立	天津市第一中心医院
	程宝莉	浙江大学医学院附属第一医院
	傅建学	青海省心脑血管病专科医院
	童建斌	中南大学湘雅三医院
	谢玉波	广西医科大学第一附属医院
	戴茹萍	中南大学湘雅二医院
	魏 珂	重庆医科大学附属第一医院

表 1-3 中华医学会麻醉学分会亚专科学组

序号	亚专科学组列表	组长
1	学科建设与管理学组	熊利泽
2	临床麻醉质量管理学组	黄宇光
3	心胸麻醉学组	徐军美
4	神经外科麻醉学组	王国林
5	产科麻醉学组	姚尚龙
6	小儿麻醉学组	连庆泉
7	体外循环学组	郑 宏
8	区域麻醉学组	薛张纲
9	气道管理学组	左明章
10	输血及血液保护学组	张 卫
11	器官移植麻醉学组	黄文起
12	危重症学组	方向明
13	疼痛学组	俞卫锋

待续

续表 1-3

序号	亚专科学组列表	组长
14	中西医结合麻醉学组（筹）	王秀丽
15	创伤与急诊麻醉学组（筹）	马 虹
16	老年麻醉学组（筹）	王天龙
17	五官科麻醉学组（筹）	李天佐
18	门诊麻醉及PACU学组（筹）	马正良
19	骨科麻醉学组（筹）	郭向阳
20	超声学组（筹）	刘 进
21	基础及应用基础研究学组（筹）	郭 政
22	临床及转化医学研究学组（筹）	鲁开智
23	麻醉药理学组（筹）	喻 田
24	麻醉护理学组（筹）	邓小明
25	肿瘤与麻醉学组（筹）	王国年

表 1-4　中华医学会麻醉学分会专项工作组

序号	专项工作组（委员会）	负责人
1	科学委员会——年会学术工作	熊利泽、王天龙、薛张纲
2	临床指南和专家共识编写委员会	熊利泽、邓小明
3	国际交流与合作	熊利泽、刘 进、王国林
4	国际培训中心及海外讲学团	熊利泽
5	临床研究协作中心	刘 进
6	麻醉安全工作委员会	黄宇光、姚尚龙
7	政府事务沟通	黄宇光、姚尚龙
8	公关与公众教育	姚尚龙、李天佐
9	麻醉学院	姚尚龙
10	麻醉学分会网站、网络视频继续教育和信息化建设	米卫东
11	"中国现代麻醉学史"抢救专项工作组	于布为
12	基层医院麻醉学科建设工作组	于布为、张 卫、李师阳
13	港、澳、台和全球华人麻醉医师联盟	马 虹、俞卫锋
14	"产、学、研、商、用"一体化	李师阳
15	麻醉科普	喻 田

二、中华医学会麻醉学分会第十二届委员会常委介绍

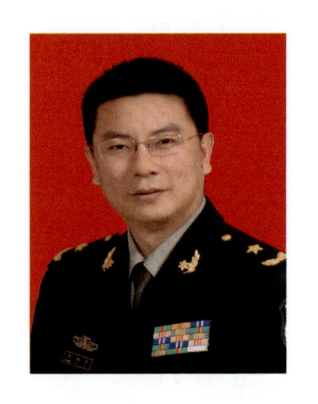

熊利泽

中华医学会麻醉学分会第十二届委员会主任委员，兼任学科建设与管理学组组长，牵头负责科学委员会年会学术工作、海外交流、国际讲学团、国际性麻醉学术组织［主要是世界麻醉医师协会（WFSA）］联络，中华医学会麻醉学分会临床指南和专家共识总负责人。

熊利泽，1962 年 11 月出生，湖北枣阳人。现为第四军医大学西京医院院长，教授、主任医师、博士研究生导师，"长江学者计划"特聘教授，国家杰出青年科学基金获得者，国家重点基础研究发展计划（973 计划）首席科学家。现任中华医学会麻醉学分会主任委员、世界麻醉医师协会联合常务理事兼亚澳区主席、中华医学会临床药学分会副主任委员。先后承担国家科技重大专项课题、国家自然科学基金重点基金项目、国际重大合作、国家新药创制等课题 21 项。以第一完成人获国家科技进步一等奖 1 项，陕西省科学技术一等奖 2 项。在 Journal of Clinical Investgation，Europe Heart Journal，Progree in Neurobiology，Anesthesiology 等国际权威杂志发表 SCI 论文 183 篇。担任《中华麻醉学杂志》总编辑、Journal of Anesthesia and Perioperative Medicine 和《国际麻醉学与复苏杂志》副总编辑、Anesthesia & Analgesia（中文版）编委会副主席等。

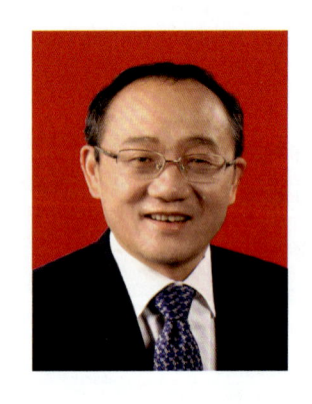

刘进

中华医学会麻醉学分会第十二届委员会前任主任委员，兼任超声学组（筹）组长，牵头负责临床科学研究。

刘进，1956 年 8 月出生，湖北恩施人。现为四川大学华西医院麻醉手术中心主任，麻醉与重症医学教研室主任，转化神经科学中心主任，教授、主任医师、博士研究生导师，"长江学者计划"特聘教授，国家杰出青年科学基金获得者。曾任中华医学会麻醉学分会第十一届委员会主任委员（2012—2015 年）和中国医师协会麻醉学医师分会会长（2005—2008 年）。先后承担科技部重大新药创制课题、国家自然科学基金、教育部和卫生部（现更名为国家卫生和计划生育委员会）等课题 20 余项。以第一完成人获国家科技进步二等奖 1 项，四川省科学技术一等奖 1 项。在 Anesthesiology 等国际杂志发表 SCI 论文 185 篇。担任 Journal of Anesthesia and Perioperative Medicine 主编。作为我国现代住院医师规范化培训制度的倡导者和实践者，2003—2013 年连续 10 年在全国人民代表大会会议上提出"建立国家住院医师规范化培训制度，将培训等费用纳入国家财政预算"的议案和建议，2013 年被采纳，于 2015 年开始在全国实施。

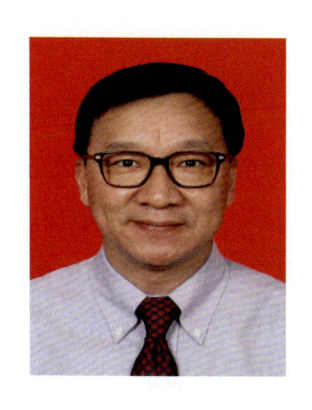

黄宇光

中华医学会麻醉学分会第十二届委员会候任主任委员，兼任临床麻醉质量管理学组组长，牵头负责麻醉安全工作委员会、2018 年 AARS 年会筹备（AACA）、政府事务沟通。

黄宇光，1960 年 7 月出生，江苏南京人。现为北京协和医院麻醉科主任，北京协和医学院麻醉学系主任，教授、主任医师、博士研究生导师，全国优秀科技工作者，获国家卫计委"突出贡献中青年专家"。现任中华医学会麻醉学分会候任主任委员，世界麻醉医师协会联盟（WFSA）亚澳区（AARS）常委兼副秘书长，WFSA 质量控制专家委员会委员，国家卫生和计划生育委员会麻醉质量控制中心主任。曾任中国医师协会麻醉学医师分会主任委员（2008—2011 年），北京医学会麻醉学分会主任委员（2012—2015 年），国际麻醉药理学会（ISAP）主席（2013—2014 年）。先后承担国家自然科学基金 4 项，卫生部公益性行业科研专项经费 3 项，中央保健基金 1 项。在 *Lancet*，*British Journal of Anaesthesia*，*Anesthesia & Analgesia* 等国际权威杂志发表 SCI 论文数十篇。担任 *Anesthesia & Analgesia* 杂志栏目编委，《中华麻醉学杂志》《临床麻醉学杂志》和《协和医学》副主编。

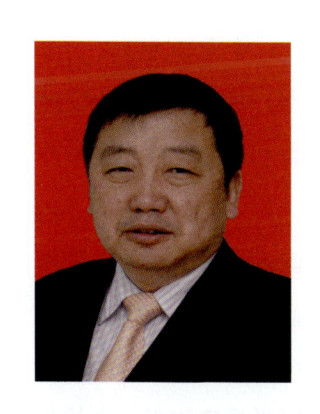

姚尚龙

中华医学会麻醉学分会第十二届委员会副主任委员，兼任产科学麻醉组组长，牵头负责麻醉学院、麻醉安全工作委员会、公关与公众教育、会员发展和权益、政府事务沟通。

姚尚龙，1956 年 3 月出生，安徽桐城人。现为华中科技大学同济医学院附属协和医院副院长，麻醉与危重病教研室主任兼麻醉科主任，教授、主任医师、博士研究生导师，获原卫生部有突出贡献专家。现任中华医学会麻醉学分会副主任委员，中国医师协会麻醉学医师分会前任会长，湖北省麻醉学会前任主任委员，世界卫生组织中国初级创伤救治培训首席专家，湖北省麻醉质量控制中心主任，世界疼痛医师学会中国分会副主任委员，全国卫生专业技术资格考试麻醉学专家委员会主任委员，教育部大专院校教材委员会麻醉学分会常务委员等。先后承担国家自然科学基金 5 项（其中 1 项为国家自然基金重点项目）和 10 余项省部级课题。获湖北省科技进步一等奖、中华医学会科技进步三等奖、卫生部优秀教材二等奖、教育部提名科技进步二等奖和湖北省科技进步三等奖各 1 项。主编和参编专著 30 余部，发表论文 250 余篇，其中 SCI 论文 50 余篇。担任《中华麻醉学杂志》《国际麻醉学与复苏杂志》《临床麻醉学杂志》《中华生物医学工程杂志》和《中国医刊》副总编辑。

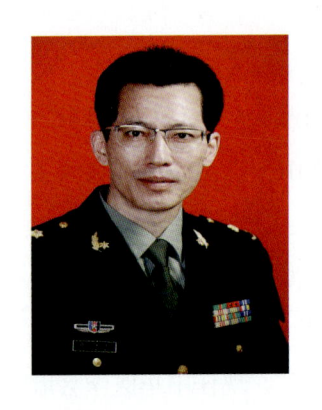

邓小明

中华医学会麻醉学分会第十二届委员会副主任委员，兼任麻醉护理学组（筹）组长，共同牵头负责中华医学会麻醉学分会临床指南和专家共识编纂。

邓小明，1963年1月出生，江西吉安人。现为第二军医大学长海医院麻醉科、麻醉学教研室主任，教授、主任医师、博士研究生导师，上海市"曙光学者"、上海市领军人才及上海市"仁心医者"。现任中华医学会麻醉学分会副主任委员兼麻醉护理学组（筹）组长与麻醉学指南共同总负责人，中国高等教育学会医学教育专业委员会常委兼麻醉学教育学组组长，全国高等医药院校麻醉学专业第四届教材编审委员会主任委员，上海市医学会麻醉科专科分会主任委员，全军麻醉学与复苏专业委员会副主任委员。先后承担4项国家自然科学基金及多项军队、上海市重大或重点项目。获得军队医疗成果二等奖2项。主持我国麻醉学本科教材第四轮修订/编写工作、国家卫生和计划生育委员会麻醉科住院医师规范化培训教材以及麻醉学继续教育教材的编写工作。主编或主译著作或教材20余部，发表论文300余篇，其中以第一或通信作者在 New England Journal of Medicine, Anesthesiology 等国际权威期刊发表SCI论文60余篇。担任《中华麻醉学杂志》和《国际麻醉学与复苏杂志》副总编辑。

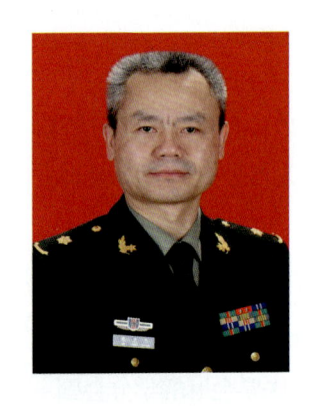

米卫东

中华医学会麻醉学分会第十二届委员会副主任委员，牵头负责精神文明建设工作联络员、麻醉学分会网站、网络视频继续教育和信息化建设、中华麻醉杰出研究奖评选。

米卫东，1962年2月出生，山东东营人，现为中国人民解放军总医院麻醉手术中心主任，教授、主任医师、博士研究生导师，兼任南开大学博士研究生导师。现任中华医学会麻醉学分会副主任委员，中国医师协会麻醉学医师分会候任会长，全军麻醉与复苏专业委员会主任委员，北京医学会理事，北京医学会麻醉学分会候任主任委员，世界麻醉医师协会 Professional Wellbeing 委员会委员。先后承担国家及军队省部级以上重点项目、科研攻关项目、自然基金面上项目等科研课题15项。以第一完成人获得军队科技成果二等奖1项，军队医疗成果二等奖1项。以第一作者或通信作者发表SCI收录论文及核心期刊论文162篇，其中SCI论文35篇。担任《中华麻醉学杂志》《临床麻醉学杂志》及《北京医学》副总编辑，《国际麻醉学与复苏杂志》、Anesthesia & Analgesia（中文版）、《解放军医学》和《解放军医学院学报》的常务编委或编委。

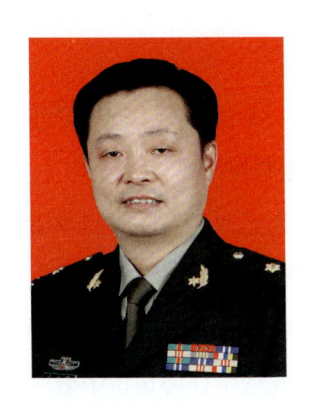

俞卫锋

中华医学会麻醉学分会第十二届委员会副主任委员，兼任疼痛学组组长，牵头负责中华麻醉中长期发展纲要的起草，与马虹教授共同负责国际华人的联系与交流。

俞卫锋，1963年3月出生，江苏海门人。现为上海交通大学医学院附属仁济医院、第二军医大学东方肝胆外科医院麻醉科主任，上海交通大学医学院麻醉与危重病学系主任，教授、主任医师、博士研究生导师，获原总后勤部"科技新星"、上海市卫生系统"银蛇奖"、"上海市优秀学科带头人"等奖励。现任中国医师协会麻醉学医师分会会长、中华医学会麻醉学分会副主任委员、世界麻醉医师联盟（WFSA）疼痛委员会委员，上海市医学会麻醉专科委员会前任主任委员。获国家及军队科技进步二等奖各1项。先后承担国家自然科学基金项目等28项。发表论文275篇，在 Anesthesiology, Pain 等国际权威杂志发表SCI论文63篇。担任《中华麻醉学杂志》《临床麻醉学杂志》和 Journal of Anesthesia and Perioperative Medicine 副总编辑。

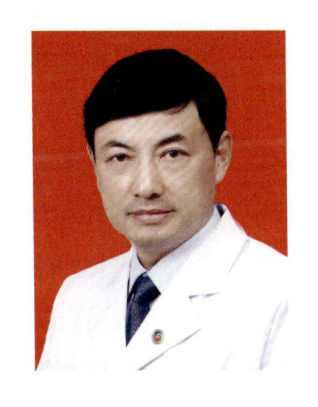

王国林

中华医学会麻醉学分会第十二届委员会常务委员，兼任神经外科麻醉学组组长，牵头负责欧美等发达国家交流和青年医师出国学习。

王国林，1955年12月出生，江苏金坛人。现为天津医科大学总医院麻醉科主任，天津市麻醉学研究所所长，重症医学科学科带头人，教授、主任医师、博士研究生导师。现任教育部医学教育临床教学研究中心副主任，教育部高等学校教学指导委员会委员，临床实践教学分委会副主任，中华医学会麻醉学分会常委，中华医学会麻醉学分会神经外科麻醉学组组长，中国医师协会麻醉医师分会副会长，中国高等医学教育研究会麻醉学分会副理事长，天津市医学会麻醉学分会主任委员，天津市临床麻醉质量控制中心主任。主持完成天津市科技进步奖二等奖2项。主编专著12部，共发表论文260余篇，其中SCI论文40余篇。获国家自然科学基金5项，天津市科技支撑项目1项，面上项目2项，教育部博士点基金1项。担任《中华麻醉学杂志》和《国际麻醉学与复苏杂志》副总编辑，《临床麻醉学杂志》和《天津医药》常务编委。

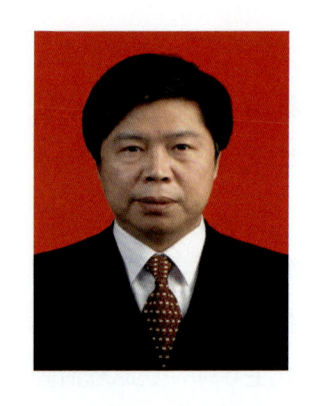

王国年

中华医学会麻醉学分会第十二届委员会常务委员，兼任肿瘤与麻醉学组（筹）组长，负责中华医学会麻醉学分会年会有关肿瘤与麻醉的学术工作。

王国年，1964年2月出生，黑龙江省绥化人。现为黑龙江省医学科学院疼痛研究所所长，哈尔滨医科大学附属肿瘤医院副院长，麻醉科、疼痛科主任，教授、主任医师、博士研究生导师，获得中国医师协会第九届中国医师奖。现任中国抗癌协会肿瘤麻醉与镇痛第二届委员会候任主任委员，中俄医科大学联盟疼痛学术委员会副主任委员兼秘书长，中华医学会麻醉学分会常务委员，中国医师协会麻醉学医师分会常务委员。先后主持和参加国家自然科学基金项目3项。以第一完成人获得黑龙江省政府科技进步二等奖2项。以第一或通信作者发表SCI论文20篇。担任《中华麻醉学杂志》《中国疼痛医学杂志》《国际麻醉学与复苏杂志》《哈尔滨医科大学学报》编委。

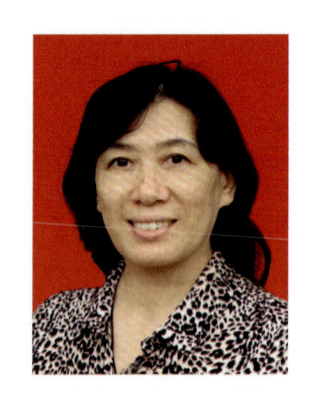

马虹

中华医学会麻醉学分会第十二届委员会常务委员，兼任创伤与急诊麻醉学组（筹）组长，牵头负责海外华人麻醉学术组织联络工作。

马虹，女，1963年5月出生，辽宁沈阳人。现任中国医科大学第一医院麻醉科主任，教授、主任医师、博士研究生导师。现任中华医学会麻醉学分会常委，中国医师协会麻醉医师分会常委，中国高等教育学会医学教育专业委员会麻醉学教育研究会常务理事，中国研究型医院学会麻醉专业委员会副主任委员，中国医师协会住院医师规范化培训麻醉科专业委员会委员，中华医学会麻醉学分会创伤与急诊麻醉学组（筹）组长，临床麻醉质量管理学组学组委员，中华医学会辽宁省医学会理事，辽宁省医学会麻醉科学会主任委员，辽宁省临床麻醉质量控制中心主任，沈阳医师协会麻醉医师分会主任委员。承担国家及省部级课题9项。获省级科技进步奖多项。参编教材专著10余部，发表论文60余篇，其中SCI论文20余篇。担任《中华麻醉学杂志》《临床麻醉学杂志》《国际麻醉学与复苏杂志》及《医学信息报》麻醉学频道常务编委，《中国医科大学学报》编委。

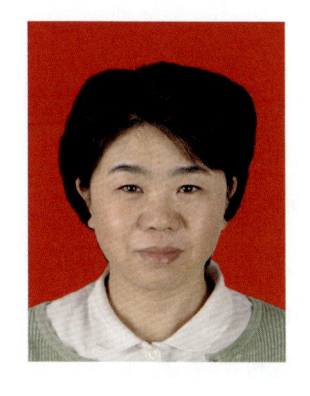

王秀丽

中华医学会麻醉学分会第十二届委员会常务委员，兼任中西医结合麻醉学组（筹）组长。

王秀丽，女，1964年9月出生，河北省滦南县人。现为河北医科大学第三医院麻醉科主任，麻醉学教研室主任，教授、主任医师、博士研究生导师。现任中华医学会麻醉学分会常委兼任中西医结合麻醉学组（筹）组长，中国医师协会麻醉学医师分会常委，中国研究性医院学会麻醉学分会常委，河北省医学会麻醉学分会副主任委员，河北省医师协会麻醉学医师分会副主任委员，中国中西医结合学会麻醉专业委员会委员。先后承担并完成国家自然科学基金项目2项，河北省自然科学基金项目及省重点学科项目12项。获河北省科技进步三等奖2项，河北医学科技一等奖3项。发表论文75篇，其中SCI论文15篇。担任《中华麻醉学杂志》《国际麻醉学与复苏杂志》《中华老年骨科与康复》《河北医药》《麻醉学大查房》等杂志编委。

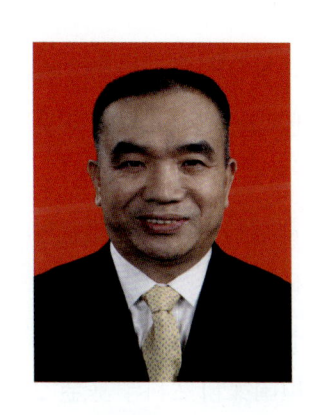

王天龙

中华医学会麻醉学分会第十二届委员会常委委员，兼任老年麻醉学组（筹）组长、秘书长，牵头负责科学委员会——年会学术工作。

王天龙，1964年9月出生，陕西省大荔县人。现为首都医科大学宣武医院麻醉手术科主任，教授、主任医师、博士研究生导师。现任中华医学会麻醉学分会常委兼秘书长，中华医学会麻醉学分会老年麻醉学组（筹）组长，中国医师学会麻醉医师分会常委，中国研究型医院麻醉专业委员会副主任委员，全国高等学校麻醉学专业第四届教材编审委员会委员，美国老年麻醉学会理事，北京医学会理事，北京医学会麻醉学分会副主任委员，北京市麻醉与疼痛质量控制委员会副主任等。先后承担国家及省部级科研项目10余项，经费累积800万元。主编《危重症患者麻醉管理进阶参考》（2012年），主译第6版、第7版《姚氏麻醉学——问题为中心的病例讨论》和第5版《摩根临床麻醉学》（2015年），参编医学专著40余部。在核心期刊发表论文200余篇，SCI论文30余篇。2010年创办《中华麻醉学大查房（电子版）》，并担任总编辑。2014年与刘进教授共同创办 Journal of Anesthesia and Perioperative Medicine，并担任共同总编辑。担任《中华医学杂志》及《中华麻醉学杂志》编委等。

郭政

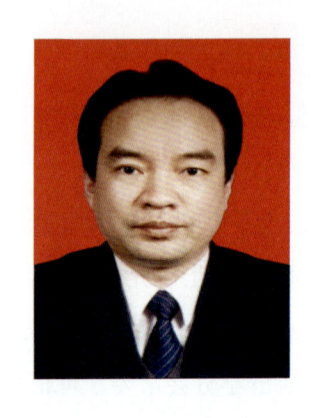

中华医学会麻醉学分会第十二届委员会常务委员，兼任基础及应用基础研究学组（筹）组长，牵头负责基础与应用基础研究相关工作。

郭政，1960年2月出生，山西太原人。现为山西医科大学麻醉学系主任，教授、博士研究生导师。担任中国教育学会高等教育分会麻醉学教育研究会副理事长，中华医学会麻醉学分会常委，中国医师协会麻醉学医师分会常委，山西省麻醉医师协会会长。先后主持完成国家自然科学基金4项。在 International Journal of Cardiology, British Journal of Pharmacology, British Journal of Anaesthesia 等国际权威杂志发表SCI论文33篇。担任《中华麻醉学杂志》《国际麻醉学与复苏杂志》《临床麻醉学杂志》《麻醉与监护论坛》及 Journal of Anesthesia and Perioperative Medicine 常务编委及编委；担任 International Journal of Cardiology, Acta Physiologica, Neuroscience Letters 审稿专家。

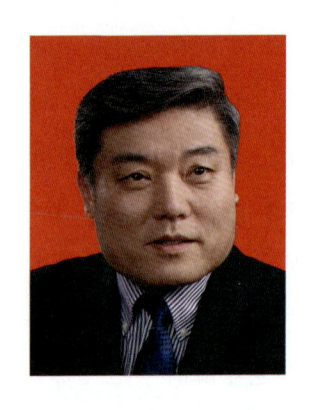

李天佐

中华医学会麻醉学分会第十二届委员会常务委员，兼任五官科麻醉学组（筹）组长，分工负责公关与公众教育、政府事务沟通、2018年AARS年会筹备（AACA）。

李天佐，1962年12月出生，北京市人。现为首都医科大学附属北京世纪坛医院党委书记、副院长，教授、主任医师，博士研究生导师。现任中华医学会麻醉学分会常委，中国医师协会麻醉分会副会长，国家卫生和计划生育委员会麻醉质量控制中心秘书长，北京医学会麻醉学分会主任委员。先后承担国家自然科学基金2项，北京市科委及教委等课题4项。获北京市科学技术三等奖1项，北京市卫生局科技一等奖1项。发表论文160余篇。担任《中华麻醉学杂志》副总编辑。

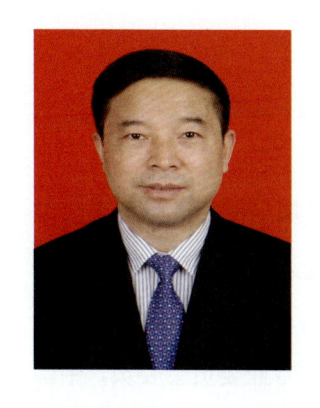

徐军美

中华医学会麻醉学分会第十二届委员会常务委员，兼任中华医学会麻醉学分会心胸麻醉学组组长。

徐军美，1963年1月出生，湖南安乡人。现为中南大学湘雅二医院副院长，教授、主任医师、博士研究生导师，当选为首批湘雅名医。现任中华医学会麻醉学分会常务委员，中国心胸血管麻醉学会副会长，湖南省医学会麻醉学分会主任委员，湖南省麻醉临床医疗技术中心主任，湖南省首届病理生理学会理事，世界疼痛医师协会中国分会急性疼痛专业委员会委员，美国麻醉学会会员。主持国家自然科学基金3项。获得湖南省医学科学进步一等奖1项，二等奖2项，湖南省科技厅重大专项1项。发表论文110余篇，其中SCI论文30余篇。担任《中华麻醉学杂志》常务编委。

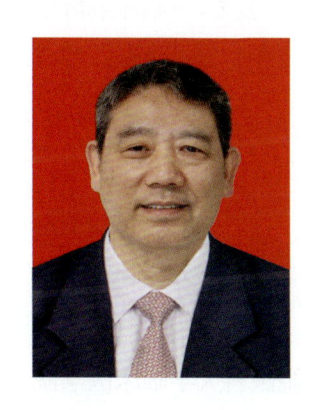

薛张纲

中华医学会麻醉学分会第十二届委员会常务委员，兼区域麻醉学组组长，牵头负责科学委员会——年会学术工作。

薛张纲，1954年12月出生，江苏无锡人。现为复旦大学医学院麻醉学系主任，复旦大学附属中山医院麻醉科主任，麻醉与危重症医学教研室主任，教授、主任医师、博士研究生导师。现任中华医学会麻醉学分会常务委员，中国心胸血管麻醉学会副会长，上海医师协会麻醉医师分会副主任委员。先后主持和参加原卫生部重点课题，国家自然科学基金项目及上海市领先学科课题，上海市科学技术委员会等多项科研项目。发表中英文论文80余篇。担任《中华麻醉学杂志》副总编辑，《临床麻醉学杂志》副总编辑。

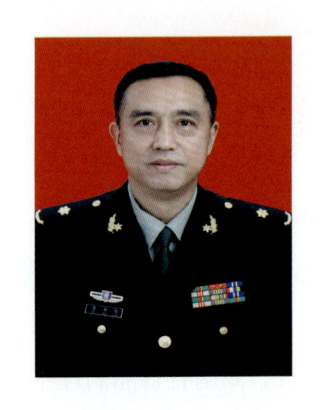

鲁开智

中华医学会麻醉学分会第十二届委员会常务委员,兼临床及转化医学研究学组(筹)组长。

鲁开智,1965年1月出生,重庆万州人。现任第三军医大学西南医院麻醉科主任,教授、主任医师、博士研究生导师。现为中华医学会麻醉学分会常务委员,中国医师协会麻醉学医师分会常务委员,中国中西医结合学会麻醉专业委员会常务委员,中国药理学会麻醉药理学专业委员会委员,中国人民解放军科学技术委员会手术与麻醉设备质量安全控制专业委员会副主任委员,重庆市医学会麻醉学专委会主任委员,重庆市医学会麻醉学专业委员会青委主任委员,重庆市医师协会麻醉学医师分会副会长,重庆市中西医结合麻醉学会副主任委员。先后承担国家科技支撑计划、国家自然科学基金等科研课题11项。以第一完成人获重庆市科技进步奖1项,第二完成人获军队医疗成果二等奖1项。主编卫生部视听教材2部。在国际权威杂志发表SCI论文25篇。担任《中华麻醉学杂志》编委,《临床麻醉学杂志》通信编委和《中国药房杂志》常务编委等。

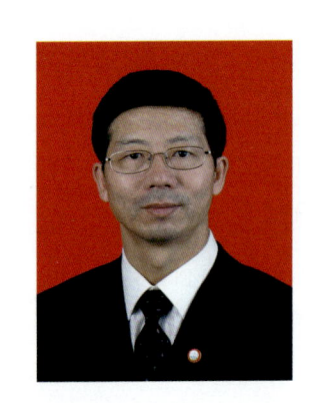

郑宏

中华医学会麻醉学分会第十二届委员会常务委员,兼任体外循环学组组长,牵头负责中华医学会麻醉学教学板块。

郑宏,1960年12月出生,安徽歙县人。现任新疆医科大学临床医学院常务副院长,兼任新疆医科大学第一附属医院副院长,教授、主任医师、博士研究生导师,国家卫生和计划生育委员会有突出贡献中青年专家、自治区有突出贡献专家、自治区教学名师、自治区科技进步奖突出贡献奖获得者。现任中国医师协会麻醉医师分会副会长、中华医学会麻醉学分会常务委员、新疆医学会麻醉专业委员会主任委员、教育部临床医学教学指导委员会委员、《中华麻醉学杂志》常务编委。主持国家自然科学基金4项(其中重点项目1项),省部级科研基金12项。获新疆维吾尔自治区科技进步一等奖1项、二等奖2项、三等奖2项、新疆维吾尔自治区教学成果奖二等奖1项、三等奖1项(均名列第一)。主编专著4部。获发明专利1项,实用型新技术专利5项。以第一或通信作者发表SCI收录论文25篇、核心期刊论文110余篇。

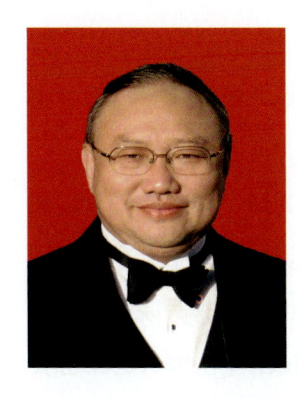

于布为

中华医学会麻醉学分会第十二届委员会常委委员，牵头负责"中国现代麻醉学史"抢救行动（成立专项工作组）、基层医院麻醉学科建设、基层人才培养、中日韩麻醉交流。

于布为，1955年5月出生，北京市人。现为上海交通大学医学院附属瑞金医院麻醉科主任，卢湾分院院长，教授、主任医师、博士研究生导师、博士后流动站导师。现任中华医学会理事，中华医学会麻醉学分会常委委员，中国医师协会麻醉学医师分会副会长，上海市医学会理事，上海市医学会麻醉科专科分会顾问，外科学会副主任委员，疼痛学会名誉主任委员，上海市医师协会麻醉科医师分会会长，世界麻醉医师协会学术委员会理事，德国麻醉与危重医学学会名誉会员，美国老年麻醉进展委员会理事。发表SCI论文44篇，国内核心期刊200余篇。担任《医学参考报——麻醉学频道》主编，《中华麻醉学杂志》副总编辑，《临床麻醉学杂志》副主编，British Journal of Anaeshesia 编委，Journal of Cardiothoracic and Vascular Anesthesia 编委。

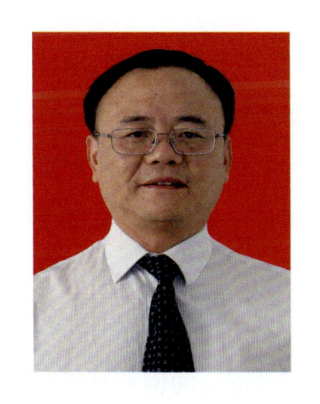

马正良

中华医学会麻醉学分会第十二届委员会常务委员，兼任门诊麻醉及PACU学组（筹）组长。

马正良，1964年2月出生，江苏宜兴人，南京大学医学院附属鼓楼医院麻醉科主任，教授、主任医师、博士研究生导师。现任中华医学会麻醉学分会常务委员，中国研究型医院学会麻醉专业委员会主任委员，江苏省麻醉学专业委员会主任委员，江苏省麻醉医师协会主任委员。共获得各级课题22项，主持国家自然科学基金3项，省级以上课题9项。已发表统计源期刊论文300余篇，以第一和通信作者在SCI杂志发表论文56篇。获江苏省科技进步二等奖2项，三等奖1项。主编全国教材2部，副主编3部。担任《中华麻醉学杂志》《中华行为医学与脑科学杂志》编委，《临床麻醉学杂志》《国际麻醉学与复苏杂志》常委。

喻田

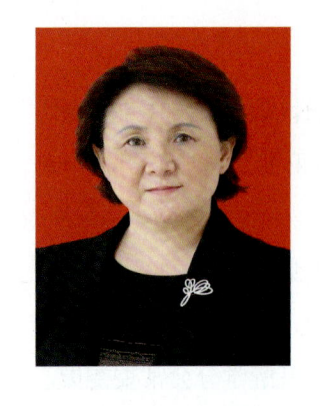

中华医学会麻醉学分会第十二届委员会常务委员，兼任麻醉药理学组（筹）组长。

喻田，女，1957年10月出生，辽宁鞍山人。现为遵义医学院校长，教授、主任医师、博士研究生导师，曾获卫生部有突出贡献中青年专家，全国模范教师，全国先进工作者，全国优秀科技工作者，中国优秀医院院长等。现任中华医学会麻醉学分会常务委员，中国医师协会麻醉学医师分会常务委员，中国药理学会麻醉药理学分会副主任委员，国际麻醉药理学会（ISAP）终身会员。以第一完成人获省科技进步二等奖2项，第二完成人获省科技成果转化奖一等奖1项。带领的学科团队共获国家自然科学基金项目17项，本人主持7项（已完成5项，在研2项），国家卫生和计划生育委员会行业专项、教育部等省部级项目10余项。在国内学术期刊发表论文150余篇，发表SCI收录论文30余篇。担任《中华麻醉学杂志》常务编委，《国际麻醉学与复苏杂志》副总编辑等。

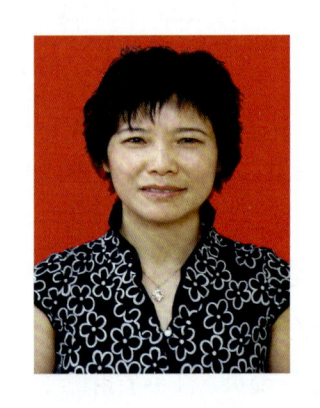

张卫

中华医学会麻醉学分会第十二届委员会常务委员，兼任输血与血液保护学组组长，牵头负责基层医院麻醉学科建设、基层人才培养。

张卫，女，1957年10月出生，河南郑州人。现为郑州大学第一附属医院麻醉科主任，教授、主任医师、博士研究生导师。现任中华医学会麻醉学分会常务委员，中华医学会麻醉学分会输血与血液保护学组组长，中国医师协会麻醉学分会常委，中华口腔医学会麻醉学分会常委，中国药理学会麻醉药理专业委员会副主任委员，河南省麻醉药理学会主任委员，河南省麻醉学会主任委员，河南省麻醉质量控制中心副主任，河南省麻醉医师协会常务副会长，河南省疼痛学会常委，郑州市麻醉学会主任委员。先后承担国家自然科学基金面上项目、国家卫生和计划生育委员会基金项目、河南省科技厅项目等课题16项。以第一完成人获河南省科学技术二等奖3项。发表SCI论文24篇。担任《中华麻醉学杂志》《国际麻醉学与复苏杂志》《临床麻醉学杂志》等编委。

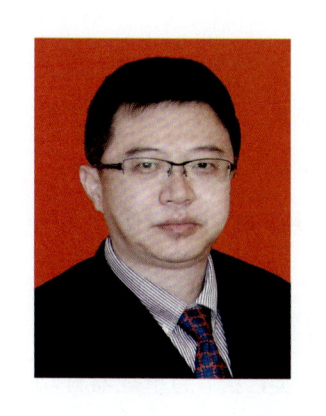

黄文起

中华医学会麻醉学分会第十二届委员会常务委员,兼任器官移植麻醉学组组长,牵头负责港、澳、台和全球华人麻醉医师联盟。

黄文起,1962年10月出生,广东揭阳人。现为中山大学附属第一医院麻醉科主任,中山大学麻醉系主任,教授、主任医师、博士研究生导师。现任中华医学会麻醉学分会常务委员,中华医学会麻醉学分会器官移植学组组长,中国研究型医院协会麻醉学分会副主任委员,广东省医师协会麻醉科医师分会会长。获国家自然科学基金、广东省自然科学基金、广东省卫生厅基金等科研项目多项。获广州市科学技术进步三等奖、高等学校科学研究优秀成果奖自然科学二等奖、中华医学科技奖自然科学三等奖。发表学术论文200余篇。担任《中华麻醉学杂志》《临床麻醉学杂志》常务编委。

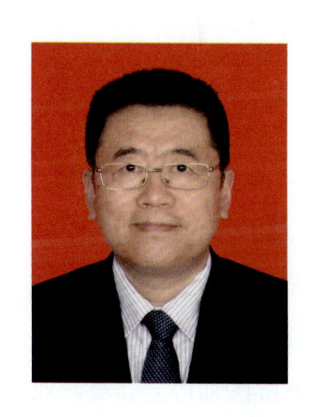

郭向阳

中华医学会麻醉学分会第十二届委员会常务委员,兼任司库及骨科麻醉学组(筹)组长,牵头负责骨科麻醉学组及恶性高热防治相关工作。

郭向阳,1963年6月出生,内蒙古赤峰人。现为北京大学医学部麻醉学系主任,北京大学第三医院麻醉科主任,教授、主任医师、博士研究生导师。现任中华医学会麻醉学分会常务委员,兼任司库及骨科麻醉学组组长,中国医师协会麻醉医师分会常务委员,北京医学会麻醉专业委员会副主任委员,北京卫生局麻醉质量控制专家组成员,北京市海淀区麻醉质量控制中心主任,北京医学会医疗技术准入评价专家库成员。主持或完成国家自然科学基金项目4项,国家教育委员会(现更名为教育部)、人事部重点基金、北京首发基金、杨森科学基金项目等8项。参编著作8部,在国内外学术期刊发表论文152篇,以第一或通信作者发表SCI论文20篇。担任 Anesthesiology(中文版)主编,British Journal of Anaesthesia(中文版)编委,《中华麻醉学杂志》《临床麻醉学杂志》《基础医学与临床杂志》常务编委,《中华医学杂志》《中华医学杂志(英文版)》特约编委。

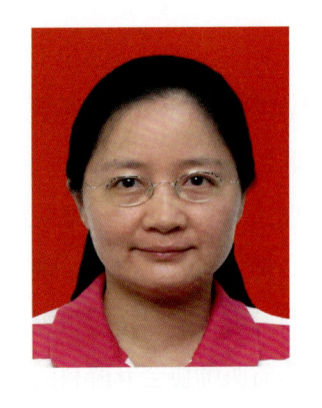

方向明

中华医学会麻醉学分会第十二届委员会常务委员，兼任危重症学组组长。

方向明，女，1966年10月出生，浙江奉化人。现为浙江大学医学院副院长，浙江大学临床技能中心主任，教授、主任医师、博士研究生导师，"长江学者计划"特聘教授、国家杰出青年科学基金获得者，入选教育部新世纪优秀人才计划，获TWAS TWOWS亚洲青年女科学家奖，获"急重症器官功能保护"国家级创新团队称号。现任中华医学会麻醉学分会常委，中国医师协会麻醉学医师分会副会长。先后承担国家自然科学基金重点项目、杰出青年科学基金项目、科技部"十二五"项目和国家重点基础研究发展计划（973计划）项目等课题多项。在 American Journal of Respiratory and Critical Care Medicine、Critical Care Medicine 等国际权威杂志发表SCI论文44篇，研究成果被F1000推荐，他引逾千次。

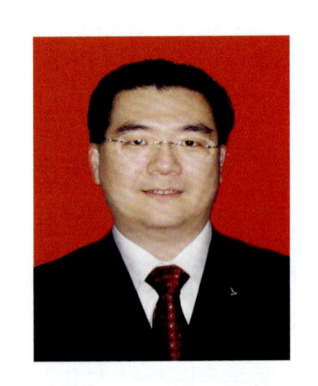

李师阳

中华医学会麻醉学分会第十二届委员会常务委员，牵头负责"产、学、研、商、用"一体化、基层医院麻醉学科建设、基层人才培养工作。

李师阳，1971年10月出生，福建晋江人。现为福建医科大学泉州妇幼保健院儿童医院麻醉科主任，教授、主任医师。现任中华医学会麻醉学分会常委，中国医师协会麻醉学分会委员，美国小儿麻醉医师协会会员，亚太小儿麻醉医师协会会员。先后承担省市科技课题、国际合作课题数项。在 Canadian Journal of Anaesthesia 等国际知名杂志发表SCI论文数篇。担任《中华麻醉学杂志》《临床麻醉学杂志》《麻醉学大查房杂志》编委及《中华医学杂志》审稿专家。

（白　雪）

附：中华医学会麻醉学分会第十二届委员会亚专科学组成员名单（附表1-1~附表1-25）

附表1-1 学科建设与管理学组

序号	学组任职	姓名	工作单位
1	组长	熊利泽	第四军医大学西京医院
2	副组长	刘 进	四川大学华西医院
3	副组长	黄宇光	中国医学科学院北京协和医院
4	副组长	姚尚龙	华中科技大学同济医学院附属协和医院
5	副组长	于布为	上海交通大学医学院附属瑞金医院
6	组员（以姓氏笔画为序）	于泳浩	天津医科大学总医院
7		马正良	南京大学医学院附属鼓楼医院
8		王月兰	山东省千佛山医院
9		王迎斌	兰州大学第二医院
10		王保国	首都医科大学三博脑科医院
11		方向明	浙江大学医学院
12		邓小明	第二军医大学长海医院
13		艾登斌	青岛市立医院
14		田国刚	三亚市人民医院
15		代志刚	石河子大学医学院第一附属医院
16		米卫东	中国人民解放军总医院
17		杨 黎	中国人民解放军第五十九医院
18		连庆泉	温州医科大学附属第二医院
19		吴秀英	中国医科大学附属盛京医院
20		闵 苏	重庆医科大学附属第一医院
21		张小平	华北理工大学附属医院
22		张 卫	郑州大学第一附属医院
23		孟凡民	河南省人民医院
24		孟尽海	宁夏医科大学总医院
25		赵国庆	吉林大学中日联谊医院
26		闻大翔	上海交通大学医学院附属仁济医院
27		顾尔伟	安徽医科大学第一附属医院
28		钱若筠	兰州军区乌鲁木齐总医院
29		徐国海	南昌大学第二附属医院
30		高 鸿	贵州医科大学附属医院
31		高志峰	北京大学国际医院
32		郭向阳	北京大学第三医院
33		黄孟华	宁德市闽东医院
34		梁伟民	复旦大学附属华山医院
35		彭书崚	中山大学附属第二医院
36		董海龙	第四军医大学西京医院
37		韩志强	内蒙古医科大学附属医院
38		鲁开智	第三军医大学西南医院
39		潘灵辉	广西医科大学附属肿瘤医院
40		薛庆生	上海交通大学医学院附属瑞金医院
41		薛张纲	复旦大学附属中山医院
	工作秘书	孙焱芫	第四军医大学西京医院

附表1-2 临床麻醉质量管理学组（麻醉安全及改善术后转归学组）

序号	学组任职	姓名	工作单位
1	组长	黄宇光	中国医学科学院北京协和医院
2	副组长	米卫东	中国人民解放军总医院
3	副组长	田玉科	华中科技大学同济医学院附属同济医院
4	副组长	闵 苏	重庆医科大学第一医院
5	副组长	孙焱芫	第四军医大学西京医院
6	学术秘书	李天佐	首都医科大学附属北京世纪坛医院
7	组员（以姓氏笔画为序）	于布为	上海交通大学医学院附属瑞金医院
8		于建设	内蒙古医科大学第一附属医院
9		马正良	南京大学医学院附属鼓楼医院
10		马 虹	中国医科大学附属第一医院
11		王国林	天津医科大学总医院
12		王学军	青海红十字医院
13		邓胜利	遵义医学院
14		田国刚	三亚市人民医院
15		田 鸣	首都医科大学附属北京友谊医院
16		刘敬臣	广西医科大学第一附属医院
17		刘 斌	四川大学华西医院
18		严 敏	浙江大学医学院附属第二医院
19		李伟彦	南京军区南京总医院
20		吴安石	首都医科大学附属北京朝阳医院
21		张秀华	中国医学科学院北京协和医院
22		陈彦青	福建省立医院
23		拉巴次仁	西藏自治区人民医院
24		郑 宏	新疆医科大学第一附属医院
25		孟凡民	河南省人民医院
26		孟尽海	宁夏医科大学总医院
27		赵国庆	吉林大学中日联谊医院
28		类维富	山东大学齐鲁医院
29		姚尚龙	华中科技大学同济医学院附属协和医院
30		袁红斌	第二军医大学长征医院
31		贾 珍	青海大学附属医院
32		柴小青	安徽省立医院
33		徐国海	南昌大学第二附属医院
34		郭曲练	中南大学湘雅医院
35		郭 政	山西医科大学第二医院
36		黄文起	中山大学附属第一医院
37		戚思华	哈尔滨医科大学附属第四医院
38		麻伟青	成都军区昆明总医院
39		阎文军	甘肃省人民医院
40		董振明	河北医科大学第二医院
41		薛张纲	复旦大学附属中山医院
	工作秘书	裴丽坚	中国医学科学院北京协和医院
	工作秘书	马 爽	中国医学科学院北京协和医院
	工作秘书	艾艳秋	郑州大学第一附属医院

附表1-3 心胸麻醉学组

序号	学组任职	姓名	工作单位
1	组长	徐军美	中南大学湘雅二医院
2	副组长	马 骏	首都医科大学附属北京安贞医院
3	副组长	张铁铮	沈阳军区总医院
4	副组长	晏馥霞	中国医学科学院阜外医院
5	副组长	缪长虹	上海复旦大学肿瘤医院
6	学术秘书	王伟鹏	中国医学科学院阜外医院
7	组员（以姓氏笔画为序）	王 晟	广东省人民医院
8		王小雷	深圳孙逸仙心血管医院
9		王洪武	泰达国际心血管病医院
10		王海英	遵义医学院附属医院
11		艾艳秋	郑州大学第一附属医院
12		田 毅	海口市人民医院
13		史宏伟	南京市第一医院
14		朱文忠	第二军医大学长海医院
15		齐 娟	福建省立医院
16		孙 莉	中国医学科学院肿瘤医院
17		孙绪德	第四军医大学唐都医院
18		李 洪	第三军医大学新桥医院
19		汪炜键	温州医学院附属第一医院
20		张 辉	中山大学附属第一医院
21		张林忠	山西医科大学第二医院
22		张炳东	广西医科大学第一附属医院
23		张嘉智	乌兰察布市中心医院
24		陈 杰	上海交通大学医学院附属仁济医院
25		陈 敏	第四军医大学西京医院
26		武庆平	华中科技大学同济医学院附属协和医院
27		郑 清	北京大学第三医院
28		姜陆洋	北京大学人民医院
29		洪 毅	新疆医科大学第一附属医院
30		夏中元	武汉大学人民医院
31		徐建红	浙江大学医学院附属第一医院
32		徐美英	上海交通大学附属胸科医院
33		郭克芳	复旦大学附属中山医院
34		黄维勤	武汉亚洲心脏病医院
35		龚亚红	中国医学科学院北京协和医院
36		董 榕	上海交通大学医学院附属瑞金医院
37		韩 非	哈尔滨医科大学附属肿瘤医院
38		韩建民	河北医科大学第二医院
39		韩建阁	天津市胸科医院
40		曾 媛	北京大学第一医院
41		魏 蔚	四川大学华西医院
	工作秘书	李志坚	中南大学湘雅二医院
	工作秘书	阮 澈	中南大学湘雅二医院

附表 1-4　神经外科麻醉学组

序号	学组任职	姓名	工作单位
1	组长	王国林	天津医科大学总医院
2	副组长	郭曲练	中南大学湘雅医院
3	副组长	王英伟	复旦大学附属华山医院
4	副组长	韩如泉	首都医科大学附属北京天坛医院
5	学术秘书	王海云	天津市第三中心医院
6	组员（以姓氏笔画为序）	马 利	广西壮族自治区人民医院
7		马龙先	南昌大学第一附属医院
8		马汉祥	宁夏医科大学总医院心脑血管病医院
9		马艳丽	郑州大学第一附属医院
10		王 龙	新疆医科大学第二附属医院
11		王 宁	南京脑科医院
12		王天龙	首都医科大学宣武医院
13		白晓光	第四军医大学西京医院
14		刘 岩	吉林大学中日联谊医院
15		许 涛	第二军医大学长海医院
16		孙 立	中国人民解放军总医院
17		苏金华	贵阳市第二人民医院
18		李 羽	四川大学华西医院
19		李 娟	安徽省立医院
20		李利彪	内蒙古医科大学附属医院
21		李佩盈	上海交通大学医学院附属仁济医院
22		杨 艳	华中科技大学同济医学院附属协和医院
23		杨少杰	甘肃省第二人民医院
24		杨建军	南京军区南京总医院
25		时鹏才	山东省千佛山医院
26		张振英	石河子大学医学院第一附属医院
27		阿米娜	西藏自治区第二人民医院
28		陈 怡	天津医科大学总医院
29		邵建林	昆明医科大学第一附属医院
30		林献忠	福建医科大学附属第一医院
31		欧阳碧山	海南省人民医院
32		周海燕	浙江大学医学院附属邵逸夫医院
33		郭永清	山西省人民医院
34		郭悦平	哈尔滨医科大学附属第二医院
35		黄立宁	河北医科大学第二医院
36		黄焕森	广州医科大学附属第二医院
37		裴 凌	中国医科大学附属第一医院
38		樊理华	丽水市人民医院
	工作秘书	许 楠	中国医学科学院北京协和医院

附表1-5 产科麻醉学组

序号	学组任职	姓名	工作单位
1	组长	姚尚龙	华中科技大学同济医学院附属协和医院
2	副组长	李师阳	泉州市妇幼保健院·儿童医院
3	副组长	沈晓凤	南京医科大学附属南京妇幼保健院
4	副组长	徐铭军	首都医科大学附属北京妇产医院
5	副组长	徐世元	南方医科大学珠江医院
6	组员（以姓氏笔画为序）	王 瑞	内蒙古妇幼保健医院
7		方向东	安徽省妇幼保健院
8		卢家凯	首都医科大学附属北京安贞医院
9		冯继峰	广西壮族自治区妇幼保健院
10		曲 元	北京大学第一医院
11		吕国义	天津医科大学第二医院
12		刘吉平	佛山市妇幼保健院
13		刘志刚	武汉大学人民医院
14		刘志强	同济大学附属第一妇婴保健院
15		许 铿	海口市妇幼保健院
16		李有长	重庆市妇幼保健院
17		李治松	郑州大学第一附属医院
18		李爱媛	湖南省妇幼保健院
19		余 凌	湖北省妇幼保健院
20		张 丽	山东大学齐鲁医院
21		张小兰	甘肃省妇幼保健院
22		张冬梅	宁夏医科大学总医院
23		陆志俊	上海交通大学医学院附属瑞金医院
24		陈 丽	山西医科大学第二医院
25		陈新忠	浙江大学医学院附属妇产科医院
26		拉巴次仁	西藏自治区人民医院
27		周 洁	上海交通大学医学院附属仁济医院
28		周 群	江西省妇幼保健院
29		赵 平	中国医科大学附属盛京医院
30		赵 峰	中国人民解放军总医院
31		赵 晶	中国医学科学院北京协和医院
32		胡明品	温州医科大学附属第二医院
33		侯 炯	第二军医大学长海医院
34		高和新	乌鲁木齐市妇幼保健院
35		黄 蔚	四川大学华西妇产儿童医院
36		黄绍强	复旦大学附属妇产科医院
37		龚 辉	陕西省妇幼保健院
38		曾 鸿	北京大学第三医院
39		曾 毅	第四军医大学西京医院
40		路红梅	河北医科大学第二医院
41		薄玉龙	哈尔滨医科大学附属第二医院
	工作秘书	林雪梅	四川大学华西第二医院
	工作秘书	武庆平	华中科技大学同济医学院附属协和医院

附表 1-6 小儿麻醉学组

序号	学组任职	姓名	工作单位
1	组长	连庆泉	温州医科大学附属第二医院
2	副组长	张建敏	首都医科大学附属北京儿童医院
3	副组长	左云霞	四川大学华西医院
4	副组长	张马忠	上海交通大学医学院附属上海儿童医学中心
5	副组长	宋兴荣	广州市妇女儿童中心
6	学术秘书	姜丽华	郑州大学第三附属医院
7	组员（以姓氏笔画为序）	马旭波	首都儿科研究所
8		王炫	复旦大学附属儿科医院
9		尹宁	东南大学医学院附属中大医院
10		石翊飒	兰州大学第二医院
11		叶茂	重庆医科大学附属儿童医院
12		史素丽	山西省儿童医院
13		吕建瑞	西安交通大学第二附属医院
14		朱波	中国医学科学院北京协和医院
15		庄蕾	上海交通大学医学院附属瑞金医院
16		刘金柱	天津市儿童医院
17		李超	昆明市儿童医院
18		李克忠	烟台毓璜顶医院
19		李丽伟	郑州大学第一附属医院
20		杨狄	哈尔滨市儿童医院
21		肖玮	首都医科大学宣武医院
22		邹晓华	贵州医科大学附属医院
23		汪幸	安徽省立儿童医院
24		张斌	宁夏医科大学总医院
25		张溪英	湖南省儿童医院
26		金立民	吉林大学第一医院
27		周琪	赤峰市中心医院
28		周期	海南医学院附属医院
29		赵平	中国医科大学附属盛京医院
30		胡华琨	江西省儿童医院
31		胡智勇	浙江大学医学院附属儿童医院
32		侯丽宏	第四军医大学西京医院
33		费建	南京医科大学附属南京儿童医院
34		姚伟瑜	泉州市妇幼保健院·儿童医院
35		袁维秀	中国人民解放军总医院
36		倪诚	北京大学第三医院
37		徐维娟	新疆维吾尔自治区人民医院
38		康荣田	河北医科大学第二医院
39		曾锐华	中科技大学同济医学院附属协和医院
40		蓝雨雁	广西医科大学第一附属医院
41		潘志英	上海交通大学医学院附属仁济医院
	工作秘书	上官王宁	温州医科大学附属第二医院
	工作秘书	冯春	武汉市妇女儿童医疗保健中心

附表1-7 体外循环学组

序号	学组任职	姓名	工作单位
	顾问	龙 村	中国医学科学院阜外医院
1	组长	郑 宏	新疆医科大学第一附属医院
2	副组长	周荣华	四川大学华西医院
3	副组长	金振晓	第四军医大学西京医院
4	副组长、秘书	王 江	新疆医科大学第一附属医院
5	组员（以姓氏笔画为序）	丁国友	中国人民解放军第九四医院
6		刁玉刚	沈阳军区总医院
7		王 仿	西安市红会医院
8		王 军	第二军医大学长海医院
9		王小燕	昆明市延安医院
10		王维俊	上海交通大学医学院附属仁济医院
11		方开云	贵州省人民医院
12		邓 超	石河子大学医学院第一附属医院
13		付朝辉	华中科技大学同济医学院附属协和医院
14		毕严斌	山东省千佛山医院
15		刘 东	兰州军区兰州总医院
16		刘 悦	河北医科大学第二医院
17		刘天飚	泰达国际心血管病医院
18		刘金东	徐州医学院附属医院
19		刘海霞	河南省胸科医院
20		阮秀璇	福建省立医院
21		孙旭芳	吉林大学第二医院
22		杜雪江	内蒙古医科大学附属医院
23		李 军	郑州大学第一附属医院
24		李 洪	第三军医大学新桥医院
25		李咏梅	哈尔滨医科大学附属第二医院
26		李美霞	海口市人民医院
27		李晓红	蚌埠医学院第一附属医院
28		李斌飞	中山市人民医院
29		杨 璟	首都医科大学附属北京安贞医院
30		宋锴澄	中国医学科学院北京协和医院
31		张炳东	广西医科大学第一附属医院
32		陈 宇	江苏省人民医院
33		周成斌	广东省人民医院
34		赵 赟	复旦大学附属中山医院
35		姜晓芬	温州医科大学附属第一医院
36		祝建新	青海大学附属医院
37		黄维勤	武汉亚洲心脏病医院
38		梁 华	中国人民解放军第五医院
39		程 波	重庆医科大学附属第一医院
40		温小红	浙江大学医学院附属第一医院

附表1-8　区域麻醉学组

序号	学组任职	姓名	工作单位
	顾问	岳 云	首都医科大学附属北京朝阳医院
1	组长	薛张纲	复旦大学附属中山医院
2	副组长	江 伟	上海市第六人民医院
3	副组长	王 庚	北京积水潭医院
4	副组长	万 里	华中科技大学同济医学院附属同济医院
5	副组长	罗 艳	上海交通大学医学院附属瑞金医院
6	学术秘书	王 云	首都医科大学附属北京朝阳医院
7	学术秘书	唐 帅	中国医学科学院北京协和医院
8	组员（以姓氏笔画为序）	丁文刚	哈尔滨医科大学附属第二医院
9		马 宇	第二军医大学长海医院
10		冉启华	遵义医学院附属医院
11		冯 霞	中山医科大学附属第一医院
12		邬伟东	浙江大学医学院附属第二医院
13		安海燕	北京大学人民医院
14		孙焱芫	第四军医大学西京医院
15		苏 帆	山东中医药大学附属医院
16		杜晓宣	新疆医科大学第六附属医院
17		李 民	北京大学第三医院
18		李 洪	第三军医大学新桥医院
19		杨 静	四川大学华西医院
20		杨 磊	华中科技大学同济医学院附属协和医院
21		吴 川	河北医科大学第三医院
22		何文政	广西医科大学附属第一医院
23		张 兰	四川省骨科医院
24		张林忠	山西医科大学第二医院
25		张素品	天津医科大学总医院
26		陈士寿	安徽医科大学第一附属医院
27		罗富荣	佛山市中医院
28		南勇善	延边大学附属医院
29		柳培雨	武警海南总队医院
30		徐旭仲	温州医学院附属第一医院
31		郭宙平	兰州市第一人民医院
32		唐朝晖	中南大学湘雅医院
33		陶晓三	南昌大学第二附属医院
34		曹 俊	重庆医科大学附属第一医院
35		龚玉华	内蒙古医学院第一附属医院
36		崔 涌	中国医科大学附属第一医院
37		彭周全	郑州大学第一附属医院
38		曾 凯	福建医科大学附属第一医院
39		曾玲双	银川市第一人民医院
40		谢 宏	苏州大学附属第二医院
41		魏辉明	成都军区昆明总医院

附表1-9 气道管理学组

序号	学组任职	姓名	工作单位
1	组长	左明章	北京医院
2	副组长	田 鸣	首都医科大学附属北京友谊医院
3	副组长	马武华	广州中医药大学第一附属医院
4	副组长	张富军	上海交通大学医学院附属瑞金医院
5	副组长	鲍红光	南京市第一医院
6	学术秘书	易 杰	中国医学科学院北京协和医院
7	组员（以姓氏笔画为序）	丁 明	复旦大学附属中山医院
8		丁正年	江苏省人民医院
9		于泳浩	天津医科大学总医院
10		王 军	北京大学第三医院
11		王 钊	遵义医学院附属医院
12		王中玉	郑州大学第一附属医院
13		邓晓明	中国医学科学院整形医院
14		付笑飞	华中科技大学同济医学院附属协和医院
15		吕 欣	同济大学附属肺科医院
16		朱正华	第四军医大学西京医院
17		朱 涛	四川大学华西医院
18		齐 峰	山东大学齐鲁医院
19		苏 涛	新疆维吾尔自治区人民医院
20		杜 耘	重庆市人民医院(中山院区)
21		李 娟	安徽省立医院
22		李九妹	大理州人民医院
23		李文献	复旦大学附属眼耳鼻喉科医院
24		李成辉	中日友好医院
25		吴 刚	西安交通大学第二附属医院
26		冷玉芳	兰州大学第一医院
27		张 倩	中国医科大学附属口腔医院
28		张 野	安徽医科大学第二附属医院
29		张析哲	赤峰市医院
30		张明生	江西省人民医院
31		张燕玲	中南大学湘雅二医院
32		陈 鹏	吉林大学中日联谊医院
33		陈学新	宁夏医科大学总医院肿瘤医院
34		林学正	台州市中心医院
35		房小斌	泉州市妇幼保健院·儿童医院
36		钟 军	中国人民解放军第三〇三医院
37		姚玉笙	福建省立医院
38		郭忠宝	齐齐哈尔市第一医院
39		容俊芳	河北省人民医院
40		雏 珉	山西大医院
41		潘在礼	文昌市人民医院
	工作秘书	钟泰迪	浙江大学医学院附属邵逸夫医院
	工作秘书	闫春伶	北京医院

附表 1-10　输血及血液保护学组

序号	学组任职	姓名	工作单位
1	组长	张　卫	郑州大学第一附属医院
2	副组长	丁正年	江苏省人民医院
3	副组长	仓　静	复旦大学附属中山医院
4	副组长	虞雪融	中国医学科学院北京协和医院
5	副组长	廖　刃	四川大学华西医院
6	学术秘书	蔡宏伟	中南大学湘雅医院
7	组员（以姓氏笔画为序）	王　庚	北京积水潭医院
8		王世端	青岛大学附属医院
9		王朝霞	巴州人民医院
10		方卫平	安徽医科大学第一附属医院
11		田阿勇	中国医科大学附属第一医院
12		朱宇麟	西安交通大学第一附属医院
13		朱昭琼	遵义医学院附属医院
14		刘　宿	第三军医大学大坪医院
15		关　雷	首都医科大学附属北京世纪坛医院
16		许川雅	北京大学第三医院
17		纪宏文	中国医学科学院阜外医院
18		李　超	河北医科大学第四医院
19		李　蕾	煤炭总医院
20		李冬梅	哈尔滨医科大学附属第二医院
21		李金宝	上海市第一人民医院
22		杨　辉	华中科技大学同济医学院附属同济医院
23		杨金凤	湖南省肿瘤医院
24		何开华	重庆医科大学附属第一医院
25		余剑波	天津市南开医院
26		张　帆	武汉大学人民医院
27		张冯江	浙江大学医学院附属第二医院
28		张加强	河南省人民医院
29		陈仲海	青海大学附属医院
30		陈涌鸣	上海交通大学医学院附属新华医院
31		陈骏萍	宁波市第二医院
32		招伟贤	广州中医药大学第二附属医院
33		金善良	上海交通大学医学院附属第三人民医院
34		郝建华	中国人民解放军总医院第一附属医院
35		胡衍辉	南昌大学第二附属医院
36		思永玉	昆明医科大学第二附属医院
37		耿志宇	北京大学第一医院
38		夏磊铭	华中科技大学同济医学院附属协和医院
39		董　辉	第四军医大学西京医院
40		谢钱灵	泉州市妇幼保健院·儿童医院
41	兼工作秘书	张　洁	郑州大学第一附属医院

附表 1-11　器官移植麻醉学组

序号	学组任职	姓名	工作单位
1	组长	黄文起	中山大学附属第一医院
2	副组长	杜洪印	天津市第一中心医院
3	副组长	祝胜美	浙江大学医学院附属第一医院
4	副组长	吴安石	首都医科大学附属北京朝阳医院
5	副组长	罗爱林	华中科技大学同济医学院附属同济医院
6	学术秘书	杨　璐	中山大学附属第一医院
7	组员（以姓氏笔画为序）	王　治	山西省人民医院
8		王　勇	郑州大学第一附属医院
9		王月兰	山东省千佛山医院
10		王志萍	南京医科大学附属无锡人民医院
11		王明军	中国人民解放军总医院
12		冯春生	吉林大学白求恩第一医院
13		宁巧明	海南省人民医院
14		朱文忠	第二军医大学长海医院
15		刘存明	南京大学医学院附属鼓楼医院
16		池　萍	首都医科大学附属佑安医院
17		孙艳红	中国医科大学附属第一医院
18		李　懿	复旦大学附属中山医院
19		李玉兰	兰州大学第一医院
20		杨立群	上海交通大学医学院附属仁济医院
21		吴　辉	温州医科大学附属第一医院
22		吴超然	四川大学华西医院
23		张　欢	北京清华长庚医院
24		张明生	江西省人民医院
25		陈　林	新疆医科大学第一附属医院
26		陈　雯	中国医学科学院北京协和医院
27		陈向东	华中科技大学同济医学院附属协和医院
28		陈国忠	南京军区福州总医院
29		林鹏焘	福建医科大学附属协和医院
30		罗　艳	上海交通大学医学院附属瑞金医院
31		孟庆涛	武汉大学人民医院
32		柏　林	重庆医科大学附属儿童医院
33		贾　珍	青海大学附属医院
34		倪玉霞	广西医科大学第一附属医院
35		徐贯杰	河北医科大学第三医院
36		崔晓光	哈尔滨医科大学附属第二医院
37		董　辉	第四军医大学西京医院
38		董庆龙	广州医学院第一附属医院
39		潘　芳	北京大学人民医院
40		潘建辉	安徽省立医院
41		魏　珂	重庆医科大学附属第一医院

附表 1-12 危重症学组

序号	学组任职	姓名	工作单位
1	组长	方向明	浙江大学医学院附属第一医院
2	副组长	张西京	第四军医大学西京医院
3	副组长	宋 青	中国人民解放军总医院
4	组员（以姓氏笔画为序）	万 勇	川北医学院
5		王东信	北京大学第一医院
6		王志强	天津医科大学总医院
7		叶军明	赣南医学院
8		付晓云	遵义医学院附属医院
9		匡重伸	石河子大学医学院第一附属医院
10		朱科明	第二军医大学长海医院
11		刘 东	兰州军区兰州总医院
12		孙玉明	第二军医大学东方肝胆外科医院
13		孙荣青	郑州大学第一附属医院
14		纪洪生	山东省立医院
15		李海波	哈尔滨医科大学附属第二医院
16		李家新	北京民航总医院
17		杨建平	苏州大学附属第一医院
18		张良成	福建医科大学附属协和医院
19		陈 勇	海南省人民医院
20		陈 彪	内蒙古科技大学第一附属医院
21		陈进华	宁夏医科大学总医院
22		罗 哲	复旦大学附属中山医院
23		金孝岠	皖南医学院弋矶山医院
24		金胜威	温州医科大学附属第二医院
25		周路阳	南京大学医学院附属鼓楼医院
26		思永玉	昆明医科大学第二附属医院
27		姜春浩	吉林省人民医院
28		袁世荧	华中科技大学同济医学院附属协和医院
29		原大江	山西医科大学第二医院
30		顾健腾	第三军医大学西南医院
31		皋 源	上海交通大学医学院附属仁济医院
32		徐 懋	北京大学第三医院
33		徐世元	南方医科大学珠江医院
34		徐桂萍	新疆维吾尔自治区人民医院
35		黄 冰	广西医科大学附属肿瘤医院
36		黄长顺	宁波市第一医院
37		曹丽君	中南大学湘雅二医院
38		曹定睿	山西医科大学第一医院
39		曹瑞旗	河北医科大学第二医院
40		熊君宇	大连医科大学附属第二医院
	工作秘书	谢郭豪	浙江大学医学院附属第一医院
	工作秘书	马璐璐	中国医学科学院北京协和医院

附表1-13 疼痛学组

序号	学组任职	姓名	工作单位
1	组长	俞卫锋	上海交通大学医学院附属仁济医院
2	副组长	徐仲煌	中国医学科学院北京协和医院
3	副组长	吕 岩	第四军医大学西京医院
4	副组长	冯 艺	北京大学人民医院
5	副组长	安建雄	中国医科大学航空总医院
6	学术秘书	占恭豪	温州医学院附属第二医院
7	组员（以姓氏笔画为序）	马民玉	郑州大学第一附属医院
8		王 锋	宁夏医科大学总医院
9		毛振北	九江市第一人民医院
10		叶 菱	四川大学华西医院
11		申 文	徐州医学院附属医院
12		史可梅	天津医科大学第二医院
13		冯智英	浙江大学医学院附属第一医院
14		刘 萍	华中科技大学同济医学院附属协和医院
15		刘仲凯	临沂市人民医院
16		刘金锋	哈尔滨医科大学附属第二医院
17		许月明	中国人民解放军第三二四医院
18		孙永海	中国人民解放军总医院
19		杜冬萍	上海交通大学第六人民医院
20		李 瑛	遵义医学院附属医院
21		李元海	安徽医科大学第一附属医院
22		李少岩	延边大学附属医院
23		杨代和	福建省第二人民医院
24		杨承祥	佛山市第一人民医院
25		吴多志	海南省人民医院
26		邹慧超	哈尔滨医科大学附属肿瘤医院
27		宋 涛	中国医科大学附属第一医院
28		宋子贤	河北医科大学第四医院
29		张 希	新疆医科大学第五附属医院
30		项红兵	华中科技大学同济医学院附属同济医院
31		贾东林	北京大学第三医院
32		顾卫东	复旦大学附属华东医院
33		铁木尔	内蒙古自治区人民医院
34		唐玲玲	云南省第三人民医院
35		葛 峰	复旦大学附属中山医院
36		董铁立	郑州大学第二附属医院
37		蒋宗滨	广西医科大学第一附属医院
38		程殿臣	兰州市妇幼保健院
39		傅志俭	山东省立医院
40		鄢建勤	中南大学湘雅医院
	工作秘书	缪雪蓉	第二军医大学东方肝胆外科医院
	工作秘书	姚 明	浙江省嘉兴市第一医院

附表1-14　中西医结合麻醉学组（筹）

序号	学组任职	姓名	工作单位
1	组长	王秀丽	河北医科大学第三医院
2	副组长	苏　帆	山东中医药大学附属医院
3	副组长	李文志	哈尔滨医科大学附属第二医院
4	副组长	王　强	西安交通大学附属第一医院
5	副组长	余剑波	天津市南开医院
6	学术秘书	高　巨	苏北人民医院
7	组员（以姓氏笔画为序）	王均炉	温州医科大学附属第一医院
8		王保华	长春中医药大学附属医院
9		王祥瑞	上海交通大学医学院附属仁济医院
10		方　洁	河南中医学院第一附属医院
11		孔高茵	湖南省人民医院
12		刚桂清	内蒙古自治区中医医院
13		刘红菊	中国医学科学院北京协和医院
14		刘国凯	北京中医药大学东直门医院
15		刘艳红	中国人民解放军总医院
16		刘艳秋	贵州医科大学附属医院
17		许　华	第二军医大学长海医院
18		李志山	山西省人民医院
19		吴奇伟	首都医科大学附属北京中医医院
20		宋建钢	上海中医药大学曙光医院
21		张　亮	重庆市中医院
22		张雪飞	重庆市第五人民医院
23		招伟贤	广东省中医院
24		茆庆洪	江苏省中西医结合医院
25		林　芩	福建中医药大学附属人民医院
26		屈　强	成都中医药大学附属医院
27		赵　峰	河南中医学院第二附属医院
28		赵孟磊	昆明市中医院
29		胡　凯	南昌市洪都中医院
30		闻庆平	大连医科大学附属第一医院
31		夏一梦	上海交通大学医学院附属瑞金医院
32		倪新莉	宁夏医科大学总医院
33		高秀梅	中国中医科学院西苑医院
34		陶　青	安徽中医药大学第一附属医院
35		黄　文	广西中医药大学附属瑞康医院
36		曹兴华	新疆维吾尔自治区中医医院
37		梁汉生	北京大学人民医院
38		彭从斌	浙江中医药大学附属同德医院
39		薛建军	甘肃省中医院
40	兼工作秘书	石　娜	河北医科大学第三医院

附表 1-15 创伤与急诊麻醉学组（筹）

序号	学组任职	姓名	工作单位
1	组长	马 虹	中国医科大学附属第一医院
2	副组长	于建设	内蒙古医科大学附属医院
3	副组长	薛纪秀	首都医科大学宣武医院
4	副组长	魏新川	四川大学华西医院
5	副组长	肖亮灿	中山大学附属第一医院
6	学术秘书	王 俊	中国医科大学附属第一医院
7	组员（以姓氏笔画为序）	于春华	中国医学科学院北京协和医院
8		马智聪	山西医科大学附属第一医院
9		仓 静	复旦大学附属中山医院
10		朱雁鸿	玉溪市人民医院
11		刘 凤	厦门市第五医院
12		刘存明	江苏省人民医院
13		刘海涛	河北医科大学第二医院
14		齐 波	上海交通大学医学院附属仁济医院
15		杜智勇	第三军医大学新桥医院
16		李 辉	中南大学湘雅二医院
17		李秋聪	中国人民解放军第二一一医院
18		杨丽华	郑州大学第一附属医院
19		肖维民	华中科技大学同济医学院附属协和医院
20		吴世贵	中国人民解放军第一八七中心医院
21		余微萍	温州医科大学附属第二医院
22		张中军	无锡市第三人民医院
23		陈 岗	中国人民解放军总医院
24		陈晓梅	厦门大学附属福州第二医院
25		陈祥明	浙江大学医学院附属第四医院
26		林 娜	首都医科大学附属北京同仁医院
27		林成新	广西医科大学第一附属医院
28		单世民	天津市第五中心医院
29		单润刚	中国人民解放军第一医院
30		赵 艳	贵阳市第一人民医院
31		郝建华	中国人民解放军总医院第一附属医院
32		胡文晟	长春市中心医院
33		胡衍辉	南昌大学第二附属医院
34		侯武刚	第四军医大学西京医院
35		柴 伟	第四军医大学唐都医院
36		倪 文	第二军医大学长海医院
37		高 军	银川市第一人民医院
38		高成杰	济南军区总医院
39		黄建成	兰州军区乌鲁木齐总医院
40		梁启胜	蚌埠医学院第一附属医院
41		韩 彬	北京大学第三医院
	工作秘书	陆 瑜	首都医科大学附属北京天坛医院

附表1-16 老年麻醉学组（筹）

序号	学组任职	姓名	工作单位
1	组长	王天龙	首都医科大学宣武医院
2	副组长	王东信	北京大学第一医院
3	副组长	严 敏	浙江大学医学院附属第二医院
4	副组长	梅 伟	华中科技大学同济医学院附属同济医院
5	副组长	欧阳文	中南大学湘雅三医院
6	学术秘书	李 民	北京大学第三医院
7	组员（以姓氏笔画为序）	于金贵	山东大学齐鲁医院
8		马 琳	天津医科大学总医院
9		王建珍	宁夏医科大学总医院
10		毛卫克	华中科技大学同济医学院附属协和医院
11		古丽拜尔·努尔	喀什地区第一人民医院
12		曲冬梅	上海交通大学医学院附属瑞金医院
13		吕黄伟	中国医科大学附属第一医院
14		刘敬臣	广西医科大学第一附属医院
15		刘 靖	中国人民解放军总医院
16		纪 方	首都医科大学附属北京同仁医院
17		苏殿三	上海交通大学医学院附属仁济医院
18		李 李	中南大学湘雅二医院
19		李金宝	上海市第一人民医院
20		李 茜	四川大学华西医院
21		李恩有	哈尔滨医科大学附属第一医院
22		冷玉芳	兰州大学第一医院
23		汪 晨	第四军医大学西京医院
24		陆智杰	第二军医大学东方肝胆外科医院
25		陈彦青	福建省立医院
26		易 斌	第三军医大学西南医院
27		贾慧群	河北医科大学第四医院
28		顾小萍	南京大学医学院附属鼓楼医院
29		顾尔伟	安徽医科大学第一附属医院
30		徐 庆	中国医学科学院北京协和医院
31		徐 国	海南昌大学第二附属医院
32		郭永清	山西省人民医院
33		唐天云	云南省第一人民医院
34		黄雄庆	中山大学附属第一医院
35		戚思华	哈尔滨医科大学附属第四医院
36		葛圣金	复旦大学附属中山医院
37		董铁立	郑州大学第二附属医院
38		黑子清	中山大学附属第三医院
39		曾庆繁	贵州医科大学附属医院
40		解雅莹	内蒙古医学院附属第一医院
41		薛荣亮	西安交通大学第二附属医院
	工作秘书	肖 玮	首都医科大学宣武医院

附表 1-17　五官科麻醉学组（筹）

序号	学组任职	姓名	工作单位
1	组长	李天佐	首都医科大学附属北京世纪坛医院
2	副组长	李 梅	首都医科大学附属北京同仁医院
3	副组长	李文献	复旦大学附属眼耳鼻喉科医院
4	副组长	张诗海	华中科技大学同济医学院附属协和医院
5	副组长	裴 凌	中国医科大学附属第一医院
6	学术秘书	赵 磊	首都医科大学宣武医院
7	学术秘书	吴 震	华中科技大学同济医学院附属同济医院
8	组员（以姓氏笔画为序）	于松杨	威海市人民医院
9		弓胜凯	郑州大学第一附属医院
10		王 红	中国人民解放军总医院
11		王慧玲	北京大学第三医院
12		田首元	山西医科大学第一医院
13		田 强	贵州医科大学附属医院
14		乐 园	中南大学湘雅三医院
15		曲冬梅	上海交通大学医学院附属瑞金医院
16		刘铁成	吉林大学第二医院
17		刘 雅	河北医科大学第二医院
18		江春秀	重庆市人民医院
19		许立新	广州市第一人民医院
20		孙建宏	扬州市第一医院
21		李 红	中国医学科学院北京协和医院
22		李静洁	上海交通大学医学院附属新华医院
23		杨沁岩	乌鲁木齐市眼耳鼻喉专科医院
24		肖全胜	泉州市妇幼保健院·儿童医院
25		狄美琴	温州医科大学附属第二医院
26		闵红星	宁夏医科大学总医院
27		张延卓	哈尔滨医科大学附属第二医院
28		张 庆	合肥市第二人民医院
29		张 惠	第四军医大学口腔医院
30		陈 果	四川大学华西医院
31		林 群	福建医科大学附属第一医院
32		周仁龙	上海交通大学医学院附属仁济医院
33		周燕丰	浙江大学医学院附属第一医院
34		孟 和	锡林浩特中心医院
35		胡 胜	第四军医大学西京医院
36		胡 滨	兰州石化总医院
37		耿立成	天津市人民医院
38		黄泽波	海南省农垦总医院
39		麻伟青	成都军区昆明总医院
40		梁 宁	广西壮族自治区人民医院
41		彭建平	宜春市人民医院
	工作秘书	耿志宇	北京大学第一医院

附表1-18 门诊麻醉及PACU麻醉学组（筹）

序号	学组任职	姓名	工作单位
	顾问	郭曲练	中南大学湘雅医院
1	组长	马正良	南京大学医学院附属鼓楼医院
2	副组长	杨建平	苏州大学附属第一医院
3	副组长	吕蕴琦	郑州大学第一附属医院
4	副组长	聂 煌	第四军医大学西京医院
5	副组长	李伟彦	南京军区南京总医院
6	学术秘书	程智刚	中南大学湘雅医院
7	组员（以姓氏笔画为序）	上官王宁	温州医科大学附属第二医院
8		马世颖	遵义市第一人民医院
9		王 卡	海口市人民医院
10		王儒蓉	四川大学华西医院
11		叶军明	赣南医学院
12		乐 园	中南大学湘雅三医院
13		冯雪辛	首都医科大学宣武医院
14		刘 毅	第二军医大学长海医院
15		李 锐	安徽医科大学第二附属医院
16		李群杰	泉州市妇幼保健院·儿童医院
17		杨 瑞	陕西省人民医院
18		时文珠	中国人民解放军总医院
19		吴建波	山东大学齐鲁医院
20		余淑珍	山西省人民医院
21		张 曙	东莞市人民医院
22		张际春	中国人民解放军第四七四医院
23		范智东	大理医学院附属医院
24		郁 葱	重庆医科大学附属口腔医院
25		金菊英	重庆医科大学附属第一医院
26		郑晓春	福建省立医院
27		耿立成	天津市人民医院
28		徐红萌	河北医科大学第四医院
29		徐康清	中山大学附属第一医院
30		殷文渊	上海交通大学医学院附属仁济医院
31		桑诺尔	中国医学科学院北京协和医院
32		梁吉文	兰州市第二人民医院
33		韩 伟	吉林大学第一医院
34		韩 彬	北京大学第三医院
35		曾 金	柳州市人民医院
36		曾繁荣	佳木斯大学附属第一医院
37		谢郭豪	浙江大学医学院附属第一医院
38		雷庆红	宁夏医科大学总医院心脑血管病医院
39		解雅英	内蒙古医科大学附属医院
40		谭文斐	中国医科大学附属第一医院
41		潘楚雄	首都医科大学附属北京同仁医院
	工作秘书	顾小萍	南京大学医学院附属鼓楼医院

附表1-19 骨科麻醉学组（筹）

序号	学组任职	姓名	工作单位
1	组长	郭向阳	北京大学第三医院
2	副组长	张 兰	四川省骨科医院
3	副组长	冯泽国	中国人民解放军总医院
4	副组长	袁红斌	第二军医大学长征医院
5	副组长	陈绍辉	中国医学科学院北京协和医院
6	学术秘书	李 军	温州医科大学附属第二医院
7	组员（以姓氏笔画为序）	马 挺	首都医科大学宣武医院
8		王秀丽	河北医科大学第三医院
9		王颖林	同济大学附属东方医院
10		牛 骊	中国人民解放军第二一一医院
11		邓立琴	宁夏医科大学总医院
12		艾来提·塔来提	新疆医科大学第一附属医院
13		冯秀玲	甘肃省中医学院附属医院
14		伍静华	中科技大学同济医学院附属协和医院
15		刘洪涛	中国医科大学附属盛京医院
16		李龙云	吉林大学中日联谊医院
17		李传翔	南方医科大学第三附属医院
18		杨 涛	第二军医大学长海医院
19		杨 静	首都医科大学附属北京同仁医院
20		杨建新	山西医科大学第二医院
21		肖 实	江西省武警总队医院
22		邱 颐	内蒙古医科大学第二附属医院
23		何合番	福建医科大学附属第二医院
24		汪 晨	第四军医大学西京医院
25		张 伟	郑州大学第一附属医院
26		张建欣	中国人民解放军第一四八医院
27		张晓光	复旦大学附属中山医院
28		张富荣	昆明市延安医院
29		张熙哲	北京大学人民医院
30		陆智杰	第二军医大学东方肝胆外科医院
31		林成新	广西医科大学第一附属医院
32		金善良	上海交通大学医学院附属第三人民医院
33		柳兆芳	皖南医学院弋矶山医院
34		顾小萍	南京大学医学院附属鼓楼医院
35		高 进	重庆医科大学附属第一医院
36		曹 剑	第三军医大学西南医院
37		章放香	贵州省人民医院
38		董补怀	西安市红会医院
39		喻文立	天津市第一中心医院
40		舒海华	广东省第二人民医院
41		戴茹萍	中南大学湘雅二医院
	工作秘书	徐 懋	北京大学第三医院

附表 1-20 超声学组（筹）

序号	学组任职	姓名	工作单位
1	组长	刘　进	四川大学华西医院
2	副组长	宋海波	四川大学华西医院
3	副组长	傅　强	中国人民解放军总医院
4	副组长	王　锷	中南大学湘雅医院
5	副组长	王　晟	广东省人民医院
6	组员（以姓氏笔画为序）	卜林明	云南省第二人民医院
7		于　晖	北京医院
8		马浩楠	天津市泰达医院
9		王秋筠	河北医科大学第三医院
10		卞金俊	第二军医大学长海医院
11		冯　霞	中山大学附属第一医院
12		刘玉革	伊犁州友谊医院
13		刘国凯	北京中医药大学东直门医院
14		刘清海	首都医科大学宣武医院
15		孙传玉	山东省千佛山医院
16		杜晓红	南昌大学第二附属医院
17		李　挺	温州医科大学附属第二医院
18		李　泉	同济大学附属东方医院
19		李　俊	大庆油田总医院
20		李　斌	郑州大学第一附属医院
21		吴滨阳	中国医科大学附属第一医院
22		汪　涛	重庆医科大学附属第一医院
23		宋　阳	宁夏人民医院
24		张龙镇	梅河口市中心医院
25		张毅华	中科技大学同济医学院附属同济医院
26		林育南	广西医科大学第一附属医院
27		尚　游	华中科技大学协和医院
28		周大春	浙江大学医学院附属邵逸夫医院
29		於章杰	上海交通大学医学院附属仁济医院
30		孟宪慧	河南省胸科医院
31		项敬国	三亚市人民医院
32		钟　鸣	复旦大学附属中山医院
33		侯丽宏	第四军医大学西京医院
34		都义日	内蒙古医科大学附属医院
35		耿智隆	兰州军区兰州总医院
36		夏晓琼	安徽医科大学附属巢湖医院
37		龚灿生	福建省立医院
38		崔旭蕾	中国医学科学院北京协和医院
39		嵇富海	苏州大学附属第一医院
40		曾　鸿	北京大学第三医院
41		谢　冕	重庆市中医院
	工作秘书	仇艳华	四川大学华西医院

附表1-21 基础及应用基础研究学组（筹）

序号	学组任职	姓名	工作单位
1	组长	郭 政	山西医科大学附属第二医院
2	副组长	曹君利	徐州医学院附属医院
3	副组长	赵 晶	中国医学科学院北京协和医院
4	副组长	曹 红	温州医科大学仁济学院
5	学术秘书	王英伟	上海交通大学医学院附属新华医院
6	学术秘书	张诗海	华中科技大学同济医学院附属协和医院
7	组员（以姓氏笔画为序）	于泳浩	天津医科大学总医院
8		马 骏	首都医科大学附属北京安贞医院
9		王 江	新疆医科大学第一附属医院
10		王 浩	复旦大学附属中山医院
11		王 强	西安交通大学附属第一医院
12		王学仁	华中科技大学同济医学院附属同济医院
13		王海宏	浙江大学医学院附属邵逸夫医院
14		方向明	浙江大学医学院附属第一医院
15		申 乐	中国医学科学院北京协和医院
16		刘克玄	南方医科大学南方医院
17		江晓菁	中国医科大学附属第一医院
18		许继田	郑州大学基础医学院生理学及神经生物学教研室
19		杜 磊	四川大学华西医院
20		李 涛	四川大学华西医院
21		肖 玮	首都医科大学宣武医院
22		邹望远	中南大学湘雅医院
23		宋建钢	上海中医药大学附属曙光医院
24		张 兵	哈尔滨医科大学附属第二医院
25		张 益	遵义医学院附属医院
26		张 燕	第二军医大学长海医院
27		张晓光	复旦大学附属中山医院
28		张瑞林	山西医科大学第二医院
29		罗佛全	南昌大学第一附属医院
30		赵 欣	首都医科大学附属北京儿童医院
31		高 巨	苏北人民医院
32		唐 靖	南方医科大学南方医院
33		曹江北	中国人民解放军总医院
34		喻 田	遵义医学院附属医院
35		喻红辉	华中科技大学同济医学院附属同济医院
36		储勤军	郑州大学第一附属医院
37		鲁显福	安徽医科大学第一附属医院
38		谢克亮	天津医科大学总医院
39		熊 军	首都医科大学附属北京同仁医院
	工作秘书	张瑞林	山西医科大学第二医院

附表1-22 临床及转化医学研究学组（筹）

序号	学组任职	姓名	工作单位
1	组长	鲁开智	第三军医大学西南医院
2	副组长	刘克玄	南方医科大学南方医院
3	副组长	柯博文	四川大学华西医院
4	副组长	王海云	天津市第三中心医院
5	副组长	侯立朝	第四军医大学西京医院
6	学术秘书	甯交琳	第三军医大学西南医院
7	学术秘书	谢文钦	福建医科大学附属泉州第一医院
8	组员（以姓氏笔画为序）	王 鹏	华中科技大学同济医学院附属同济医院
9		王连才	琼山市立医院
10		王振猛	第二军医大学东方肝胆外科医院
11		石翊飒	兰州大学第二医院
12		叶建荣	新疆医科大学第一附属医院
13		邢 娜	郑州大学第一附属医院
14		刘学胜	安徽医科大学第一附属医院
15		许平波	复旦大学附属肿瘤医院
16		孙建良	浙江省杭州市第一人民医院
17		杜 磊	四川大学华西医院
18		李 刚	山东省立医院
19		杨宪会	郑州大学第二附属医院
20		肖金仿	南方医科大学南方医院
21		何并文	广西医科大学附属肿瘤医院
22		何振洲	上海交通大学医学院附属仁济医院
23		邹望远	中南大学湘雅医院
24		宋雪松	吉林大学第一医院
25		张秀果	河北省人民医院
26		陈唯韫	中国医学科学院北京协和医院
27		范 隆	首都医科大学宣武医院
28		林 函	温州医科大学附属第二医院
29		罗振中	南昌大学第二附属医院
30		郝在军	鄂尔多斯中心医院
31		倪 诚	北京大学第三医院
32		高国一	西双版纳州人民医院
33		席宏杰	哈尔滨医科大学附属第二医院
34		黄 河	第三军医大学新桥医院
35		曹汉忠	南通市肿瘤医院
36		曹江北	中国人民解放军总医院
37		曹学照	中国医科大学附属第一医院
38		崔 旭	首都医科大学附属北京同仁医院
39		梁 华	解放军第五医院
40		蒋 忠	南京大学医学院附属鼓楼医院

附表 1-23 麻醉药理学组（筹）

序	学组任职	姓名	工作单位
1	组长	喻 田	遵义医学院
2	副组长	董海龙	第四军医大学西京医院
3	副组长	杨立群	上海交通大学医学院附属仁济医院
4	副组长	张文胜	四川大学华西医院
5	副组长	薛庆生	上海交通大学医学院附属瑞金医院
6	学术秘书	陈向东	华中科技大学同济医学院附属协和医院
7	组员（以姓氏笔画为序）	万小健	第二军医大学长海医院
8		王 超	天津医科大学总医院
9		王慧玲	北京大学第三医院
10		方 波	中国医科大学附属第一医院
11		华 震	北京医院
12		刘华程	温州医科大学附属第二医院
13		许 力	中国医学科学院北京协和医院
14		许爱军	华中科技大学同济医学院附属同济医院
15		李 敏	复旦大学附属中山医院
16		李玉红	绍兴市人民医院
17		宋金超	第二军医大学东方肝胆外科医院
18		张 伟	郑州大学第一附属医院
19		张鸿飞	南方医科大学珠江医院
20		陈春玲	新疆医科大学第一附属医院
21		罗佛全	南昌大学第一附属医院
22		季 永	无锡市第四人民医院
23		胡宪文	安徽医科大学第二附属医院
24		顾健腾	第三军医大学西南医院
25		徐龙河	中国人民解放军总医院
26		徐咏梅	哈尔滨医科大学附属第二医院
27		高昌俊	第四军医大学唐都医院
28		舒海华	广东省第二人民医院
29		童建斌	中南大学湘雅三医院
30	兼工作秘书	张 红	遵义医学院附属医院

附表1-24 麻醉护理学组（筹）

序号	学组任职	姓名	工作单位
1	组长	邓小明	第二军医大学长海医院
2	副组长	刘金东	徐州医学院附属医院
3	副组长	龚仁蓉	四川大学华西医院
4	副组长	侯晓旭	郑州大学第一附属医院
5	副组长	阮　洪	上海交通大学医学院附属第九人民医院
6	学术秘书	韩文军	第二军医大学长海医院
7	组员（以姓氏笔画为序）	马乃全	海南医学院附属医院
8		马玉娟	哈尔滨医科大学附属第二医院
9		王　前	首都医科大学宣武医院
10		王　莉	第三军医大学西南医院
11		王金兰	吉林大学中日联谊医院
12		王绍林	芜湖市第二人民医院
13		邓　燕	兰州军区乌鲁木齐总医院
14		刘　宿	第三军医大学大坪医院
15		安肖霞	浙江大学医学院附属第一医院
16		杜春奇	重庆市急救医疗中心
17		李　旭	中国医学科学院北京协和医院
18		李　丽	第二军医大学东方肝胆外科医院
19		李永菊	宁夏医科大学总医院
20		李建立	河北省人民医院
21		李雅兰	暨南大学附属第一医院
22		李新琳	新疆医科大学第一附属医院
23		杨一兰	广西医科大学第一附属医院
24		邱小丹	温州医科大学附属第二医院
25		余　遥	华中科技大学同济医学院附属同济医院
26		张转运	南京大学医学院附属鼓楼医院
27		张祥晶	首都医科大学附属北京同仁医院
28		陈玉文	怒江州人民医院
29		陈旭素	中山大学附属第一医院
30		陈晓梅	厦门大学附属福州第二医院
31		周　锦	沈阳军区总医院
32		周志东	南昌大学第二附属医院
33		郑虹彩	北京大学第三医院
34		聂　煌	第四军医大学西京医院
35		顾　娟	上海交通大学医学院附属仁济医院
36		晁储璋	泰安医学院
37		郭　英	中国人民解放军总医院
38		谢克亮	天津医科大学总医院
39		赫　曼	甘肃省人民医院

附表1-25 肿瘤与麻醉学组（筹）

序号	学组任职	姓名	工作单位
1	组长	王国年	哈尔滨医科大学附属肿瘤医院
2	副组长	杨金凤	湖南省肿瘤医院
3	副组长	曾维安	中山大学肿瘤防治中心
4	副组长	贾慧群	河北医科大学第四医院
5	副组长	赵洪伟	天津医科大学肿瘤医院
6	组员（以姓氏笔画为序）	马 静	甘肃省肿瘤医院
7		王忠慧	昆明医科大学第三附属医院
8		王晓琳	中国人民解放军总医院
9		车薛华	复旦大学附属华山医院
10		方 军	浙江省肿瘤医院
11		方 韬	金华市人民医院
12		计根林	第四军医大学西京医院
13		卢锡华	河南省肿瘤医院
14		田 婕	上海交通大学医学院附属仁济医院
15		冯 华	首都医科大学宣武医院
16		任 杰	济南市中心医院
17		刘 刚	中国医科大学附属第一医院
18		刘亚华	新疆维吾尔自治区肿瘤医院
19		阮 林	广西医科大学附属肿瘤医院
20		杨晓敏	江西省肿瘤医院
21		余 琼	复旦大学附属华山医院
22		张 鸿	北京大学第一医院
23		张可贤	四川省肿瘤医院
24		陈力勇	第三军医大学第三附属医院
25		陈兰仁	安徽省肿瘤医院
26		陈志远	福建医科大学附属第二医院
27		陈学新	宁夏医科大学总医院肿瘤医院
28		陈惠裕	南京医科大学附属第二医院
29		易 斌	第三军医大学西南医院
30		郑 艇	福建省立医院
31		赵斌江	首都医科大学附属北京世纪坛医院
32		姜闽英	福建省南平市第一医院
33		秦树国	武警内蒙古总队医院
34		莫怀忠	贵州医科大学附属医院
35		顾连兵	江苏省肿瘤医院
36		符少川	海南医学院附属医院
37		韩 非	哈尔滨医科大学附属第三医院
38		韩丽春	陕西省肿瘤医院
39		裴丽坚	中国医学科学院北京协和医院
40		阚红丽	吉林省肿瘤医院
41		樊肖冲	郑州大学第一附属医院
	工作秘书	王 坤	哈尔滨医科大学附属肿瘤医院

第二节　我国麻醉从业人员调查分析

近年来，随着我国医疗卫生事业的飞速发展，患者呈井喷式增长，然而我国医师数量却严重不足，每千人口的医师数量仅为 2.06 人。在医疗人力资源极度缺乏的情况下，我国医疗卫生人员不得不长期处于高强度的工作状态。同时，由于近年来手术患者数量的大量增加，麻醉医师的临床工作量陡增。并且伴随着舒适化医疗概念的出现，麻醉医师的工作范围也已经不仅仅局限于手术室内临床麻醉工作，更是延伸到手术室外麻醉、疼痛诊疗以及重症治疗领域。

因此，为了了解我国目前麻醉医师的从业现状，中华医学会麻醉学分会在 2015 年对我国大陆地区各医疗机构麻醉科人力资源的状况进行了一次全国性调查。调查共计发放问卷 16 280 份，回收合格问卷 14 076 份，其中 2204 份问卷记录缺失或未开展临床麻醉工作。具体调查结果如下。

一、全国麻醉医师工作概况

据统计，2014 年中国大陆地区共计拥有麻醉医师约 75 000 人，麻醉护士约 8400 人（表 1-5、表 1-6）。其中，正高职称麻醉医师总数约为 3700 人，约占总数 5%；副高职称麻醉医师总数约为 10 000 人，占总数 15%；中级职称麻醉医师总数约为 27 000 人，占总数 36%。在中级职称以上的麻醉医师中，有 3.3% 的麻醉医师从事 ICU 工作，9.5% 的麻醉医师从事疼痛诊疗工作。中级及以上麻醉医师与外科医师的比例约为 1∶6.7。中国大陆地区麻醉医师中，年龄小于 35 岁者占到 49% 的比例，而大于 60 岁的麻醉医师总数只占到约 2%（表 1-7）。中国大陆地区共计约 74% 的麻醉医师拥有医师执照，11% 的麻醉医师拥有助理医师执照。由于我国部分医学院校在本科医学教育时便开设了麻醉专业，因此，在中国大陆地区麻醉从业人员中，有 39% 的麻醉医师本科毕业于麻醉专业，而有 49% 的麻醉医师本科毕业于临床医学专业（图 1-2）。

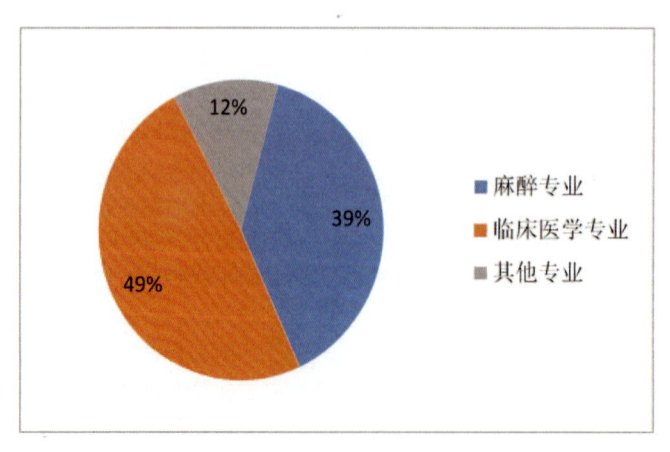

图 1-2　2014 年中国大陆地区麻醉医师本科毕业生专业构成比

表1-5 2014年中国大陆地区医疗机构麻醉科医师人员总数及职称构成分布情况（N^*=14 076）

地区	总人数	主任医师	副主任医师	主治医师	住院医师及研究生
安徽省	3706	118（3.2）	328（8.8）	1414（38.2）	1846（49.8）
北京市	2841	223（7.8）	510（18.0）	976（34.4）	1132（39.8）
重庆市	2397	56（2.3）	240（10.0）	734（30.7）	1367（57.0）
福建省	1584	81（5.1）	286（18.1）	559（35.3）	658（41.5）
甘肃省	1172	48（4.1）	151（12.9）	422（36.0）	551（47.0）
广东省	4668	310（6.7）	863（18.5）	1429（30.6）	2066（44.2）
广西壮族自治区	2406	65（2.7）	232（9.6）	905（37.6）	1204（50.0）
贵州省	2433	78（3.2）	219（9.0）	707（29.1）	1429（58.7）
海南省	438	31（7.0）	80（18.3）	130（29.7）	197（45.0）
河北省	3736	140（3.7）	385（10.3）	1471（39.4）	1740（46.6）
河南省	4369	167（3.8）	453（10.4）	1504（34.4）	2245（51.4）
黑龙江省	2436	331（13.6）	533（21.9）	848（34.8）	724（29.7）
湖北省	3518	150（4.3）	561（15.9）	1292（36.7）	1515（43.1）
湖南省	2847	92（3.2）	423（14.9）	1120（39.3）	1212（42.6）
吉林省	1260	88（7.0）	246（20.0）	438（34.8）	488（38.7）
江苏省	6761	381（5.7）	1015（15.0）	2721（40.2）	2644（39.1）
江西省	1970	54（2.7）	259（13.2）	778（39.5）	879（44.6）
辽宁省	2711	236（8.7）	457（16.9）	943（34.8）	1075（39.6）
内蒙古自治区	1626	136（8.4）	287（17.7）	633（38.9）	570（35.0）
宁夏回族自治区	466	35（7.5）	87（18.7）	144（30.9）	200（42.9）
青海省	426	16（3.8）	68（16.0）	182（42.7）	160（37.5）
山东省	4237	166（3.9）	544（12.8）	1797（42.5）	1730（40.8）
山西省	1507	94（6.2）	219（14.5）	605（40.2）	589（39.1）
陕西省	2167	79（3.6）	301（13.9）	691（31.9）	1096（50.6）
上海市	1779	90（5.0）	261（14.7）	832（46.8）	596（33.5）
四川省	6065	156（2.6）	634（10.4）	2103（34.7）	3172（52.3）
天津市	985	79（8.0）	187（19.0）	340（34.5）	379（38.5）
西藏自治区	91	5（5.5）	9（9.9）	36（39.6）	41（45.0）
新疆维吾尔自治区	896	44（4.9）	146（16.3）	275（30.7）	431（48.1）
云南省	2520	105（4.2）	358（14.2）	912（36.2）	1145（45.4）
浙江省	4724	297（6.3）	883（18.7）	1827（38.7）	1717（36.3）
合计	78 742	3 951（5.0）	11 225（14.3）	28 768（36.5）	34 798（44.2）

$^*N$为调查医院有效问卷总数

表1-6　2014年中国大陆地区的医疗机构麻醉科护士的总数（N^*=14 038）

地区	麻醉科护士总数
安徽省	354
北京市	194
重庆市	281
福建省	229
甘肃省	93
广东省	531
广西壮族自治区	329
贵州省	173
海南省	32
河北省	314
河南省	391
黑龙江省	226
湖北省	459
湖南省	184
吉林省	100
江苏省	947
江西省	177
辽宁省	169
内蒙古自治区	267
宁夏回族自治区	43
青海省	85
山东省	327
山西省	171
陕西省	135
上海市	218
四川省	921
天津市	64
西藏自治区	10
新疆维吾尔自治区	102
云南省	588
浙江省	477
合计	8591

*N为调查医院有效问卷总数

表 1-7　2014年中国大陆地区医疗机构麻醉科医师年龄段分布情况（N^*=13 508）

地区	总数	≤35岁	36~45岁	46~60岁	>60岁
安徽省	3701	1738（47.0）	1310（35.4）	588（15.9）	65（1.7）
北京市	2702	1344（49.7）	869（32.2）	405（15.0）	84（3.1）
重庆市	2399	1351（56.3）	697（29.1）	295（12.3）	56（2.3）
福建省	1570	791（50.4）	480（30.6）	246（15.7）	53（3.3）
甘肃省	1169	540（46.2）	410（35.1）	203（17.4）	16（1.3）
广东省	4642	2463（53.1）	1388（29.9）	664（14.3）	127（2.7）
广西壮族自治区	2389	1305（54.6）	782（32.7）	274（11.5）	28（1.2）
贵州省	2430	1343（55.3）	762（31.4）	300（12.3）	25（1.0）
海南省	439	229（52.2）	130（29.6）	73（16.6）	7（1.6）
河北省	3724	1763（47.3）	1242（33.4）	628（16.9）	91（2.4）
河南省	4440	2301（51.8）	1401（31.6）	624（14.1）	114（2.5）
黑龙江省	2426	1009（41.6）	885（36.5）	498（20.5）	34（1.4）
湖北省	3471	1732（49.9）	1243（35.8）	450（13.0）	46（1.3）
湖南省	2871	1545（53.8）	965（33.6）	322（11.2）	39（1.4）
吉林省	1201	508（42.3）	448（37.3）	234（19.4）	11（1.0）
江苏省	6532	2689（41.2）	2605（39.9）	1103（16.9）	135（2.0）
江西省	1968	1095（55.6）	598（30.4）	251（12.8）	24（1.2）
辽宁省	2538	1091（43.0）	904（35.6）	488（19.2）	55（2.2）
内蒙古自治区	1656	651（39.3）	626（37.8）	348（21.0）	31（1.9）
宁夏回族自治区	428	208（48.6）	139（32.5）	68（15.9）	13（3.0）
青海省	435	196（45.1）	155（35.6）	78（17.9）	6（1.4）
山东省	4219	2092（49.6）	1429（33.9）	635（15.0）	63（1.5）
山西省	1493	593（39.7）	492（33.0）	358（24.0）	50（3.3）
陕西省	2158	1187（55.0）	614（28.5）	313（14.5）	44（2.0）
上海市	1781	788（44.2）	648（36.4）	285（16.0）	60（3.4）
四川省	6066	3194（52.7）	1894（31.2）	814（13.4）	164（2.7）
天津市	968	423（43.7）	326（33.7）	184（19.0）	35（3.6）
西藏自治区	91	39（42.9）	35（38.5）	16（17.6）	1（1.0）
新疆维吾尔自治区	905	470（51.9）	278（30.7）	149（16.5）	8（0.9）
云南省	2529	1137（45.0）	872（34.5）	434（17.1）	86（3.4）
浙江省	4717	2415（51.2）	1636（34.7）	586（12.4）	80（1.7）
合计	78 058	38 230（49.0）	26 263（33.6）	11 914（15.3）	1651（2.1）

*N为调查医院有效问卷总数

二、各级别医疗机构麻醉医师工作状况

2014年中国大陆地区手术室内麻醉总数约为2700万例,手术室外麻醉总数约为1100万例。因此,平均一位中级麻醉医师每年大约完成650例手术室内麻醉及260余例手术室外麻醉。

(一)各级别医疗机构年麻醉总量逐年递增

从2012—2014年各级别医疗机构麻醉业务总数都呈增长态势,各级别医疗机构增长幅度相似,为12%~17%(表1-8)。

表1-8 2012—2014年各级别的医疗机构手术室内外麻醉业务总数(万例)

医院等级	2012年总数	2013年总数	2014年总数
三级	1614	1815	2080
二级	1174	1307	1536
一级	160	181	212

(二)在各级别医疗机构麻醉医师中,年轻人居多

在各级别医疗结构中,三级甲等医院年龄小于35岁的年轻麻醉医师所占的比例最高,约为54%。随着医院等级的降低,年轻医师所占的比例也降低,其中三级乙等医院和二级甲等医院年龄小于35岁的年轻医师所占比例分别为52%和50%,二级乙等和一级医院的比例则降至45%和37%。

(三)在三级医院中,与外科医师相比,麻醉医师总数相对不足

同时,由于我国医疗资源不均衡,正高职称麻醉医师所占比例在三级医院中最高,达到7.2%;而二级医院和一级医院的比例仅为3.0%和2.6%。中级及以上麻醉医师与外科医师的比例在三级医院中也最高,达到1∶8.3。换言之,在三级医院中,一位中级及以上麻醉医师需要完成8.3名中级及以上外科医师所做的手术量。而随着医院等级的降低,麻醉医师与外科医师的比例逐渐增加(表1-9)。

表1-9 2014年各级别的医疗机构中级及以上麻醉医师与外科医师的比例

医院等级	麻醉医师/外科医师
三级	1：8.3
二级	1：5.4
一级	1：4.5

（四）在各级别医疗机构中，麻醉医师工作量差异较大

2014年，三级医院平均一位中级及以上职称麻醉医师共完成727例手术室内麻醉及292例手术室外麻醉。而随着医院等级的降低，麻醉医师的工作量也相对降低。一级医院中级及以上职称麻醉医师平均每年完成的麻醉例数大约仅为三级医院的50%（表1-10）。

表1-10 2014年各级别的医疗机构中级以上麻醉医师完成麻醉病例数

医院等级	手术室内麻醉例数（例次/人均）	手术室外麻醉例数（例次/人均）
三级	727	292
二级	649	234
一级	363	191

三、各地区医疗机构麻醉医师工作状况

（一）各地区麻醉医师工作量差异较大

2014年各地区麻醉总量如表1-11所示。其中江苏省、四川省和广东省的年麻醉总量最高，超过300万例。而西藏自治区、青海省和海南省的年麻醉总量最低，西藏自治区年麻醉总量仅为5万例，不及江苏省的2%。

2014年各地区中，重庆市、广东省、广西壮族自治区、上海市和河南省的中级以上麻醉医师年平均完成的手术室内外总麻醉量为最高，均在1200例以上；而青海省、黑龙江省、山西省和内蒙古自治区则最低，平均不足600例（表1-12）。仅就完成手术室内麻醉的年平均例数而言，河南省、上海市、广东省、湖南省、重庆市、新疆维吾尔自治区、湖北省和广西壮族自治区的中级职称及以上麻醉医师为全国最高，均大于700例。而内蒙古自治区、山西省和黑龙江省的中级职称及以上麻醉医师年平均例数不到450例，为全国最低（表1-13）。

表1-11 2014年各地区医疗机构手术室内、外麻醉量（N^*=13 763）

地区	总量（万例）	麻醉业务[万例（%）] 室内	麻醉业务[万例（%）] 室外
安徽省	169	134（79.3）	35（20.7）
北京市	123	94（76.4）	29（23.6）
重庆市	155	80（51.6）	75（48.4）
福建省	83	56（67.5）	27（32.5）
甘肃省	46	40（87.0）	7（15.0）
广东省	310	189（61.0）	121（39.0）
广西壮族自治区	150	84（56.0）	66（44.0）
贵州省	96	72（75.0）	24（25.0）
海南省	20	14（70.0）	6（30.0）
河北省	144	116（80.6）	28（19.4）
河南省	250	189（75.6）	61（24.4）
黑龙江省	86	70（81.4）	16（18.6）
湖北省	190	144（75.8）	46（24.2）
湖南省	167	120（71.9）	47（28.1）
吉林省	47	40（85.1）	7（14.9）
江苏省	325	233（71.7）	92（28.3）
江西省	98	74（75.5）	24（24.5）
辽宁省	109	86（78.9）	23（21.1）
内蒙古自治区	58	46（79.3）	12（20.7）
宁夏回族自治区	26	18（69.2）	8（30.8）
青海省	14	12（85.7）	2（14.3）
山东省	190	156（82.1）	34（17.9）
山西省	51	42（82.4）	9（17.6）
陕西省	92	69（75.0）	23（25.0）
上海市	120	76（63.3）	44（36.7）
四川省	314	199（63.4）	115（36.6）
天津市	52	37（71.2）	15（28.8）
西藏自治区	5	3（60.0）	2（40.0）
新疆维吾尔自治区	39	32（82.1）	7（17.9）
云南省	118	81（68.6）	37（31.4）
浙江省	242	175（72.3）	67（27.7）
合计	3890	2781（71.5）	1109（28.5）

$^*N$为调查医院有效问卷总数

表1-12 2014年各地区医疗机构中级以上麻醉医师平均手术室内外麻醉总量

地区	例次/人均	地区	例次/人均
安徽省	928	江西省	913
北京市	811	辽宁省	702
重庆市	1499	内蒙古自治区	564
福建省	971	宁夏回族自治区	974
甘肃省	757	青海省	537
广东省	1279	山东省	831
广西壮族自治区	1312	山西省	558
贵州省	975	陕西省	880
海南省	970	上海市	1222
河北省	759	四川省	1114
河南省	1222	天津市	883
黑龙江省	552	西藏自治区	957
湖北省	977	新疆维吾尔自治区	892
湖南省	1043	云南省	889
吉林省	673	浙江省	877
江苏省	881		

表1-13 2014年各地区医疗机构中级以上麻醉医师平均手术室内麻醉总量

地区	例次/人均	地区	例次/人均
安徽省	696	江西省	678
北京市	619	辽宁省	549
重庆市	729	内蒙古自治区	442
福建省	642	宁夏回族自治区	659
甘肃省	628	青海省	460
广东省	776	山东省	687
广西壮族自治区	720	山西省	448
贵州省	666	陕西省	657
海南省	658	上海市	781
河北省	573	四川省	656
河南省	887	天津市	617
黑龙江省	448	西藏自治区	639
湖北省	723	新疆维吾尔自治区	724
湖南省	739	云南省	577
吉林省	577	浙江省	630
江苏省	619		

（二）各地区麻醉医师与外科医师比例不一

各地区中级及以上麻醉医师与外科医师的比例详见表 1-14。其中，贵州省、西藏自治区和甘肃省最低，达到 1:8 以上。由此可见，在上述地区，相比于外科医师，麻醉科医师相对更为稀缺。而浙江省、新疆维吾尔自治区、海南省、宁夏回族自治区和内蒙古自治区比例最高，高于 1:5.5。

表 1-14　2014 年各地区中级以上麻醉医师与外科医师比例

地区	麻醉医师/外科医师	地区	麻醉医师/外科医师
安徽省	1:6.8	江西省	1:7.5
北京市	1:7.0	辽宁省	1:7.0
重庆市	1:7.2	内蒙古自治区	1:5.4
福建省	1:7.1	宁夏回族自治区	1:5.3
甘肃省	1:8.0	青海省	1:6.7
广东省	1:6.3	山东省	1:7.7
广西壮族自治区	1:6.3	山西省	1:7.4
贵州省	1:8.4	陕西省	1:6.9
海南省	1:5.3	上海市	1:5.8
河北省	1:6.7	四川省	1:5.8
河南省	1:7.2	天津市	1:6.6
黑龙江省	1:6.9	西藏自治区	1:8.8
湖北省	1:7.1	新疆维吾尔自治区	1:5.1
湖南省	1:7.1	云南省	1:6.4
吉林省	1:8.9	浙江省	1:4.2
江苏省	1:6.1		

四、总结与展望

在我国，由于医疗资源分布的不均匀，患者往往更倾向于在大型医院就医，造成大型医院医疗工作者工作负荷远高于基层医院。而为了应对庞大的患者总数，大型医院往往通过扩张床位，增加人力资源配置和延长工作时间来作为应对措施。

从本次调查结果中可以看出，在三级医院中年龄小于 35 岁的年轻医师所占的比例为各级别医院中最高。这可能就是由于近年来我国大型医院年手术量的剧增，导致各医疗机构相应地增加了麻醉科人力资源的配置。同时，由于手术室资源增长有限，为了能更好满足日益增长的手术量需求，大型医院手术间开放时间往往会相对延长。这在主治以上的麻醉医师与外科医师的比例中可以看出。在某些经济欠发达的地区，这一比例超过 1:8 以上。也就是说，一名麻醉主治医师需要负责完成 8 名外科主治医师的手术麻醉工作。

而在三级医院中，即便各医疗机构为了应对日益增长的手术量而增加麻醉科人力资源配置，但是主治以上的麻醉医师与外科医师的比例在三级医院中却仍然达到了1:8.3。这也侧面反映了在三级医院以及某些地区中，相比于外科医师，麻醉科专业的人力资源配置仍然不足，这也是麻醉科医师工作量较大的原因所在。

从2012年至2014年，全国麻醉量逐年稳步递增。随着我国人口老龄化的加剧，可以预见未来手术量仍然会保持逐年递增的势头，而伴随着分级诊疗的实施，更多的基层医院将面临比上级医院的更大的手术量增幅。因此，在未来的时间里，随着手术量的增加，麻醉专业对于人力资源的需求量仍然会保持在一个较高的水平，而基层医院对麻醉专业人员的需求量可能会更大。

（杨 磊 朱 涛 刘 进）

第三节 学术交流

2015年，中华医学会麻醉学分会主要进行了三项全国性学术活动，分别为2015年中青年麻醉学科医师学术论坛（6月6-8日，黑龙江省哈尔滨市）、第23次全国麻醉学术年会（9月10-13日，陕西省西安市）和青年委员会学术研讨会（11月20-22日，山西省太原市）。

一、2015年中青年麻醉学科医师学术论坛

2015年中华医学会麻醉学分会全国中青年麻醉学科医师学术论坛，于6月6-8日在黑龙江省哈尔滨市召开。此次会议邀请了杨宝峰院士作了题为《近期的医学进展》的报告，中华麻醉学分会时任主任委员刘进教授作了题为《VAIP-由Fellowship到Leadership》的报告。俞卫锋教授则分享了《多中心研究的组织和实施》的经验，李文志教授则对《精细化麻醉的思考》予以了阐述。此次论坛继承以往学术传统，坚持开设优秀论文评选和优秀电子壁报评选等活动。

二、2015年第23次全国麻醉学术年会

2015年中华医学会全国麻醉学术年会于9月10-13日在西安召开。根据邓小明教授所做大会学术总结报告，此次盛会具有以下七大特点。

1. 领导高度重视和支持，注册参会人数创历史新高 此次会议得到了国家、陕西省及中华医学会等众多领导的关心和支持。在陕西省医学会麻醉学分会主任委员薛荣亮教授主持下，大会准时开始。中华医学会饶克勤书记、中华医学会学术会务部张辉主任、陕西省卫计委陈昭副主任、陕西省医学会刘少明会长、陕西省医学会夏洋副会长、西安交通大学颜虹校长、西安交通大学第二附属医院贺西京院长、中华医学会麻醉学分会第十一届委员会主任委员刘进教授、第十二届委员会主任委员熊利泽教授、候任

主任委员黄宇光教授、历任主任委员（金清尘教授、罗爱伦教授、吴新民教授、于布为教授等悉数到场，同时，麻醉学会的各位副主任委员、常委、委员、青年委员、学组负责人和组员、其他兄弟学会的领导、麻醉学会的各位老前辈、22个国家和地区的麻醉学组织的主席和代表也积极参与了本次年会。

本次大会正式注册代表6331人，参展公司代表近2000人，志愿者450人，加之旁听会议的代表，总人数首次突破万人，在麻醉领域规模仅次于美国麻醉年会。其中，陕西省、河南省、北京市注册代表位列全国前三名。本次年会作为庆祝2015年中华医学会成立100周年的一类学术会议，其规模宏大，17个分会场共举行452场学术讲座及29场卫星会，内容涉及临床麻醉、基础研究、疼痛诊疗、麻醉教学与科室管理等多方面。

2. 会议形式突破传统，内容精彩纷呈　除了学术报告、病例讨论外，本次会议还采用圆桌会议、辩论赛场等新的交流形式，吸引了与会代表的参会热情。热点争鸣版块围绕临床麻醉多个存在争议的论题，邀请领域内专家进行充分阐述与探讨，既激荡思维，又碰撞火花。特别是博士论坛，在熊利泽教授和闵苏教授的倡议下进行了改版，一改过去博士报告，导师点评的方式，真正做到有会必议，通过对热点问题的演讲与讨论，充分展示了我国麻醉学博士生导师和博士精英的风采。以产科麻醉、困难气道、区域阻滞等为代表的临床会场人头攒动，讨论热烈；SCI论文撰写、基金申请、CSA-BJA论文摘要评选和Workshop专场座无虚席，观众聚精会神。此外，大力组织壁报交流以鼓励中青年麻醉科医师的学习进步。这些学术活动集中体现了中国麻醉学科工作者近年来在麻醉学前沿领域所取得的丰硕研究成果；充分反映了我国麻醉学，包括临床麻醉、危重症医学、疼痛诊疗、体外循环等各亚专科的进步；以及麻醉学基础研究、麻醉学临床研究、麻醉学科建设、临床麻醉质量管理、麻醉学科教育与培训等方面的新进展。

3. 会议更加国际化　本次盛会荣幸地邀请到世界麻醉医师协会联合会麻醉安全与质量管理委员会主席Adrian Gelb，美国科学院院士Lee Fleisher，英国皇家麻醉学院院士Nicholas Franks等。来自22个国家、地区麻醉协会的主席和科学院院士在内的120名国际麻醉专家以及来自港澳台的19名代表，在不同的学术板块共带来101场高水平的国际报告。还首次在国内举行了中日韩-东亚论坛，来自中国、日本、韩国的30名讲者进行了精彩的学术讲座。国际化交流版块增进了中国同国际相关学术组织的合作，拓宽了参会者的视野，促进了相互间的交流合作。

4. 继续发扬传承精神，表彰有贡献的麻醉学家　在开幕式上岳云教授做了麻醉学老教授学术报告，纪念中华医学会麻醉学分会首任主任委员、中国现代麻醉学科开拓者尚德延教授，让我们铭记了学科历史的脉络，启迪我们更要传承并发扬其精神。为表彰前两届委员会6年来为中国麻醉学科做出的重要贡献，首次设立了中国麻醉学科贡献奖和中国麻醉学科杰出研究奖，并举行了盛大的颁奖仪式。来自美国的Lee Fleisher教授、谢仲淙教授，德国的Jurgen Schuttler教授，英国马大青教授，中国于布为教授、田玉科教授等16位海内外专家获得"中国麻醉学科贡献奖"；刘进教授和熊利泽教授获得"中国麻醉学科杰出研究奖"。

5. 青年麻醉人才辈出，为年轻人铺路搭台　本次会议也同时成为年轻麻醉医师全情参与和展示自身才华的舞台。本次会议设置中青年优秀论文大赛、中青年辩论赛、精准麻醉病例竞赛、国际-BJA论坛、教学专场、博士论坛、病例大赛、医疗创新大赛等多个分会场，为年轻麻醉医师搭建了学术交流与展示平台，有近百名青年医师、研究生走上讲坛，挥洒青春的风流，展示新时代佼佼者的风采。

6. 充分依托电子平台优势，促进学术内容交流传播　本次年会共征集论文1284篇，其中225篇被选为壁报交流，电子壁报发挥了前所未有的优势；会场信息、影像网络传输系统使会议组织流畅迅捷，精准高效；手机应用及微信平台更是促进了参会代表能迅速及时获取讲座报告的具体信息，也便于学术内容的交流传播。视频回放区受到广大代表的极大欢迎，清晰的音质和画面，及时弥补错过的精彩内容。会议部分内容还在腾讯视频、新浪视频、医学论坛网等多家媒体进行多渠道推广，其影响力不仅局限于参会代表，还惠及全国近10万名麻醉从业人员。

三、青年委员会学术研讨会

2015年11月20—22日，中华医学会麻醉学分会青年委员会在山西太原召开学术研讨会。与会代表包括中华医学会麻醉学分会第十一届青年委员及第十届青年委员。此外，会议还邀请了中国医学会麻醉学分会（CSA）主任委员、副主任委员、美国华盛顿大学刘前进教授与Anshuman教授。此次会议采取主题报告+讨论互动的形式，对学科建设、麻醉科研、青年成才等多个话题，展开了充分热烈的讨论。

（李金宝）

第四节　中国麻醉住院医师培养

医学教育有三个环节：医学生教育、住院医师培养、专科医师的终身继续教育。住院医师规范化培训是指医学毕业生完成院校教育后接受以提高专科临床技能为主的教育阶段，占据了医学终生教育的承前（医学院校基本教育）启后（继续医学教育）的重要地位[1]，是医学界公认的培养合格医师的必由之路。

一、国外麻醉住院医师培训

自19世纪末德国柏林大学实行住院医师培训制度以来[2]，经过美国、加拿大等国的大力推广和不断完善，已被世界各国医学界所认可。

美国的规范化住院医师培养制度开始于20世纪初，1981年，美国毕业后医学教育认证委员会（ACGME）成立，由专业人员组成，其主要职责是负责建立全国性标准，并定期对各专业的培训基地或项目进行审查[3]。在美国，成为麻醉住院医师需要先完成4年理工科大学本科以及4年医学院的学习。麻醉科的住院医师培训时间为4年：1年非临床麻醉经历和3年的临床麻醉培训（第二年主要熟悉和掌握一般的麻醉技术和方法；第三年主要从事一些特殊和复杂手术的麻醉管理；第四年主要从事危重手术和器官移植手术的麻醉并继续轮转 ICU 与疼痛治疗）。

ACGME 于 2000 年提出住院医师教育需要改革，从传统的以知识为主的教育转变为着重临床能力、职业道德教育和交流能力的培养[4]。美国麻醉教育委员会（ABA）依据 ACGME 的指南负责麻醉住院医师培训，并致力于培养麻醉住院医师的 6 项核心能力，包括患者诊疗、医学知识、职业道德、人际交流、实践中学习提高和系统实践[5]。

二、中国麻醉住院医师培训

我国从 20 世纪 20 年代开始借鉴美国等发达国家和地区的住院医师培养模式，进行了将近一个世纪的探索和实践。1921 年北京协和医院成立伊始，引入了美国约翰霍普金斯医学院的住院医师教育模式，实行了颇具特色的"24 小时住院医师负责制和总住院医师制度"。

1993 年，卫生部发布了《临床住院医师规范化培训试行办法》（以下简称《试行办法》），要求根据《试行办法》结合各地区、医院的实际情况，制定具体要求和实施办法。北京、上海及其他地区部分医学院附属医院延续优良的教学传统，其新招收的住院医师可以得到较好的培训。而广大基层医院依然依靠高年资医师实行传统的"传、帮、带"教学，对提高新一代麻醉医师的临床工作水准几乎是不可能的[6-7]。

2000 年前后，国内麻醉住院医师规范化培训逐渐起步，四川大学华西医院麻醉科主任刘进教授在国内麻醉科率先开展麻醉学住院医师规范化培训试点，并于 2002 年发表了《关于麻醉科住院医师规范化培养的探索》一文[8]。

经过 2000—2002 年麻醉科规范化住院医师培训的成功试点，华西医院于 2003 年全面开始"社会化"住院医师规范化培训，到 2006 年，住院医师规范化培训已经扩展至 30 个专科。住院医师规范化培训逐渐也在国内其他医院推广开来，在北京、上海等地政府部门也逐渐介入住院医师规范化培训工作，并积累了一定经验。2009 年，中共中央、国务院颁布《关于深化医药卫生体制改革的意见》，明确要求"建立住院医师规范化培养制度"[9]。

2013 年 12 月 31 日，国家卫生和计划生育委员会等 7 部门联合下发了《关于建立住院医师规范化培训制度的指导意见》[10]，明确提出，到 2015 年，各省、市、自治区要全部启动住院医师规范化培训工作；到 2020 年，所有新进医疗岗位的本科及以上学历临床医师均须接受住院医师规范化培训。具体方式为"5+3"模式，"5"指的是医学类专业本科生，需要完成 5 年医学院校的教育；"3"是指医学毕业生以住院医师的身份，在认定的培训基地（医院）接受 3 年的医疗实践训练，着重培养临床诊疗能力。国家卫生和计划生育委员会还在全国范围内启动第一批住院医师规范化培训基地认定工作，首批培训基地名额共设 450 个，均设在三级甲等医院。同时，中央财政也首次确定对住院医师规范化培训提供资金支持，参培住院医师的收入待遇将由中央和地方财政、委托培训单位、培训基地医院 4 方面共同承担。

2015 年，国家卫生和计划生育委员会委托中国医师协会组织成立规范住院医师培训各专业委员会，并展开住院医师规范化培训管理任务。在此背景下，麻醉学科组成了以中华医学会麻醉学分会主任委员熊利泽教授及前任主任委员刘进教授为主任委员的住院医师规范化培训委员会麻醉专业委员会，并集中国内在规范化培训方面较为出色的医疗机构的麻醉学专家组成专业委员会。住院医师规范化培训委员会麻醉专业委员会于2015年5月正式成立（表1-15），随后展开相关工作。2015年10月27日，董海龙与朱涛总干事代表专委会参加了在北京举行的工作培训会，进一步明确了专委会的工作重点。随后专委会决定于2015年12月12日在河北石家庄召开了第一届专业委员会工作会议，对各项工作进行了具体分工与讨论。

表1-15 住院医师规范化培训麻醉科专业委员会名单

序号	姓名	工作单位	拟任职务	职称
1	熊利泽	第四军医大学西京医院	主任委员	教授
2	刘　进	四川大学华西医院	主任委员	教授
3	黄宇光	北京协和医院	副主任委员	教授
4	薛张纲	复旦大学附属中山医院	副主任委员	教授
5	姚尚龙	华中科技大学同济医学院协和医院	副主任委员	教授
6	俞卫锋	上海交通大学仁济医院	副主任委员	教授
7	米卫东	北京解放军总医院	副主任委员	教授
8	董海龙	第四军医大学西京医院	委员兼总干事	教授
9	朱　涛	四川大学华西医院	委员兼总干事	教授
10	邓小明	第二军医大学附属长海医院	委员	教授
11	方向明	浙江大学医学院附属第一医院	委员	教授
12	郭曲练	中南大学湘雅医院	委员	教授
13	郭向阳	北京大学第三医院	委员	教授
14	黄文起	广州中山大学附属第一医院	委员	教授
15	李文志	哈尔滨医科大学附属第二医院	委员	教授
16	马　虹	中国医科大学附属第一医院	委员	教授
17	田玉科	华中科技大学同清医学院附属同济医院	委员	教授
18	闵　苏	重庆医科大学附属第一医院	委员	教授
19	王国林	天津医科大学总医院	委员	教授
20	于布为	上海交通大学附属瑞金医院	委员	教授
21	喻　田	贵州遵义医学院附属医院	委员	教授
22	张　卫	郑州大学第一附属医院	委员	教授
23	郑　宏	新疆医科大学第一附属医院	委员	教授
24	鲁开智	第三军医大学西南医院	委员	教授
25	马正良	南京鼓楼医院	委员	教授
26	耿智隆	兰州军区总医院	委员	教授

在此次会议中，对未来中国麻醉住院医师规范化培训工作进行了规划，并对几项重点工作进行了分工，具体分工如下。

1. 数字住培化教程　由熊利泽教授负责，和邓小明、张卫、郑宏三位教授具体实施。
2. 师资培训方案的制定　由刘进教授主要负责，和朱涛、方向明、鲁开智、马虹四位教授具体实施。
3. 麻醉科住院医培训基地评估指标细则的制定　该细则主要用于对现有麻醉学住院医师培训基地的检查和复评，由姚尚龙教授主要负责，和俞卫锋、郭曲练两位位教授具体实施。
4. 麻醉学专科医师培训细则的制定　由薛张纲教授主要负责，和郭向阳、黄文起、闵苏教授三位教授具体实施。
5. 专科医师培训基地细则的制定　由黄宇光教授主要负责，和田玉科、王国林、喻田三位教授具体实施。

会议中，各位专家就麻醉住院医师规范化培训工作中的各方面问题进行了深入探讨，提出了一些具体的建议。大家一致认为，这项工作是中国麻醉学界的一件大事，承担这一工作任务是历史赋予的责任，一定要把各项工作做好。

当然，相较于国外的麻醉住院医师培训制度，我国麻醉住院医师规范化培训仍存在一些问题，包括培训体系还不够健全、培训内容尚未完全统一、学员基础水平参差不齐、区域之间发展不平衡、培训师资水平不高等。保证麻醉住院医师规范化培训的同质化是我们需要解决的一个问题。规范化的规范，来源于全国的专家制定的制度和标准，主要有三项原则：第一项是医院作为规范化住院医师培训基地的标准；第二项是某个专业作为规范化住院医师培训专业的准入标准；第三个是培训的内容及其标准。这三项原则是我们的标志性原则，也是实施规范化住院医师培训的最低要求。对于所有的基地来说，一是不能缺项，必须拥有标准中制定的所有项目；二是所有的项目都只能高于这些标准，绝不能低于这个标准。提高麻醉住院医师规范化培训管理人员及带教老师的水平是我们亟待解决的另一个问题。在全国设立 20 个麻醉住院医师规范化培训示范基地，定期举办师资培训班，达到一定的区域辐射效应，提高师资水平，缩小区域差异。

（方利群　朱　涛　刘　进）

参考文献

[1] 郭肖宁，王星月，曹钰，等．住院医师规范化培训存在的问题和对策．中国医院管理杂志，2004（8）：42-43．
[2] 祁国明．构建符合我国国情的专科医师制度——"建立我国专科医师培养和准入制度"课题组总报告．中国专科医师培养，2006（2）：38．

[3] ABA at a glance. American Board of anesthesiology for in-training examination, Exams, and MOCAwebsite[EB/OL]. [2015-5-11]. http://www.theaba.org.htm.

[4] Steps toward initial certification and maintenance of certification (MOC). American Board of Medical Specialties website[EB/OL]. [2015-4-9]. http://www.abms.org/board-certification/steps-toward-initial-certification-and-moc.htm

[5] ABA at a glance. American Board of anesthesiology for in-training examination, Exams, and MOC Awebsite[EB/OL]. [2015-5-11]. http://www.theaba.org.htm.

[6] 曾因明. 建设具有我国特色的麻醉学教育体系. 徐州医学院院报, 1987, 7, (4): 211-212.

[7] 曾因明. 我国麻醉学专科医师培训工作设想. 中国高等医学教育, 1996, 1: 33-34

[8] 徐宏伟, 闵龙秋, 刘进. 关于麻醉科住院医师规范化培养的探索, 四川医学, 2002.2 (23): 213-214.

[9] 中华人民共和国国家卫生和计划生育委员会. 教育部等六部门关于医教协同深化临床医学人才培养改革的意见（教研[2014]2号）[EB/OL]. [2014-11-27]. http://www.nhfpc.gov.cn/qjjys/s3593/201411/fd019826ce734430b3ea91edff5e6cb7.shtml.

[10] 中华人民共和国国家卫生和计划生育委员会. 国家卫生计生委等7部门关于建立住院医师规范化培训制度的指导意见 国卫科教发(〔2013〕56号)[EB/OL]. [2014-01-17]. http://www.nhfpc.gov.cn/qjjys/s3593/201401/032c8cdf2eb64a369cca4f9b76e8b059.shtml.

第五节　国际学术交流及国际学术组织任职情况

2015年中华医学会麻醉学分会代表中国麻醉界组织了10次对外交流活动，在学会的领导和组织下，我国麻醉学者代表团分别出席了美国、德国、日本、韩国、斯里兰卡、尼泊尔等国的麻醉学年会，并在会上发言，展示了中国麻醉的学术水平；还在欧洲麻醉年会和世界气道大会等更加国际化的大会上亮相，展现中国的临床麻醉水平及麻醉研究进展。

一、国际学术交流

（一）2015年2月26－28日，尼泊尔加德满都，南亚区域合作联盟——麻醉医师协会会议暨第十六届尼泊尔麻醉医师学会会议

应组委会主席暨尼泊尔麻醉医师学会主席B. B. Singh教授邀请，第四军医大学西京医院熊利泽教授作为世界麻醉医师学会联合会（WFSA）常委兼亚澳区学会（AARS）主席，参加了在尼泊尔首都加德满都举行的第十一届南亚区域合作联盟——麻醉医师协会会议暨第十六届尼泊尔麻醉医师学会会议。本次会议主题为"围术期挑战——麻醉安全准则"。会议汇集了来自印度、巴基斯坦、孟加拉国、尼泊尔、阿富汗、斯里兰卡、不丹、马尔代夫等南亚各国的麻醉医师、学者和管理者。熊利泽教授作了题为"电针在围术期中的应用"讲座，向与会者介绍了传统中医、特别是针刺在中国现代麻醉中的应用，并且通过近年来多项临床研究提出"针刺平衡麻醉"的概念，介绍针刺能够减少镇痛药物的使用量，减少围术期并发症发生率，还具有围术期器官保护作用。讲座引起了与会者的广泛讨论，各国代表对针刺平衡麻醉兴趣盎然，互动频繁，会场气氛十分热烈。

熊利泽教授自 2008 年代表中华医学会麻醉学分会当选世界麻醉医师学会联合会常务委员及 2014 年当选亚澳区主席以来，长期致力于中国与国际麻醉同行间的交流和学习，积极组织并多次参与临床与科研的合作与交流，为中国麻醉事业的发展做出了重要贡献。此次参会，向南亚同行展示了中国麻醉学者的风采，也扩大了中国麻醉学会的影响力，同时也为宣传中国传统中医贡献了力量。

（二）2015 年 5 月 7-9 日，德国杜塞尔多夫，德国麻醉与危重医学协会学术年会

2013 年，在田玉科教授的积极推动下，前任主任委员于布为教授和刘进教授代表中华医学会麻醉学分会与德国麻醉与危重医学协会正式签定了合作备忘录。备忘录声明，双方学会将互邀对方知名专家出席本国学术年会并做学术专题报告。此次应德国麻醉与危重医学协会的邀请，中华医学会麻醉学分会委派黄宇光、田玉科、方向明及喻文立四位教授组成代表团赴德国参会。在本次大会上，德国麻醉与危重医学协会主席 Thea Koch 教授邀请中国专家在"中德交流版块"中做专题学术报告，并出席大会开幕式和专家交流晚宴。

在中德学术交流专场，德国麻醉学会委派了现任秘书长 Prof. Hugo van Aken、现任司库 Prof. Hoeft、前任德国麻醉学会主席 Prof. Werne 及 Erlangen 大学医学院院长 Prof. Schuettler 参加学术报告。天津第一中心医院麻醉科主任喻文立教授首先代表中国代表团作了题为"肝脏疾病患者手术中的麻醉管理"的报告，获得积极的反响，双方讨论十分热烈。黄宇光教授和方向明教授分别从中国的麻醉临床质量管理和科研进展两个方面向德国同道介绍了中国麻醉学的现状，并对德国医师提出的问题一一作了解答。由于曾经的一些误解，德国医师对中国临床研究过程中患者权益保护和患者回访真实性保障机制一直持怀疑态度。黄宇光教授结合自身工作，向每一位在座的德国医师介绍了北京协和医院合理的管理机制和目前中国医学界为上述工作所做的努力和取得的成绩。作为交流，德国方面也安排了 3 个学术专题，分别介绍了神经外科手术中麻醉的进展、标准心肺复苏流程培训及麻醉操作中新药物及新技术的应用。

整个学术报告过程由田玉科和方向明两位教授与德国教授搭档主持，流程严谨，气氛热烈。通过这样的学术交流，加强了中德麻醉学者之间的沟通，增进了信任，为未来两个学会的合作打下了坚实基础。

（三）2015 年 5 月 30 日至 6 月 1 日，德国柏林，欧洲麻醉学年会

中华医学会麻醉学分会副主任委员姚尚龙教授、常务委员王国林教授、秘书白雪受刘进主任委员的委托，组织 200 余名中国代表出席了在德国柏林召开的 2015 年欧洲麻醉学年会（ESA）。

会议开幕式当天，出席 ESA 年会的中国代表在会场报到大厅集体合影（图 1-3），庞大的代表团震撼了参加会议的各国代表，ESA 主办方表示非常赞叹。在 5 月 30 日中午，ESA 专门邀请中华医学会麻

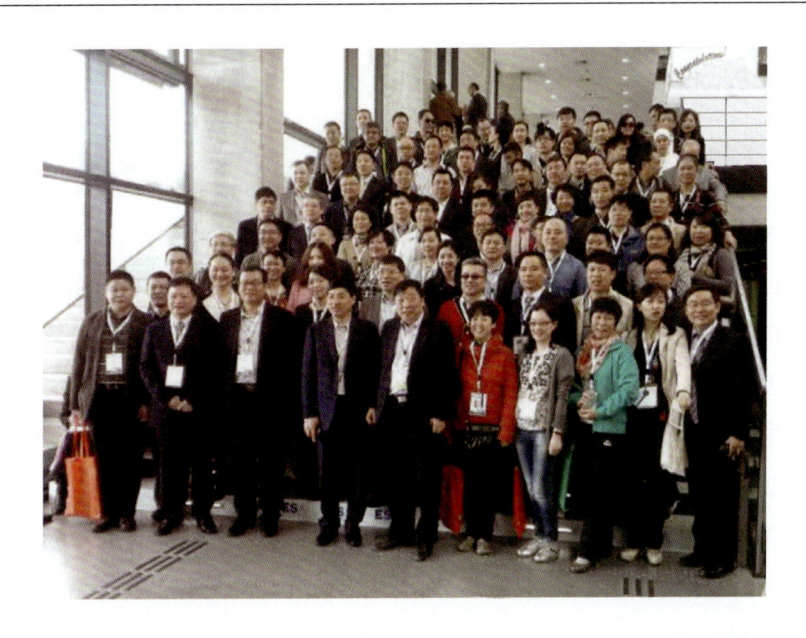

图 1-3　2015 年中华医学会麻醉学分会代表团在德国柏林举办的欧洲麻醉学年会（ESA）会场合影

醉学分会进行了双边会谈，姚尚龙教授、王国林教授、王东信教授和白雪秘书出席了会议。姚尚龙教授代表中华医学会麻醉学分会向 ESA 大会举办十周年表示祝贺。王国林教授介绍了中国麻醉学科的基本现状。ESA 主席 Daniela Filipescu 教授介绍了欧洲麻醉学科的现状。中欧双方就麻醉学术合作的细节进行了讨论，就互请专家教授参加对方年会及报告各自研究成果，对年轻医师的科研及临床培训，参加多国临床多中心研究，以及在线对完成规培后住院医师的麻醉技能考试等多个合作项目达成初步意向。

2015 年 6 月 1 日，ESA 会议中最重要的一项议程——"赫尔辛基宣言"签署仪式开始。王国林教授代表中国介绍了中国麻醉学科发展现状和质量管理相关工作的情况。令各国代表感动的是，作为发展中国家，中国在麻醉质量管理方面所做的工作已经可以与日本等发达国家媲美。WFSA 国际麻醉质量与安全委员会主席 Gelb 教授专门询问相关信息，表示极大关注。最后，王国林教授代表中华医学会麻醉学分会在"赫尔辛基宣言"上签字，表示中国对麻醉质量管理工作的重视以及积极参与国际麻醉质量管理的态度。

会议中，ESA 方面表现出了很大的诚意，其现任主席、候任主席、科学委员会主席、事务委员会主席及秘书共同出席了会议，会议气氛非常友好。继日本、美国、韩国、德国、英国之后，又一大麻醉学术团体与我们建立了友好的合作关系。

（四）2015 年 9 月 20 日—27 日，斯里兰卡，参加斯里兰卡麻醉学会进行学术交流

应斯里兰卡麻醉学会邀请，四川大学华西医院刘进教授、左云霞教授，北京医院左明章教授，首都医科大学宣武医院王天龙教授，复旦大学附属中山医院张晓光教授组团，代表中华医学会麻醉学分会出访斯里兰卡，与当地的麻醉医师进行了广泛而深入的交流。

代表团首先参观了斯里兰卡国家医院，斯里兰卡麻醉学会主席 Ajantha Perera 女士接待了远道而来的中国客人。Ajantha Perera 主席在大会上致辞，热烈欢迎刘进教授一行专家到访，并表示希望通过此次交流访问，能够加强两国麻醉学领域的了解和沟通，促进两国麻醉医学会的合作和发展，更加增进两国人民的传统友谊。刘进教授代表中华医学会麻醉学分会首先发言并授课，同时也带去了中国人民和中华医学会麻醉学分会对斯里兰卡人民和斯里兰卡麻醉学分会的致意和问候。接着，左明章、左云霞、王天龙和张晓光教授也分别就中国麻醉学的不同领域进行介绍，加深斯里兰卡同行对中华医学会麻醉学分会及麻醉临床和学术水平的了解。随后，在 Chamara Warnapura 医师的带领下，代表团参观了斯里兰卡国家医院的相关科室。

代表团在斯里兰卡期间还参观了斯里兰卡康提医院，来自中国的麻醉学教授也分别进行了学术讲座，还与康提医院的麻醉学者 Sakunthala Peiris 医师进行面对面交流。

此次"丝绸之路，锡兰之行"，中国代表团深入斯里兰卡医院，与麻醉医师进行近距离交流，一方面展示了中国麻醉学界的风采和水平，加强了与斯里兰卡麻醉学会的感情与了解，另一方面也为未来进一步的合作打下坚实基础。

（五）2015 年 10 月 21－23 日，日本横滨，日本临床麻醉学会年会

日本临床麻醉学会第三十五届会议于 2015 年 10 月 21－23 日在日本横滨召开。会议集聚了日本麻醉学科的众多专家教授和来自世界各国的与会学者，着眼于疾病诊断分组（DPC）定额支付时代下麻醉医师的职责所在，并围绕该主题进行了多方位的探讨和思考。

会议会长，来自东海大学医学部医学科外科学系麻醉科的铃木利保教授，首先就会议的主题提出了自己的见解和主张。接着，日本麻醉学的众多讲者围绕多个议题与参会者分享了已有的研究成果，以及未来的发展方向，其中包括对老年人、儿童等不同患者人群的管理策略，对围术期的监测、效率和医疗安全等制度性内容的思考，对心脏及大血管手术、产科手术、移植手术等亚专科领域的深入探讨。

会议主办方十分重视中国代表团，在会议第一日下午召开了日中麻醉会议，由来自岛根医科大学的斋藤洋司教授和来自上海瑞金医院的于布为教授共同主持。会议中，时任中华医学会麻醉学分会主委刘进教授介绍了中国麻醉医师的从业现状，以及住院医师规范化培训的模式。来自中日的其他几位年轻学者则介绍了各自研究领域所取得的成果，以及在临床实践中收获的独到经验。中日两国的资深专家更是借此平台，交流了彼此麻醉医师的现状，并交换了对麻醉医师梯队建设的见解，整个会场氛围热烈而轻松。在随后的评比中，来自北京协和医院的申乐和来自上海瑞金医院的何苗分别获得了"新井赏"一等奖和二等奖。

（六）2015 年 10 月 23－27 日，美国圣迭戈，美国麻醉医师协会年会

受美国麻醉医师协会（American Society of Anesthesiologists，ASA）主席 John P. Abenstein 教授的邀请，中华医学会麻醉学分会组织了国内近 300 位麻醉界代表出席了 2015 年美国麻醉医师协会年会。

四川大学华西医院刘进教授、第二军医大学长海医院邓小明教授、上海交通大学医学院附属仁济医院俞卫锋教授、首都医科大学宣武医院王天龙教授、中国医科大学附属第一医院马虹教授、贵州遵义医学院附属医院喻田教授、北京大学第三医院郭向阳教授、北京医院左明章教授、重庆医科大学附属第一医院闵苏教授、北京大学第一医院王东信教授等带队参会，300人的代表团吸引了世界的目光（图1-4），成为会议上一道靓丽的风景，也引起国际同行的高度关注。

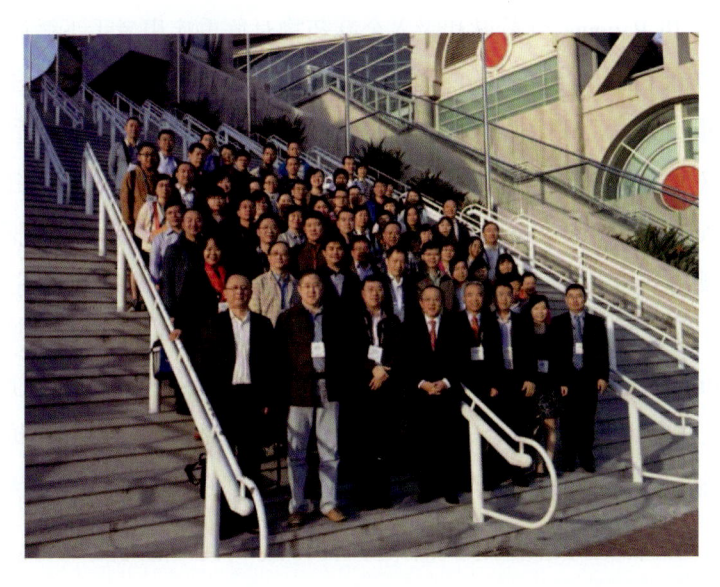

图1-4　2015年中华医学会麻醉学分会代表团参加在美国圣迭戈举办的ASA年会合影

会议期间，王东信教授和肖玮教授受邀进行演讲；数十位中国麻醉医师参加壁报交流，在美国及全世界的麻醉同仁面前宣传了中国麻醉的科研进展。与此同时，中国代表团还开展了多项外交活动：在ASA设立展台、宣传中华麻醉学会及2016－2017年的全国麻醉年会；与美国ASA学会展开了双边会谈，就双方进一步合作的意向交换了意见并确立了方向，就双方感兴趣的话题进行了交流；与欧洲麻醉学会（ESA）代表团进行了双边会谈，就学会的合作、在线考试合作以及跨国多中心临床研究合作等项目进行了磋商；参加了ASA学会秘书工作会，交流了学术年会组织工作的相关问题。

在本次美国麻醉医师年会，中华医学会麻醉学分会与国际麻醉同道进行了广泛的沟通，增进了彼此的了解，促进了平等的交流。美国麻醉医师协会还特意在Newsletter上，用了2014年度中华医学会麻醉学分会代表团访美时的照片作为欢迎晚宴的宣传照，充分体现其对中国麻醉学界的认可和欢迎，中国麻醉学界在国际舞台上的知名度得到了有效提升。

（七）2015年11月6－7日，韩国釜山，韩国麻醉学会年会

韩国麻醉医师学会（Korean Society of Anesthesiologists，KSA）第92次年会在阴雨绵绵的釜山隆重召开，会议聚集了来自韩国本土的近2000名医师和世界各国的与会学者，围绕着大会的主题"Bedside to Evidence，Evidence to Bedside"进行了为期两天的交流。

中华医学会麻醉学分会委派中南大学湘雅医院的王锷教授率队，代表团一行 4 人出席会议（图 1-5）。会议专门设立了中韩交流专场，由两名中国医师和一名韩国医师用英语进行演讲，王锷教授和首尔国立大学的钱允石（Yun-Seok Jeon）教授担任专场主席。其间天津医科大学总医院麻醉科谢克亮副教授作了题为"Sublingual Microcirculatory Alterations after General Anesthesia with Intravenous and Inhalational Anesthetics in Critically Ill Patients（静脉和吸入全麻药物对危重疾患者舌下微循环的影响）"的报告，他们利用 Sidestream Dark Field（SDF）检测技术，分别观察了静脉麻醉药（丙泊酚）和吸入麻醉药（七氟烷和地氟烷）对危重疾患者舌下微循环的影响，发现地氟烷对危重疾患者微循环影响最小，而丙泊酚影响较大。虽然麻醉对微循环的影响是暂时的，但明显影响危重疾患者术后转归。Yun-Seok Jeon 副教授作了题为"Tissue Perfusion Monitoring（组织灌注的监测）"的报告，介绍了监测组织灌注的新方法和新工具，并与传统监测方式进行了对比，为恢复有效的组织氧供和正常细胞代谢，达到循环监测和复苏的最终目的提供新思路。重庆医科大学附属第一医院麻醉科魏珂副教授作了题为"Management of Respiratory System During Laparoscopic Bariatric Surgery for Obesities（肥胖患者减肥手术的围术期呼吸系统管理）"的报告，主要介绍了肥胖在全球和中国的流行趋势、减肥手术在中国的开展情况，并结合所在医院的开展情况和临床研究结果，介绍了肥胖患者术中的通气管理、肺复张策略的减肥手术中的实施效果等。

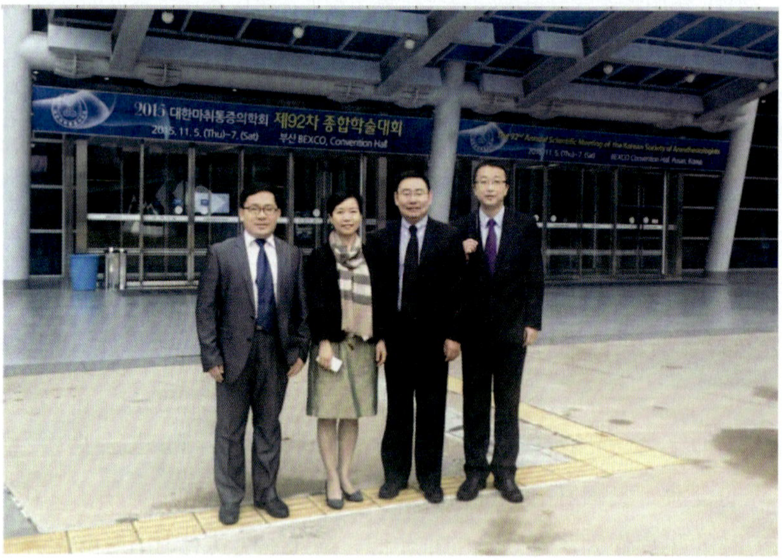

图 1-5　2015 年中华医学会麻醉学分会代表团参加韩国釜山举办的 KSA 年会合影

演讲现场讨论十分热烈，交流结束后，韩方为我们的讲者颁发了富有韩国特色的演讲证书卷轴。韩国麻醉学会对此次学术交流十分重视，韩国国际交流委员会主席林东健（Dong Gun Lim）教授全程参与会议。此次会议也让中韩两国的麻醉学同道加深了彼此的了解，中韩友谊更加深厚。

（八）2015年11月11—14日，爱尔兰都柏林，世界气道管理大会

世界气道管理大会（World Airway Management Meeting，WAMM）是在困难气道协会（Difficult Airway Society，DAS）和美国气道管理协会（Society for Airway Management，SAM）成立20周年之际，由两个组织联合举办的一次世界范围的气道管理学术会议。大会主席为DAS前主席Ellen O'Sullivan女士和SAM前主席Elizabeth Cordes Behringer教授。大会主席团成员还包括了欧洲、美洲、亚洲、非洲、南美洲的资深气道管理专家。与此同时，大会还吸引了世界各大知名厂商的参与，展示了众多新颖、实用、便捷的气道管理工具。

此次盛会是首次世界范围内的气道大会，不但报名参与者众多，学术形式广泛，而且每一位授课者都是在本国甚至世界深具影响力的气道管理专家。受WAMM的邀请，中华医学会麻醉学分会气道学组专家——大多也是DAS和SAM会员，组团参加此次大会（图1-6），包括首都医科大学附属北京友谊医院田鸣教授、北京医院左明章教授、广州中医药大学第一附属医院马武华教授、南京市第一医院鲍红光教授、天津医科大学总医院于泳浩教授、上海交通大学附属仁济医院苏殿三教授和首都医科大学附属北京友谊医院魏威教授。大会主席还特意邀请学组组长田鸣教授在会场内展示中国的气道管理情况。

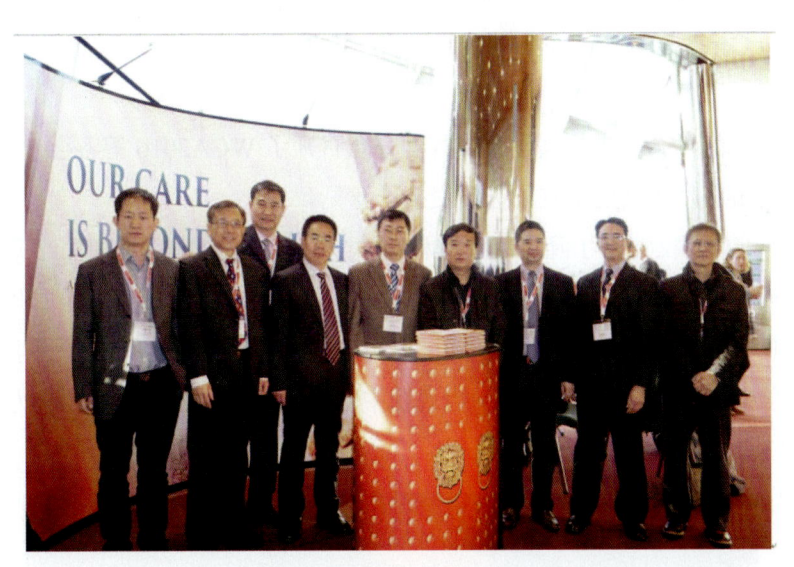

图1-6 2015年中华医学会麻醉学分会代表团前往爱尔兰都柏林
参加世界气道管理大会时在"中国村"展台前合影

田鸣组长代表中华医学会麻醉学分会及气道学组，和与会的中国代表一起，展示了中华医学会麻醉学分会气道管理指南、培训现状、科研成果和原研设备等情况。代表团还在会场中搭建了一个具有中国特色的展台，印刷制作了1000本宣传册，发放给世界各国参会代表，全面、系统、高效地传达来自中国气道管理各方面的信息。此外，马武华教授参与了壁报展示，田鸣教授的博士研究生苏凯关于《气管导管对气管壁损伤》的论文被选入Oral presentation，并被大会委员会评选为论文

比赛第 2 名。

在本次大会中，中国代表团成员向世界良好地展示了中国麻醉学科的风采，扩大了中国麻醉学的影响力，也加深了中国气道管理与世界同道的交流与合作。

（九）2015 年 11 月 13—15 日，中国香港，香港麻醉学年会

香港麻醉学年会是由香港麻醉学会（The Society of Anaesthetists of Hong Kong，SAHK）和香港麻醉科医学院（The Hong Kong College of Anaesthesiologists，HKCA）联合举办的一年一度的麻醉盛会，在香港国际会展中心召开。本届会议上，来自中国内地、香港和澳门，以及英国、澳大利亚、新加坡等地的麻醉学家共聚一堂，就临床麻醉、ICU、疼痛、麻醉护理、志愿麻醉服务等主题进行了交流，举办了气道管理、重症超声、区域麻醉、儿科生命支持等多项操作技能培训，还就麻醉专科医师毕业考核进行了讨论。

中华医学会麻醉学分会候任主任委员黄宇光教授应邀出席会议并作了题为"Occupational Burnout and Patient Safety"的主题演讲。另外，来自上海交通大学医学院附属仁济医院的杨立群教授和来自复旦大学华山医院的余琼教授也分别发表了题为"Anesthesia and Perioperative Management in Pediatric Liver Donor Liver Transplantation in Renji Hospital"和"Sevoflurane Preconditioning Induced Neurogenesis against Cerebral IR Injury in Rats"演讲。内地教授们的演讲受到了广泛关注和好评，现场讨论十分活跃。

会议期间，香港麻醉学会和中华医学会麻醉学分会召开了 WCA2016 筹备会，双方就筹备 2016 年在香港举办的世界麻醉医师大会的事宜和进展交换了意见。

在大会临近尾声的时候，举办了隆重的麻醉科医学院专科医师的毕业典礼和表彰仪式。黄宇光教授代表中华医学会麻醉学分会受邀在主席台上就座。此仪式是香港麻醉科医师职业生涯中非常重要的一次仪式，也是香港麻醉科医学院一年一度的盛大活动。主席台上邀请了各个医学专科学会的主席和重要的国际友人，中华医学会麻醉学分会此次受邀，也说明中华医学会麻醉学分会的影响力受到香港麻醉界同道的充分认可（图 1-7）。

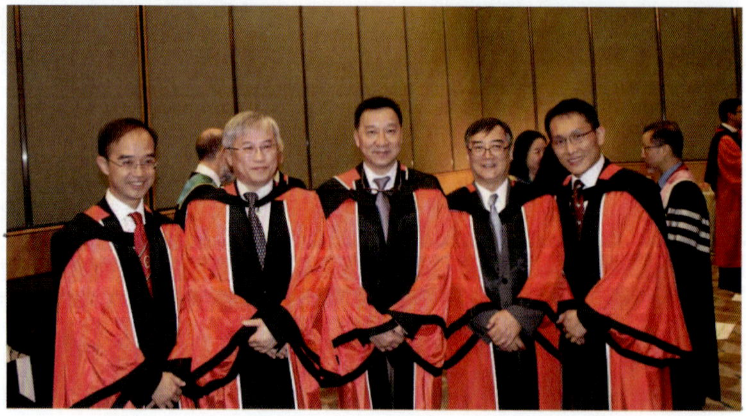

图 1-7 2015 年中华医学会麻醉学分会代表参加香港麻醉科医学院专科医师的毕业典礼

(十) 2015年12月1—6日，土耳其安塔利亚，土耳其麻醉学年会

应土耳其麻醉学会的邀请，受中华医学会麻醉学分会的委派，王秀丽常委率领谭文斐和张鸿教授赴土耳其安塔利亚参加土耳其麻醉学术年会。

代表团从北京出发，经过长达20 h的飞行准时参加大会开幕式。开幕式后还参与了多种技术培训，如B超引导下的神经阻滞和困难气道培训班等，在培训过程中学会代表与土耳其麻醉同行进行了面对面的学术交流。

张鸿和谭文斐两位年轻教授还在大会上进行了学术讲座。张鸿教授的讲座题目为"Safety in Regional Anesthesia"，对目前中国区域阻滞麻醉的安全性作了详细总结；谭文斐教授作了题为"Change in Postoperative Night Bispectral Index of Patients with Different Types of Anesthesia Management"的讲座，介绍了我国目前不同麻醉方法对术后睡眠质量的影响。两位中国教授的讲座受到与会者一致好评。中方成员代表中华医学会麻醉学分会与土耳其麻醉学会进行了深入的交流，土方希望在以下方面进行更广泛的交流合作：①住院医师的交流培训合作；②传统中医在麻醉中的应用培训，尤其是针刺麻醉；③双方联合开展多中心临床研究等方面的合作。

在土耳其的学术交流过程中，中方代表团深切体会到土耳其麻醉学会的热情与真诚，也为中华医学会麻醉学分会近年的国际影响力及对外学术交流成绩而深感自豪。

二、国际任职情况

2015年全国有10位麻醉学者在世界麻醉医师联合会（WFSA）、亚太小儿麻醉学会、国际心胸血管麻醉学会、国际麻醉药理学会和美国老年麻醉学会等世界学术组织中任职，具体任职情况如下。

1. 熊利泽　WFSA常委、AARS（亚洲及澳洲区）主席。
2. 于布为　WFSA科学事务委员会委员、*British Journal of Anaesthesia*副主编。
3. 黄宇光　WFSA麻醉安全与质量委员会委员、AARS副秘书长。
4. 薛张纲　WFSA出版委员会委员。
5. 田玉科　WFSA章程委员会委员。
6. 俞卫锋　WFSA疼痛委员会委员。
7. 左云霞　亚太小儿麻醉学会主席。
8. 王伟鹏　国际心胸血管麻醉学会国际委员。
9. 刘　进　国际麻醉药理学会常委。
10. 王天龙　美国老年麻醉学会理事。

（董海龙）

第六节　中国麻醉学者获得国家自然科学基金与重要科研成果分析

国家自然科学基金委员会成立于 1986 年 2 月 14 日。国家自然科学基金坚持支持基础研究，目前包括研究项目、人才项目和环境条件项目三大系列。30 年来，国家自然科学基金在推动我国自然科学基础研究的发展，促进基础学科建设，发现、培养优秀科技人才等方面取得了巨大成绩。国家自然科学基金中标的项目等级、数量、资助力度标志着学科的总体科研水平，是学科发展进步的主要指标。

过去的 30 年间，国家的科研投入逐年提高、科技发展日新月异，在此期间麻醉学科全面发展，逐渐壮大。麻醉学科的科研水平日渐提高，国家自然科学基金的中标率和中标数量日渐提高，但囿于目前国家自然科学基金项目申请是以人体系统和器官进行分类，麻醉科研究项目涉及全身各个系统，范围广而杂，目前尚无完美的检索系统能够查全、查准麻醉学界的全部国家自然科学基金中标情况，只能通过麻醉学科的常规关键研究领域做一简单分析。依据麻醉学科的工作范畴麻醉、疼痛诊疗、重症监护和体外循环，抽取重点关键词进行检索，对检索结果予以分析。

一、麻醉学基础研究

2015 年国家自然科学基金中，麻醉学基础研究共检索到中标课题 62 项，其中青年基金或小额资助 20 项。

（一）麻醉药作用机制

麻醉药是指能使整个机体或机体局部暂时、可逆性失去知觉及痛觉的药物。根据其作用范围可分为全身麻醉药及局部麻醉药，根据其作用特点和给药方式不同，全身麻醉药又可分为吸入麻醉药和静脉麻醉药。临床上不同麻醉药均发挥了重要作用，但是各种麻醉药的作用机理一直是研究者关注的重点。

2015 年涉及此方面的国家自然科学基金中标课题共有 9 项，其中 5 项与麻醉-觉醒相关，所占比重最大。张益[1]从多巴胺能觉醒通路入手，对全身麻醉-苏醒的调控作了机制分析；喻田[2]的研究试图分析睡眠-觉醒与静脉麻醉药致意识消失之间的关系；王志华[3]通过呼吸兴奋剂多沙普仑促进全麻觉醒的作用，阐述麻醉-觉醒的相关机制；高利[4]在基因转录水平对麻醉机制进行探讨；董海龙[5]则对麻醉-觉醒调控中 GABA-Glutamate-ACh 神经微环路的作用进行了研究。此外，刘进[6]对吸入麻醉药敏感性的线粒体机制进行了研究；焦英甫[7]则对丙泊酚全身麻醉中丘脑网状核尾部神经元的作用进行了分析；张广芬[8]对氯胺酮的抗抑郁作用机制进行了探讨；陈向东[9]对全麻药物的慢波振荡分子机制作了讨论。总之，在较长时间内全身麻醉-苏醒机制的研究仍是研究的热点。

（二）麻醉药对重要脏器的影响

无论是吸入麻醉药还是静脉麻醉药，均能作用于全身，因此麻醉药对脏器的影响有无、大小等，不仅是患者关心的问题，也是麻醉医师关注的问题。临床上，麻醉药对于不同脏器的影响情况及确切机制一直未明确，所以2015年国家自然科学基金涉及此方面的中标课题共有23项，是麻醉学基础研究中中标数目最多的部分，其中麻醉药物对术后认知功能障碍的研究尤为突出。田玉科[10]、李天佐[11]、阎文军[12]、王刚[13]、苏殿三[14]、罗爱林[15]、范丹[16]、刘学胜[17]、邱颐[18]、王意[19]分别阐述了术后认知功能障碍产生机制、全身麻醉下大脑状态监测，以及吸入麻醉药对术后认知功能障碍的影响，并提出了不同的信号通路；陈学新[20]研究脂肪乳通过调节BDNF-TrkB/p75NTR逆转布比卡因致脑中枢神经毒性的作用机制；冯霞[21]、姜虹[22]、张杰[23]从不同角度分析七氟烷对神经系统毒性及认知功能障碍的影响；李凤仙[24]提出了TRPV1通道介导了局麻药引起的糖尿病小鼠神经毒性损伤；孟尽海[25]、范妮[26]、董朝轩[27]分别讨论了氯胺酮对脑发育期神经凋亡、术后认知损害、诱导发育神经毒性细胞内分子的作用及相关机制；郭向阳[28]提出了异氟烷麻醉后血脑屏障的功能及其影响机制；金文哲[29]分析了静脉麻醉药对感觉刺激诱发小鼠小脑皮层神经元突触传递及可塑性的影响；赵以林[30]提出了引起吸入麻醉药致发育神经元树突异常的GABAAR-Calpain通路；尹红[31]提出右美托咪定通过促进脑微血管内皮分泌CCN1保护血脑屏障的机制研究；梅伟[32]分析了下丘脑Orexin能和蓝斑NE能神经突触失能与老龄鼠吸入麻醉高敏关系。由此可见，麻醉药对神经、术后认知功能障碍、中枢神经系统功能影响的机制不尽相同，让我们期待优秀成果涌现。

（三）麻醉药的脏器保护作用

近年来，随着麻醉药的开发研制、大样本的研究，人们已经深刻认识到麻醉药对心、肝、肾、肺等重要器官的保护作用，其作用方式包括预处理和后处理，但是作用机制还不清楚。目前检索到的2015年国家自然科学基金涉及此方面的中标课题共有6项，其中对心肌的保护作用是研究的热点。于金贵[33]、姚优修[34]分析了麻醉药对心肌的作用并探讨了可能的作用机制；董献文[35]提出了电针对氯胺酮麻醉发育期大鼠促醒及脑保护；洪江[36]提出了丙泊酚通过GRK2-β$_2$-肾上腺素受体通路调节缺血性心律失常；郭一峰[37]提出了利多卡因的抗炎症作用，并分析了调节机制；张玮[38]讨论了右美托咪定后处理治疗缺血性脑卒中的机制。

（四）阿片类药物

阿片类药物可以抑制痛觉在中枢神经系统内的传导，达到镇痛的目的。临床上阿片类药物作为镇痛药物使用，弥补了麻醉药没有镇痛作用的弊端，提供给患者一个无痛的操作过程。近年来，阿片类药物的研究一直未中断过，2015年国家自然科学基金涉及此方面的中标课题共有9项，其中吗啡耐受是研究的重点。李英敏[39]提出Nurr1在吗啡依赖致神经损伤中发挥了重要作用；杨海玉[40]探讨了气体分子硫化氢调控蛋白激酶C及其下游信号通路与干预吗啡耐受形成的关系；宋莉[41]认为内源性褪黑素能系统参与了吗啡耐受的形成，而韩园[42]从TAK1调控脊髓神经元-胶质细胞方面讨论了吗啡耐受的机制；蒙华庆[43]研究了PP2A调控吗啡渴求淬灭-引燃大鼠伏隔核Ras-Raf-MEK-ERK信号通路；邱迎伟[44]研究了全麻下超快速脱瘾治疗对可待因止咳药水成瘾患者神经机制的影响；段霞光[45]研究了μ阿片受体对卵母细胞早期发育成熟过程中的影响；秦学斌[46]分析了瑞芬太尼在感染性休克兔镇痛中的肺保护机制；谢玉波[47]认为PI3K/Akt/MMP-9通路在枸橼酸芬太尼抑制胃癌侵袭转移中发挥了重要作用。

（五）机械通气

机械通气是麻醉和ICU中患者维持呼吸功能的重要手段，但长时间机械通气同时诱发肺脏及其他器官损伤，研究机械通气肺损伤机制及预防治疗方案是麻醉界的重要课题之一。2015年国家自然科学基金中标课题共有7项，其中机械通气相关性肺损伤的机制依然是研究的热点。王月兰[48]、王迪[49]、屠国伟[50]分别从线粒体、肺泡巨噬细胞功能、PARP-1信号通路角度对机械通气相关性肺损伤的作用机制作了研究；张宗泽[51]分析了多巴胺信号通路在机械通气诱发术后谵妄中的作用；江来[52]探讨了NLRP3-EndMT途径在机械通气相关性肺纤维化中的作用；高巨[53]则研究了GABA信号通路在机械通气所致"肺脑交互"损伤中的作用。此外，石岩[54]还提出了一个自动吸痰新技术。

（六）其他

此外，从2015年国家自然科学基金中标情况来看，麻醉学者还涉及了肝缺血-再灌注损伤的保护研究、心肌缺血-再灌注损伤的保护研究、肺移植BOS中Galectin-9-C/Tim-3信号通路的作用、脑卒中的保护研究、麻醉药物的筛选及配伍策略等8项[55-62]。

二、疼痛与镇痛研究

共检索到疼痛与镇痛的中标课题74项，其中青年基金或小额资助39项。

（一）神经病理性疼痛机制及治疗研究

神经病理性疼痛是神经系统原发性损害和功能障碍所激发或引起的疼痛，其发病机制复杂，目前尚无确切定论，因此临床上也缺乏特异的治疗方法，对神经病理性疼痛机制的探索一直是疼痛研究领域的热点。目前检索到的2015年涉及神经病理性疼痛机制探索的研究共36项，是疼痛相关研究中中标数量最多的部分。研究使用的模型包括：糖尿病周围神经病变[63]、各类型的坐骨神经结扎[64]，三叉神经痛模型[65-66]、脊神经压迫模型[67]等。研究的部位包括：信号转导途径、突触上受体、背根神经节、PV中间神经元、脊髓背角神经元、小胶质神经元、离子通道、脑脊液化学与疼痛等。研究的机制主要包括以下几个方面。

1. 神经敏化、突出传递的可塑性　某些抗肿瘤药物可以导致神经痛和痛觉过敏，而这方面也成为学者们研究的重点，李振宇[68]和贾占峰[69]就分别从信号分子和离子通道方面研究其发病机制。

2. 神经元和胶质细胞在神经病理性疼痛中的作用　由于脊髓神经元对神经病理性疼痛的发生起着重要的作用，关于其作用机制一直是学者们研究的热点。张志军[70]、于耀清[71]和张达颖[72]分别从不同的角度探索其作用机制：如脊髓背角神经元的兴奋性、放电模式等。此外李彩娟[73]还研究了将脊髓神经元作为新型靶点、周志强[74]讨论神经元在一些疼痛行为，如抑郁和疼痛之间起的作用的研究。胶质细胞及其与神经元的相互作用目前也是研究神经病理性疼痛发病机制的重点内容，如唐昱英[75]研究的胶质细胞与复杂区域疼痛综合征之间的关系。

3. 受体、离子通道的作用　杨志来[76]拟研究轴突门离子通道在神经病理性疼痛中的作用，而于海波[77]则是研究一种新型的离子通道阻滞剂的机制。

4. 疼痛信号传导通路及信号分子的作用　这方面的机制研究有很多，且涵盖了许多不同通路和信号分子，如P13K/Akt信号通路[78]、TRPV1通路[79]、N-cadherin/β-catenin信号系统[80]、调控PPAR表达信号系统[81]、MicroRNA-26α/GSK3B信号通路[82]、DRG局部GABA回路[83]、脊髓前馈抑制回路[84]等。

5. 基因方面机制　疼痛的发病机制是多方面的，保森竹[85]从基因的角度对疼痛的发病机制进行了探索，这是一个新的机制研究，若能取得成功，将对神经病理性疼痛的认识打开一个新的层面。

6. 免疫学、炎性因子或其他因子的作用　除了以上各种机制的研究，很多炎性或其他因子在神经病理性疼痛中的作用也引起了重视，曾维安[86]研究了炎性因子对NCX的调节；何昕华[87]拟研究CDK及其激活因子在疼痛方面的作用机制；郭曲练[88]拟研究组蛋白乙酰化在大脑调控疼痛中起的作用。

7. 其他因素　如肥胖对机体疼痛反应性的影响[89]也在研究之中。

疼痛机制研究对疼痛的治疗意义重大，希望上述研究能够取得进展，对今后神经病理性疼痛的治疗起到指导作用。

神经病理性疼痛的治疗主要包括药物治疗，如抗癫痫药物卡马西平、加巴喷丁、普瑞巴林等，介入治疗临床上主要采用神经阻滞、神经调控治疗，但因发病机制复杂，尚无能够完全控制症状和改善神经功能的药物。2015年，林娜[90]、贾元威[91]、孙奕[92]、齐建国[93]、容明强[94]试图从乌头汤、山龙眼、藏药水母雪莲、蜈蚣毒素、蠕虫中开发新的治疗药物，我们拭目以待。针对目前比较明确的疼痛发病机制的部分，开发靶向药物也是研究的内容之一，如闫和德[95]的取向纳米预防神经瘤；张桂森[96]基于sigma受体的镇痛药物研究；孙伟[97]基于TRPV1三维结构的新型镇痛药物设计和王媛[64]的新型脑啡肽类似物；艾妮[98]在谷氨酸受体上发现的新型镇痛药物。但因神经病理性疼痛的发生是多环节、多因素共同或协同作用的结果，上述治疗性药物是否能够达到理想预期很难预测，期待有好的结果。

此外，也有学者研究精神状态对疼痛的影响，如陈军[99]研究的疼痛共情的神经环路。

（二）炎症性疼痛机制及治疗研究

伤害感受是有害的刺激及其相应信息传递至大脑，疼痛是对这种伤害感受发生反应的知觉过程。炎症性疼痛是在无外部触发因素下的自发性疼痛。炎症性疼痛发病过程主要包括在各种炎症介质、受体作用下的外周敏化和中枢敏化。近来研究则多集中于炎性痛与受体、离子通道、递质间关系。纵观2015年标书，炎症性疼痛研究非常少。关于发病机制的探索，朱丽娇[100]、李晗[101]、韩文灿[102]、寇珍珍[103]分别从分子学和基因学方面探讨炎症性疼痛的发病机制；在治疗方面，韩磊[104]拟基于TRPV4/NO通路治疗炎症性疼痛。

(三)癌痛及内脏痛

癌痛是多方面因素的结果,包括躯体、心理、社会和精神的因素。发病机制上既有炎性痛成分,也有神经病理性疼痛机制,同时癌痛对于人体的自身免疫及疾病进展也有较大影响。内脏痛也是如此,很难通过单一的机制或药物完全消除疼痛。2015年我们检索到涉及癌痛和内脏痛标书17份。研究癌痛的发病机制,如卜慧莲[105]和申文[106]研究的CXCL因子、倪坤[107]和侯百灵[108]研究的脊髓水平信号通路,均从不同的角度探讨了骨癌痛的发病机制,其中使用的骨癌痛模型造模相对容易,稳定性强,是较好的癌痛研究模型。林俊[109]和陈景[110]伟分别从分子学方面和激素水平上探索子宫内膜异位症疼痛的发病机制。其他常见内脏痛,如胰腺癌痛、慢性内脏痛等,胡淑芬[111]和韩亮[112]也进行了相应的研究。

在癌痛及内脏痛的治疗方面,生长抑素2型受体和一些其他药物如六神丸、华蟾素、益母草碱的镇痛作用受到关注[113-116]。同时本年度也有研究者观察癌痛通过影响肿瘤微环境而促进肝细胞增殖[117]。

(四)围手术期镇痛

随着对围手术期疼痛认识的提升,围术期的镇痛也得到了广泛的重视,良好的镇痛有利于患者的术后恢复,降低术后并发症发生率和死亡率。目前研究主要包括以下几个方面。

1. 瑞芬太尼的应用 如瑞芬太尼诱发痛觉过敏[118-119]、术中应用瑞芬太尼对术后慢性疼痛的影响[120]。

2. 多模式镇痛 柳琳[121]基于"多模式镇痛"的双载药进行的研究。

3. 术后疼痛的发生机制 如刘素芳[122]研究的酒精戒断导致术后疼痛慢性化;王云[123]从脊髓背角受体信号方面探索术后疼痛新机制。

4. 术后镇痛与术后认知功能之间的关系 张晓琴[124]和俞卫锋[125]分别从受体下调和五羟色胺调控机制方面进行探索。

(五)传统治疗方法作用机制分子水平研究

慢性疼痛发病机理多种多样,各种理论指导下的治疗方法也是种类繁多,其中起源于中国,并经过长期临床实践验证的方法如针灸和推拿治疗在慢性疼痛治疗中占有重要地位。国家自然科学基金以资助基础研究为主,但近年来倾向于资助面向临床的基础研究。本年度获得资助的研究包括电针的作用机制[126-127]、针刺镇痛的作用原理[128-129]以及应用现代科技手段揭示古老传统治疗方法的推拿作用机制的研究[130]。

除了以上关于各种疼痛发病机制和治疗方法方面的研究,很多疼痛其他的方面也是研究者研究的内容,如疼痛与行为之间的关系[131-133];疼痛影响体内激素水平[134];疼痛敏感性个体差异的神经机制[135];疼痛的神经影像学研究[136]等。

三、心肺复苏

心肺复苏技术和方法不断更新，但目前取得确切临床效果的方法有限，因此在此领域需要更多的研究，如何更有效复苏，最大限度地减少复苏后并发症是研究的关键问题。2015 年此方向中标课题共 9 项。复苏策略上：目前研究包括胸外按压策略优化[137]和迷走神经电刺激的应用[138]。复苏后：心功能障碍的发生机制[139]，器官的保护如参附注射液[140]、低温预适应[141]、亚低温[142]、延迟亚低温联合硫酸镁[143]、延迟远隔缺血后处理[144]，HIF-1α 和 NSCs 联合移植[145]等方法的研究。这些方法均为心肺复苏的进一步发展提供了良好的途径。

四、体外循环

体外循环中器官保护是心脏外科麻醉过程中永恒的课题，2015 年 6 项中标课题主要集中于体外循环相关肺损伤的相关研究[146-148]、体外循环相关肺保护[149-150]和体外循环中白细胞活化[151]等方面。

（周华成　戚思华）

参考标书

[1] 张益. 多巴胺能觉醒通路对全身麻醉苏醒的调控作用及机制名称. 81560237.

[2] 喻田. 静脉麻醉药致意识消失作用与睡眠-觉醒时间. 81571026.

[3] 王志华. 呼吸兴奋剂多沙普仑促进全麻觉醒的作用和机制研究. 81501191.

[4] 高利. 隆朋经神经细胞信号转导通路对基因转录调控的麻醉机制研究. 31572580

[5] 董海龙. BF 区 GABA-Glutamate-Ach 神经微环路在麻醉-觉醒调控中的作用机制研究. 81571351

[6] 刘进. 吸入麻醉药敏感性的线粒体机制研究，81571353

[7] 焦英甫. 丘脑网状核尾部神经元参与丙白酚全身麻醉机制研究. 81501190

[8] 张广芬. PV 中间神经元介导的 γ 振荡神经微环路在氯胺酮抗抑郁中的作用及机制. 81503053

[9] 陈向东. 丘脑皮质环路 HCN 和 TASK 离子通道涉及全麻药物的慢波振荡分子机制. 81571075

[10] 田玉科. 吸入麻醉药致术后认知功能障碍的杏仁核神经环路机制研究. 81571053

[11] 李天佐. 手术致炎与异氟烷/地氟烷代谢产物 TFA 所产生的毒性相互促进导致术后认知功能障碍的分子机制研究. 81571037

[12] 阎文军. 自噬在术后认知功能障碍中的作用及机制研究. 81560214

[13] 王刚. 利用高密度脑电和近红外光谱的全身麻醉大脑状态监测研究. 31571000

[14] 苏殿三. MMP9 介导的 NGF 代谢异常致中枢胆碱能神经损伤——术后认知功能障碍的新机制. 81571030

[15] 罗爱林．未折叠蛋白反应在POCD及其向阿尔茨海默病转化机制中作用及干预研究．81571047
[16] 范丹．小胶质细胞来源BDNF术后认知功能障碍中的功能与机制研究．81500933
[17] 刘学胜．GSK-3β/β-catenin信号通路介导七氟烷麻醉导致POCD的分子机制研究．81571039
[18] 邱颐．5-HT受体介导的CREB信号通路在七氟烷对术后认知功能影响中的作用．81560192
[19] 王意．AMPK在老年大鼠POCD中的作用及可能机制．81500932
[20] 陈学新．脂肪乳通过调节BDNF-TrkB/p75NTR逆转布比卡因致脑中枢神经毒性的作用机制．81560305
[21] 冯霞．七氟烷通过PP2A激活GSK-3α/β引起发育脑认知功能障碍的机制研究．81571032
[22] 姜虹．LSD1-Apelin-13在七氟烷诱导的孕早期胎儿神经系统毒性的作用及其机制研究．81571028
[23] 张杰．Tau蛋白-线粒体-miRNA在七氟烷致发育期小鼠认知功能障碍中的作用及干预研究．81500931
[24] 李凤仙．局麻药激活TRPV1通道介导糖尿病小鼠神经毒性损伤的机制研究．81501082
[25] 孟尽海，ERK1/2通路在远端肢体缺血预处理对氯胺酮麻醉后脑发育期神经凋亡中的作用及机制，81560225
[26] 范妮．GluN2B在氯胺酮所致认知损害发病机制中的作用．81571304
[27] 董朝轩．氯胺酮诱导发育神经毒性的细胞内分子机制研究．81503167
[28] 郭向阳．异氟醚麻醉后血脑屏障功能/Aβ清除障碍中的自噬作用及其机制研究．81571036
[29] 金文哲．静脉麻醉药对感觉刺激诱发小鼠小脑皮层神经元突触传递及可塑性的影响．81560194
[30] 赵以林．吸入麻醉药致发育神经元树突生长发育异常的GABAAR-Calpain通路作用机制及干预作用．81500982
[31] 尹红．麻醉药右美托咪定通过促进脑微血管内皮分泌CCN1保护脑屏障的机制研究．81501021
[32] 梅伟．下丘脑Orexin能和蓝斑NE能神经突触失能与老龄鼠吸入麻醉高敏关系及机制研究．81571357
[33] 于金贵．麻醉药的心肌肌丝结合靶点与其抑制心肌收缩力的关系．81570241
[34] 姚优修．心脏microRNAs在丙白酚所致心肌抑制中的作用及机制研究．81500178
[35] 董献文．电针对氯联酮麻醉发育期大鼠促醒及脑保护机制研究．81503650
[36] 洪江．丙泊酚调节GRK2-β₂-肾上腺素受体通路在缺血性心律失常中的作用机制．81570293
[37] 郭一峰．利多卡因对肥大细胞相关炎症因子的调节作用及机制．81502746
[38] 张玮．基于SIRT6/DAPK在星形胶质细胞-神经元中的作用探讨右美托咪定后处理治疗缺血性脑卒中的机制研究．81560319
[39] 李英敏．Nurr1在吗啡依赖致神经损伤中的作用机制研究．81571850
[40] 杨海玉．气体分子硫化氢调控蛋白激酶C及其下游信号通路与干预吗啡耐受形成的关系．81560199
[41] 宋莉．内源性褪黑素能系统参与吗啡耐受的机制研究．81500956
[42] 韩园．TAK1调控脊髓神经元-胶质细胞cross-talk参与吗啡耐受的机制研究．81571069
[43] 蒙华庆．PP2A调控吗啡渴求淬灭-引燃大鼠伏隔核Ras-Raf-MEK-ERK信号通路的研究．81571343
[44] 邱迎伟．全麻下超快速脱瘾治疗对可待因止咳药水成瘾患者神经机制的影响：多模态MRI研究．81560283
[45] 段霞光．研究μ阿片受体对卵母细胞早期发育成熟过程中的影响．81560251

[46] 秦学斌. 瑞芬太尼在感染性休克兔镇痛中的肺保护机制. 81560307

[47] 谢玉波. PI3K/Akt/MMP-9 通路在枸橼酸芬太尼抑制胃癌侵袭转移中的作用. 81560500

[48] 王月兰. P120 负性调节 NLRP3 对机械通气肺损伤线粒体功能的影响及机制. 81570074

[49] 王迪. 血管紧张素 II 2 型受体激动剂对机械通气所致肺损伤大鼠模型中肺泡巨噬细胞异常极化、功能的调控作用. 81503080

[50] 屠国伟，HMGB1 通过 PARP-1 信号通路激活巨噬细胞介导呼吸机相关性肺损伤的机制研究. 81500067

[51] 张宗泽. 多巴胺信号通路介导机械通气诱发术后谵妄的作用机制研究. 81571291

[52] 江来. NLRP3-EndMT 途径参与机械通气相关性肺纤维化的机制研究. 81571929

[53] 高巨. GABA 信号通路在机械通气所致"肺脑交互"损伤中的作用及其机制的研究. 81571936

[54] 石岩. 基于模拟自然咳嗽的安全、高效、自动吸痰技术. 51575020

[55] 王海云. 基于 Bip-GABAA 受体 α1 蛋白稳态（proteostasis）的 MCI 大鼠麻醉药物筛选、配伍策略. 81571054

[56] 王勇. TGF-β 与 Notch 信号 cross-talk 调控气道高反应 Treg/Th17 平衡机制及针刺的作用. 81503663

[57] 朱轶. AMPK 对心肌缺血再灌注损伤中乳酸穿梭系统的作用及机制探讨. 81501641

[58] 林云. IL-17A 与 fractalkine/CX3CR1 通路互调控促进缺血性脑卒中恢复期 NYU 重建机制研究. 81571138

[59] 袁世荧. 贯叶金丝桃素通过星形胶质细胞介导的免疫抑制微环境促进缺血性脑卒中神经血管再生和功能恢复的研究. 81571286

[60] 程琳. Galectin-9-C/Tim-3 信号通路在肺移植 BOS 中的作用及机制研究. 81500075

[61] 龚洁，Maresin1 调控巨噬细胞表型转化在肺损伤中的作用及其机制，81500064

[62] 杨金凤. 奥曲肽调节 HMGB1 对肝缺血再灌注损伤的影响及机理研究. 81570572

[63] 周成华. Sirt1 介导的 mGluR1/5 去乙酰化在糖尿病神经病理性疼痛中的作用. 81573481

[64] 王媛. 新型脑啡肽类似物的设计合成及其在坐骨神经痛模型中的镇痛活性研究. 81502904

[65] 龙虎. 三叉神经节酸敏感离子通道 ASIC3 对大鼠牙移动疼痛的调控机制. 81500884

[66] 赖文莉. 牙移动疼痛中 CGRP 介导的三叉神经元和卫星胶质细胞间相互作用的机制研究. 81571004

[67] 孟纯阳. GCH1 与小胶质细胞在腰段脊神经慢性压迫性疼痛中的相关性机制研究. 81572205

[68] 李振宇.. mir30d 和 mir137 下调 AMPK 介导硼替佐米诱导痛觉过敏的作用及机制. 81500948

[69] 贾占峰. Piezo2/RA 机械门控通道的调节机制及在细胞毒性抗癌药所致神经痛中的作用. 81571080

[70] 张志军. 背根神经节中 TLR8 调节神经病理性疼痛的机制研究. 81571070

[71] 于耀清. 背根神经节元放电模式调节的分子机制. 81571073

[72] 张达颖. 去极化反跳调控脊髓背角神经元兴奋性的机制研究. 81560198

[73] 李彩娟. 缓解疼痛的新靶点：miR-29c 在脊髓神经元细胞中的功能与机制研究. 81500944

[74] 周志强. PV 中间神经元介导的"赢家通吃"机制在神经病理性疼痛与抑郁共病中的作用. 81571083

[75] 唐昱英. 巨噬细胞集落刺激因子受体调控脊髓小胶质细胞增生参与复杂性局部疼痛综合征 I 型中枢敏化形成机制的研究. 81500963

[76] 杨志来. 轴突起始段的电生理特性及其电压门控钠通道在神经病理性疼痛中的作用及研究机理. 8150094
[77] 于海波. 一种新颖钠通道阻滞剂的分子药理学机制研究. 81503056
[78] 周平正. PI3K/Akt 信号通路和 HCN 通道参与慢性疼痛的信号机制研究. 81503042
[79] 张卫. MZF1 在 TRPV1 通路介导的神经病理性疼痛中的作用及其分子机制. 81571082
[80] 王存金. N-cadherin/β-catenin 信号系统介导 GDNF 对神经病理性疼痛镇痛作用的研究. 81500947
[81] 潘韬丹. 调控 PPAR 表达差异介导的神经信号系统治理周围神经损伤后疼痛. 81501078
[82] 蒋晶晶. MicroRNA-26a/GSK3B 信号通路调控神经病理性疼痛的机制研究. 81500958
[83] 杜肖娜. DRG 局部 GABA 回路对痛觉外周传递的门控调节. 31571088
[84] 吕岩. 内源性大麻素系统介导的脊髓前馈抑制回路 LTD 在神经病理性痛觉超敏发生机制中的作用. 31530090
[85] 保森竹. 基于 GABA 受体基因动态甲基化的神经病理性疼痛新机制. 81560200
[86] 曾维安. 疼痛炎性因子对 NCX 调节神经病理性疼痛的机制研究. 81571076
[87] 何昕华. GDK5 及其激活因子在糖尿病神经病理性疼痛发生中的作用及其作用机制. 81500960
[88] 郭曲练. 活动依赖的组蛋白乙酰化在大脑感知与调控神经病理性疼痛中的作用研究. 81571081
[89] 傅开元. 高脂肥胖影响机体疼痛反应性的中枢脊髓分子机制. 81570997
[90] 林娜. 从脊髓胶质细胞-神经元交互作用探索乌头汤对神经病理性疼痛的镇痛机制. 81573878
[91] 贾元威. 山龙眼属植物酚苷类化学成分豆腐果苷调控 NGF/TrkA-TRPs 通路抗神经病理性疼痛作用机制研究. 81503236
[92] 孙奕. 基于 NAAA-PEA 途径的藏药水母雪莲内生真菌的镇痛抗炎物质基础研究. 81502968
[93] 齐建国. 蠕虫来源的免疫调控性糖分子 LNFPIII 抑制周围性神经病理性疼痛及其细胞分子机制研究. 31571240
[94] 容明强. 蜈蚣毒素来源的专一性 Nav1.7 抑制剂的结构功能及镇痛机制研究. 81573320
[95] 闫和德. 取向纳米纤维神经管预防创伤性痛性神经瘤形成的机制研究. 81571185
[96] 张桂森. 基于 sigma-1 受体的新型神经痛药物研究. 81573291
[97] 孙伟. 基于 TRPV1 三维结构的新型镇痛药物的设计、合成及镇痛作用研究. 81502927
[98] 艾妮. 靶向代谢型谷氨酸受体 8 变构调节位点的 3DShape Sim 药物发现与镇痛作用研究. 81502988
[99] 陈军. 疼痛共情的实验动物模型及其神经环路研究. 81571072
[100] 朱丽娇. Mettl3 介导 m6A 甲基化 RNA 调控慢性炎性疼痛机制. 31500855
[101] 李晗. Kv7/M 通道参与骨关节炎性疼痛作用的研究. 81501911
[102] 韩文灿. CWC22 调控 Nnat 前体 RNA 可变剪接介导的慢性炎性疼痛机制. 81501367
[103] 寇珍珍. 胰岛素受体在背根神经节参与炎性痛的机制研究. 81501044
[104] 韩磊. 基于 TRPV4/NO 通路探讨腰椎旋转手法治疗神经根炎性痛的作用机制. 81503602
[105] 卜慧莲. 趋化因子 CXCL13 在大鼠骨癌发生和吗啡镇痛调节中的双重作用及作用机制. 81500964
[106] 申文. 趋化因子 CXCL12/CXCR4 信号通路在骨癌痛中枢敏化中的脊髓机制研究. 81571066
[107] 倪坤. 背根神经节 NMDA 受体介导的 Epac1/Piezo2 信号通路在骨癌痛中的作用及其机制研究. 81500951
[108] 侯百灵. 脊髓水平 mGluR5-Src-MOR 信号通路在骨癌痛中的作用及机制研究. 81500954

[109] 林俊. LncRNA TC02004715.hg.1 调控 TRPV2 在子宫内膜异位症发生发展的作用及机制. 81571413
[110] 陈景伟. 雌激素介导的 NGF 调节机制在子宫内膜异位症疼痛中的作用及中药干预研究. 81503608
[111] 胡淑芬. miR-31 参与去甲肾上腺素介导慢性内脏痛敏的表观调控机制研究. 81500952
[112] 韩亮. 基于 TRPV4/NO 通路探讨腰椎旋转手法治疗神经根炎性痛的作用机制. 81503602
[113] 向穹. 生长抑素 II 型受体镇痛作用的机制研究. 81560609
[114] 聂姬婵. 益母草碱通过抑制核因子-κB 表达治理子宫腺肌病疼痛的机制研究. 81571416
[115] 李玉桑. 六神丸干预"β-catenin 与 COX-2 环路"的镇癌痛机制研究. 81573887
[116] 胡卫. 基于对 DRG 阿片受体的调控研究华蟾素治疗骨癌痛的机制. 81503381
[117] 丁罡. 疼痛诱导的肿瘤微环境变化促进肝癌细胞增殖与迁移的细胞分子机制研究. 81572859
[118] 王国林. PKMζ-Kalirin-7-AMPA 受体 GluR1 膜上位在瑞芬太尼二次痛敏中的调控机制. 81571077
[119] 苏林. P2Y1-TRPM8-NMDA 信号通路在瑞芬太尼诱发痛觉过敏中的作用机制研究. 81500961
[120] 舒海华. 术中应用瑞芬太尼对术后慢性疼痛的影响及脊髓小胶质细胞 TLR4/PGE2 信号通路在其中的作用. 81571071
[121] 柳琳. 基于"多模式镇痛"的双载药环境敏感型口服 Janus 纳米粒的构建及释药-吸收机制研究. 81503256
[122] 刘素芳. 脊髓 GluA2/N-cadherin/CREB 信号通路在酒精戒断致术后疼痛慢性化中的作用. 81500962
[123] 王云. 术后疼痛的新机制：脊髓背角 GIP/GIP 受体信号的作用. 81571065
[124] 张晓琴. Cdk5 下调突触上 NR2B 受体介导术后疼痛诱发学习记忆损害的机理研究. 81500910
[125] 俞卫锋. 术前疼痛易化术后认知功能障碍发生的中脑五羟色胺调控机制. 81571048
[126] 蒋松鹤. 电针镇痛对 P2X4 受体介导的小胶质细胞活化及脊髓背角长时程抑制的影响. 81574074
[127] 宿杨帅. 电针缓解慢性炎性肠病内脏痛及继发躯体痛敏的机制研究. 81503668
[128] 汪丽娜. 穴位"Piezos-ATP-腺苷-A1 受体"信号轴在针刺镇痛中的机制研究. 81574076
[129] 王均炉. PICK1-ICA69 复合物调控腺苷 A1 受体介导的针刺镇痛机制. 81573742
[130] 庞军. 从 ERK、p38 信号通路探讨枢经推拿对大鼠慢性神经病理性疼痛的影响及镇痛机制. 81560800
[131] 魏潇. 抑郁对外周神经损伤后痛行为的差异性调控及神经机制研究. 31500857
[132] 王树兴. 模型猴神经痛行为学与脑脊液神经化学的关联性和疼痛的生物学影响. 81571085
[133] 陈梦莹. 新生儿期反复操作性疼痛对行为发育的影响及其程序化机制的研究. 81202222
[134] 史娟. TRPC7 调控疼痛状态下加压素合成和释放的机制研究. 31571188
[135] 彭微微. 疼痛敏感性个体差异的神经机制研究. 31500921
[136] 梁猛. 疼痛在人脑中的特异性神经编码机制的多模态功能神经影像学研究. 81571659
[137] 张广. 胸外按压优化决策与抗按压干扰除颤节律辨识算法研究. 81501551
[138] 孙鹏. 心肺复苏新策略-迷走神经电刺激在复苏中的应用及其机制研究. 81571866
[139] 黄煜. 复苏后心功能障碍的细胞、分子机制及相关科干预信号通路探索. 81501640
[140] 邓海霞. 参附注射液阻断 Nogo1-NgR 促进心肺复苏后脑组织神经轴突再生的机制. 81503410
[141] 胡春林. 低温预适应通过 AMPK 激活线粒体自噬改善心肺复苏后心功能的机制研究. 81571867
[142] 龚平. 亚低温影响心肺复苏后补体介导脑皮质神经细胞自噬与凋亡"分子对话"的机制研究. 81571869

[143] 车东方. 延迟亚低温联合硫酸镁促进心肺复苏后神经功能恢复及其机制的研究. 81571868

[144] 高昌俊. 延迟远隔缺血后处理通过胆碱能抗炎通路减轻心肺复苏脑损伤的机制研究. 81571183

[145] 廖晓星. HIF-1α和NSCs联合移植经外泌体转移microRNA促进NSCs存活和增殖治疗心脏骤停后脑损伤. 81571865

[146] 曾辉. 幼稚中性粒细胞形成胞外诱捕网在体外循环术后急性肺损伤中的作用机制研究. 81570372

[147] 王祥瑞. RNS诱导肺泡巨噬细胞焦亡促进体外循环术后急性肺损伤启动因子HMGB1分泌的机制研究. 81570068

[148] 李守军. 紫绀型先天性心脏病体外循环致急性肺损伤中miR-204的作用机制研究. 81570289

[149] 周立. 辛伐他汀通过调控microRNA保护体外循环心脏手术心肌的研究. 81500215

[150] 梁贵友. AMPK/p38MAPK信号途径在体外循环缺血再灌注心肌胰岛素抵抗形成中的作用. 81560058

[151] 杜磊. 体外循环中凝血酶控制血小板双向调节活化白细胞的机制研究. 81570374

第七节 加速康复与精准外科

一、加速康复外科

加速康复外科（enhanced recovery after surgery，ERAS）于1997年由丹麦Kehlet[1]教授提出，目前已有18年的临床历史，并且在许多外科领域取得了显著成绩。ERAS也叫做Fast Track Surgery，被译为快通道外科，但surgery一词在此并非单指手术操作的部分，而是手术治疗的完整过程，涵盖术前准备到治疗结束出院。

以往认为，外科手术不可避免地会引起创伤应激反应，以及炎性反应及神经内分泌等变化，严重的炎性反应及代谢改变可能导致器官功能改变引起术后并发症，甚至造成患者死亡，因此如何减少应激反应及手术并发症，促进患者康复，一直是外科追求的理想。Kehlet[2]发现，通过单一的措施来减少围手术期应激反应，其效果并不十分令人满意。因此，提出了通过多模式、多途径、集成综合的方法来减少创伤及应激反应，其主要策略是通过优化围手术期的处理，外科、麻醉、护理等多学科的合作。ERAS的核心理念[3]涵盖术前、术中和术后3个方面。术前包括患者信息咨询收集，重要脏器功能的改善和优化，戒烟和戒酒，不做肠道准备，给予糖类负荷，降低胰岛素抵抗和应激反应。术中包括优化输液并液体保温，维持正常体温，局部麻醉，短效阿片类药物，微创手术，降低组织损伤，氧疗，预防性抗生素应用，血栓预防。术后包括多模式镇痛，减少阿片类药物用量，预防恶心和呕吐，预防肠梗阻，早期肠内营养，早期拔出引流管、导尿管和其他各种导管如中心静脉导管等，达到出院标准。

ERAS最早在结直肠手术中应用，目前已在普通外科的其他许多疾病治疗中成功应用。近10年来，ERAS在我国取得了较大的发展，ERAS也在多个其他外科领域应用，如泌尿外科、胸外科、骨科和妇科等。

2015年麻醉医师与外科医师合作，在ERAS临床应用方面进行了一些探讨。李民等[4]回顾性分析281例行胰十二指肠切除术的患者，根据治疗策略将患者分为ERAS组90例和传统组191例，ERAS组患者术后排气时间、排便时间、静脉补液时间、总住院时间及术后住院时间均缩短，术后进食时间和腹腔引流管拔除时间显著提前，与传统组差异有统计学意义，结果提示ERAS策略应用于胰十二指肠手术可显著缩短术后住院时间，且不增高术后并发症发生率、病死率和再住院率。荚卫东等[5]在肝脏外科传承ERAS在结直肠手术中临床策略的基础上，聚焦于肝基础疾病和特征，积极探索ERAS在肝脏外科创新性临床策略，包括以下几个方面：①术前精确评估与手术规划；②术中精准肝门解剖；③术中精细肝实质离断；④术中剩余肝功能精确评估；⑤术后肝衰竭的预防；⑥建立无痛病房，施行围术期镇痛。汪小万等[6]对ERAS在113例胆道结石患者开腹胆总管探查术中应用的回顾性分析，其中快速康复组46例，患者接受ERAS理念指导的一系列干预措施，常规处理组67例，患者接受传统的围术期管理办法，与快速康复组相比，常规组患者术后首次肛门通气时间明显推迟，手术及术后治疗费用显著增加，术后住院天数也延长。说明ERAS可显著减少住院费用，缩短住院日，减轻患者疼痛，促进患者康复。陈先凯等[7]探讨了ERAS在304例食管癌患者的胸腔镜食管癌术中的应用价值，患者均在全身麻醉下行胸腹腔镜食管胃部分切除食管胃颈部吻合及胸腹腔二野淋巴结全清扫术，195例患者为加速康复组，109例患者为传统治疗组，比较结果为，快速康复组在术后胃肠功能恢复时间，术后并发症以及术后患者营养学指标等方面都明显优于传统治疗组，表明ERAS策略可加速患者的手术胃肠功能的恢复和缩短住院时间。张胜苗等[8]报道ERAS理念对腹腔镜下宫颈癌手术的患者术后免疫功能的影响，发现应用ERAS理念行腹腔镜宫颈癌根治术，能够减轻术后炎症反应，保护机体的免疫功能。姚雪红等[9]报道ERAS理念应用于老年人工髋关节置换术患者围术期护理中的应用，将68例人工髋关节置换术的老年患者随机分为观察组和对照组，对照组实施常规围术期护理，观察组在实施对照组护理的基础上应用快速康复外科理念，比较两组患者住院时间。结果表明能有效缩短住院时间，减少住院费用，值得在临床中推广应用。

同时，李宁[10]和黎介寿[11]对围术期的营养支持治疗也阐述了宝贵的专家意见，米卫东教授[12]对加速康复外科中的液体治疗也做了重要的总结，指出目标导向液体治疗（goal-directed fluid therapy，GDPT）是目前较为科学的围术期容量管理方法。此外，2015年，中华医学会肠外肠内营养学会加速康复外科协作组还制定了第一个关于ERAS在结直肠手术应用的专家共识。

二、精准麻醉

美国总统奥巴马在2015年1月20日的《国情咨文》的演讲中提出了"精准医学计划（Precision Medicine Initiative）"，通过对其讲话内容的深入解读，其用意是告诉大家精准医学的科学基础是DNA，是基于人类基因组计划（Human Genome Program，HGP）的精雕细琢。DNA双螺旋结构的发现和HGP是生命科学的第一次和第二次革命，在此基础之上的DNA测序和基因组技术驱动了精准医学这一崭新的思想的提出，其意义深远[13]。精准医学的本质是通过基因组、蛋白质组等组学技术和医学前沿技术，对于大样本人群与特定疾病的类型进行生物标记物的分析与鉴定、验证与应用，从而精确寻找到疾病的原因和治疗的靶点，并对于一种疾病不同状态和过程进行精确亚分类，最终实现对于疾病和特定患者进行个体化精准治疗的目的，提高疾病诊治与预防的效益。同时，奥巴马为精准医学计划罗列了4个要素：①精确（the right treatment）；②准时（at the right time）；③共享（give all of access）；④个体化（personalized information）。

精准医学计划的提出引发了全美乃至全世界的极大轰动，中国国家主席习近平随后也宣布中国的精准医疗计划即将启动。我国的医疗以及科研工作者也开始了对精准医疗的积极探索。麻醉学作为医学的重要分支，在医学尤其是外科学中发挥了重要的作用，随着精准医学的提出，精准麻醉（precision anesthesia）的概念也随之出现。

精准麻醉是精准医学的重要组成部分，基于精准医学的核心内涵，我国的麻醉医师在基因组学特别是基因多态性对麻醉药的影响以及麻醉管理方面进行了积极的研究与探索。

高波等[14]探讨了静脉和吸入麻醉后认知功能障碍与BACE1基因多态性的关系，在对800例患者各400例分别行静脉麻醉与吸入麻醉，术后进行MMSE评分，发现静脉麻醉对患者认知功能的影响小于吸入麻醉，同时发现行吸入麻醉患者G/G基因型术后认知功能障碍的发生率较G/C、C/C基因型显著增高，认为携带BACE1基因多态性的患者应谨慎使用吸入麻醉。吴海星等[15]研究ORM1 A113G基因多态性对女性患者维库溴铵效应的影响，对107例18~65岁行全麻下乳腺包块切除术的贵州汉族女性的ORM1 A113G进行基因分型，使用维库溴铵0.1mg/kg诱导麻醉，使用四次成串刺激（TOF）进行骨骼肌松弛监测，观察起效时间、时效、体内作用时间、恢复指数、TOF恢复到25%的时间，并根据基因型将患者分为野生纯合子组（AA组，$n=71$）、突变型杂合子组（AG组，$n=35$）和突变型纯合子组（GG组，$n=1$），发现变异组的时效和TOF恢复25%的时间均明显延长，说明ORM1 A113G基因多态性在一定程度上影响贵州汉族女性患者维库溴铵的骨骼肌松弛效应。张海青等[16]探讨CYP3A4基因多态性对舒芬太尼用于中国汉族产妇剖宫产术后镇痛药物用量的影响，选择择期足孕产妇60名，根据CYP3A4基因型将其分为3组，即突变型纯合子组、突变型杂合子组、野生型组。采用蛛网膜下腔-硬膜外联合阻滞，术后给予静脉舒芬太尼患者自控镇痛（PCA），记录患者48h舒芬太尼总量、PCA次数及48h内静息状态下的VAS评分，镇静评分以及恶心、呕吐、瘙痒等不良反应情况，发现突变型纯合子组产妇舒芬太尼总用量及PCA次数少于突变型杂合子组及野生型组产妇，而突变杂合子组和野生型组之间无明显差异，提示CYP3A4基因多态性可以指导舒芬太尼镇痛时的个体化用药。

此外，中国麻醉学科研工作者在麻醉深度监测，麻醉给药、液体治疗等精准麻醉相关主题上也进行了持续的探索。

陈小杏等[17]将Narcotrend反馈闭环输注系统应用于60岁以上腹腔镜肠癌手术患者，观测其在丙泊酚麻醉控制的效果及可靠性。该研究将60例以上患者随机平均分为2组：闭环组（$n=30$）和开环组

（*n*=30），所有患者采用丙泊酚、舒芬太尼、瑞芬太尼和顺式阿曲库铵全凭静脉麻醉。麻醉维持期闭环组丙泊酚输注速度由 Narcotrend 指数反馈调节，设定为 40~50；开环组丙泊酚输注速度由麻醉实施者人工调整。术中记录生命体征、Narcotrend 指数、药物、补液量、出血量、尿量、麻醉时间、拔管时间、离室时间。并于术前 1 日、术后第 1 日及术后第 5 日对患者 MMSE 功能评分。术后随访记录术中知晓、术后恶心、呕吐发生情况及术后住院时间。结果表明，Narcotrend 反馈闭环控制输注系统应用于 60 岁以上患者腹腔镜肠癌手术麻醉，使丙泊酚输注控制能更有效维持在合适的 Narcotrend 指数深度，提示该闭环控制系统有助于更精确的麻醉深度控制。赵国良等[18]探讨目标导向液体治疗对胃肠道肿瘤手术老年患者术后康复的影响。选择择期行胃肠道肿瘤根治术的患者 100 例，年龄 65~90 岁，采用随机数字表法分为两组（*n*=50）：目标导向液体治疗组和常规液体治疗组。术中连续监测心率（HR）、平均动脉压（MAP）、中心静脉压（CVP）、脉搏氧饱和度（SpO_2）和呼气末二氧化碳分压（$PetCO_2$）。目标导向组同时采用 FloTrac/Vigileo 监测系统监测心排血量（CO）、心指数（CI）、每搏量（SV）、每搏量指数（SVI）和每搏量变异度（SVV）。记录气管拔管时间，术后首次排气时间，术后手术相关并发症，术中和术后心血管和肺部并发症，术后少尿、无尿和肾功能不全的发生情况。结果表明，与对照组比较，目标导向组术中晶体液用量、胶体液用量、总输液量和尿量减少，总医疗费用降低，术后手术相关并发症发生率降低，因此认为基于 FloTrac/Vigileo 监测系统的目标导向液体治疗可精确指导围术期液体治疗，促进胃肠道手术老年患者术后康复。

三、加速康复外科中的精准麻醉

从 ERAS 的核心理念和主要内容中不难看出，ERAS 与精准麻醉的主旨相得益彰，精准麻醉无论从麻醉前准备到术中麻醉管理再到麻醉后恢复，目标都在于精准、合理、个体化的用药，减少麻醉以及麻醉后相关并发症，促进术后快速康复。

基因多态性对于麻醉药物的影响，可以帮助麻醉医师选择适当的麻醉药物，减少麻醉药物的不良反应，在促进术后快速康复中起重要作用。更加精确以及多样化的术中监测技术可以更好地指导麻醉药物以及其他相关药物的使用，麻醉监测方面的脑电双频指数、听觉诱发电位、Narcotrend 指数、脑电熵、脑状态指数等，肌松监测方面的单刺激、强直刺激、四个成串刺激等，神经功能监测方面的脑电图、肌电图以及各种诱发电位等，都使得麻醉监测向着精准化迈进，精确指导麻醉用药，促进手术后康复。

以每搏量变异度、脉搏变异指数、左心室舒张末期容积等参数指导的目标导向治疗，通过最经济有效的液体治疗发挥最大的治疗作用，加速患者术后康复。

综上所述，ERAS 是新兴的围术期治疗方案，需要多学科、多科室、多部门的通力合作。随着精准医学一起出现的精准麻醉，是 ERAS 中不可或缺的一环。而深入理解 ERAS 与精准麻醉的要义，两者在核心理念上是完全相通的，麻醉以及其他相关学科的所有努力，都是为了使治疗更加精确，使患者加速康复。精准麻醉的概念虽然出现较晚，但是追溯中国麻醉学乃至世界麻醉学的发展史，正是从早期的不精准，逐步向精准前进和发展的奋斗史。于布为教授于1999年提出的"理想的麻醉状态"，其理论和实践与精准麻醉也是完全相通的。现代麻醉虽然已经取得了巨大的进步，在精准方面，仍然存在很多问题及不足之处。但是，我们有理由相信随着科技的发展与创新，精准麻醉的发展将日新月异，而麻醉学也将会在ERAS中发挥更重要的作用。

（陈向东　高　洁　姚尚龙）

参考文献

[1] Kehlet H. Multimodal approach to control postoperative pathophysiology and rehabilitation. Br J Anaesth，1997，78（5）：606-617.

[2] Kelllet H. Enhanced recovery after surgery（ERAS）：good for now，but what about the future? Can J Anaesth，2015，62（2）：99-104.

[3] 秦新裕．"世界加速康复和围手术期医学大会"会议纪要暨术后加速康复外科理念研究进展．中华胃肠外科杂志，2015，18（8）：788-789.

[4] 李民，王新波，王思珍，等．加速康复外科理念用于胰十二指肠切除术临床研究．中国实用外科杂志，2015（8）：863-866.

[5] 荚卫东，骆鹏飞．加速康复外科在精准肝脏外科中的应用．中华消化外科杂志，2015，14（1）：25-28.

[6] 汪小万，赵中伟，王文卿，等．快速康复外科理念在开腹胆总管探查术中的应用研究．肝胆外科杂志，2015，23（2）：141-144.

[7] 陈先凯，李印，刘先本，等．加速康复外科在胸腹腔镜食管癌术中的临床应用．中华消化外科杂志，2015，14（12）：987-992.

[8] 张盛苗，王言奎，陈龙．应用加速康复外科理念对腹腔镜下子宫广泛切除术宫颈癌患者术后免疫功能影响研究．中国实用妇科与产科杂志，2015（8）：754-758.

[9] 姚雪红．加速康复外科理念在老年人工髋关节置换术患者围手术期护理中的应用．护理实践与研究，2015（7）：50-51.

[10] 李宁．加速康复外科治疗中的围手术期营养支持．肠外与肠内营养，2015，15（2）：65-67.

[11] 黎介寿．营养与加速康复外科．肠外与肠内营养，2015，14（2）：65-67.

[12] 米卫东．加速康复外科中的液体治疗．北京医学，2015，37（8）：724-725.

[13] 杨焕明．对奥巴马版"精准医学"的"精准"解读．中国医药生物技术，2015（6）：721-723.

[14] 高波．静脉和吸入麻醉后认知功能障碍与BACE1基因多态性的关系．世界临床医学，2015，9（12）：92.

[15] 吴海星，段宏伟，高鸿．ORM1 A113G基因多态性对女性患者维库溴铵肌松效应的影响．临床麻醉学杂志，2015，31（4）：354-356.

[16] 张海青,刘勇波,徐晓琳,等. CYP4A3基因多态性对舒芬太尼用于剖宫产术后镇痛药物用量的影响. 医药前沿, 2015, 5 (24): 36-38.

[17] 陈小杏. Narcotrend反馈闭环控制系统用于丙泊酚麻醉的可靠性观测. 广州:广州中医药大学, 2015.

[18] 赵国良,周银燕,彭沛华,等. 目标导向液体治疗对胃肠道肿瘤手术老年患者术后康复的影响. 中华麻醉学杂志, 2015, 35 (4): 453-456.

第八节 精准医疗扶贫、爱心医疗及基层医疗

国家主席习近平就任中共中央总书记后，走遍了中国绝大多数贫困地区。2013年11月，习近平在湖南湘西考察时做出了"实事求是、因地制宜、分类指导、精准扶贫"的重要指示，并首次提出了"精准扶贫"的重要思想。多年来，因病致贫、因病返贫是导致贫困的主要原因，因此医疗扶贫成为扶贫的重要一环。中华医学会麻醉学分会积极响应党中央的号召，为医疗扶贫做出了积极贡献。

一、姚尚龙教授带头践行医疗扶贫

华中科技大学同济医学院附属协和医院（以下简称武汉协和医院）麻醉科姚尚龙教授是国内最早建议以及实施疗扶贫的麻醉界专家，对国家的医疗扶贫事业贡献突出，成为麻醉学界乃至医学界深入贯彻医疗扶贫的领军人物。2015年10月16日，姚尚龙教授获得"2015年中国消除贫困奖"，并受到国家主席习近平接见，是全国唯一获此殊荣的医疗界代表。

姚尚龙教授精准医疗扶贫行动始于1996年参加的"中华健康快车"活动，自此一直没有停歇。从新疆博州、石河子到福建宁德，从陕西延安到四川汶川，再到湖北洪湖、鹤峰等地，都留下了姚尚龙教授医疗扶贫的足迹。2008年，汶川地震发生后，姚尚龙教授带领协和医院医疗队第一时间赶往灾区，一边指挥救援，一边进行手术麻醉。

2011年，姚尚龙教授带领医疗队对口支援新疆博州人民医院，在半个月期内行程数千公里开展义诊。此后，姚尚龙每年至少两次前往博州，通过"专家查房、专题讲座、手术带教、门诊指导"等方式发挥"传、帮、带"作用，在博州人民医院成立了"哮喘之家"，建立介入治疗室，带去"新式剖宫产术""直肠癌根治术"等14项新技术。

2001年，在姚尚龙教授的建议下，武汉协和医院在湖北省率先开展"心系农村，情暖农民"贫困先心病患儿减免计划，并持续至今。据不完全统计，截至2014年底，该项活动共计减免医疗费用3670万元，使4912名贫困先天性心脏病患儿得到成功救治。

2015年5月下旬，姚尚龙教授带领武汉协和医院10个专业的国内知名专家，到福建闽东医院开展大型义诊活动并作专题学术讲座。根据规划，武汉协和医院将从医疗流程设计、医院管理、学科建设、

人才培养及技术合作等领域，对闽东医院开展全方位对口帮扶，在 3 年内，帮助闽东医院建立一批重点专科，国家自然科学基金科研项目争取实现"零"的突破。

除了给对口帮扶的医院通过专家查房、专题讲座、手术带教、门诊指导等方式发挥帮助作用以外，武汉协和医院每年还邀请帮扶医院的医护人员到该院进行全方位的业务学习。

二、举办基层麻醉科主任培训班

作为基层医疗机构，麻醉科能力建设是重要组成部分。中华医学会麻醉学分会于 2011 年 10 月 23—28 日在上海瑞金医院麻醉科举办"首届全国基层医院麻醉科主任培训班"，从而启动了学会大规模培训基层医院麻醉科主任这项工作。

在 2015 年度，全国多个省、自治区、直辖市举办了形式多样的基层麻醉科主任培训班。例如，上海瑞金医院与上海中山医院联合举办了"2015 年第五期中华医学会麻醉学分会全国基层医院麻醉科主任学习班"；上海长海医院麻醉科举办了"2015 全国基层医院麻醉科主任培训班"；天津麻醉学分会举办"第五期基层医院麻醉科主任培训班暨老年麻醉宣讲班"；重庆医科大学第一附属医院举办"第十二期全国基层医院麻醉科主任培训班暨围术期可视化技术应用学术活动周"；郑州大学第一附属医院麻醉科举办了"2015 年全国基层医院麻醉科主任培训班"；陕西省医学会麻醉学分会和西安交通大学第二附属医院麻醉科联合举办 4 期"基层科主任培训班"，惠及基层医院麻醉科主任、副主任 57 人；青海省医学会麻醉学分会在青海省互助县举办了"2015 年青海省麻醉科主任学习研讨班"。

实践证明，深入大型教学医院的短期培训对提高基层医院麻醉科质量控制管理水平，逐步推广和普及麻醉适宜技术具有很好的推动作用，通过较短时间内信息丰富、理论权威、技术全面的授课与交流互动，有助于切实提高基层麻醉科主任自身实际应用水平，也将为相关基层医院麻醉学科的建设和发展带来长足进步。

三、开展"麻醉走基层"活动

精准扶贫就需要深入基层，通过点对点的帮扶，在短时间内切实提高基层医院麻醉科的临床管理水平，让更多医务工作者在业务水平以及医疗服务能力等方面通过培训得到提高，最终使患者受益。

基层医院麻醉科建设是一项长期、复杂的系统工程。在 2015 年度，全国多个省、自治区、直辖市举办了形式多样的"麻醉走基层"活动。北京麻醉学分会启动百家医院牵手行动，旨在促进环北京基层医院麻醉水平的提高。目前，参与牵手单位已达 141 家，其中包括河北省 15 家，非营利医院 6 家。这体现了北京麻醉学分会服务于大北京的理念，以及推动京津冀麻醉一体化协同发展战略。

河南省医学会麻醉学分会和郑州大学第一附属医院麻醉科举办"麻醉走基层"系列活动，先后来到河南省唐河、临颍、永城、平顶山、固始和西陕 6 个基层地区，举办困难气道管理、神经阻滞及无痛分娩系列活动与讲座。每场参加人数 80～100 人，全面发挥大型医院对基层医院的指导和带动作用，通过对其核心医疗团队的强化培训，进一步提升了帮扶医院医疗服务水平。河南省医学会麻醉学分会还推动青年骨干教师团与优秀博士团队下基层系列教学活动。先后到信阳、开封、新乡、三门峡、濮阳等地讲学，并以多种形式开展学术活动，每场参加人数100～150人。

陕西省医学会组织专家前往咸阳、宝鸡、汉中等基层医院进行专题讲座，就麻醉与舒适化医疗、麻醉科质量管理、精准化麻醉、区域阻滞麻醉围手术期快速康复、术后急性疼痛管理等专题进行深入交流探讨，参与人数累计280人，收到强烈反响。

湖南省医学会麻醉学专业委员会则采取资助基层医生参加省内麻醉年会的形式，邀请了二级甲等（不含）以下级别医院的麻醉医生，尤其是偏远地区、经济欠发达地区及株洲周边地区基层医院部分基层麻醉医生共50人参与年会活动，予以补助交通、住宿、餐饮及注册费用。

首都医科大学附属北京妇产医院麻醉科于2015年7月24—26日在青海省的西宁市青海红十字医院及11月19—21日在山东省临沂市人民医院共举办两期"康乐分娩镇痛全国推广项目"学习班，参会及参加临床观摩总计500余人次。此外，还将"腰－硬联合阻滞分娩镇痛技术的推广应用"项目，深入推广到通州、平谷、大兴、密云等8家二级或区县级的妇产专科医院，在妇产科临床麻醉、危急重症抢救和分娩镇痛等方面给予合作单位技术及理论上的帮助。

内蒙古赤峰市医药卫生学会麻醉学分会采取"请进来"（请专家授课，举办学习班、麻醉学术会议），"走出去"（进修学习，参加学习班、各种学术会议），"传下去"（举办基层医院麻醉科主任培训班、基层医院麻醉质量控制员培训、到旗县医院巡讲）的人才培养策略，在2015年举办了形式灵活、颇具特色的"麻醉走基层"活动，为广大基层医院麻醉科医师带来了福利。

促进精准医疗扶贫，加强爱心医疗与基层医疗建设是近年来国家的政策导向，也是"十三五"战略规划的重要内容。中华医学会麻醉学分会积极响应国家号召，努力为国家医疗扶贫事业作出更多贡献。我们深知，精准扶贫与基层医院建设，贵在精准，关键在落实。对于参与组织的医务工作者而言，更是重任在肩。要坚持把优质医疗资源送到最需要的地方去，以精准医疗助推精准扶贫。中华医学会麻醉学分会在此呼吁并邀请更多的麻醉同道，一如既往坚持整合医疗资源，将优质的医疗服务向基层扩散，惠及更多人民群众。

注：囿于资料收集的完整性，可能遗漏了部分地方医学会麻醉学分会、医院及科室的医疗扶贫工作和资料！敬请谅解！

（陈向东　高　洁　薄禄龙）

第九节　患者教育与麻醉科普

一、患者教育与加速康复

随着快速康复外科（ERAS）理念的深入人心和不断推广，其核心思想是通过一系列医疗行为的改变,在术前、术中及术后应用各种已证实有效的方法,最大限度地减少患者围手术期应激反应,减少患者痛苦,促进患者器官功能的早期恢复,使患者尽早恢复至术前状态。在患者术前评估上,ERAS强调早期麻醉介入,建议在麻醉门诊为患者进行全面的评估和宣教。例如,可以对患者进行健康及风险评估,决定术前行哪些检查,尽快回顾并优化术前用药,调整患者至最佳的健康状态。此外,更好的术前宣教和准备,也可以减少不必要的干预。积极的术前优化和干预,可以减轻患者的恐惧心理,降低焦虑情绪,加快术后恢复,缩短住院时间。

李林涛等[1]研究发现,初次全膝关节置换术患者术前焦虑状态可显著影响患者术后镇痛效果及麻醉恢复。杨溯威等[2]通过麻醉前视频宣教对全麻患者麻醉信息获取、术前焦虑及麻醉满意度的影响进行了研究。研究者对患者术前进行一段 10 min 的视频宣教及告知,其内容包括患者在手术室后接受的生命体征监护,术中情况及术后监护的内容。结果发现,可以降低患者焦虑的状态评分、焦虑视觉类比试验评分,显著提高患者术后 24 h 麻醉满意度。该研究结论认为,全身麻醉前视频宣教和告知,可以增加患者对宣教和告知内容信息的获取,提高患者的麻醉满意度,但是对于术前焦虑的评估则无法准确进行。

在患者教育方面,麻醉术前宣教对实现最佳医疗护理程序、调控患者心理状态、实施麻醉手术及术后康复具有重要意义。目前,全国多地的医院麻醉科手术室已在术前准备区或家属等候区等处,播放麻醉及手术相关视频,以便患者提前熟悉麻醉和手术,减轻紧张情绪。然而,国内开设麻醉门诊的医院不多。少数医院开设的麻醉门诊,其工作也主要局限于无痛胃肠镜的评估。可以预见,随着麻醉医师在围术期作用日益凸显,麻醉门诊的重要性将逐渐受到医院管理部门重视。

二、麻醉科普

(一)麻醉科普图书

在麻醉科普方面,近年来多部以麻醉科普为主题的图书出版。由郑宏编著的《带你走进麻醉世界》(科学出版社),以质朴、通俗易懂的语言,配之以生动逼真的漫画,介绍了麻醉的历史渊源、现代麻醉学的基本知识、技能及相关背景知识。该书从临床麻醉、手术室、疼痛诊疗与管理、急救与复苏、体外循环等多个角度再现"麻醉"与"麻醉医师"的工作情景,力图揭示麻醉的全貌。总之,该书的出版旨在将神秘陌生的手术室和麻醉医师展现给大家,拉近麻醉医师与患者的距离,并为医患关系的和谐增添正能量。

由刘友坦、古妙宁主编,邓小明、姚尚龙主审的《麻醉知多少》(人民军医出版社),以问答的形式,对围术期麻醉安全、疼痛诊疗、舒适化诊疗以及麻醉学科对未知生命科学的探索等相关问题,进行了详细讲解,旨在介绍和普及麻醉医学知识,促进医患沟通与医疗秩序和谐。该书由麻醉概述、麻醉与手术安全、麻醉前的准备、麻醉方式的选择和麻醉过程的一些问题、手术后恢复和疼痛管理,以及针对老年人、儿童、孕产妇等特殊患者的麻醉问题,进行了详细而风趣的介绍。

由雷志礼主编的《麻醉:术中奇幻之旅》(中国科学技术出版社),系"人生必须知道的健康知识科普系列丛书"之一。该书力求通过简明扼要、通俗易懂的编写形式,把现代麻醉的一些基本常识呈现给大家。在您需要时，可通过本书去神秘的麻醉世界遨游。为了让枯燥深奥的知识变得简单明了、生动形象，书中还配有大量插图，方便读者理解。

由胡智勇主编的《小儿麻醉知多少》（人民卫生出版社），是一本适合急需了解小儿麻醉相关知识的大众科普书，为家长揭开小儿麻醉的神秘面纱，充满知识性和趣味性。此外，书中趣味横生的漫画由儿科医师鱼小南创作，可以让读者轻松了解小儿麻醉。

（二）网络平台

依托网络平台进行麻醉科普，利用网络传播的快捷性和扩布特点，愈发受到大众的喜欢。例如，新青年麻醉论坛设立了"科普门诊"版块，就经常被问及的麻醉问题进行了集中讨论和说明。例如，麻醉前需要做哪些准备？麻醉会让人变傻吗？什么叫全身麻醉？术后镇痛会影响伤口愈合吗？一系列事关患者围术期体验和安全的问题，成为最受关注的麻醉问题。

社会及公众对麻醉医师的角色及作用知晓甚少，麻醉医师应积极走出幕后，向公众科学普及麻醉及疼痛知识，以解除神秘感甚至是错误认识。目前，全国各地已有不少医院使用微信公众平台进行麻醉专业知识、科普知识的传播，收到了良好效果。微信公众号等网络平台，有助于提高患者对麻醉和麻醉医师的认识，提高患者依从度。用通俗易懂的话语，图文并茂的形式与大众沟通，既帮助患者提高分辨科学与迷信、文明与愚昧的能力，也可以增强大众的健康保健意识。

鉴于"麻醉"在医学专业内是一个相对专业的名词，我们通过搜狗（sogou.com）的微信搜索功能，对公众号名称中包含"麻醉"一词的公众号进行了检索。结果显示，共有177家包含"麻醉"二字的公众平台，订阅量较大的如新青年麻醉论坛、麻醉平台、医学界麻醉频道、基层麻醉网、麻醉时间、麻醉博物馆等。

在患者教育上，随着微视频等便捷网络传播手段的兴起，2015年度一系列麻醉医师"网红"的出现，让大家领略了麻醉医师的辛劳和风采。无论是跪着为患者实施气管插管或吸痰，还是怀抱并安慰刚完成麻醉手术的患儿，无一不引起了社会舆论的好评和关注。

依托网络传播的力量，很多麻醉医师的日常工作的画面，迅速成为网络热传的图文，也让麻醉医师的角色和重要作用为外界所熟知。2015年1月，湖南省荣军医院麻醉科医师姚翔，通过漫画的形式与一位聋哑产妇进行沟通、交流，解释手术全称，使该孕妇得以放松心态，顺利生产，这一幕也让该医师备受网络关注。

近年来，国内多地多例麻醉医师猝死案例，令同行深感痛心，也揭示了麻醉医师高风险、高强度的职业特点。2014年11月，CCTV"焦点访谈"栏目对麻醉医师的作用和角色进行了介绍。该期节目对武汉协和医院麻醉科姚尚龙、张诗海等进行了采访，对麻醉医师过劳及猝死案例等进行了深入报道。2014年12月，上海市医师协会麻醉科医师分会提出了《上海市麻醉科医师劳动保护条例（草案）》，开全国先河，做出了行业表率。此外，姚尚龙等参加腾讯网《名医堂》访谈节目，对麻醉医师短缺、麻醉医师在手术中的重要作用予以了深入浅出的介绍。

（薄禄龙　邓小明）

参考文献

[1] 李林涛,符培亮,袁帅,等. 全膝关节置换术前焦虑对术后疼痛及麻醉恢复的影响. 中华关节外科杂志(电子版),2015,9(2):13-16.

[2] 杨溯威,夏燕飞,黄浩. 麻醉前视频宣教对全麻患者麻醉信息获取、术前焦虑及麻满意度的影响. 浙江医学,2015,37(4):314-316.

第二章 麻醉药物研究进展

第一节 静脉麻醉药

一、丙泊酚

2015 年度关于丙泊酚的研究在静脉麻醉药中的比重略有下降。关于不同因素对丙泊酚药效学影响的研究有数篇。Xu 等[1]探讨帕金森病（PD）对丙泊酚药效学的影响。纳入 31 例帕金森病患者（PD 组）和 31 例非帕金森病患者（NPD 组），靶控输注丙泊酚诱导，比较 2 组患者意识消失时血浆药物浓度。结果发现，PD 组意识消失时丙泊酚血浆浓度显著低于 NPD 组，帕金森病患者意识消失时丙泊酚 50% 有效浓度降低。赵艾华等[2]评价了肥胖因素对丙泊酚镇静效力的影响。选择全身麻醉下行择期手术患者 60 例。根据体重指数（BMI），将患者分为 2 组（每组 n=30）：正常体重组（C 组），BMI＜25 kg/m^2；肥胖组（O 组），BMI 30～40 kg/m^2。靶控输注丙泊酚，初始血浆靶浓度为 1.2 μg/ml，达到血浆靶浓度 30 s 后增加 0.3 μg/ml，直至患者意识消失 [警觉-镇静（OAA/S）评分=1 分]。结果显示，肥胖因素可增强丙泊酚的镇静效力。

在丙泊酚的脑保护作用研究方面，施乙飞等[3]*比较了丙泊酚或七氟烷复合舒芬太尼麻醉对体外循环（CPB）下瓣膜手术患者的脑保护效应。选择择期 CPB 下行瓣膜手术患者 60 例，随机分为丙泊酚复合麻醉组（PA 组）和七氟烷复合麻醉组（SA 组），每组 30 例。自麻醉诱导至术毕 PA 组持续靶控输注丙泊酚 0.5～2.0 μg/ml；SA 组持续吸入 0.5%～2.5%七氟烷，维持脑电双频指数（bispectral index，BIS）值 45～55。分别于麻醉诱导后即刻（T$_0$）、术毕（T$_1$）和术后 6、12 和 24 h（T$_{2～4}$）时上腔静脉逆行置管抽取血样，采用酶联免疫吸附实验（ELISA）法测定血浆 S100 蛋白的β亚型（S100β）蛋白和神经元特异性烯醇化酶（NSE）的浓度。结果显示与 SA 组比较，PA 组 T$_1$～T$_2$ 时血浆 S100β蛋白浓度、T$_1$～T$_3$ 时 NSE 浓度降低（P＜0.05）。结论是丙泊酚复合舒芬太尼麻醉对 CPB 下瓣膜手术患者的脑保护效应优于七氟烷复合舒芬太尼麻醉。葛明月等[4]系统评价了丙泊酚麻醉对颅脑损伤手术患者的脑保护作用。通过计算机检索及手工检索，收集丙泊酚用于颅脑损伤手术患者麻醉的随机对照试验，评价了研究的质量、提取指标数据，并采用 Rev Man 5.3 软件进行 Meta 分析。结果纳入了 14 项研究，共 1021 例颅脑损伤手术患者，显示丙泊酚能降低患者血清炎性因子 C 反应蛋白（CRP）、白细胞介素 6（IL-6）、肿瘤坏死因子（TNF）以及 S100β和 NSE，并能降低颅内压和升高脑组织氧分压。本研究提示是丙泊酚用于颅脑损伤手术患者的麻醉具有明显的脑保护作用。Song 等[5]系统回顾了利用功能磁共振成像（fMRI）

和正电子发射体层摄影术（PET）探究丙泊酚对中枢神经系统作用的研究，以期探讨丙泊酚药理机制及颅内作用靶点，共纳入了18项研究。结果显示，在无意识阶段，丙泊酚急剧降低全脑局部脑血流（rCBF）及局部脑葡萄糖代谢率（rGMR），在丘脑区这一作用更加显著；在丙泊酚镇静剂量水平，枕叶、颞叶、额叶 GMR 显著下降，然而丘脑 GMR 变化并不显著。在丙泊酚作用与功能磁共振成像分析研究中，一些研究发现：丙泊酚诱导的中度镇静水平，丘脑功能连通性降低，而脑桥功能连通性增加；深度镇静水平时，丙泊酚保留皮质感觉反应性，中度影响特异性丘脑皮质网络，重度抑制非特异性丘脑皮质网络。相反，近期 fMRI 相关研究一致认为丙泊酚降低额顶网络活动性。大量证据显示丙泊酚导致的意识消失与脑代谢和血管抑制，特别是丘脑皮质网络和额顶网络活动的显著降低有关。Jiang 等[6]系统性回顾分析丙泊酚对小儿麻醉苏醒期躁动的影响，通过数据库检索关于小儿气体麻醉中复合丙泊酚对躁动影响的随机对照试验（RCT）研究资料，最终11项研究数据纳入分析，结果显示辅助剂量丙泊酚能够预防小儿麻醉苏醒期躁动，且对麻醉恢复室停留时间无明显影响。但是纳入的研究具有较高的偏倚风险因素和异质性，因此还需进一步探讨丙泊酚对躁动的影响。

与丙泊酚相关的基础研究有数篇。Yang 等[7]探讨了静脉输注丙泊酚对人类心脏钾离子通道的抑制作用。发现在人类心房肌细胞中，丙泊酚对钾离子外流的抑制作用呈剂量依赖性，同时不影响电压依赖动力和恢复时间常数；丙泊酚还可以降低心房肌细胞的超快速激活延迟整流钾通道（I_{Kur}），同时通过优先与开放通道结合而抑制 HEK 293 细胞的 hKv1.5。丙泊酚还可以延长心肌动作电位的时长，可能会导致使用丙泊酚的患者出现房性心动过速或心房颤动。赖晓红等[8]探讨了丙泊酚对人胃癌细胞 RhoA/ROCK1 信号通路的影响。体外培养人胃癌 MKN-45 细胞，将细胞培养板孔分为4组：C组不给予任何药物；P组给予丙泊酚，终浓度16 μg/ml；L组给予溶血磷脂酸，终浓度1 μmol/L；PL组给予丙泊酚和溶血磷脂酸，终浓度分别为16 μg/ml、1 μmol/L，均孵育24 h。结果显示，丙泊酚降低人胃癌细胞转移能力的机制与抑制 RhoA/ROCK1 信号通路有关。王亚芳等[9]探讨了丙泊酚对大鼠脑缺血-再灌注时神经元线粒体 DNA 缺失的影响。选择雄性 SD 大鼠54只，随机分为3组（$n=18$）：假手术组（S组）、脑缺血-再灌注组（I/R组）和丙泊酚组（P组）。采用夹闭双侧颈总动脉联合低血压的方法建立大鼠脑缺血-再灌注损伤模型。P组股静脉输注丙泊酚 1.0 mg/（kg·min）1 h，然后制备脑缺血-再灌注损伤模型。结果显示丙泊酚减轻大鼠脑缺血再灌注损伤的机制与减少神经元线粒体 DNA 缺失有关。

二、右美托咪定

右美托咪定为新型高选择性 α_2 肾上腺素能受体激动剂，具有中枢性抗交感神经作用，能产生近似自然睡眠的镇静作用；同时具有一定的镇痛、利尿和抗焦虑作用，对呼吸无抑制，还具有保护心、肾和脑等器官功能的特性。2015年度右美托咪定仍然是静脉麻醉药的研究热点，研究数量和质量近年来都逐年上升。

1. 右美托咪定在心脏手术中的应用　牛姣姣等[10]探讨了右美托咪定对 CPB 心脏瓣膜置换术患者肾血流动力学的影响。选择择期拟行 CPB 心脏瓣膜置换术患者30例，随机分为2组：对照组（C组）和右美托咪定组（D组）。D组麻醉诱导后经10 min静脉输注右美托咪定负荷量0.5 μg/kg，随后以0.5～1.0 μg/（kg·h）的速率静脉输注至手术结束。结果显示与C组比较，D组CPB 30 min和CPB结束后30 min时肾血流量增加，CPB结束后各时点血浆中性粒细胞白明胶酶相关脂质运载蛋白浓度降低（$P<0.05$），其余肾血流动力学指标、CO和血浆胱抑素C浓度差异无统计学意义（$P>0.05$）。结论是右美托咪定可增加CPB心脏瓣膜置换术患者肾血流量，产生肾保护作用。张颖等[11]探讨了右美托咪定对CPB下心脏瓣膜置换术患者肠黏膜损伤的影响。纳入择期行心脏瓣膜置换术的风湿性心脏病患者40例，随机将患者分为2组（$n=20$）：对照组（C组）和右美托咪定组（D组）。D组于常规麻醉诱导前经10 min静脉注射右美托咪定1 μg/kg负荷量，随后以0.3 μg/（kg·h）速率静脉输注至术毕。结果显示与C组比较，D组血浆TNF-α、IL-6、IL-10、肠型脂肪酸结合蛋白和内毒素的浓度降低，术后机械通气时间和ICU停留时间缩短（$P<0.05$）。结论是常规麻醉诱导前静脉输注右美托咪定1 μg/kg负荷量，随后以0.3 μg/（kg·h）速率输注至术毕，可减轻CPB下心脏瓣膜置换术患者肠黏膜损伤。袁素等[12]*探讨了右美托咪定对全身麻醉（简称全麻）低温心肺转流下冠状动脉旁路移植术围术期的心肌保护作用。择期行全麻低温CPB下冠状动脉旁路移植术患者80例，随机均分为右美托咪定组（A组）和对照组（C组）（$n=40$）。在中心静脉置管后，A组静脉泵注右美托咪定4 μg/（kg·h）持续15 min后调节至维持剂量0.7 μg/（kg·h）直到手术结束，C组用同样方案静脉注射等容量0.9%氯化钠溶液（生理盐水）。记录入室后（T_0）、麻醉诱导后（T_1）、切皮时（T_2）、CPB终止时（T_3）和手术结束时（T_4）的HR、SBP、DBP和血管活性药物用量。测定$T_1\sim T_4$、术后6 h（T_5）和术后24 h（T_6）血浆肌酸激酶同工酶（CK-MB）、心肌肌钙蛋白T（cTnT）、肾上腺素（E）和去甲肾上腺素（NE）浓度。结果显示，右美托咪定能降低全麻低温CPB下冠状动脉旁路移植术围术期心肌缺血的发生，达到围术期心肌保护的作用。

2. 右美托咪定在胸科手术中的应用　李治贵等[13]探讨了右美托咪定对开胸手术麻醉全过程的影响。75例开胸手术患者随机分为2组：对照组（A组，$n=36$）和右美托咪定组（B组，$n=39$）。所有组患者以丙泊酚、瑞芬太尼等麻醉诱导及维持，B组患者于麻醉前10 min持续泵注右美托咪定1 μg/kg（10 min），继以0.3 μg/（kg·h）至手术结束前10 min。结果显示B组患者插管后、手术开始后5 min、手术开始后1 h、手术结束前及拔管前平均动脉压（MAP）和心率（HR）均低于A组（$P<0.05$）；B组丙泊酚用量明显低于A组（$P<0.05$），去氧肾上腺素用量明显高于A组（$P<0.01$）；与A组相比，B组患者SAS评分明显降低（$P<0.05$），PaO_2明显高于A组（$P<0.05$）。结论是右美托咪定可以明显减少麻醉药用量，降低开胸手术患者围术期血压及心率，降低苏醒期躁动的发生并改善呼吸。万利芹等[14]探讨了右美托咪定复合亚麻醉剂量氯胺酮对开胸术患者麻醉恢复期躁动的影响。选择择期食管癌根治术患者80例，采用随机数字表法分为4组（$n=20$）：生理盐水（NS组）、右美托咪定组（D组）、亚麻醉剂量氯胺酮组（K组）和右美托咪定复合亚麻醉剂量氯胺酮组（DK组）。手术结束前10 min时DK组、K组静脉注射氯胺酮0.5 mg/kg，DK组和D组静脉输注右美托咪定0.5 μg/kg，NS组给予等容量的生理盐水。结果显示4组患者苏醒时间、气管拔管时间及ICU停留时间比较差异无统计学意义；与NS组比较，D组、K组和DK组$T_3\sim T_6$时Ramsay镇静评分升高，躁动发生率和程度降低，心血管事件和低氧血症发

生率降低；与 D 组和 K 组比较，DK 组 $T_3\sim T_6$ 时 Ramsay 镇静评分升高，躁动发生率和程度降低，心血管事件和低氧血症发生率降低（$P<0.05$）。结论是右美托咪定复合亚麻醉剂量氯胺酮可预防开胸术患者麻醉恢复期躁动，且效果优于两者单独应用。

3. 右美托咪定在术中唤醒中的应用　刘延军等[15]*探讨了右美托咪定对后路截骨矫形术患者术中唤醒试验质量的影响。选择择期全身麻醉下行后路截骨矫形术的中、重度胸腰椎后凸畸形患者 97 例，随机将其分为 2 组：对照组（C 组，$n=46$）和右美托咪定组（D 组，$n=51$）。D 组于麻醉诱导前经 15 min 静脉输注右美托咪定 1.0 μg/kg，C 组静脉输注等容量生理盐水。静脉注射咪达唑仑、丙泊酚、芬太尼、维库溴铵和地塞米松诱导麻醉，气管插管后行机械通气。静脉输注顺式阿曲库铵、丙泊酚和瑞芬太尼维持麻醉，D 组静脉输注右美托咪定 0.3 μg/(kg·h) 至术毕，C 组静脉输注等容量生理盐水至术毕。唤醒试验前 C 组停止输注麻醉维持药物；D 组停止输注顺式阿曲库铵、丙泊酚和瑞芬太尼，右美托咪定的输注速率不变。结果显示与 C 组比较，D 组唤醒质量升高，唤醒成功时 Ramsay 镇静评分升高，Riker 躁动评分降低，术后恶心、呕吐发生率降低（$P<0.05$），唤醒时间差异无统计学意义（$P>0.05$）。两组均未发生心血管事件和术中知晓。结论是右美托咪定可提高后路截骨矫形术患者术中唤醒试验唤醒的质量，不延长唤醒时间，血流动力学稳定，不良反应轻。高鹏等[16]探讨了右美托咪定对全麻下脑语言功能区术中唤醒的影响。选择 ASA Ⅰ 或 Ⅱ 级累及脑语言功能区并排除严重心肺疾病患者 20 例，于全麻下行开颅手术，术中唤醒前停用全麻用药，并以右美托咪定 0.1～0.2 μg/(kg·h) 和瑞芬太尼 0.05 μg/(kg·min) 维持，保持患者清醒至唤醒结束。结果显示患者清醒期 MAP 明显升高、HR 明显增快，PaO_2 明显降低，$PaCO_2$ 明显升高（$P<0.05$）。患者清醒程度和带管讲话状态评分为优。无一例患者术后发生恶心、呕吐、躁动不良反应和不良记忆。结论是右美托咪定用于全麻下脑语言功能区手术的术中唤醒具有易调控、易唤醒、患者易配合，对循环、呼吸干扰轻微的优势。

4. 右美托咪定的脑保护作用　张韫辉等[17]探讨了右美托咪定对颅脑损伤患者全麻下开颅术时的脑保护作用。选择了在全身麻醉下行开颅术的颅脑损伤患者 60 例，格拉斯哥昏迷计分法评分 6～12 分，随机分为 2 组（$n=30$）：对照组（C 组）和右美托咪定组（Dex 组）。Dex 组于常规麻醉诱导用药前 10 min 经静脉输注右美托咪定 1 μg/kg，随后以 0.5 μg/(kg·h) 输注至术毕，C 组给予等容量生理盐水。于手术开始前即刻（T_0）、切开硬脑膜即刻（T_1）、手术开始后 2 h（T_2）、缝合硬脑膜（T_3）和手术结束（T_4）时采集桡动脉和颈内静脉球部血样，进行血气分析，计算动脉-静脉血氧含量差和脑氧摄取率；采用 ELISA 法测定血清 S100β 蛋白浓度。结果显示，与 T_0 时比较，两组 $T_2\sim T_4$ 时血清 S100β 蛋白浓度升高（$P<0.05$）；与 C 组比较，Dex 组 $T_2\sim T_4$ 时血清 S100β 蛋白浓度降低（$P<0.05$）；两组脑氧代谢指标均在正常范围。结论是常规麻醉诱导前静脉输注右美托咪定 1 μg/kg，随后以 0.5 μg/(kg·h) 静脉滴注至术毕对颅脑损伤患者行全身麻醉下开颅术时可产生一定的脑保护作用。王玉玺等[18]比较了右美托咪定和丙泊酚对癫痫患者病灶切除术中皮质脑电图的影响。选择择期行癫痫病灶切除术患者 100 例，随机分为 5 组，每组 20 例。在切开硬脑膜暴露脑皮质后，C1 组和 C2 组将丙泊酚靶浓度分别调至 1.5 和 5.0 μg/ml，稳定 15 min 后观察描记脑电图。其余 3 组于脑皮层电图（ECoG）监测开始前 15 min 停用丙泊酚，静

脉注射负荷量右美托咪定 0.5 μg/kg，维持剂量分别为 0.25 μg/（kg·h）（D1 组）、0.5 μg/（kg·h）（D2 组）、1.0 μg/（kg·h）（D3 组），维持 30 min 后观察描记脑电图至监测结束。结果显示丙泊酚对癫痫患者 ECoG 的影响呈剂量依赖性，1.5 μg/ml 浓度不影响 ECoG 对癫痫波的描记。右美托咪定对 ECoG 监测定位影响较丙泊酚小，0.25～0.5 μg/（kg·h）剂量对癫痫波未产生明显抑制作用，可安全用于癫痫手术麻醉。郎志斌等[19]探讨了右美托咪定对体外循环法洛四联症矫正术患儿的脑保护效应。择期 CPB 法洛四联症矫正术患儿 60 例，将其分为 2 组（n=30）：生理盐水组（NS 组）和右美托咪定组（Dex 组）。Dex 组于常规麻醉诱导前经 10 min 静脉输注右美托咪定 0.5 μg/kg，继之以 0.5 μg/（kg·h）的速率输注至术毕；NS 组以等容量生理盐水替代。结果显示常规麻醉诱导前静脉输注右美托咪定 0.5 μg/kg，随后以 0.5 μg/（kg·h）输注至术毕，对 CPB 法洛四联症矫正术患儿具有脑保护效应。沈社良等[20]探讨了右美托咪定对体外循环心脏手术患者脑损伤的影响，选择择期 CPB 心脏手术患者 80 例，年龄 18～64 岁，心功能分级 II 或 III 级，美国麻醉医师协会（ASA）分级 II 或 III 级。将患者随机分为 2 组：对照组（C 组）和右美托咪定组（D 组）。常规麻醉诱导前 D 组经 10 min 静脉输注右美托咪定 1 μg/kg，随后以 0.5 μg/（kg·h）输注至术毕；C 组给予等容量生理盐水。分别于麻醉诱导后切皮前（T_0）、CPB 开始后 30 min（T_1）、术毕（T_2）、术后 4 h（T_3）、术后 24 h（T_4）及术后 72 h（T_5）时采集颈静脉球部血样，检测血清肿瘤坏死因子α（TNF-α）、IL-6、IL-10、星形胶质细胞 S100β 及 NSE 的浓度。发现常规麻醉诱导前静脉输注右美托咪定 1 μg/kg，随后以 0.5 μg/（kg·h）速率输注至术毕可减轻 CPB 心脏手术患者脑损伤，其机制与抑制炎性反应有关。

5. 右美托咪定的肺保护作用　魏红芳等[21]*探讨了右美托咪定对脓毒症患者全身麻醉时肺保护作用。脓毒症患者 50 例，拟在全身麻醉下行急诊手术，将患者分为 2 组（n=25）：对照组（C 组）和右美托咪定组（D 组）。D 组常规麻醉诱导前经 10 min 静脉输注右美托咪定 1.0 μg/kg，随后以 0.4 μg/（kg·h）速率静脉输注 2 h，C 组给予等容量生理盐水。结果显示与 C 组比较，D 组氧合指数升高，血清降钙素原、TNF-α 和 IL-6 的浓度降低，肺功能改善率升高（P<0.05）。结论是常规麻醉诱导前静脉输注右美托咪定 1.0 μg/kg，随后以 0.4 μg/（kg·h）速率输注 2 h 在脓毒症患者全身麻醉时具有肺保护作用。

6. 右美托咪定与椎管内麻醉联合使用　原峰等[22]探讨了不同剂量右美托咪定预防剖宫产术患者脊椎-硬膜外麻醉后寒战的效果。选择脊椎-硬膜外麻醉下行剖宫产术患者 120 例，随机将其分为 4 组（n=30）：对照组（C 组）和右美托咪定 0.1、0.3 和 0.5 μg/kg 组（D1 组、D2 组和 D3 组）。于 $L_{3\sim4}$ 间隙行脊椎-硬膜外穿刺，于蛛网膜下腔注入相对密度 0.5% 布比卡因 2 ml。于夹闭脐带后 D1 组、D2 组和 D3 组分别静脉输注右美托咪定 0.1、0.3 和 0.5 μg/kg（溶于 50 ml 生理盐水中），C 组输注生理盐水 50 ml，输注速率均为 5 ml/min。记录右美托咪定输注结束后至出麻醉后监测治疗室（post-anesthesia care unit，PACU）期间寒战、心动过缓、低血压和恶心、呕吐的发生情况。结果显示右美托咪定 0.3 和 0.5 μg/kg 可预防剖宫产术患者脊椎-硬膜外麻醉后寒战的发生，其中以 0.5 μg/kg 速率滴注效果更佳。李新宇等[23]探讨了右美托咪定混合罗哌卡因骶管阻滞用于小儿围术期镇痛管理的评价。择期拟行尿道下裂手术患儿

60例，将其分为2组（$n=30$）：罗哌卡因组（R组）和右美托咪定混合罗哌卡因组（DR组）。R组骶管注射0.25%罗哌卡因1ml/kg；DR组骶管注射0.25%罗哌卡因（1ml/kg）与右美托咪定（2 μg/kg）混合液。于术后24 h内采用FLACC评分法评价镇痛效果，采用改良Bromage评分法评价运动阻滞程度，记录镇痛时间（骶管阻滞起效至术后首次使用补救镇痛药的时间）及不良反应发生情况。结果显示骶管注射右美托咪定2 μg/kg与单纯罗哌卡因骶管阻滞相比，可显著提高小儿围术期镇痛管理效果。

7. 右美托咪定在术后镇痛中的应用　吕慧敏等[24]探讨了右美托咪定混合舒芬太尼用于漏斗胸患儿Nuss术后自控静脉镇痛的适宜药量配比。选择择期全身麻醉行Nuss手术的漏斗胸患儿60例，分为3组（$n=20$）：舒芬太尼混合右美托咪定不同药量配比组（SD1～3组）。术后镇痛：SD1组舒芬太尼1 μg/kg+右美托咪定2 μg/kg，SD2组舒芬太尼1 μg/kg+右美托咪定3 μg/kg，SD3组舒芬太尼1 μg/kg+右美托咪定4 μg/kg，各组均混合使用托烷司琼0.1mg/kg+地塞米松0.1mg/kg，用生理盐水稀释至100 ml，背景输注速率2 ml/h，自控镇痛（PCA）剂量0.5 ml，锁定时间15 min。结果与SD1组比较，SD2组和SD3组补救镇痛率和躁动发生率降低，术后4、8 h时Ramsay镇静评分升高（$P<0.05$）。与SD2组比较，SD3组术后4 h时Ramsay镇静评分升高（$P<0.05$）。结论是：右美托咪定3 μg/kg混合舒芬太尼1 μg/kg为漏斗胸患儿Nuss术后自控静脉镇痛的适宜药量配比。雍芳芳等[25]探讨了右美托咪定混合羟考酮用于胃肠道手术后患者自控静脉镇痛的适宜药量配比。择期开腹胃肠外科手术患者80例，分为4组（$n=20$）：羟考酮组（O组）和羟考酮与右美托咪定不同药量配比组（OD1～3组）。手术结束前15 min静脉注射羟考酮0.1 mg/kg，同时连接自控静脉镇痛泵，药物配制：O组羟考酮1.0 mg/kg；OD1组羟考酮1.0 mg/kg+右美托咪定2.5 μg/kg；OD2组羟考酮0.75 mg/kg+右美托咪定2.5 μg/kg；OD3组羟考酮0.50 mg/kg+右美托咪定2.5 μg/kg，各组均用生理盐水稀释至100 ml，背景输注速率2 ml/h，PCA剂量0.5 ml，锁定时间15 min。采用静脉注射羟考酮0.05 mg/kg进行补救镇痛，维持视觉模拟评分（visual analogue score，VAS评分）≤4分。结果显示右美托咪定2.5 μg/kg混合羟考酮0.75 mg/kg为胃肠道手术后患者自控静脉镇痛的适宜药量配比。

8. 右美托咪定对术后认知功能的影响　Li等[26]*系统性回顾分析围术期或在重症监护室（ICU）住院期间使用右美托咪定镇静对患者认知功能的影响，通过数据库检索，最终纳入了20项研究。右美托咪定初始剂量为（0.68±0.27）μg/kg，维持剂量为（0.54±0.32）μg/kg。与生理盐水组和其他对照组相比，右美托咪定组患者术后/麻醉后认知功能障碍的概率明显降低。在随后进行的亚组分析中，对于ICU使用的认知功能障碍量表单独分析显示，右美托咪定组与对照组比较，差异无统计学意义[RD: -0.10（-0.22，0.02），$P=0.1$]，右美托咪定组与咪达唑仑单独比较差异亦无统计学意义[RD: -0.26（-0.60，0.07），$P=0.12$]。研究结论是术中或术后ICU滞留期间使用右美托咪定可以减少认知功能障碍的发生。Sun等[27]探讨了右美托咪定对心脏手术患儿术后谵妄（ED）发病率的影响。该研究纳入50例1～6岁，ASA分级Ⅱ级的择期行心脏手术的心脏病儿童患者，术中使用七氟烷行全身麻醉。右美托咪定组（D组，$n=25$）10 min内给予负荷剂量0.5 μg/kg，随后持续输注0.5 μg/(kg·h)至术毕。生理盐水组（S组，$n=25$）麻醉后给予等量生理盐水。于术前（T_0）、术中不同时间点（T_1～T_5）及术后（T_6～T_7）采血样检测如下指标：

血清褪黑素、皮质醇、去甲肾上腺素、TNF-α、IL-6和血糖水平。在心脏重症监护室，术后24 h每隔2 h通过5分评分表监测苏醒期谵妄发生率，通过儿科麻醉苏醒期谵妄量表（pediatric anesthesia emergence delirium scale，PAED）评价其严重程度。结果发现D组的5分评分和PAED评分显著低于S组。此外D组褪黑素水平波动较小。两组血皮质醇、去甲肾上腺素、IL-6、TNF-α和血糖水平均升高，但D组的升高幅度显著低于S组。麻醉时七氟烷总用量D组显著低于S组（$P=0.0002$）。杨丽华等[28]探讨了右美托咪定对单肺通气患者开胸术后认知功能障碍的影响。择期开胸术患者62例随机分为右美托咪定组（Dex组）和对照组（C组），每组31例。Dex组于麻醉诱导前静脉泵注右美托咪定0.5 μg/kg，泵注10 min，随后静脉泵注0.5 μg/（kg·h）至手术结束前30 min；C组给予等量生理盐水。于麻醉诱导前及术后24、48和72 h时采集静脉血标本，采用ELISA法检测血清S100β蛋白和NSE水平。术后72 h时采用简明心智评分测验量表评定术后认知功能障碍（postoperative cognitive dysfunction，POCD）的发生情况。与麻醉诱导前比较，两组术后各时点血清S100β蛋白和NSE水平均升高（$P<0.01$）；与C组比较，Dex组术后各时点血清S100β蛋白及NSE水平均降低（$P<0.01$），术后72 h时POCD发生率明显降低（26% vs 6%，$P<0.05$）。结论是：右美托咪定可有效减轻单肺通气开胸术患者的神经损伤，明显抑制POCD的发生，提示其适宜作为开胸术麻醉用药。

9. 右美托咪定在清醒气管插管中的应用　Liu等[29]*纳入90例ASA分级Ⅰ～Ⅱ级且术前评估为困难气道的成年患者，对瑞芬太尼和右美托咪定在改良型清醒纤维支气管镜引导气管插管中的镇静效果进行了比较。研究使用随机双盲对照法将患者分为瑞芬太尼组及右美托咪定组。两组均使用2%的利多卡因进行表面麻醉。全部90例患者均顺利插管。插管舒适度评分和气道事件发生率在两组间差异无统计学意义，平均动脉压和心率在两组间差异亦无统计学意义。然而瑞芬太尼组呛咳更少，插管耗时也更短。因此，在困难气道的处理中，改良型清醒纤维支气管镜插管方法是一种有效的管理方法，而右美托咪定和瑞芬太尼作为辅助药物其效用基本相同。何荷番等[30]探讨了右美托咪定复合地佐辛用于老年患者纤维支气管镜引导清醒气管插管术的辅助效果。择期全身麻醉下行外科手术老年患者60例，将其分为3组（$n=20$）：地佐辛组（DEZ组）静脉注射地佐辛0.1 mg/kg；右美托咪定组（DEX组）经10～15 min静脉输注右美托咪定0.4 μg/kg；地佐辛复合右美托咪定组（DEZ+DEX）经10～15min静脉输注右美托咪定0.4 μg/kg，同时静脉注射地佐辛0.1mg/kg。给药同时进行常规表面麻醉，给药结束后于纤维支气管镜引导下行清醒气管插管术。结果显示，与DEZ组或DEX组比较，DEZ+DEX组气管插管耐受性增强，气管插管时间缩短，镇静满意率升高，灌注指数降低，心血管反应发生率降低（$P<0.05$）；3组呼吸抑制发生率比较差异无统计学意义（$P>0.05$）。结论认为，与右美托咪定或地佐辛单独应用比较，右美托咪定复合地佐辛用于老年患者纤维支气管镜引导清醒气管插管术能提供更好的插管条件，且不良反应轻。

10. 右美托咪定对炎症反应和应激反应的抑制作用　Li等[31]*回顾性分析了围术期使用右美托咪定对血浆抗炎因子的作用。共纳入15篇研究641例患者。结果发现，与对照组相比，右美托咪定可以显著减少IL-6、IL-8和TNF-α的水平。Wang等[32]发表的一篇研究显示，术中输注右美托咪定能抑制胃癌根治术患者的免疫和炎症反应。该研究共纳入40例行胃癌根治术的患者，随机分为右美托咪定组[（初始剂量 0.5 μg/（kg·h），维持剂量 0.4 μg/kg]及对照组（等容生理盐水输注）。结果显示右美托咪定组 Th1 细胞百分比在手术结束和术后 24 h 显著增加，Th2 则在手术结束时出现明显下降。TNF-α 及 IL-6 在手术结束后 24 h 比较，差异亦有统计学意义。右美托咪定组血浆肾上腺素和去甲肾上腺素水平在手术开始时显著下降。手术结束时，右美托咪定组血浆多巴胺水平显著降低，对照组则出现明显升高。右美托咪定组术后 24 h VAS 评分明显低于对照组。

11. 右美托咪定的其他临床研究　Ge 等[33]*探讨了在经腹结肠切除术中使用右美托咪定对患者术后恢复及镇痛的影响。将 67 例全麻下择期行经腹结肠切除术的患者随机分为 2 组：PRD（丙泊酚/瑞芬太尼/右美托咪定）组与 PRS（丙泊酚/瑞芬太尼/生理盐水）组。术中观察到 PRD 组患者 BIS 值低于 PDS 组，提示 PRD 组患者气管导管拔出后镇痛更充分、镇静评分更高。术后第 1 日，PRD 组患者自控镇痛（PCA）所需吗啡量、VAS 评分低于 PRS 组；术后 3 日通过"40 项术后恢复质量调查"、FFS 评分，发现 PRD 组患者术后恢复优于 PRS 组。研究结果提示，经腹结肠切除术中使用右美托咪定可以提高以吗啡为基础的 PCA 质量、加快术后患者的恢复。纪宏新等[34]比较了不同剂量右美托咪定鼻腔给药对七氟烷抑制患儿喉罩置入反应半最大效应浓度（EC_{50}）的影响。择期全身麻醉手术患儿采用随机数字表法分为 3 组：对照组（C 组）、右美托咪定 1 μg/kg 组（D1 组）和右美托咪定 2 μg/kg 组（D2 组）。麻醉诱导前 1 h，D1 组和 D2 组分别鼻腔给予右美托咪定 1 和 2 μg/kg（用生理盐水稀释至 1ml），C 组鼻腔给予生理盐水 1ml。鼻腔给药后 45～60 min 患儿与父母分离，进入手术室。吸入 8%七氟烷诱导意识消失后，用改良序贯法确定七氟烷呼气末浓度，起始七氟烷呼气末浓度为 2%，根据喉罩置入反应确定下一例患儿的七氟烷呼气末浓度，浓度梯度为 0.2%。结果显示右美托咪定 1 μg/kg 和 2 μg/kg 鼻腔给药可降低七氟烷抑制患儿喉罩置入反应的 EC_{50}，2 μg/kg 效果更佳。钱怡玲等[35]探讨了右美托咪定对开腹患者七氟烷复合麻醉恢复质量的影响。择期行开腹术患者 80 例，将其分为 2 组（n=40）：对照组（C 组）和右美托咪定组（D 组）。常规麻醉诱导后，D 组经 15 min 静脉输注右美托咪定 1 μg/kg，随后以 0.6 μg/（kg·h）速率输注至手术结束前 30 min。与 C 组比较，D 组拔除气管导管前 1 min 和拔除气管导管后 1 min 时 MAP 和 HR 降低，苏醒时间和拔除气管导管时间缩短，呛咳、恶心呕吐和躁动的发生率降低（$P<0.05$），呼吸抑制发生率的差异无统计学意义（$P>0.05$）。结论是常规麻醉诱导后静脉输注右美托咪定 1 μg/kg，随后以 0.6 μg/（kg·h）速率输注至手术结束前 30 min 可明显提高开腹患者七氟烷复合麻醉恢复质量。Li 等[36]探究右美托咪定（DEX）对全身麻醉下接受单侧膝关节成形术患者术中发生止血带相关性高血压（TIH）的影响。结果显示，DEX 组术中 TIH 的发生率、血流动力学的变化、最低肺泡有效浓度（MAC）、呼气末七氟烷浓度（EtSEV）均比对照组低，且与术前是否存在高血压无关。但组间分析发现，无论是 DEX 组还是对照组，术前血压状态与术中 TIH 的发生、血流动力学的变化以及 MAC、EtSEV 无关。另外，止血带放气对氧指数（OI）与呼吸指数（RI）没有影响，在放气后 30 min 内 DEX 不会影响 OI 和 RI，并且与术前血压水平无关。因此认为，右美托咪定可能会显著提高患者的血流动力学稳定性，而这种作用与患者的术前血压水平无关。吴伟等[37]探讨了右美托咪定对蛛网膜下腔阻滞（腰椎麻醉，简称腰麻）下膝关节置换术患者校正 QT 间期（QTc 间期）和 Tp-e 间期的影响。70

例蛛网膜下腔阻滞下行膝关节置换术的患者按随机数字表分为 2 组，每组 35 例。蛛网膜下腔阻滞后 15 min，D 组 10 min 内给予静脉注射右美托咪定 0.6 μg/kg，然后以 0.4 μg/（kg·h）维持。C 组注射同样剂量的生理盐水。记录蛛网膜下腔阻滞前（T$_0$）、蛛网膜下腔阻滞后 5 min（T$_1$）、10 min（T$_2$）、15 min（T$_3$）及给予静脉注射后 10 min（T$_4$）、30 min（T$_5$）、60 min（T$_6$）时 QTc 间期、Tp-e 间期，记录术后 24 h 内不良反应情况。结果显示，与 T$_0$ 时比较，2 组患者 T$_1$～T$_3$ 时 QTc 间期明显延长（$P<0.05$）。与 T$_3$ 时比较，D 组患者 T$_4$～T$_6$ 时 QTc 间期明显缩短（$P<0.05$）。与 C 组比较，D 组 T$_4$、T$_5$ 时 QTc 间期明显缩短（$P<0.05$）。结论是右美托咪定可以改善蛛网膜下腔阻滞下行膝关节置换术患者导致的 QTc 间期延长。

12. 右美托咪定的相关基础研究　Yang 等[38]利用膜片钳技术探讨了右美托咪定对大鼠颈上神经节（superior cervical ganglion，SCG）神经元钠通道电流（I$_{Na}$）和乙酰胆碱（ACh）受体通道电流（I$_{ACh}$）的直接影响，以研究右美托咪定抑制交感神经节传导的可能机制。结果发现，右美托咪定通过优先结合失活状态的钠通道和关闭（静息）状态的烟碱型乙酰胆碱受体（nAChR）通道，剂量依赖性地抑制大鼠 SCG 神经元 I$_{Na}$ 和 I$_{ACh}$。该抑制作用只与 α$_2$ 肾上腺受体有关。此外，大鼠 SCG 神经元 nAChR 通道对右美托咪定抑制作用与钠通道相比更为敏感。

三、依托咪酯

Du 等[39]*采用了前瞻性随机双盲对照研究，观察小儿泌尿外科手术中单次剂量依托咪酯与丙泊酚对皮质醇分泌水平的影响。研究选择 ASA Ⅰ 级行泌尿外科手术的小儿患者（年龄 3～12 岁）80 例及健康小儿志愿者 11 例，术前 1 日 11 例健康志愿者和 15 例患者从 7：00－21：00 每小时均检测皮质醇分泌水平。将纳入研究的患者随机分配到依托咪酯组与丙泊酚组，依托咪酯组（$n=38$）以依托咪酯 0.3 mg/kg、咪达唑仑 0.1 mg/kg、芬太尼 2 μg/kg、罗库溴铵 0.6 mg/kg 麻醉诱导，丙泊酚组（$n=39$）以丙泊酚 2 mg/kg、咪达唑仑 0.1 mg/kg、芬太尼 2 μg/kg、罗库溴铵 0.6 mg/kg 麻醉诱导，持续评估患者术后 2 日皮质醇分泌水平。结果发现与丙泊酚相比，诱导剂量依托咪酯会抑制行泌尿外科手术儿童术后皮质醇分泌水平，且抑制作用约持续 24 h，但患者临床转归两组之间差异无统计学意义（$P>0.05$）。Meng 等[40]探讨不同剂量依托咪酯对脊髓肿瘤切除术中体感诱发电位监测的影响。选择 ASA Ⅰ～Ⅱ 级行脊髓肿瘤手术患者 51 例，麻醉诱导后获得所有患者体感诱发电位基线，将患者随机分为 A、B、C、D 4 组（其中 A、B、C 组为试验组，D 组为对照组），A、B、C 3 组分别输注依托咪酯剂量为 0.1、0.2、0.3 mg/kg，D 组输注生理盐水。记录并比较 15 min 内体感诱发电位振幅及潜伏期。发现 A、B、C 3 组体感诱发电位振幅改变与 D 组相比差异有统计学意义（$P=0.002$，$P=0.000$，$P=0.000$），C 组与 A、B 组相比较体感诱发电位振幅改变最大（$P=0.006$，$P=0.000$），4 组间体感诱发电位潜伏期差异无统计学意义（$P<0.05$）。提示，小剂量（低于 0.3 mg/kg）依托咪酯对体感诱发电位振幅的影响呈剂量相关性。

胡礼宏等[41]探讨了依托咪酯复合麻醉下脊柱侧弯矫形术患者术中唤醒试验的质量。择期行脊柱侧弯矫形术患者 30 例，按照随机数字表法分为 2 组（n=15）：依托咪酯组（E 组）和丙泊酚组（P 组），两组分别静脉注射依托咪酯 0.3 mg/kg 和丙泊酚 2 mg/kg，均采用咪达唑仑、芬太尼、罗库溴铵麻醉诱导，经鼻气管插管后行机械通气，术中 E 组和 P 组分别持续静脉输注依托咪酯 0.6～1.2 mg/（kg·h）和丙泊酚 8～10 mg/（kg·h），两组均采用瑞芬太尼和顺式阿曲库铵维持麻醉。唤醒试验前停止输注顺阿曲库铵，于唤醒前 15 min 将丙泊酚剂量调整为 4 mg/（kg·h），在术中脊柱操作及牵拉完成后，两组分别停止输注丙泊酚和依托咪酯，并下调瑞芬太尼输注速率至 0.025 μg/（kg·min）。两组患者均唤醒成功，唤醒时间、唤醒试验质量评级及各时点心率、平均动脉压和血浆皮质醇浓度的差异无统计学意义（P>0.05）；与麻醉前比较，两组患者对指令有反应时心率和平均动脉压升高（P<0.01），2 组术中唤醒期间心率、平均动脉压均在正常范围内，未发生严重心血管事件。结论是依托咪酯复合麻醉下脊柱侧弯矫形术患者术中唤醒试验的质量较好，与丙泊酚复合麻醉相似。

四、阿片类药物

1. 芬太尼　章艳君等[42]探讨了芬太尼复合地塞米松对扁桃体及腺样体射频消融术患儿苏醒期躁动的影响。择期行扁桃体及腺样体射频消融术的阻塞性呼吸睡眠综合征患儿 120 例，将其分为 4 组：芬太尼组（F 组）、地塞米松组（D 组）、芬太尼+地塞米松组（FD 组）和对照组（C 组）。手术结束前 10 min，4 组分别静脉注射芬太尼 1μg/kg、地塞米松 0.2 mg/kg、芬太尼 1μg/kg 加地塞米松 0.2 mg/kg 和等容量生理盐水，术毕停止吸入七氟烷。结果显示芬太尼、地塞米松和芬太尼复合地塞米松都可以有效减少扁桃体及腺样体射频消融术患儿苏醒期躁动的发生；但芬太尼复合地塞米松的患儿躁动程度明显减轻，且不良反应轻。Tian 等[43]在体外探索了芬太尼快速暴露和消除对 Schaffer 侧支 CA1 通路中海马突触可塑性的影响。结果发现，兴奋性突触后电位的增加与芬太尼快速暴露呈剂量（0.01、0.1、1 μmol/L）相关性，同时可通过预先给予印防己毒素[γ-氨基丁酸（GABA）受体抑制剂]或阿片受体拮抗剂阻止这一现象的发生。虽然芬太尼暴露所引起的兴奋性突触后电位波幅升高可被印防己毒素消除或芬太尼所阻止，但印防己毒素预处理并不能阻止芬太尼减弱突触强度长时程增强和增强长时程抑制的效果。这些结果表明，芬太尼的快速暴露和消除增加了 Schaffer 侧支 CA1 通路海马区神经元的兴奋性，而这依赖于阿片类受体激活后中间神经元的去抑制。另外芬太尼的快速暴露和消除调节了突触的可塑性，但其抑制活性作用并不显著。

2. 舒芬太尼　Zhang 等[44]探讨了舒芬太尼应用于青少年特发性脊柱侧弯手术术中唤醒的半数有效浓度。研究纳入 13～18 岁行特发性脊柱侧弯手术的患者 60 例，随机分为 6 组，术中使用七氟烷及输注舒芬太尼，唤醒时停止输注七氟烷，并将每组舒芬太尼的效应室靶浓度分别控制在 0.19、0.1809、0.1723、0.1641、0.1563、0.1489 ng/ml（目标靶浓度比 1.05），记录术中唤醒时间。得出术中唤醒时靶控输注舒芬太尼的半数有效浓度为 0.1682 ng/ml。联合七氟烷与舒芬太尼可提高术中唤醒的成功率。彭文平等[45]*探讨了复合丙泊酚时舒芬太尼抑制双腔支气管导管插管反应的半数有效剂量。择期拟行单肺通气的全麻胸科手术患者，静脉注射舒芬太尼，初始剂量为 0.6 μg/kg，然后缓慢静脉注射丙泊酚 1 mg/kg，直至患者意识消失后，静脉注射顺式阿曲库铵 0.3 mg/kg，间断静脉注射丙泊酚 0～1.5 mg/kg，维持 BIS 值 45～55。给予骨骼肌松弛药后 3 min 时行双腔支气管导管插管。采用改良序贯法确定舒芬太尼的剂量，若发生气管插管反应，则下一例患者增加 0.1 μg/kg，否则降低 0.1 μg/kg，直至出现 6 个阳性反应和阴性反应交替的波形，结束试验。气管插管反应的标准：气管插管后 5 min 内平均动脉压升高超过基础值的 20% 和（或）心率>90 次/分。复合丙泊酚时舒芬太尼抑制双腔支气管导管插管反应的半数有效量（ED_{50}）为 0.464 μg/kg。朱光明等[46]进行了曲马多复合舒芬太尼用于上腹部手术后镇痛的多中心临床研究。选择择期行上腹部手术患者 150 例，随机分为 5 组：曲马多组（T 组），大剂量曲马多和小剂量舒芬太尼组（TS1 组），平衡曲马多和舒芬太尼组（TS2 组），小剂量曲马多和大剂量舒芬太尼组（TS3 组）及舒芬太尼组（S 组）。结果显示术后 1～48 h，TS2 组、TS3 组和 S 组在各时间点安静和 90°翻身活动时的疼痛 VAS 评分均明显低于 T 组和 TS1 组（$P<0.05$），但 Ramsay 镇静评分明显高于 T 组和 TS1 组（$P<0.05$）。结论是平衡曲马多复合舒芬太尼镇痛效果较好，不良反应较轻。随着舒芬太尼剂量增大，其镇痛效果增强不明显。廖彩萍[47]探讨了小剂量舒芬太尼联合帕瑞昔布钠对瑞芬太尼麻醉术后痛觉过敏的预防效应。将 120 例择期全身麻醉下行腹部手术患者按随机数字表法分为 3 组，术中均给予瑞芬太尼静脉输注，术毕前 30 min A 组静脉注射舒芬太尼 0.1 μg/kg，B 组静脉注射舒芬太尼 0.2 μg/kg，两组均联用 40 mg 帕瑞昔布钠，C 组注射生理盐水 5 ml。结果显示小剂量舒芬太尼联合帕瑞昔布钠可有效抑制瑞芬太尼麻醉后诱发的痛觉过敏，且不会出现苏醒时间及拔管时间延迟现象，安全性高。左友梅等[48]探讨了舒芬太尼后处理对二尖瓣置换患者心肌缺血-再灌注损伤的影响。选择择期拟行二尖瓣置换术的风湿性心脏病患者 60 例，分为 2 组（$n=30$ 例）：舒芬太尼后处理组（S 组）和对照组（C 组）。S 组在主动脉开放前 5min 经主动脉根部一次性给予舒芬太尼 0.2 μg/kg，C 组给予同等容积的生理盐水。结果显示，S 组主动脉开放后 4、8 h 肌钙蛋白时（cTnI）浓度及 CK-MB 活性较 C 组明显降低（$P<0.05$），S 组术后呼吸辅助时间、ICU 停留时间和术后住院时间较 C 组明显缩短（$P<0.05$），且术后 24h 心肌收缩评分也较 C 组明显降低（$P<0.05$）。结论是：主动脉根部灌注舒芬太尼可减轻 CPB 下二尖瓣置换患者心肌缺血-再灌注损伤。

3. 瑞芬太尼　Wu 等[49]对比健康女性中联合丙泊酚与右美托咪定维持在相似 BIS 下，预防切皮时体动的瑞芬太尼需求量。研究纳入 90 例患者，随机分为 3 组。首先分别接受生理盐水、0.5 μg/kg 和 1.0 μg/kg 右美托咪定负荷剂量输注 10 min，随后后 2 组右美托咪定输注速率分别更改为 0.17 和 0.33 ng/(kg·h)，负荷剂量后，使用丙泊酚将 BIS 维持在 45～55。BIS 达到预定值后，开始靶控输注瑞芬太尼。5 min 后切皮，记录有无体动反应。记录抑制 50%患者体动的瑞芬太尼的浓度。发现右美托咪定可显著减少维持预定 BIS 值时丙泊酚的使用量，但 3 组的瑞芬太尼的使用量并无差别，提示右美托咪定应用于全麻具有镇静作用并无减少阿片类药物需求量的作用。

4. 布托啡诺　高贤伟等[50]探讨了布托啡诺对癫痫患者颅内电极埋置术后镇痛的影响。选择择期颅内电极埋置手术的癫痫患者 100 例，随机均分为 5 组。分别于术毕前 30 min 肌内注射生理盐水（C 组）、布托啡诺 0.5 mg（B1 组）、1 mg（B2 组）、2 mg（B3 组）、4 mg（B4 组），采用 VAS 记录术后 0、0.5、1、2、4、8、24 h 疼痛程度，并计算布托啡诺的半数有效镇痛剂量（AD$_{50}$）。结论是术毕 30 min 前单次剂量布托啡诺肌内注射可安全地用于癫痫患者颅内电极埋置术的术后镇痛，减轻患者麻醉恢复期因疼痛应激引起的躁动，其 AD$_{50}$ 为 1.448 mg。

五、地佐辛

关于地佐辛的研究集中于其降低全身麻醉诱导期间不良反应的作用。He 等[51]在一项随机双盲安慰剂对照试验中，评估了预注射地佐辛对全麻诱导期依托咪酯导致肌阵挛的影响。108 例患者，ASA Ⅰ或Ⅱ级，年龄 20～65 岁，全身麻醉下行择期手术。随机分为地佐辛组和对照组。患者预先给氧后地佐辛组静脉注射地佐辛 0.1 mg/kg；对照组给予相同容积生理盐水。1 min 后两组静脉注射依托咪酯 0.3 mg/kg，持续观察 2 min，评估肌阵挛发生情况和严重程度。研究结果认为预注射地佐辛可有效减少全身麻醉诱导期依托咪酯导致的肌阵挛发生。Xu 等[52]*研究了全身麻醉诱导前注射不同剂量地佐辛对芬太尼诱发咳嗽反应的抑制作用。400 例 ASA Ⅰ或Ⅱ级患者随机分为 4 组。注射 3 μg/kg 芬太尼之前，4 组分别静脉滴注安慰剂（生理盐水）或地佐辛 0.025 mg/kg、0.05 mg/kg、0.1 mg/kg。记录诱导后 2 min 内的咳嗽反应。结果显示芬太尼诱导前静脉给予地佐辛可降低咳嗽反应的发生率，且这种抑制作用呈剂量依赖性。

辜晓岚等[53]比较了地佐辛与芬太尼术后镇痛时妇科恶性肿瘤患者细胞免疫功能的比较。选择择期妇科恶性肿瘤手术患者 50 例，将其分为 2 组（n=25）：地佐辛组（D 组）和芬太尼组（F 组）。均采用全凭静脉麻醉，术中麻醉用药相同。术毕采用患者自控静脉阵痛（patienut controlled intravenous analgesia, PCIA），D 组 PCIA 配方为地佐辛 0.8 mg/kg 加托烷司琼 6 mg，F 组 PCIA 配方为芬太尼 0.01 mg/kg 加托烷司琼 6 mg。于术前（T$_0$）、术毕（T$_1$）、术后 24 h（T$_2$）和 48 h（T$_3$）时抽取静脉血样，采用流式细胞仪测定 T 淋巴细胞亚群 CD3$^+$、CD4$^+$、CD8$^+$和 NK 细胞水平，计算 CD4$^+$/CD8$^+$比值。记录术后补救镇痛情况和不良反应（恶心、呕吐、低血压、呼吸抑制）的发生情况。结果显示与芬太尼术后镇痛时比较，地佐辛术后镇痛时妇科恶性肿瘤患者细胞免疫功能抑制程度减轻。邓巧荣等[54]研究术毕前应用地佐辛对妇科腹腔镜手术患者术后复苏的影响及对术后疼痛的干预效果。2013 年 6 月至 2014 年 6 月择期接受妇科腹腔镜手术患者 120 例，按照随机数字表法将患者随机均分为地佐辛组和对照组，观察并记录患者诱导前（T$_0$）、注药后 10 min（T$_1$）、缝皮结束时（T$_2$）、吸痰时（T$_3$）、拔管时（T$_4$）、拔管后 10 min（T$_5$）、拔管后 30 min（T$_6$）的 MAP 和 HR。记录患者苏醒期躁动-镇静评分（RASS）和 VAS 评分。观察患者呼吸抑制、恶心、呕吐、眩晕、嗜睡等不良反应的发生情况。结果显示，术毕前应用地佐辛对妇科腹腔镜手术镇痛可达到满意的镇痛效果，术后苏醒迅速、平稳，作用时间长，不良反应轻。夏中元等[55]进行了地佐辛联合舒芬太尼用于全身麻醉术后患者经静脉白控镇痛的临床效果及安全性的 Meta 分析。通过计算机检索从建库至 2014 年 6 月的文献，共纳入 6 个随机对照试验，共计患者 477 例。Meta 分析结果显示，地佐辛联合舒芬太尼与单独舒芬太尼分别用于 PCIA 后，患者术后 4、8、12、24 h VAS 比较，差异无统计学意义（$P>0.05$），术后 48 h 时 VAS 的差异有统计学意义（$P<0.05$）；不良反应总发生率差异有统计学意义；术后 24、48 h 时 IL-6 及 IL-10 水平差异有统计学意义（$P<0.05$）。结论是地佐辛联合舒芬太尼镇痛效果明显且不良反应轻，能在一定程度上改善免疫功能。

（菅敏钰　韩如泉）

参考文献

[1] Xu XP, Yu XY, Wu X, et al. Propofol requirement for induction of unconsciousness is reduced in patients with Parkinson's disease: a case control study. Biomed Res Int, 2015, 2015: 953729.

[2] 赵艾华, 申军梅, 张兵慧, 等. 肥胖因素对异丙酚镇静效力的影响. 中华麻醉学杂志, 2015, 35 (11): 1368-1369.

[3]* 施乙飞, 韩建阁, 刘超, 等. 丙泊酚或七氟醚复合舒芬太尼麻醉对 CPB 下瓣膜手术患者脑保护效应的比较. 中华麻醉学杂志, 2015, 35 (7): 855-857.

[4] 葛明月, 王胜, 代志刚, 等. 丙泊酚麻醉对颅脑损伤手术患者脑保护作用的系统评价. 中国现代医学杂志, 2015, 25 (34): 44-50.

[5] Song XX, Yu BW. Anesthetic effects of propofol in the healthy human brain: functional imaging evidence. J Anesth, 2015, 29 (2): 279-288.

[6] Jiang S, Liu J, Li M, et al. The efficacy of propofol on emergence agitation--a meta-analysis of randomized controlled trials. Acta Anaesthesiol Scand, 2015, 59 (10): 1232-1245.

[7] Yang L, Liu H, Sun HY, et al. Intravenous anesthetic propofol inhibits multiple human cardiac potassium channels. Anesthesiology, 2015, 122 (3): 571-584.

[8] 赖晓红, 梁桦, 杨承祥, 等. 异丙酚对人胃癌细胞 RhoA/ROCK1 信号通路的影响. 中华麻醉学杂志, 2015, 35 (4): 434-437.

[9] 王亚芳, 张睿, 刘莹, 等. 异丙酚对大鼠脑缺血再灌注时神经元线粒体 DNA 缺失的影响. 中华麻醉学杂志, 2015, 35 (4): 493-495.

[10] 牛姣姣, 王露, 刘晓, 等. 右美托咪定对 CPB 心脏瓣膜置换术患者肾血流动力学的影响. 中华麻醉学杂志, 2015, 35 (5): 529-532.

[11] 张颖, 赵其宏, 顾尔伟, 等. 右美托咪定对 CPB 下心脏瓣膜置换术患者肠黏膜损伤的影响. 中华麻醉学杂志, 2015, 35 (2): 154-157.

[12]* 袁素, 石佳, 王古岩, 等. 右美托咪定对全麻低温心肺转流下冠状动脉旁路移植术围术期的心肌保护作用. 临床麻醉学杂志, 2015, 31 (5): 432-435.

[13] 李治贵, 董发团, 魏辉明, 等. 右美托咪定对开胸手术麻醉全过程的影响. 昆明医科大学学报, 2015, 36 (7): 135-138, 141.

[14] 万利芹，陈宇，周巧林，等. 右美托咪定复合亚麻醉剂量氯胺酮对开胸术患者麻醉恢复期躁动的影响. 中华麻醉学杂志，2015，35（2）：161-164.

[15]* 刘延军，马正良，顾小萍. 右美托咪定对后路截骨矫形术患者术中唤醒试验质量的影响. 中华麻醉学杂志，2015，35（1）：72-75.

[16] 高鹏，古妙宁，蔡铁良，等. 右美托咪定对全麻下脑语言功能区手术术中唤醒的影响. 临床麻醉学杂志，2015，31（1）：60-62.

[17] 张锟辉，高金贵，张山. 右美托咪定对颅脑损伤患者全麻下开颅术时的脑保护作用. 中华麻醉学杂志，2015，35（1）：30-32.

[18] 王玉玺，蔡铁良，张正迪，等. 右美托咪定和丙泊酚对癫痫病灶切除术中皮层脑电图的影响. 临床麻醉学杂志，2015，31（12）：1149-1152.

[19] 郎志斌，范晓珍，张加强，等. 右美托咪定对体外循环法洛四联症矫正术患儿的脑保护效应. 中华麻醉学杂志，2015，35（5）：525-528.

[20] 沈社良，钱江，谢屹红，等. 右美托咪定对体外循环心脏手术病人脑损伤的影响. 中华麻醉学杂志，2015，35（11）：1321-1324.

[21]* 魏红芳，陈永学，王飞，等. 右美托咪定对脓毒症患者全麻时肺保护作用. 中华麻醉学杂志，2015，35（2）：200-203.

[22] 原峰，李宁，孙申，等. 不同剂量右美托咪定预防剖宫产术患者脊椎-硬膜外麻醉后寒战的效果. 中华麻醉学杂志，2015，35（2）：165-167.

[23] 李新宇，张莉，崔云凤，等. 右美托咪定混合罗哌卡因骶管阻滞用于小儿围术期镇痛管理的评价. 中华麻醉学杂志，2015，35（2）：194-196.

[24] 吕慧敏，赵璞，李新峰，等. 右美托咪定混合舒芬太尼用于漏斗胸患儿Nuss术后自控静脉镇痛的适宜药量配比. 中华麻醉学杂志，2015，35（5）：560-562.

[25] 雍芳芳，王合梅，李超，等. 右美托咪定混合羟考酮用于胃肠道手术后病人自控静脉镇痛的适宜药量配比. 中华麻醉学杂志，2015，35（11）：1300-1303.

[26]* Li B, Wang H, Wu H, et al. Neurocognitive dysfunction risk alleviation with the use of dexmedetomidine in perioperative conditions or as ICU sedation: a meta-analysis. Medicine（Baltimore），2015，94（14）：e597.

[27] Sun Y, Liu J, Yuan X, et al. Effects of dexmedetomidine on emergence delirium in pediatric cardiac surgery. Minerva Pediatr，2015，6：6.

[28] 杨丽华，徐玉灿，李志松，等. 右美托咪定对单肺通气患者开胸术后认知功能障碍的影响. 中华麻醉学杂志，2015，35（6）：671-673.

[29]* Liu HH, Zhou T, Wei JQ, et al. Comparison between remifentanil and dexmedetomidine for sedation during modified awake fiberoptic intubation. Exp Ther Med，2015，9（4）：1259-1264.

[30] 何荷番. 右美托咪定复合地佐辛用于老年患者纤维支气管镜引导清醒气管插管术的辅助效果中华麻醉学杂

志，2015，35（1）：76-79.

[31]* Li B，Li Y，Tian S，et al. Anti-inflammatory effects of perioperative dexmedetomidine administered as an adjunct to general anesthesia: a meta-analysis. Sci Rep，2015，5：12342.

[32] Wang Y，Xu X，Liu H，et al. Effects of dexmedetomidine on patients undergoing radical gastrectomy. J Surg Res，2015，194：147-153.

[33]* Ge DJ，Qi B，Tang G，et al. Intraoperative dexmedetomidine promotes postoperative analgesia and recovery in patients after abdominal colectomy: a CONSORT-prospective，randomized，controlled clinical trial. Medicine（Baltimore），2015，94（43）：e1727.

[34] 纪宏新，何世琼，陈文，等. 不同剂量右美托咪定鼻腔给药对七氟醚抑制患儿喉罩置入反应EC50的影响. 中华麻醉学杂志，2015，35（11）：1365-1367.

[35] 钱怡玲，王军，王志萍. 右美托咪定对开腹术患者七氟醚复合麻醉恢复质量的影响. 中华麻醉学杂志，2015，35（7）：831-833.

[36] Li YH，Wang YQ，Zhang YJ，et al. Influence of dexmedetomidine on the tourniquet related responses in hypertension patients receiving unilateral knee arthroplasty under general anesthesia. J Arthroplasty，2015，30（8）：1359-1363.

[37] 吴伟，李肇端. 右美托咪定对腰麻下膝关节置换术患者校正QT间期和Tp-e间期的影响. 临床麻醉学杂志，2015，31（12）：1183-1185.

[38] Yang L，Tang J，Dong J，et al. Alpha2-adrenoceptor-independent inhibition of acetylcholine receptor channel and sodium channel by dexmedetomidine in rat superior cervical ganglion neurons. Neuroscience，2015，289：9-18.

[39]* Du Y，Chen YJ，He B，et al. The effects of single-dose etomidate versus propofol on cortisol levels in pediatric patients undergoing urologic surgery: a randomized controlled trial. Anesth Analg，2015，121（6）：1580-1585.

[40] Meng XL，Wang LW，Zhao W，et al. Effects of different etomidate doses on intraoperative somatosensory-evoked potential monitoring. Ir J Med Sci，2015，184（4）：799-803.

[41] 胡礼宏，谢道奋，徐霞，等. 依托咪酯复合麻醉下脊柱侧弯矫形术患者术中唤醒试验的质量. 中华麻醉学杂志，2015，35（5）：574-576.

[42] 章艳君，刘金柱，张文静，等. 芬太尼复合地塞米松对扁桃体及腺样体射频消融术患儿苏醒期躁动的影响. 临床麻醉学杂志，2015，31（10）：962-965.

[43] Tian H，Xu Y，Liu F，et al. Effect of acute fentanyl treatment on synaptic plasticity in the hippocampal CA1 region in rats. Front Pharmacol，2015，6：251.

[44] Zhang CH，Ma WQ，Yang YL，et al. Median effective effect-site concentration of sufentanil for wake-up test in adolescents undergoing surgery: a randomized trial. BMC Anesthesiol，2015，15：27.

[45]* 彭文平,王巧恒,左明章. 复合异丙酚时舒芬太尼抑制双腔支气管导管插管反应的半数有效剂量. 中华麻醉学杂志,2015,35(12):1470-1472.

[46] 朱光明,夏明,金孝梁,等. 曲马多复合舒芬太尼用于上腹部手术后镇痛的多中心临床研究. 临床麻醉学杂志,2015,31(12):1199-1201.

[47] 廖彩萍. 小剂量舒芬太尼联合帕瑞昔布钠对瑞芬太尼麻醉术后痛觉过敏的预防效应. 中国医师杂志,2015,17(12):1820-1822.

[48] 左友梅,程新琦,顾尔伟,等. 舒芬太尼后处理对二尖瓣置换患者心肌缺血/再灌注损伤的影响. 国际麻醉学与复苏杂志,2015,36(4):302-305.

[49] Wu X, Hang LH, Chen YF, et al. Remifentanil requirements for preventing motor response to skin incision in healthy women anesthetized with combinations of propofol and dexmedetomidine titrated to similar Bispectral Index (BIS) values. Ir J Med Sci, 2015, 184(4): 805-811.

[50] 高贤伟,吴黄辉,魏大岫,等. 布托啡诺对癫痫患者颅内电极埋置术后镇痛的影响. 临床麻醉学杂志,2015,31(9):870-873.

[51] He L, Ding Y, Chen H, et al. Dezocine pretreatment prevents myoclonus induced by etomidate: a randomized, double-blinded controlled trial. J Anesth, 2015, 29(1): 143-145.

[52]* Xu Y, Zhu Y, Wang S, et al. Dezocine attenuates fentanyl-induced cough in a dose-dependent manner-a randomized controlled trial. Int J Clin Exp Med, 2015, 8(4): 6091-6096.

[53] 辜晓岚,李彭依,顾连兵,等. 地佐辛与芬太尼术后镇痛时妇科恶性肿瘤患者细胞免疫功能的比较. 中华麻醉学杂志,2015,35(11):1293-1295.

[54] 邓巧荣,张建辉,卢锡华,等. 术毕前应用地佐辛对妇科腹腔镜手术患者术后复苏的影响及对术后疼痛的干预效果. 临床麻醉学杂志,2015,31(7):665-667.

[55] 夏中元,唐哨群,刘菊英. 地佐辛联合舒芬太尼用于全麻术后患者静脉自控镇痛的临床效果及安全性:Meta分析. 国际麻醉学与复苏杂志,2015,36(5):417-424.

第二节 吸入麻醉药

一、基础研究

2015年度研究主要集中于吸入全身麻醉药脑毒性以及对缺血-再灌注损伤的器官保护作用这两方面。

（一）吸入麻醉药脑毒性

1. 对发育期大脑的神经毒性研究 郑少强等[1]探讨七氟烷对幼鼠脑细胞凋亡和远期学习记忆功能的影响。选择出生后7日的Wistar大鼠90只，随机分为5组：模拟麻醉（A组）、1%七氟烷麻醉2 h（B组）和4 h（C组）、2%七氟烷麻醉2 h（D组）和4 h（E组），麻醉结束后6 h检测caspase-3表达；并在成长至5、8、14周时行Morris水迷宫实验和避暗实验。研究发现，发育期幼鼠暴露于2%七氟烷中可诱发海马神经元凋亡，同时一过性影响幼鼠对不良刺激的记忆能力。谢思宁等[2]在测定出生7日Sprague-Dawley（SD）大鼠的七氟烷最低肺泡有效浓度（minimum alveolar concentration，MAC）为2.64%后，设定0.8 MAC、4 h为七氟烷麻醉处理条件。通过观察七氟烷对幼鼠不同脑区多聚腺苷二磷酸核糖聚合酶-1[poly（ADP-ribose）polymerase-1，PARP-1]表达的影响，探讨七氟烷对发育神经元的毒性作用。结果发现，0.8 MAC浓度七氟烷作用于出生后7日的幼鼠4 h，可诱发皮质脑区及海马组织神经元凋亡，且于海马组织最为显著。Song等[3]选择两组年龄均为6日龄（P6，新生）的野生型C57/BL小鼠、FAS/FASL基因敲除的C57/BL小鼠，在持续吸入3%七氟烷2 h/d、连续3日（P6~P8）后，分别检测小鼠海马区的凋亡神经元和新生神经元数量；并在P30~P34时行水迷宫的神经认知行为检测。结果发现，与敲除FAS/FASL基因的小鼠相比，吸入七氟烷导致野生型C57/BL小鼠脑内海马区更多的凋亡神经元、更少的新生神经元，以及更差的水迷宫测试表现。提示七氟烷对新生动物的脑神经毒性作用可能通过FAS/FASL信号通路。Yi等[4]进行了与上述类似的研究，不同点在于选择吸入1.5%异氟烷2 h/d、连续3日（P7~P9）后，检测小鼠海马区神经元凋亡情况，并在P25时行水迷宫测试，同样得出异氟烷对新生动物的脑毒性是通过FAS/FASL信号通路的结论。Zhong等[5]的研究发现，C57BL/6新生小鼠在连续3日吸入0.75%异氟烷、4 h/d，P7~P9后，在3月龄时的神经行为功能检测表现出记忆力的减退。同时还发现这种认知功能的损害伴随着脑内海马区乙酰化组蛋白水平的降低；且在给予组蛋白去乙酰化酶（HDAC）抑制剂TSA后，能逆转上述吸入异氟烷后小鼠的记忆功能减退以及降低的乙酰化组蛋白水平。张建芳等[6]借助原代培养的SD新生大鼠（出生1日内）海马神经干细胞（NSCs），探讨异氟烷影响神经干细胞增殖与分化的机制。给予3.4%异氟烷，干预6 h，通过BrdU检测NSCs增殖，蛋白质印迹法（Western blot）检测胶质纤维酸性蛋白GFAP、Tuj-1、αⅡ-spectrin及其裂解产物SBDP145的蛋白水平。结果表明异氟烷促进NSCs分化为胶质细胞，而Calpeptin（Calpain的有效抑制剂）可拮抗异氟烷的这种作用。提示异氟烷通过激活Calpain（细胞内普遍存在的一类Ca^{2+}依赖的半胱氨酸蛋白酶）信号通路抑制NSCs的自我更新并促进NSCs分化为胶质细胞。Chen等[7]运用SD新生大鼠（出生1日内）海马神经元前体细胞（NPCs）对异氟烷在动物体内实验中导致学习、记忆能力受损的内在机制展开研究。结果发现，NPCs细胞在接受2.4%异氟烷、持续6h后，伴随着caspase-3水平升高的同时，并未出现细胞凋亡的增加，而是NPCs的自我增殖受到抑制而分化加强。以此来解释学习记忆能力的受损，并提出PTEN作为caspase-3的下游信号，共同参与该过程。

吸入麻醉药不仅对新生动物有脑毒性作用，在妊娠期接受吸入全身麻醉处理的动物，其子代的脑神经发育也会受到影响。陈弦等[8]探讨Wistar大鼠母体孕早、晚期接受七氟烷麻醉对子代大脑神经发育的影响。将12只孕鼠按随机数字表法分为孕6日用药组（A组）、孕19日用药组（B组）和对照组（C组），每组各4只。A、B组分别于孕6日、孕19日时吸入2.4%七氟烷6h，C组饲养于空气条件下。应用Nissl染色法观察仔鼠在出生后第1、14、21日脑组织海马CA1区神经元尼氏体的表达情况。在仔鼠出生后第32日采用Morris水迷宫实验对各组仔鼠学习记忆功能进行测定。结果发现，A组和B组仔鼠神经损伤均重于C组，但并不造成子代远期学习记忆功能异常。王宇恒等[9]探讨大鼠妊娠前后吸入异氟烷或七氟烷对子代脑发育的影响。将30只雌性SD大鼠随机分为5组（每组6只）：对照组（C组），妊娠前1日吸入1.6%异氟烷6h组（BI组）、妊娠后6、10、14和18日时吸入1.6%异氟烷6h组（PI组），妊娠前1日吸入2.4%七氟烷6h组（BS组）及妊娠后6、10、14和18日吸入2.4%七氟烷6h组（PS组）。于出生当天（T_1）、出生后第7（T_2）、14（T_3）和28日（T_4）时各组按窝别随机取12只子鼠处死取海马，HE染色法观察病理学改变，电镜下观察海马细胞超微结构，免疫组织化学染色法检测caspase-3、神经生长相关蛋白43（GAP-43）和神经型一氧化氮合酶（nNOS）的表达。结果提示，大鼠妊娠前吸入异氟烷或七氟烷对子代脑发育无不良影响，而妊娠期吸入异氟烷或七氟烷则可引起子代脑发育的短期异常，且异氟烷毒性作用大于七氟烷。Liu等[10]给予妊娠的C57BL6/J小鼠吸入1.4%异氟烷，2h/d，E3.5~E6.5。结果发现，在E18时取出胎鼠，与未吸入全身麻醉气体的对照组相比，胎鼠的生长发育明显落后。同时给予E14的小鼠胚胎干细胞（mES）2%异氟烷、6h处理，在24h后检测mES的自我更新能力，发现其明显受到抑制。提示妊娠期母体接受吸入全身麻醉，可能会影响胎儿的脑发育。陈欣等[11]探讨Neuroprotectin D1[NPD1，二十二碳六烯酸（DHA）经脂氧合酶分解产生的衍生物]对异氟烷所致胎鼠海马神经元凋亡和炎症反应的影响。培养孕16~18日SD大鼠胎鼠海马神经元5日后，接受2%异氟烷处理6h。四甲基偶氮唑盐比色（MTT）法检测细胞活力及细胞损伤程度；TUNEL染色法检测细胞凋亡；Western blot法检测活化Caspase-3、Bax、B淋巴细胞瘤（Bcl-2）、IL-1β及TNF-α蛋白表达水平。在通过上述指标验证异氟烷对胎鼠海马神经元的致凋亡作用后，进一步验证提前给予Neuroprotectin D1可通过缓解促炎因子IL-1β和TNF-α产生，调节Bcl-2和Bax表达，进而抑制异氟烷所致的胎鼠海马神经元凋亡。

丰富环境以及增强训练可能改善吸入麻醉药对发育中大脑的脑毒性损害作用。Ji等[12]的研究发现，给予C57BL/6新生小鼠持续3日吸入3%七氟烷，2h/d，P6~P8后，脑内海马区锥体神经元的树突棘数量减少、突触可塑性相关蛋白含量降低，在P35和P41~P42进行的神经认知功能检测也表现出受损。但如果在接受吸入麻醉后、P8~P42，将小鼠置于丰富环境中训练2h/d，上述损害的表现得到明显改善。Zhao等[13]的研究采用6日龄的C57/BL新生小鼠持续3日吸入3%七氟烷，2h/、P6~P8，然后在P8~P30将小鼠置于丰富环境中训练EE2h/d。结果发现，吸入七氟烷引起新生小鼠海马神经元凋亡的增加和新生神经元数量的减少，PPAR-（参与调节炎症反应和细胞存活，在小鼠的AD模型中，其拮抗剂可改善认知功能）表达水平的下调以及在P30~P34时的水迷宫实验中出现认知功能的损害。而无论是EE还是PPAR-拮抗剂均可逆转上述七氟烷的神经毒性表现，因此提出EE改善神经毒性的作用可能是通过PPAR-信号途径实现的。Zhang等[14]的研究在重现已报道的研究结果——新生大鼠吸入七氟烷后，出现神经认知行为功能异常的基础上，进一步将它们分入生活环境不同的2组：一组为独居、简单生活环境组，另一组为群居、丰富生活环境组。结果显示，新生大鼠在出生后P6~P8连续3日吸入3%七氟烷，2 h/d后，海马内脑源性神经生长因子（BNDF）、突触蛋白（PSD-95）、突触小泡蛋白、新生神经元数量均显著下降，且多种神经认知功能测试都表现为学习、记忆功能受损。接下来，如果将大鼠继续置于独居、简单生活环境，上述这些认知功能测试和生化检查的结果就会更进一步恶化；而如果将大鼠置于群居、丰富生活环境中，上述受损的认知功能就可得到明显改善。

2. 对老年动物大脑的神经毒性研究　主要集中于吸入麻醉药与术后认知功能障碍（POCD）、阿尔茨海默病（AD）之间的相关研究。Cao等[15]*借助动物实验探究吸入麻醉药后老年患者POCD的可能机制。20月龄的SD老年大鼠在吸入1.4%异氟烷4 h后，在水迷宫实验中表现出明显的认知功能缺陷。同时通过对海马区血-脑屏障（BBB）超微结构、功能以及紧密连接蛋白（occludin）的测定，提出吸入全身麻醉药对老年鼠认知功能的影响可能是通过破坏海马结构血-脑屏障的结论。Ge等[16]的研究也是围绕吸入全身麻醉药物与POCD的潜在机制。20月龄的SD老年大鼠持续吸入1.4%异氟烷4 h后，大鼠海马内的凋亡神经元数量显著上升；与此同时，内质网应激（ERS）被触发；2周后的水迷宫实验和空场测验提示认知功能也发生损害。而ERS抑制剂Salubrinal在阻断ERS激活的同时，海马神经元凋亡和受损害的认知功能均得到缓解和恢复，从而提示异氟烷对老年大鼠的神经毒性作用是通过ERS介导的神经元凋亡通路实现的。Wu等[17]对吸入全身麻醉药物与POCD的潜在机制研究中，揭示15个月月龄的C57BL/6小鼠持续吸入1.5%异氟烷2 h后，显示出依赖于海马功能的记忆受损。这可能是由于线粒体功能障碍（ATP产生减少、活性氧增加、线粒体肿胀）导致的。给予作用于线粒体的抗氧化剂SS-31后，线粒体的结构完整性和功能得到改善，促炎症反应得到抑制，表现为核因予κB（NF-κB）、NLRP3、caspase-1、IL-1β和TNF-α水平的下降，且代表凋亡通路的Bax/Bcl-2比值下降，细胞色素C的释放减少，caspase-3的裂解活化受到抑制，与此同时也消除了异氟烷可以引起的认知功能减退。提示由于SS-31的抗氧化应激作用，它可能成为麻醉药相关脑毒性的预防治疗药物。刘九红等[18]给予18~20个月龄的老年SD大鼠吸入1.5%异氟烷4 h后，通过水迷宫实验、Western blot检测海马内cleaved caspase-3、Bax及Bcl-2的表达，得出异氟烷麻醉可诱发老龄大鼠海马神经元凋亡和认知功能障碍的结论。且米诺环素的预处理可以改善异氟烷麻醉所致老龄大鼠学习记忆功能障碍，其机制可能与减轻老龄大鼠海马神经元凋亡有关。Yue等[19]研究了七氟烷在AD动物模型中，对老年大鼠认知功能及海马内氧化应激的影响。通过海马CA1结构内显微注射β-淀粉样蛋白（Aβ）成功建立了老年大鼠的AD模型。表现为认知功能的损害，血浆S100β水平升高，细胞内由于活性氧、自由基产生增加而致脂质过氧化产物丙二醛（MAD）水平上升，细胞内抗氧化系统破坏导致超氧化物歧化酶（SOD）活性下降。在此基础上，再给予2种不同剂量的七氟烷吸入4 h，分别为1.3%和2.6%。结果显示吸入2.6%七氟烷4 h，老年AD大鼠上述认知功能的减退及生化指标进一步恶化。提示吸入2.6%七氟烷可能通过增强脑内氧化应激反应而加重AD大鼠认知功能进一步损害。郑晓春等[20]探讨七氟烷对糖尿病相关认知功能下降老年大鼠海马谷氨酸（Glu）和γ-氨基丁酸（GABA）的影响。对SD老年大鼠通过高糖高脂饲料复合链脲佐菌素腹腔注射建立糖尿病模型。通过 Morris 水迷宫实验选取学习记忆能力下降的大鼠，检测海马组织神经递质 Glu/GABA 的变化规律，可见 Glu 降低、GABA 升高、Glu/GABA 比值降低。再继续观察吸入 3%七氟烷 1、2、3 h 后大鼠记忆能力的变化和海马组织中 Glu 和 GABA 的含量改变。结果发现，吸入七氟烷后学习记忆能力、Glu/GABA 比值降低更为明显，且吸入 3 h 后的差别更显著。提示长时间吸入高浓度（3%）七氟烷可进一步降低糖尿病相关认知功能降低的老年大鼠的记忆能力，其机制可能与海马中神经递质 Glu 和 GABA 失衡有关。

3. 改善学习记忆的相关研究　个别研究报道了吸入麻醉药能促神经发生和改善学习记忆功能。Chen 等[21]*的研究中，给予新生 SD 大鼠（P4～P6）持续吸入低剂量的 1.8%七氟烷 6 h。结果发现其促进了海马的神经发生，提高了新生神经元的存活率，并通过 Morris 水迷宫和惊恐条件辨别学习检测证实大鼠的学习、记忆功能得到提高。这些研究结果提示，亚吸入麻醉剂量浓度的七氟烷通过促进海马神经发生，提高了依赖于脑内海马-齿状回结构的学习记忆功能。Liu 等[22]选择了年龄为 8 周的成年 C57BL/6 小鼠，吸入 2.5%七氟烷，持续时间分别为 1、2、3、4 h。然后检测认知功能（Morris 水迷宫），通过 BCA 蛋白定量分析法测定海马内 NR2B(NMDA 受体亚型)、磷酸化 ERK1/2(p-ERK1/2)、总 ERK1/2（细胞外信号调节激酶 1 和 2）、Caspase-3 水平，电子显微镜检测海马内神经元的细胞结构改变。上述结果提示，成年小鼠持续吸入 2.5%七氟烷，持续时间分别为 1、2、3 h 时，能提高空间认知功能的表现，这种能力的提高可能与海马内 NR2B、p-ERK1/2：总 ERK1/2 的水平增高有关；而成年小鼠持续吸入 2.5%七氟烷 4 h，空间认知功能并未改善，这可能与 Caspase-3 激活、神经元凋亡相关。郝景茹等[23]的研究探讨七氟烷对 Aβ 来源的扩散性配体（Aβ-derived diffusible ligands，ADDLs）神经毒性的影响，揭示了七氟烷对 AD 损伤神经元的保护作用及其机制。体外培养 2 周的大鼠海马神经元随机分为 4 组：对照组、ADDLs 组、七氟烷组以及合用组。蛋白质印迹方法观察七氟烷及 ADDLs 对 p-ERK1/2、NMDA 受体各亚基表达、GluN2B 亚基的第 172 位酪氨酸磷酸化水平的影响；细胞组分分离方法探索七氟烷及 ADDLs 影响 NMDA 受体各亚基在细胞膜表面表达的规律；细胞免疫荧光化学方法检测七氟烷及 AD-DLs 对 GluN2B 亚基在突触上表达水平的影响。结果提示，1.5%七氟烷作用 2 h，通过激活 GluN2B-ERK1/2 信号通路抑制 ADDLs 的神经毒性。

（二）吸入麻醉药对器官缺血-再灌注损伤的保护作用

在肯定吸入麻醉药对器官缺血-再灌注损伤具有保护作用的基础上，展开各种可能机制的研究。Sun 等[24]运用大鼠脑缺血-再灌注的体内、体外模型，探究异氟烷预处理的神经保护作用及机制。体外实验：阻断成年大鼠右侧大脑中动脉 90 min 后再开放从而建立脑缺血-再灌注模型，在阻断大脑中动脉前 24 h 吸入 2%异氟烷 30 min 实现预处理。体内实验：取 E17.5 的胎鼠大脑皮质制备神经元/星形胶质细胞的细胞培养，取 P1～P2 的新生大鼠皮质制备小胶质细胞的细胞培养；使用不含葡萄糖的细胞培养液，并通入不含氧气的 5% CO_2 + 95% N_2 混合气体，1、2、3 或 4 h 实现缺血-再灌注的体内实验模型。研究结果提示，异氟烷预处理可改善神经功能损伤、减小脑梗死范围、减少缺血半暗区的凋亡神经元数量以及削弱小胶质细胞活化；而这些神经保护作用是通过对 TLR_4 的直接下调作用，从而缓解了小胶质细胞活化、减轻了神经炎症来实现的。Tong 等[25]也是从体内、体外实验两方面探究异氟烷预处理对大鼠脑缺血-再灌注导致的神经损伤的保护作用以及可能机制。体外实验：阻断成年大鼠右侧大脑中动脉 120 min 后再开放从而建立脑缺血-再灌注模型，在阻断大脑中动脉前 24 h 已经连续 5 日吸入 2%异氟烷 1 h/d，实现预处理。体内实验：取人类成神经细胞瘤来源的细胞系 SH-SY5Y；使用不含葡萄糖的细胞培养液，并通入不含氧气的 5% CO_2 + 95% N_2 混合气体 3 h 实现缺血-再灌注的体内实验模型。研究结果提示，异氟烷预处理可改善神经功能损伤、减小脑梗死范围；异氟烷预处理的神经保护作用是通过增强泛素缀合酶（9Ubc9）的表达来实现的，因为抑制 Ubc9 的表达后，可明显消除异氟烷预处理的神经保护作用。Ye 等[26]探讨了七氟烷后处理对于大鼠脑缺血-缺血再灌注损伤神经的保护作用及可能机制。动物模型：成年大鼠双侧颈总动脉阻断 60 min 联合永久性大脑中动脉阻断，当双侧颈总动脉恢复血流灌注后 15 min，给予大鼠吸入 2.5%七氟烷 60 min。结果显示，七氟烷后处理能改善大鼠神经认知功能方面的受损，减小脑梗死的面积，减少了 caspase-3 和 caspase-9 的表达；机制可能是通过 PI3K/Akt（磷脂酰肌醇 3 激酶/蛋白激酶 B）信号传导通路，激活线粒体 Akt-Ser473 和 GSK-3β-Ser9 的磷酸化表达。张静等[27]通过观察七氟烷后处理对大鼠心肌缺血-再灌注时 AKT/GSK3β/mTOR（蛋白激酶 B/糖原合成酶激酶-3β/哺乳动物雷帕霉素靶蛋白）表达的影响，探究其对心肌缺血-再灌注损伤的保护作用机制。在体结扎 SD 成年大鼠左冠状动脉前降支 30 min 后再灌注 2 h，建立心肌缺血-再灌注损伤模型。七氟烷后处理：于缺血末至再灌注开始后 15 min 持续吸入 2.4%七氟烷、2 h。以二维心脏超声评估各组心功能，1% 2，3，5 氯化三苯基四氮唑测定心肌梗死范围，透射电镜观察心肌细胞超微结构，原位末端转移酶标记法测定心肌细胞凋亡，Western blot 法测定蛋白表达。结果提示，七氟烷后处理对在体大鼠心肌缺血-再灌注损伤具有明显的保护作用，能够减少心肌细胞线粒体损伤，抑制心肌细胞凋亡，且其机制可能与其激活 AKT/GSK3β/mTOR 信号分子有关。刘琨等[28]通过观察自噬增强剂雷帕霉素（rapamycin，RAPA）对七氟烷预处理离体大鼠心脏缺血-再灌注损伤（ischemia/reperfusion injury，I/R）保护作用的影响，探讨自噬在七氟烷预处理对心肌缺血-再灌注损伤保护中的作用。采用 Langendorff 灌注装置制备离体心脏缺血-再灌注模型，缺血 30 min、再灌注 120 min。记录平衡末及再灌注末的左心室舒张末期压、左心室发展压、左心室内压最大上升/下降速率、心率；收集冠状动脉流出液测乳酸脱氢酶活性，取心肌计算心肌梗死面积百分比；Western blot 半定量检测自噬标记物微管相关蛋白、RAPA 靶蛋白（target of rapamycin，mTOR）及磷酸化 mTOR（p-mTOR）的蛋白表达量。结果提示，RAPA 能够减弱七氟烷预处理对缺血-再灌注损伤产生的保护作用，可能与其降低 p-mTOR 表达，减弱对自噬的抑制作用有关。

二、临床研究

有关吸入麻醉药临床研究的 SCI 发表文章数量较少。发表在中文核心期刊上的论文主要涵盖以下几方面：小儿中的应用、器官保护与静脉全身麻醉比较等。

（一）吸入麻醉药在儿科患者中的应用研究

胡璟等[29]*探讨阻塞性黄疸对患儿七氟烷麻醉恢复的影响。选择择期行 Kasai 手术的胆道闭锁患儿 42 例（阻塞性黄疸组），非黄疸患儿 38 例（对照组）。患儿月龄 1~4 个月，足月儿，体重 3.2~8.0 kg。术中吸入 2%~4%七氟烷维持麻醉，关腹膜时吸入 4%七氟烷至术毕。记录停止吸入七氟烷至脑电双频指数（BIS）值恢复至 60、70、80、90 的时间；记录停止吸入七氟烷至潮气量恢复至 6 ml/kg、肌力恢复至Ⅲ级、无刺激下自主睁眼和拔除气管导管的时间和相应时点的 BIS 值。结果提示，单纯七氟烷吸入麻醉时，阻塞性黄疸患儿虽然麻醉恢复时间延长，但无临床意义。张聚平等[30]探讨七氟烷和丙泊酚在小儿手术麻醉时对左心功能的影响。选择 ASA Ⅰ~Ⅱ级、8~18 个月、体重 7.8~14.7 kg 行唇腭裂手术的患儿 40 例，随机分入七氟烷组和丙泊酚组。根据 BIS 水平来调整药物剂量，维持 BIS 40~60。由同一位超声科医师分别于麻醉诱导前、插管后即刻、插管后 10 min、插管后 30 min、拔管后 20 min 测量患儿 Tei 指数，并记录这 5 个时间点的平均动脉压和心率。统计结果显示，与丙泊酚相比，七氟烷对心肌左心室收缩功能有一定的抑制作用，但仍在可接受范围内，不会对生命安全造成影响，且术后可短时间内恢复。熊虹飞等[31]探讨七氟烷不同吸入浓度在小儿全身麻醉诱导过程中静脉穿刺及 BIS 的相关性。全身麻醉患儿 90 例，ASA Ⅰ级，根据呼气末七氟烷浓度随机分为 A 组（2 MAC，30 例）、B 组（2.5 MAC，30 例）和 C 组（3 MAC，30 例）。观察 3 组患儿麻醉诱导时的 BIS 值及静脉穿刺时体动反应。结果发现，呼气末七氟烷浓度达到 3 MAC 时最宜行静脉穿刺，七氟烷诱导深度与 BIS 有相关性（$r=-0.9549$）。唐晨等[32]研究星形胶质细胞标志物 S100β蛋白与小儿七氟烷麻醉躁动的相关性。选择在全身麻醉下行择期白内障手术的患儿 30 例，ASA Ⅰ或Ⅱ级，年龄 3~6 岁。吸入麻醉诱导为 8%七氟烷，待患儿睫毛反射消失后插入喉罩。术中采用 3.0%~3.5%的七氟烷维持，保持患儿自主呼吸。术毕停止吸入七氟烷，拔除喉罩，记录躁动发生情况。分别于吸入七氟烷前、吸入七氟烷后 15 min 和术后 10 min 3 个时间点采集外周静脉血 2~3 ml，检测血清 S100β蛋白的浓度。结果显示，S100β蛋白浓度在麻醉恢复期患儿躁动发生时明显下降，但其浓度的变化与躁动的严重程度无相关性，星形胶质细胞并未在躁动过程中表达增强。滕秀飞等[33]观察经皮穴位电刺激复合七氟烷麻醉对小儿扁桃体和腺样体摘除术苏醒期躁动的影响。将 60 例择期行扁桃体和腺样体摘除术的患儿（3~6 岁）随机分为经皮穴位电刺激组（T组）和对照组（C组），每组 30 例。两组患儿麻醉诱导后均行七氟烷吸入麻醉维持，T组同时应用电针刺激合谷和内关穴位直至术毕，C组则不给予电刺激。总之，经皮穴位电刺激可减少七氟烷全身麻醉下小儿术后躁动的发生率，而不延长拔管时间、苏醒时间、在麻醉后监测治疗室（PACU）停留时间，也不增加呼吸抑制的发生率。陈琳等[34]研究七氟烷预处理对小儿体外循环后肠黏膜屏障功能的影响。选取择期在体外循环下行心内直视房间隔缺损和室间隔缺损修补术的患儿 30 例，随机分为七氟烷预处理组（S组）和对照组（C组）。S组在中心静脉置管后开始吸入 2%七氟烷至 CPB 开始，C组不给吸入麻醉药。在 CPB 前、停 CPB 后即刻及 CPB 结束后 2、6、24 h，抽取中心静脉血标本，测量肠脂肪酸结合蛋白、二胺氧化酶、IL-6 和 TNF-α浓度。结果提示，小儿体外循环心脏外科手术中有肠黏膜屏障功能的受损，2%七氟烷预处理可能通过抑制炎症反应发挥对肠黏膜膜屏障的保护作用。张玲等[35]探讨非发绀型先天性心脏病患儿心脏手术期吸入七氟烷麻醉对血浆肌钙蛋白I（cTnI）以及肌酸激酶同工酶（CK-MB）的影响。接受心脏手术的非发绀型先天性心脏病患儿40例，随机分为2组，分别实施丙泊酚复合静脉麻醉和七氟烷吸入麻醉。结果发现，非发绀型先天性心脏病患儿心脏手术期吸入七氟烷麻醉可以降低血浆cTnI及CK-MB水平，保护心肌。Xing等[36]研究了低流量的七氟烷麻醉是否会影响低出生体重儿的肾功能。选择拟行腹部手术的40例ASA Ⅰ或Ⅱ级、年龄6～55日的低出生体重儿。麻醉诱导插管后以半紧闭环路吸入七氟烷，新鲜气体流量为1L/min，术中吸入七氟烷浓度为2.5%～4.0%。检测血肌酐、尿素氮水平，尿液中视黄醇结合蛋白（RBP）及β-N-乙酰-氨基葡萄糖苷酶（NAG）水平。结果提示，低流量七氟烷半紧闭环路麻醉对低出生体重的新生儿、小婴儿的肾功能无显著影响。

（二）吸入麻醉药在器官保护中的应用研究

胡礼宏等[37]探讨七氟烷预处理对肝叶切除术患者、肝脏缺血-再灌注损伤的保护作用和机制。择期行肝叶切除手术患者60例，分为常规麻醉组（A组）和七氟烷预处理组（B组）。A组采用全凭静脉麻醉，B组采用静吸复合麻醉，于肝门阻断前吸入2%的七氟烷30 min、洗脱15 min。于术前、手术结束及术后1、3、5和7日检测肝功能指标丙氨酸氨基转移酶（ALT）、天冬氨酸氨基转移酶（AST），测定血清超氧化物歧化酶（SOD）和丙二醛（MDA），检测炎性因子TNF-α、IL-1、IL-10。结果发现，七氟烷预处理对肝缺血-再灌注损伤有保护作用，可能是通过抑制TNF-α、IL-1激活和释放，促进IL-10的激活和释放及抑制氧自由基的生成来达到的。吴静[38]研究七氟烷对单肺通气肺损伤患者血清炎症因子水平及氧合指数的影响。将62例肺癌患者随机分为对照组和七氟烷组，对照组采用静脉输注丙泊酚维持麻醉，七氟烷组采用七氟烷吸入维持麻醉。酶联免疫吸附试验（ELISA）法检测麻醉诱导前5 min、单肺通气（one lung ventilation，OLV）90 min和120 min时血清IL-8和TNF-α的表达水平，观察氧合指数。发现七氟烷可有效改善氧合指数，可能通过降低血清IL-8和TNF-α水平而对单肺通气所致肺组织损伤起到明显的保护作用。张红芹等[39]探讨不同方式七氟烷处理对胸科手术OLV患者氧化应激水平的影响。胸科手术OLV患者80例，随机分为4组：全凭静脉组（丙泊酚及瑞芬太尼）、七氟烷预处理S1组（七氟烷吸入30 min后行OLV）、七氟烷后处理S2组（单肺通气后吸入七氟烷）、七氟烷全程吸入S3组。采用化学比色法测定血清和支气管肺泡灌洗液MDA、SOD、乳酸脱氢酶（lactate dehydrogenase，LDH）、一氧化氮（nitric oxide，NO）含量及活性。结果显示，不同时间七氟烷处理均能降低单肺通气患者血清和支气管肺泡灌洗液MDA、LDH和NO含量，增强SOD活性，提示七氟烷具有抗氧化应激损伤作用。Feng等[40]探究单肺通气中七氟烷预处理对肺损伤的保护作用。接受肺叶切除手术的患者30例，随机分入丙泊酚静脉麻醉组和七氟烷预处理组。七氟烷预处理组：麻醉诱导、气管插管完成后开始吸入1%～2%七氟烷30 min，然后停止吸入七氟烷，开始丙泊酚持续输注维持麻醉深度在BIS 40～60。在单肺通气开始前、结束时、恢复双肺通气后30 min检测血浆MDA浓度；逆转录聚合酶链反应（RT-PCR）法和Western blot法测定切除肺组织内血红素氧化酶-1（HO-1）的mRNA和蛋白表达；手术结束后测定氧合指数。结果显示，七氟烷预处理能降低单肺通气引起的氧化应激损伤，可能机制为增强肺组织内

HO-1 的表达。

(三) 吸入全身麻醉与静脉全身麻醉比较

毛仲炫等[41]*调查非心脏手术全身麻醉患者术中知晓的发生率，分析其发生的可能原因和相关因素，探讨预防术中知晓的策略。随机选择非心脏手术全身麻醉患者 1000 例，美国麻醉医师协会（ASA）分级 Ⅰ～Ⅴ级，年龄 16～84 岁。术后第 1 日和第 3 日随访患者，调查全身麻醉术中知晓的发生情况。结果显示，静吸复合维持麻醉患者术中知晓发生率为 0.7%，而全凭静脉恒速给药方式输注丙泊酚维持麻醉患者术中知晓率高达 5.1%（$P<0.05$）；女性（$OR=5.262$）和术中血压下降（$OR=5.324$）是全身麻醉患者术中知晓的可能相关因素。因此，与静吸复合麻醉比较，全凭恒速给药方式输注丙泊酚维持麻醉患者术中知晓发生率较高。刘丽丽等[42]探讨丙泊酚和七氟烷麻醉对肝切除术患者术后炎症因子和肝脏功能的影响。40 例肝切除术患者随机分为丙泊酚组、七氟烷组。两组分别靶控注射丙泊酚或吸入七氟烷维持麻醉。比较两组患者手术前后 ALT、总胆红素（TBil）、AST、白蛋白（ALB）及血浆 TNF-α、IL-6、IL-10 水平。研究结果显示，七氟烷吸入可有效抑制肝切除术后血浆炎症因子分泌，促进肝功能恢复，其效果优于丙泊酚。陈亦蛟等[43]比较丙泊酚和七氟烷对腹腔镜结直肠癌根治术患者围术期免疫功能的影响及术后恢复和并发症发生情况。30 例全身麻醉下行腹腔镜结直肠癌根治术的患者随机分为 2 组：丙泊酚组和七氟烷组，于麻醉前与术毕即刻、术后 24 h 抽取静脉血检测淋巴细胞亚型，并观察患者术后肠梗阻、尿潴留、吻合口瘘等并发症发生情况，以及切口愈合情况、抗生素使用时间、住院时间等临床预后指标。结果提示，丙泊酚对免疫细胞功能的影响可能较小、影响时间较短，使用丙泊酚维持麻醉是否更有利于患者术后免疫功能恢复还有待进一步研究。许德芳等[44]比较不同全身麻醉药对体外循环患者氧化应激反应的影响。择期拟行体外循环下冠状动脉旁路移植术（CABG）患者 45 例，随机分为 3 组：丙泊酚组、依托咪酯组和七氟烷组。分别于麻醉前、手术切皮时、体外循环开始前、手术结束时及术后 6、24、48、72 h（T_0～T_7）记录患者心率（HR）和平均动脉压（MAP），并于 T_0、T_4～T_7 时取血测定 SOD、过氧化氢酶（CAT）和谷胱甘肽过氧化物酶（GSH-Px）含量。得出结论：与七氟烷和依托咪酯相比较，丙泊酚能更好地对抗体外循环 CABG 术围术期的氧化应激反应。陈菲菲等[45]探讨七氟烷吸入复合丙泊酚和全凭丙泊酚对体外循环后患者肺损伤的影响。30 例体外循环下行 CABG 术患者，随机分为七氟烷复合丙泊酚组（S组）和全凭丙泊酚组（P组）。S组患者从手术切皮开始至手术结束（包括体外循环），全程吸入 1%～2% 七氟烷复合丙泊酚 TCI 1.0 μg/ml 靶控输注；P组则全程靶控输注丙泊酚 2.0～4.0 μg/ml。分别于体外循环前（T_0）和体外循环停机后 20 min（T_1）、1 h（T_2）、2 h（T_3）、6 h（T_4）和 24 h（T_5）计算肺泡动脉氧分压差（$P_{A-a}DO_2$）、呼吸指数（RI）；测定动脉血中性粒细胞计数（PMN）、肺表面活性蛋白-A（SP-A）和 TNF-α 水平。结果显示，与单纯丙泊酚比较，全程七氟烷吸入复合丙泊酚能改善体外循环后患者全身炎症反应和肺损伤。

(四) 吸入麻醉药在神经外科手术电生理监测中的应用研究

王丽薇等[46]*评价七氟烷在不同呼气末浓度下对脊髓手术中躯体感觉诱发电位（SSEPs）监测的影响。

选择年龄 18～65 岁、ASA Ⅰ～Ⅱ级需择期行脊髓肿瘤切除手术患者 32 例。常规麻醉诱导后，对七氟烷呼气末浓度分别为 0.0%、0.5%、1.0%、1.5%时的 SSEPs 波幅和潜伏期进行测量和比较。全身麻醉期间瑞芬太尼的输注速度维持在 0.2 μg/（kg·min），适当调整丙泊酚泵注速度维持 BIS 值在 30～50。结果提示，作为术中动态观察监测，32 例患者全部可以在七氟烷吸入麻醉下完成监测。但同时提示，七氟烷可以使 SSEPs 波幅下降、潜伏期延长并呈剂量依赖性；SSEPs 信号有显著的个体差异；应该在测定基础状态 SSEPs 波幅之后决定是否可以使用七氟烷。汪露等[47]比较地氟烷和七氟烷对术中运动诱发电位（motor evoked potentials，MEPs）监测的影响。选择 ASA Ⅰ或Ⅱ级、择期神经外科手术术中行 MEPs 监测的患者 36 例，随机均分为 2 组：地氟烷组（F 组）和七氟烷组（S 组）。调节吸入麻醉药浓度，使其呼气末浓度达到 0.7、0.8、0.9 和 1.0 MAC，每一浓度维持 10 min，测每一浓度下四肢的运动诱发电位，记录其潜伏期和波幅，比较 2 组各肢体在不同浓度下 MEPs 的潜伏期和波幅的变化。结论为：地氟烷和七氟烷对 MEPs 均有剂量依赖性的抑制作用，相同 MAC 条件下，似乎地氟烷的抑制作用强于七氟烷。

（王英伟　邓　萌）

参考文献

[1] 郑少强，陈雪，王雅杰，等．七氟烷对幼鼠脑细胞凋亡和远期学习记忆功能的影响．北京大学学报·医学版，2015，47（4）：674-678．

[2] 谢思宁，叶虹，安立新，等．七氟烷对幼鼠 MAC 的测定及不同脑区 PARP-1 的影响．首都医科大学学报，2015，36（4）：634-639．

[3] Song Q，Ma YL，Song JQ，et al．Sevoflurane induces neurotoxicity in young mice through FAS/FASL signaling．Genet Mol Res，2015，14（4）：18059-18068．

[4] Yi X，Cai Y，Li W．Isoflurane damages the developing brain of mice and induces subsequent learning and memory deficits through FASL-FAS signaling．Biomed Res Int，2015，2015：315872．

[5] Zhong T，Guo Q，Zou W，et al．Neonatal isoflurane exposure induces neurocognitive impairment and abnormal hippocampal histone acetylation in mice．PloS one，2015，10（4）：e0125815．

[6] 张建芳，陈欣，王伟，等．异氟烷通过激活 Calpain 影响大鼠海马神经干细胞的增殖与分化．华中科技大学学报·医学版，2015，44（3）：263-267．

[7] Chen X，Wang W，Zhang J，et al．Involvement of caspase-3/PTEN signaling pathway in isoflurane-induced decrease of self-renewal capacity of hippocampal neural precursor cells．Brain Res，2015，1625：275-286．

[8] 陈弦，陶凡，黄丽霞，等．孕早、晚期接受七氟醚麻醉对大鼠子代大脑神经发育的影响．浙江医学，2015，37（19）：1570-1572，1581．

[9] 王宇恒，成永霞，焦晶华，等. 大鼠妊娠前后吸入异氟烷或七氟烷对子代脑发育的影响. 中国医科大学学报，2015，44（2）：143-147.

[10] Liu S，Zhang L，Liu Y，et al. Isoflurane inhibits embryonic stem cell self-renewal through retinoic acid receptor. Biomed Pharmacother，2015，74：111-116.

[11] 陈欣，王伟，张建芳，等. Neuroprotectin D1 对异氟烷所致胎鼠海马神经元凋亡和炎症反应的保护作用. 华中科技大学学报·医学版，2015，44（4）：371-376，382.

[12] Ji MH，Wang XM，Sun XR，et al. Environmental enrichment ameliorates neonatal sevoflurane exposure-induced cognitive and synaptic plasticity impairments. J Mol Neurosci，2015，57：358-365.

[13] Zhao Y，Chen K，Shen X. Environmental enrichment attenuated sevoflurane-induced neurotoxicity through the PPAR-gamma signaling pathway. Bio Med Res Int，2015，2015：107149.

[14] Zhang MQ，Ji MH，Zhao QS，et al. Neurobehavioural abnormalities induced by repeated exposure of neonatal rats to sevoflurane can be aggravated by social isolation and enrichment deprivation initiated after exposure to the anaesthetic. Br J Anaesth，2015，115（5）：752-760.

[15]* Cao Y，Ni C，Li Z，et al. Isoflurane anesthesia results in reversible ultrastructure and occludin tight junction protein expression changes in hippocampal blood-brain barrier in aged rats. Neurosci Lett，2015，587：51-56.

[16] Ge HW，Hu WW，Ma LL，et al. Endoplasmic reticulum stress pathway mediates isoflurane-induced neuroapoptosis and cognitive impairments in aged rats. Physiol Behav，2015，151：16-23.

[17] Wu J，Li H，Sun X，et al. A Mitochondrion-Targeted Antioxidant Ameliorates Isoflurane-Induced Cognitive Deficits in Aging Mice. PloS one，2015，10（9）：e0138256.

[18] 刘九红，韩嫦，迟晓慧，等. 米诺环素对老龄大鼠海马神经元凋亡及认知功能障碍的影响. 医药导报，2015，34（10）：1280-1283.

[19] Yue T，Shanbin G，Ling M，et al. Sevoflurane aggregates cognitive dysfunction and hippocampal oxidative stress induced by beta-amyloid in rats. Life Sci，2015，143：194-201.

[20] 郑晓春，吴桂寿，涂文劭，等. 七氟烷对糖尿病相关认知功能下降老年大鼠海马谷氨酸和γ-氨基丁酸的影响. 福建医科大学学报，2015，49（2）：88-91.

[21]* Chen C，Shen FY，Zhao X，et al. Low-dose sevoflurane promotes hippocampal neurogenesis and facilitates the development of dentate gyrus-dependent learning in neonatal rats. ASN Neuro，2015，7（2）.

[22] Liu J，Zhang X，Zhang W，et al. Effects of sevoflurane on young male adult C57BL/6 mice spatial cognition. PloS One，2015，10（8）：e0134217.

[23] 郝景茹，胡蕊，胡秋梅，等. 七氟烷通过激活 GluN2B-ERK1/2 信号通路抑制 ADDLs 神经毒性. 徐州医学院学报，2015，35（8）：491-496.

[24] Sun M，Deng B，Zhao X，et al. Isoflurane preconditioning provides neuroprotection against stroke by regulating the expression of the TLR4 signalling pathway to alleviate microglial activation. Sci Rep，2015，5：11445.

[25] Tong L, Wu Z, Ran M, et al. The role of SUMO-Conjugating enzyme Ubc9 in the neuroprotection of isoflurane preconditioning against ischemic neuronal injury. Mol Neurobiol, 2015, 51 (3): 1221-1231.

[26] Ye Z, Xia P, Cheng ZG, et al. Neuroprotection induced by sevoflurane-delayed post-conditioning is attributable to increased phosphorylation of mitochondrial GSK-3beta through the PI3K/Akt survival pathway. J Neurol Sci, 2015, 348 (1-2): 216-225.

[27] 张静, 余鹏, 周志东, 等. 七氟醚后处理对大鼠心肌缺血-再灌注时 AKT/GSK3β/mTOR 表达的影响. 临床麻醉学杂志, 2015, 31 (12): 1215-1220.

[28] 刘琨, 许鹏程. 雷帕霉素减弱七氟烷预处理对心肌缺血/再灌损伤的保护作用. 国际麻醉学与复苏杂志, 2015, 36 (1): 9-12, 30.

[29]* 胡璟, 张建敏, 吕红, 等. 阻塞性黄疸因素对患儿七氟醚麻醉恢复的影响. 中华麻醉学杂志, 2015, 35 (5): 584-586.

[30] 张聚平, 王虹, 赵建辉, 等. 七氟烷和丙泊酚在小儿手术麻醉时对左心功能的影响. 河北医药, 2015, 37 (24): 3743-3745.

[31] 熊虹飞, 刘鸿涛, 田妍静, 等. 七氟烷不同吸入深度在小儿全身麻醉诱导中的应用. 山西医科大学学报, 2015, 46 (4): 375-378.

[32] 唐晨, 岳建英, 李天佐. S100B 蛋白与小儿七氟烷麻醉躁动的相关性研究. 北京医学, 2015, 37 (6): 530-532.

[33] 滕秀飞, 杨延超, 金宁. 经皮穴位电刺激对七氟烷全身麻醉下小儿术后躁动的影响. 中国医科大学学报, 2015, 44 (10): 870-872, 876.

[34] 陈琳, 王瑞婷, 贺克强, 等. 七氟烷预处理对小儿体外循环后肠黏膜屏障功能的影响. 安徽医药, 2015, 19 (9): 1795-1798.

[35] 张玲, 张丽娜. 非发绀型先天性心脏病患儿心脏手术期吸入七氟烷麻醉对血浆 cTnI CK-MB 的影响. 浙江临床医学, 2015, 17 (6): 1025-1026.

[36] Xing N, Wei X, Chang YZ, et al. Effects of low-flow sevoflurane anesthesia on renal function in low birth weight. BMC Anesthesiol, 2015, 15: 6.

[37] 胡礼宏, 徐霞, 张凯, 等. 七氟烷预处理对肝叶切除术患者肝脏缺血再灌注损伤的保护作用. 浙江医学, 2015, 37 (22): 1835-1838.

[38] 吴静. 七氟烷对单肺通气肺损伤患者血清炎症因子水平及氧合指数的影响. 现代医学, 2015, 43 (5): 614-616.

[39] 张红芹, 肖维, 江春秀, 等. 不同方式七氟烷处理对胸外科手术单肺通气患者氧化应激水平的影响. 重庆医科大学学报, 2015, 40 (3): 454-458.

[40] Feng H, Wang GM, Qiao Y, et al. Effects of sevoflurane preconditioning on lung injury during one lung. Int J Clin Exp Med, 2015, 8 (8): 13634-13638.

[41]* 毛仲炫, 舒礼佩, 林育南, 等. 非心脏手术全身麻醉患者术中知晓发生情况的调查与分析. 国际麻醉学与复苏杂志, 2015, 36 (1): 19-22.

[42] 刘丽丽, 王涛, 徐志新. 丙泊酚与七氟烷麻醉对肝切除术患者术后炎症因子和肝脏功能的影响比较. 中国生化药物杂志, 2015, 35 (9): 82-84.

[43] 陈亦蛟, 梁敏, 朱韵甜, 等. 丙泊酚和七氟烷对腹腔镜结直肠癌根治术患者围手术期免疫功能的影响. 中华医学杂志, 2015, 95 (42): 3440-3444.

[44] 许德芳, 余剑波, 牟戎, 等. 不同全身麻醉药物对体外循环患者氧化应激反应影响的比较. 天津医科大学学报, 2015, 21 (4): 328-331.

[45] 陈菲菲, 林丽娜, 李丽伶. 不同麻醉方法对体外循环后患者肺损伤的影响. 浙江医学, 2015, 37 (10): 843-845.

[46]* 王丽薇, 孟秀丽, 郭向阳, 等. 不同浓度七氟醚对脊髓手术中躯体感觉诱发电位的影响. 中华医学杂志, 2015, 95 (10): 753-756.

[47] 汪露, 角述兰, 杨娟, 等. 地氟醚和七氟醚对术中运动诱发电位监测的影响. 临床麻醉学杂志, 2015, 31 (3): 253-256.

第三节 神经肌肉阻滞药

一、罗库溴铵

本年度关于罗库溴铵的研究集中在药效学方面。Fan 等[1]研究了在老年患者中采用效应室浓度（Ce）靶控输注罗库溴铵与骨骼肌松弛作用逆转程度之间的关系。该研究选择 50 例在全身麻醉下择期行外科手术的患者，随机分为 2 组。2 组患者均以 Ce=3 μg/ml 作为气管插管靶浓度，而术中分别维持 Ce 为 0.8 μg/ml 和 1.0 μg/ml。靶控输注停止后不予以药物逆转，分别记录各组患者的 Ce 和相应的 T_1 恢复程度并对两者进行回归分析。结果显示两组患者的靶控效应室浓度 Ce 均与 T_1 呈显著的线性关系，且回归系数和截距项在两组间差异无统计学意义。由此证明在使用罗库溴铵靶控输注的老年患者，麻醉恢复期利用效应室浓度判断骨骼肌松弛逆转程度有较好的价值。Han 等[2]评估了麻醉诱导期使用不同罗库溴铵剂量对甲状腺手术术中喉返神经功能监测的影响。研究将 100 例择期行甲状腺手术的患者随机分成 5 组，其中 1 组不使用罗库溴铵，其余 4 组分别使用 0.5、1、1.5 及 2 倍 95%有效药物剂量（ED_{95}）的罗库溴铵进行气管插管，比较各组患者从给药到插管的时间、插管时条件、插管后 30 min 内喉返神经诱发肌电信号的变化。研究结果表明，行甲状腺手术的患者使用 0.5 和 1 倍 ED_{95} 插管剂量时，既不显著影响气管插管的条件，也不干扰术中喉返神经功能监测，而综合比较各项评价指标后 1 倍 ED_{95} 是最佳剂量。

Mei 等[3]探讨了 *SLCO1B1*、*ABCB1* 和 *CHRNA1* 3 种基因多态性对中国患者罗库溴铵药效学的影响。研究最终纳入 200 例行择期手术的患者，均给予罗库溴铵 0.6 mg/kg 的插管剂量和 0.15 mg/kg 追加剂量，记录术中神经肌肉阻滞效应的起效时间、临床作用时间和恢复时间，并分别检测和比较患者上述 3 种基因的基因型。结果表明在中国人群，*SLCO1B1*、*ABCB1* 和 *CHRNA1* 3 种基因的变异不影响罗库溴铵的起效时间；两种基因变异 SLCO1B1 rs2306283 A＞G 和 ABCB1 rs1128503 C＞T 通过影响机体对罗库溴铵的代谢而显著延长骨骼肌松弛作用时间和恢复时间。

在基础研究方面，Tan 等[4]探讨了罗库溴铵对兔离体面神经和胫神经突触前乙酰胆碱释放程度和模式的影响以及面神经损伤后的相应改变。通过细胞内微电极记录不同实验条件下量子和非量子释放的乙酰胆碱，比较后发现罗库溴铵使口轮匝肌和腓肠肌的乙酰胆碱量子化释放显著减少，但对胫神经-腓肠肌接头乙酰胆碱释放的影响更大，表明面神经支配的肌肉对骨骼肌松弛药的敏感性与体神经支配的肌肉不同。面神经损伤后乙酰胆碱的量子化释放减少，且与神经损伤的程度显著相关，但在使用罗库溴铵时未表现出这种变化关系。乙酰胆碱的非量子化释放在面神经损伤后同样减少，但不管是否使用罗库溴铵，非量子化释放减少的幅度均与神经损伤分级相关。临床上，面神经损伤后的诱发肌电图（EEMG）反应会发生一定程度的减弱，而且在面神经损伤急性期，患者的 EEMG 反应幅度几乎消失。该实验观察了面神经损伤不同时期，神经肌肉接头对罗库溴铵敏感性的变化，为全身麻醉下如何合理应用骨骼肌松弛药，以平衡术中制动需求和 EEMG 监测之间的关系提供了理论基础。

二、维库溴铵

刘中杰等[5]研究并测定了不同性别癫痫患者的维库溴铵剂量-反应曲线。该研究选取择期癫痫手术患者 100 例，按性别分为 2 组，每组患者又分成 20、30、40、50、60 μg/kg 5 个剂量组，每组 10 例。记录拇内收肌四个成串刺激第 1 次反应最大抑制的百分率并进行概率单位转换，将维库溴铵的首次剂量进行对数转换，用直线回归方法分别建立男、女患者维库溴铵剂量-反应曲线，并记录起效时间。结果显示男、女 2 组患者在维库溴铵 ED_{50}、ED_{75}、ED_{90} 及 ED_{95} 值的差异无统计学意义，起效时间的差异亦无统计学意义，证明性别不影响癫痫患者维库溴铵的剂量-反应曲线，为维库溴铵的个体化应用提供了参考。

三、顺式阿曲库铵

Guo 等[6]研究了年龄对顺式阿曲库铵药效作用的影响。选取 90 例不同年龄段的患者，分为成人组、儿童组及婴儿组。每组患者均随机给予不同首次剂量（30、40、50 μg/kg）的顺式阿曲库铵，记录相应的 T_1 最大抑制幅度，并依此计算各年龄组患者顺式阿曲库铵的剂量效应曲线和 ED_{95}。之后追加剩余剂量的顺式阿曲库铵（使用总量达到 100 μg/kg），分别记录和比较各组患者从使用骨骼肌松弛药到 T_1 恢复至 5%、25% 和 90% 的时间以及气管插管条件的评分。结果显示顺式阿曲库铵在成人、儿童及婴儿患者的 ED_{95} 分别为 59.29、55.88 和 45.39 μg/kg，在一定范围内与年龄呈正相关。相同剂量下，成人患者的恢复时间较儿童患者长，但仍短于婴儿患者（$P<0.05$），但 3 组患者的恢复指数（T_1 从 25% 恢复

到75%的时间）的差异无统计学意义。王锦等[7]研究了术中低体温对顺式阿曲库铵恢复时间的影响。将80例行经皮肾镜激光碎石（PCNL）手术的患者随机分为2组，即术中不保温组和术中保温组（保温毯保温+冲洗液及输注液体加温）。每组40例患者再根据年龄分为中青年组和老年组。全身麻醉诱导插管给予顺式阿曲库铵 0.15 mg/kg，术中持续监测神经肌肉阻滞程度和鼻咽温度，记录并比较顺式阿曲库铵的阻滞起效时间（骨骼肌松弛药注射完毕至 T_1 下降至0的时间），给药后单次刺激肌颤搐 T_1 恢复至25%、75%的时间，完全恢复时间（TOFr=0.9），恢复指数（RI）和各时点患者的鼻咽温度。结果显示术毕不保温组体温显著低于保温组（$P<0.05$），老年患者中不保温组体温低于中青年不保温组；不保温组患者的 T_1 25%、T_1 75%及RI时间明显长于保温组（$P<0.05$），提示PCNL手术容易导致高龄患者术中低体温，并导致顺式阿曲库铵的作用时间延长和骨骼肌松弛残余。

冉国等[8]比较了两种不同给药方式对顺式阿曲库铵肌肉松弛效应的影响。研究共纳入了在全身麻醉下行腹腔镜胃肠肿瘤手术的老年患者60例，随机分为间断推注给药组和持续静脉输注给药组，每组30例。麻醉诱导时给予顺式阿曲库铵 0.1 mg/kg，术中持续监测骨骼肌松弛情况。当 T_1 恢复至10%时，间断给药组患者静脉注射顺阿曲库铵 0.03 mg/kg，持续给药组患者则泵注顺阿曲库铵 1.4 μg/（kg·min），均于腹肌缝合完毕后停止用药。2组患者均自然苏醒，不予药物拮抗骨骼肌松弛残余作用。监测指标包括手术时间、麻醉诱导后 T_1 首次恢复至10%的时间（10%时间）、停止给药至四个成串刺激（TOF）恢复至70%的时间、TOF从70%恢复至90%的时间（90%时间）、恢复指数（TOF从25%恢复至75%的时间）和骨骼肌松弛药总用药量。结果发现2组患者10%时间、90%时间的差异无统计学意义。持续给药组的70%时间显著短于间断给药组（$P<0.01$），恢复指数和总用药量均显著低于间断给药组（$P<0.05$）。结论是与间断静脉注射相比，持续静脉输注顺式阿曲库铵的给药方式能减少骨骼肌松弛药的用量，且恢复指数显著缩短，有利于术后骨骼肌松弛作用的自然逆转。何非等[9]观察并分析了顺式阿曲库铵、维库溴铵闭环骨骼肌松弛注射用于骨科手术的效果。该研究纳入择期全身麻醉手术患者120例，随机分为4组，术中分别采取闭环输注与根据骨骼肌松弛监测结果手动追加2种给药方式，结果显示闭环输注组患者的骨骼肌松弛药用量、残余骨骼肌松弛发生率及骨骼肌松弛残余持续时间均低于相应的手动推注组，顺式阿曲库铵闭环输注组与维库溴铵闭环输注组残余骨骼肌松弛发生率的差异无统计学意义，顺式阿曲库铵手动推注组残余骨骼肌松弛发生率明显低于维库溴铵手动推注组。

四、琥珀酰胆碱

Wang等[10]采用离体实验探讨了骨骼肌去神经支配对琥珀酰胆碱（SuCh）效应强度的影响。研究者观察了琥珀酰胆碱分别作用于受神经支配和去神经支配小鼠肌细胞时的量效关系，进一步采用表达胚胎型乙酰胆碱受体（γ-AChR）或成熟型乙酰胆碱受体（ε-AChR）的人类胚胎肾细胞（HEK293）来确定SuCh对不同受体亚单位的作用，并采用全细胞膜片钳技术观察了琥珀酰胆碱对烟碱样乙酰胆碱受体电流的影响。研究发现，与正常受神经支配的骨骼肌细胞相比，在肌细胞去神经支配后的第1、4、7、14、

21、28日，琥珀酰胆碱的半数最大效应浓度（EC_{50}）分别减少了20%、56%、73%、66%、60%、62%，使用30 μmol/L琥珀酰胆碱后诱发的电流反应分别增加了1.9、4.6、9.4、7.1、5.2、5.1倍，但琥珀酰胆碱对两种AChR受体亚单位的作用相等。研究者由此认为，短期的去神经支配虽然改变了肌细胞对琥珀酰胆碱作用的敏感性，但此种改变与重新表达的γ-AChR无关。

Yang等[11]通过实验分析了神经损伤时腓肠肌对琥珀酰胆碱的敏感性变化与受体亚型改变之间的关系。研究选用胫神经离断的大鼠腓肠肌，在去神经支配后的即刻及第1、3、7、14、28日利用细胞内记录方法分别测定给予琥珀酰胆碱后动作电位的幅度变化，测定琥珀酰胆碱的半数有效剂量。采用实时聚合酶链反应（real-time PCR）技术定量测定乙酰胆碱受体亚单位α_1、α_7、ε、γ，并对受体数量与药代动力学改变进行回归分析。结果表明神经损伤后，神经肌肉接头对琥珀酰胆碱的敏感性发生变化是一个动态过程。在同一时点，虽然α_7、ε、γ-烟碱样乙酰胆碱受体亚单位表达均发生明显改变，但α_7亚单位与琥珀酰胆碱的药效变化最为相关，非去极化骨骼肌松弛药的药效动力学改变则与γ、α_7亚单位有关。该研究也提示对神经损伤的患者，应根据病程的不同阶段合理选择骨骼肌松弛药的种类并调整用药剂量。

在临床研究方面，马明等[12]比较了不同剂量的琥珀酰胆碱复合丙泊酚用于无抽搐电休克治疗的临床麻醉效果和安全性。研究纳入82例实施无抽搐电休克治疗的患者，随机分为3组，分别给予琥珀酰胆碱1、1.2和1.4 mg/kg静脉注射。待患者全身骨骼肌松弛且腱反射消失后行无抽搐电休克治疗。观察各组患者诱导前即刻、电击前即刻、电击后即刻、电击后5 min时的生命体征，记录患者脑电癫痫波发作时间及不良反应发生情况。结果显示1.4 mg/kg琥珀酰胆碱用于无抽搐电休克治疗时脑电癫痫波发作时间显著短于其他两组，且不良反应发生率（注射痛、肌阵挛）亦低于其余两组患者。

（凌晓敏　仓　静）

参考文献

[1] Fan X, Ma M, Li Z, et al. The relationship between the target effective site concentration of rocuronium and the degree of recovery from neuromuscular blockade in elderly patients. Int J Clin Exp Med, 2015, 8（9）: 16369-16373.

[2] Han YD, Liang F, Chen P. Dosage effect of rocuronium on intraoperative neuromonitoring in patients undergoing thyroid surgery. Cell Biochem Biophys, 2015, 71（1）: 143-146.

[3] Mei Y, Wang SY, Li Y, et al. Role of SLCO1B1, ABCB1 and CHRNA1 gene polymorphisms on the efficacy of rocuronium in Chinese patients. J Clin Pharmacol, 2015, 55（3）: 261-268.

[4] Tan J, Xu J, Xing Y, et al. Effect of rocuronium on the level and mode of pre-synaptic acetylcholine release by facial and somatic nerves, and changes following facial nerve injury in rabbits. Int J Clin Exp Pathol, 2015, 8（2）: 1479-1490.

[5] 刘中杰，张庆国，卢爱珠，等. 不同性别癫痫患者维库溴铵剂量-反应曲线的测定. 国际麻醉学与复苏杂志，2015，36（1）：6-8.

[6] Guo J，Zhou X，Yuan X，et al. Age and the neuromuscular blockading effects of cisatracurium. Int J Clin Exp Med，2015，8（9）：16664-16669.

[7] 王锦，张宗泽，柯剑娟，等. 经皮肾镜手术中体温对不同年龄患者顺式阿曲库铵恢复时间的影响. 临床外科杂志，2015，23（4）：314-316.

[8] 冉国，李潺，祝义军，等. 行腹腔镜下胃肠肿瘤手术的老年患者间断与持续静脉注射顺阿曲库铵的药效学比较. 上海医学，2015，38（6）：500-502.

[9] 何非，吴丽，卢荣军. 闭环骨骼肌松弛注射系统在骨科手术应用效果观察. 山西医科大学学报，2015，46（7）：699-701.

[10] Wang H，Fu W，Liu G，et al. Effects of skeletal muscle denervation on the potency of succinylcholine. Mol Med Rep，2015，12（5）：7796-7800.

[11] Yang B，Song JC，Jiang JH，et al. Receptor analysis of differential sensitivity change to succinylcholine induced by nerve injury in rat gastrocnemius. J Surg Res，2015，195（1）：136-143.

[12] 马明，陈静敏，袁昌政. 不同剂量琥珀胆碱复合丙泊酚用于无抽搐电休克治疗的临床观察. 中国药房，2015，26（6）：767-769.

第四节　局部麻醉药

一、罗哌卡因

本年度局部麻醉药的热点包括罗哌卡因在外周神经阻滞中的临床应用和生理、生化方面的研究。

张睿等[1]*研究了不同浓度罗哌卡因肋间神经阻滞在开胸手术后早期镇痛中的应用。选择120例择期开胸手术患者，随机均分为4组，关胸前分别用生理盐水（C组）、0.25%（L25组）、0.5%（L50组）、0.75%罗哌卡因（L75组）各20 ml行肋间神经阻滞。均接患者静脉自控镇痛（PCIA）泵行术后镇痛。记录拔管后即刻（T_0）、2 h（T_1）、6 h（T_2）及24 h（T_3）静息和咳嗽时的疼痛视觉模拟评分（VAS），PCIA使用量以及不良反应。结果显示，0.75%罗哌卡因肋间神经阻滞可在拔管后24 h内为开胸手术患者提供良好的镇痛效果，减少PCIA用量，不增加阿片类药物所致的不良反应，是开胸手术后适宜的镇痛方案。Quan等[2]*研究了联合使用低比重和高比重罗哌卡因对蛛网膜下腔阻滞血流动力学的影响。研究选择136例择期行剖宫产的患者，随机分为2组，A组给予0.8 ml 0.5%重比重罗哌卡因（含芬太尼4 μg、4%葡萄糖）+1.2 ml 0.5%轻比重罗哌卡因（含芬太尼6 μg、无菌蒸馏水）；B组给予0.8 ml 0.5%重比重罗哌卡因（含芬太尼4 μg、4%葡萄糖）+1.2ml 0.5%重比重罗哌卡因（含芬太尼6 μg、无菌蒸馏水）。

观察术中血流动力学数据，感觉阻滞平面，硬膜外导管的置入时间、完成时间，麻黄碱使用量，到达 T_8 水平感觉阻滞的时间，术中出血量、术中尿量、并发症的发生率，新生儿 1 min 和 5 min Apgar 评分和血气分析。结论是联合使用不同比重的罗哌卡因行蛛网腹下腔阻滞既能达到良好的镇痛效果和合适的作用时间，维持血流动力学稳定，又能减少并发症，是一种较重比重蛛网腹下腔阻滞药更好的选择。Xu 等[3]*研究了膝关节镜手术使用重比重和等比重罗哌卡因用于蛛网膜下腔阻滞的相对效价比。研究选择 50 例蛛网腹下腔、硬膜外联合阻滞（简称腰硬联合麻醉）下接受膝关节镜手术患者，随机分为等比重罗哌卡因组（0.5%罗哌卡因，配制使用相同体积的生理盐水和1%的罗哌卡因）和重比重罗哌卡因组（0.5%罗哌卡因，配制使用相同体积的 10%的葡萄糖和 1%的罗哌卡因）。记录感觉和运动阻滞情况。椎管内麻醉成功的标准是：①T_{12} 或以上水平的针刺感觉双侧消失；②适当的运动阻滞（改良 Bromage 评分≥2）；③鞘内注射后至少 60 min 内无需额外的硬膜外给药。使用阶梯法测量药物使用量，计算 ED_{50}。结论是蛛网膜下腔阻滞麻醉时重比重罗哌卡因的 ED_{50} 低于等比重罗哌卡因。伊军等[4]研究了超声引导下连续胫神经阻滞时 0.2%罗哌卡因半数有效背景量。择期拟在腰硬联合麻醉下行跟骨手术患者，术后在超声引导下行后入路胫神经阻滞用于术后镇痛。导管放置成功后，连接镇痛泵，采用序贯法确定 0.2%罗哌卡因背景量，起始量为 5 ml/h。如术后 24 h 和 48 h 观察患者胫神经区域感觉完全阻滞，则下一例患者背景量减少 0.5 ml/h；如阻滞效果不完善，则下一例患者背景量增加 0.5 ml/h。通过 Probit 概率单位回归分析确定 ED_{50}、ED_{95} 及 95%置信区间（CI）。结论是超声引导下后入路胫神经阻滞应用于术后镇痛，0.2%罗哌卡因 ED_{50} 为 2.6 ml/h（95%CI：2.2～3.0 ml/h），ED_{95} 为 3.2 ml/h（95%CI：2.9～5.8ml/h）。陈旦等[5]研究了鞘内注射罗哌卡因对神经病理性痛大鼠脊髓组蛋白去乙酰化酶-1（HDAC1）和 HDAC2 表达的影响。研究取鞘内置管成功的大鼠 30 只，采用随机数字法分为 3 组（n=10）：假手术组（S 组）、神经病理性痛组（NP 组）和神经病理性痛+罗哌卡因组（R 组）。采用坐骨神经慢性压迫性损伤（CCI）法制备大鼠神经病理性痛模型。并在 CCI 术后第 7 日起，R 组鞘内注射 0.25%罗哌卡因 20 μl，S 组和 CCI 组鞘内注射生理盐水 20 μl，1 次/日，连续 7 日。分别于 CCI 术前 1 日（T_0）和 CCI 术后 3、7、10、14、17 和 21 日（T_1～T_6）时，测定机械缩足反应阈（mechanical withdiawl threshold，MWT）和热缩足潜伏期（thermal withdrawal latency，TWL）。于 T_0 时痛阈测定结束后，每组取 3 只大鼠，采用 Western blot 法检测脊髓 HDAC1 和 HDAC2 的表达水平。结论是鞘内注射罗哌卡因减轻大鼠神经病理性痛的机制可能与抑制脊髓 HDAC1 和 HDAC2 表达上调有关。陶岩等[6]研究确定了 0.5%罗哌卡因用于超声引导内收肌管隐神经阻滞的半数有效剂量（ED_{50}）。选择择期行膝关节镜下半月板切除术的患者，在超声引导下行内收肌管隐神经阻滞，定位成功后，注射 0.5%罗哌卡因，初始剂量为 18 ml。注药后 30 min，采用针刺法评价隐神经支配区的感觉神经阻滞情况。采用序贯法进行试验，若隐神经支配区的感觉神经阻滞完全，下一例患者采用低一级的剂量，反之则采用高一级的剂量，相邻剂量之比为 1∶1.2，共纳入 23 例患者。采用概率单位法计算 0.5%罗哌卡因用于内收肌管隐神经阻滞的 ED_{50} 及其 95%置信区间。结论是 0.5%罗哌卡因用于超声引导内收肌管隐神经阻滞的 ED_{50} 为 10.7 ml。董彦等[7]研究了超声引导下不同浓度罗哌卡因腹横肌平面（TAP）阻滞用于剖宫产术后镇痛的效果。研究将 120 例剖宫产的患者随机均分为 0.25% 罗哌卡因组（A 组）、0.2% 罗哌卡因组（B 组）和 0.15% 罗哌卡因组（C 组）。所有产妇均在蛛网腹下腔阻滞下完成剖宫产手术，手术结束后在超声引导下进行两侧 TAP 阻滞，局麻药量为 1.5 mg/kg。术后 VAS 评分>3 分时静脉注射曲马多 100 mg。术后 48 h 记录镇痛泵按压次数和补救镇痛情况及发生的 TAP 相关并发症。结果发现超声引导下 0.25% 浓度罗哌卡因 TAP 阻滞有助于提高剖宫产术后镇痛的效果且无严重并发症发生。王志波等[8]完成罗哌卡因用于剖宫产术蛛网膜下腔阻滞注药速度的研究。研究选择行剖宫产术产妇 90 例，按蛛网膜下腔阻滞时罗哌卡因注药时间采用随机数字表法分为 30 s 组、60 s 组、90 s 组，每组各 30 例。分别于麻醉前（T_0）、麻醉后 1 min（T_1）、5 min（T_2）、10 min（T_3）、20 min（T_4）测定收缩压（SBP）、舒张压（DBP）、心率（HR）变化。记录术中并发症及麻黄碱、阿托品使用量，麻醉最高平面，术中 Ambesh 评分情况。结论是常规剂量罗哌卡因用于蛛网膜下腔阻滞下的剖宫产术，其注药时间控制在 60~90 s 更为合理，既能满足手术的需要，又能减少产妇术中合并症。

二、利多卡因

本年度局部麻醉药的热点包括利多卡因在外周神经阻滞中的临床应用和生理、生化方面的研究。刘扬等[9]*研究了静脉输注利多卡因联合七氟烷对非体外循环冠状动脉旁路移植术（OPCABG）患者的心肌保护作用。研究选择择期行 OPCABG 患者 100 例，将其分为 4 组（n=25）：对照组（C 组）、利多卡因组（L 组）、七氟烷组（S 组）和七氟烷联合利多卡因组（SL 组）。静脉快速诱导，行气管插管后，L 组和 SL 组静脉注射利多卡因 1.5 mg/kg，随后以 2 mg/min 速率静脉输注至术毕；S 组和 SL 组于气管插管后吸入七氟烷（呼气末浓度 2.2%~2.5%）至术毕，C 组和 S 组静脉输注与利多卡因等容量生理盐水。分别于麻醉诱导后手术前（基础状态）、切皮、离断乳内动脉后即刻、冠状动脉近端血管吻合完毕、术毕、术后 24 h 时采集静脉血样，检测血浆肌酸激酶（CK）、肌酸激酶同工酶（CK-MB）和心肌肌钙蛋白 I（cTnI）的水平。记录术中以及术后 24 h 内心律失常、心动过缓或心脏停搏等利多卡因有关不良反应的发生情况。得出了静脉输注利多卡因联合七氟烷对 OPCABG 患者的心肌保护作用强于两者单独应用的结论。王信磊等[10]研究通过观察术中静脉输注利多卡因对腹腔镜结直肠癌患者围术期血清 IL-10 浓度和外周血细胞角蛋白（CK）20 mRNA 阳性表达率的影响，探讨其对患者术后癌细胞血行微转移的抑制作用。纳入行腹腔镜结直肠癌根治术患者 60 例，随机分为利多卡因组（L 组）和对照组（C 组）。麻醉诱导时 L 组以利多卡因首剂量 1 mg/kg 静脉注射，继以利多卡因 1.5 mg/（kg·h）持续泵注直至手术结束，C 组持续输注等量生理盐水。术前 5 min（T_1）、术毕即刻（T_2）、术后 24 h（T_3）和 48 h（T_4）经外周静脉采血 2 ml，ELISA 法测定血清 IL-10 浓度。于 T_1、T_3 时各采血 4 ml，RT-PCR 法检测 CK20 mRNA。结论是腹腔镜结直肠癌患者术中输注利多卡因有利于减轻术后免疫抑制，但可能对结直肠癌细胞血行微转移无明显影响。Chen 等[11]*研究了接受脊柱手术的老年患者术中静脉应用利多卡因是否对术后认知功能障碍（POCD）有一定改善，并试图阐释其可能的机制。研究将 80 例老年患者随机分为 2 组：生理盐水组（对照组）和利多卡因组（试验组）。试验组于麻醉诱导后静脉给予利多卡因 1 mg/kg 负荷量，随后持续泵注利多卡因 1.5 mg/（kg·h）直至手术结束。两组患者在术前和术后 3 日使用简易精神状态检查量表（MMSE）评估认知功能。同时，于术前（T_1）、术毕（T_2）及术后 3 日（T_3）采集血样检测血清 IL-6、TNF-α、MDA、S100β 和神经元特异性烯醇化酶（NSE）水平。结论是术中静脉给予利多卡因可能起到神经保护的作用，对于行非心脏手术的老年患者 POCD 有一定治疗意义，并且该机制中可能涉及 IL-6、S100β、MDA 和 NSE 等因子的参与。周巧林等[12]研究了静脉输注利多卡因预防性镇痛对腹腔镜全子宫切除术后患者镇痛效果的影响。研究纳入择期在全麻下行腹腔镜全子宫切除术患者 60 例，采用随机数字表法将其分为 2 组（$n=30$）：对照组（C 组）和利多卡因组（L 组）。L 组于麻醉诱导前即刻静脉注射利多卡因 1.5 mg/kg，随后以 2 mg/（kg·h）速率输注至术毕，C 组给予等容量生理盐水。分别于术后 2、4、8、12、24、48 h（T_1~T_6）时进行 Ramsay 镇静评分。记录 PCIA 药液消耗量、舒芬太尼使用情况及恶心、呕吐的发生情况。得出了麻醉诱导前即刻静脉注射利多卡因 1.5 mg/kg，随后以 2 mg/（kg·h）速率输注至术毕可优化腹腔镜全子宫切除术后患者镇痛的效果。Ma 等[13]研究了利多卡因糖溶液对大鼠脊髓神经毒性的影响。研究选择 32 只雄性 SD 大鼠置入鞘管后随机分为 4 组：利多卡因组（l 组，$n=8$）给予 5%利多卡因 20 μl，利多卡因葡萄糖组（LG 组，$n=8$）给予 5%利多卡因和 10%葡萄糖 20 μl，葡萄糖组（G 组，$n=8$）给予 10%葡萄糖 20 μl，生理盐水对照组（NS 组，$n=8$）给予生理盐水 20 μl。鞘内注射后 4 日，用甩尾试验评价 4 组大鼠的感觉障碍。用电子显微镜和光学显微镜观察脊髓和神经根的组织学变化。结论是 5%利多卡因可以发生脊髓神经毒性，5%葡萄糖和 10%利多卡因合用可以加重脊髓神经毒性。冷福建等[14]研究了利多卡因固体脂质纳米粒对人神经细胞的毒性作用。研究采用高压匀质法制备利多卡因固体脂质纳米粒。离体培养人神经母细胞瘤 SH.SY5Y 细胞，将细胞分为 10 组（$n=30$）：对照组（C 组）：常规培养；不同浓度利多卡因组（L_1~L_4 组）：利多卡因终浓度依次为 1.000%、0.500%、0.250%、0.125%；不同浓度利多卡因固体脂质纳米粒组（L-SLN$_1$~L-SLN$_4$ 组）：利多卡因终浓度依次为 1.000%、0.500%、0.250%、0.125%；空白固体脂质纳米粒组（SLN 组）。于细胞孵育前、培养或孵育 1、12 和 24 h（T_0~T_3）时采用 MTT 法检测细胞存活率，于 T_3 时光学显微镜下观察细胞形态。结论是利多卡因固体脂质纳米粒对人神经细胞具有毒性作用，但该作用弱于利多卡因溶液。

三、布比卡因

本年度局部麻醉药的热点包括布比卡因在外周神经阻滞中的临床应用和生理、生化方面的研究。李平等[15]用 Meta 分析方法评价不同浓度布比卡因复合舒芬太尼或芬太尼用于硬膜外分娩镇痛时对产妇和新生儿的影响。研究选取了近几年行硬膜外镇痛的 352 篇随机对照试验。试验组采用低浓度布比卡因（浓度≤0.1%），对照组采用高浓度布比卡因（浓度>0.1%）。用 Cochrane 系统评价软件 RevMan 5.0 进行 Meta 分析。不能进行 Meta 分析的内容进行描述性分析。得出了不同浓度布比卡因分娩镇痛对剖宫产率无明显影响，低浓度组第一产程时间明显短于高浓度组，低浓度布比卡因进行硬膜外分娩镇痛可降低器械助产率，提高自然分娩率的结论。李振辉等[16]研究了脂肪乳逆转布比卡因心肌细胞毒性中线粒体形态和膜电位的变化。研究选择原代培养 15 只健康 SD 大鼠（3 日龄以内）的心肌细胞，随机分为 3 组：对照组（C 组）、布比卡因组（B 组）、布比卡因+脂肪乳组（BL 组）。C 组用培养基处理培养 4 日的心肌细胞；B 组用含布比卡因 1.376 mmol/L 的培养基处理培养 4 日的心肌细胞；BL 组用含布比卡因 1.376 mmol/L 和 20%中长链脂肪乳 300 ml/L 的培养基处理培养 4 日的心肌细胞。用 CCK-8 法检测心肌细胞活力；透射电镜观察心肌细胞线粒体形态结构；倒置荧光显微镜观察线粒体膜电位。研究表明脂肪乳可逆转布比卡因对心肌细胞的毒性作用，提高心肌细胞活力，减轻线粒体损伤及提高膜电位水平，但其确切的机制尚待进一步研究。

（伊 军 王 庚）

参考文献

[1]* 张睿，史敏科，王小雨，等. 不同浓度罗哌卡因肋间神经阻滞在开胸手术后早期镇痛中的应用. 临床麻醉学杂志，2015，31（4）：323-325.

[2]* Quan Z, Tian M, Chi P, et al. Combined use of hyperbaric and hypobaric ropivacaine significantly improves hemodynamic characteristics in spinal anesthesia for caesarean section: a prospective, double-blind, randomized, controlled study. Plos One, 2015, 10（5）: e0132082.

[3]* Xu T, Wang J, Wang G, et al. Relative potency ratio between hyperbaric and isobaric solutions of ropivacaine in subarachnoid block for knee arthroscopy. Int J Clin Exp Med, 2015, 8（6）: 9603-9606.

[4] 伊军，林惠华，杨庆国，等. 超声引导下连续胫神经阻滞时 0.2%罗哌卡因半数有效背景量. 临床麻醉学杂志，2015，31（8）：753-755.

[5] 陈旦，翁莹琪，欧阳碧函，等. 鞘内注射罗哌卡因对神经病理性痛大鼠脊髓 HDAC1 和 HDAC2 表达的影响. 中华麻醉学杂志，2015，35（9）：1093-1095.

[6] 陶岩，徐涛，周雁，等. 0.5%罗哌卡因用于超声引导内收肌管隐神经阻滞的半数有效剂量. 中华麻醉学杂志，2015，35（12）：1476-1477.

[7] 董彦，张庆，黄帆，等. 不同浓度罗哌卡因腹横肌平面阻滞用于剖宫产术后镇痛的效果. 中华麻醉学杂志，2015，35（12）：1449-1451.

[8] 王志波，郑潇宇，张苗芳，等. 罗哌卡因用于剖宫产术蛛网膜下腔阻滞注药速度的研究. 浙江医学，2015，37（2）：131-133.

[9]* 刘扬，吴安石，吴迪，等. 静脉输注利多卡因联合七氟醚对非体外循环冠状动脉旁路移植术患者的心肌保护作用. 中华麻醉学杂志，2015，35（2）：149-153.

[10] 王信磊，刘诗文，李强，等. 利多卡因对腹腔镜结直肠癌根治术患者血清白细胞介素 10 和细胞角蛋白 20 的影响. 临床麻醉学杂志，2015，31（4）：336-338.

[11]* Chen K, Wei P, Zheng Q, et al. Neuroprotective effects of intravenous lidocaine on early postoperative cognitive dysfunction in elderly patients following spine surgery. Med Sci Monit, 2015, 15 (21): 1402-1407.

[12] 周巧林, 万利芹, 叶志虎, 等. 静脉输注利多卡因预防性镇痛对腹腔镜全子宫切除术后病人镇痛效果的影响. 中华麻醉学杂志, 2015, 35 (5): 639-640.

[13] Ma H, Xu T, Xiong X, et al. Effects of glucose administered with lidocaine solution on spinal neurotoxicity in rats. Int J Clin Exp Med, 2015, 8 (11): 20638-20644.

[14] 冷福建, 乐林莉, 文刚, 等. 利多卡因固体脂质纳米粒对人神经细胞的毒性作用. 中华麻醉学杂志, 2015, 35 (9): 1047-1049.

[15] 李平, 罗林丽, 林雪梅, 等. 不同浓度布比卡因复合舒芬太尼或芬太尼用于硬膜外分娩镇痛的 Meta 分析. 临床麻醉学杂志, 2015, 31 (8): 737-742.

[16] 李振辉, 李希营, 隽兆东, 等. 脂肪乳逆转布比卡因心肌细胞毒性中线粒体形态和膜电位的变化. 临床麻醉学杂志, 2015, 31 (10): 1003-1006.

第三章 麻醉方法研究进展

第一节 气道管理

气道管理一直以来都是麻醉医师关注的焦点。2015年度有关气道的研究内容主要涉及气道评估、插管用具、通气装置、药物干预以及特殊患者的气道管理与通气策略等方面。

一、气道评估

(一) 超声评估

将超声用于困难气道评估是麻醉医师关注临床超声应用的一个新领域。金梅等[1]运用超声快速判断困难气道患者气管导管误入食管的可靠性。研究选择直接喉镜下 Cormack-Lehane 分级为Ⅲ或Ⅳ级的患者，麻醉诱导前使用超声在胸骨上切迹处扫描并识别颈动脉、气管和食管。麻醉诱导后行气管插管的同时利用超声动态观察，判断气管导管是否误入食管。结果发现，超声可快速、准确地判断困难气道患者气管导管是否误入食管，判断敏感度和特异性为100%。在另一篇文章中，金梅等[2]*还利用超声测量颈前软组织厚度，以直接喉镜下 Cormack-Lehane 分级Ⅲ或Ⅳ级或无法置入喉镜来定义困难喉镜显露，评价颈前软组织厚度大于 20 mm 与 Mallampati 分级Ⅲ或Ⅳ级两者对于困难喉镜显露的预测价值。结果显示，颈前软组织厚度大于 20 mm 作为肥胖患者困难喉镜显露的预测指标比 Mallampati 分级更为灵敏。

(二) 临床评估

靳皓等[3]通过 Logistic 回归分析，评估身高、甲颏距离、颈部后仰度、张口度、改良 Mallampati 分级等常用困难气道评估指标与困难气道的相关性，并通过 ROC 曲线计算受试人群身高甲颏距离比最佳临界点。在 300 例拟行气管插管全身麻醉（简称全麻）患者的评估结果中，困难气道按照危险度估计值（OR）由大到小依次为：身高甲颏距离比 3.58（1.95～8.46）、改良 Mallampati 分级 3.34（1.82～7.14）、体重指数 3.07（1.64～6.69）、病史 2.79（1.28～5.25）、颈围 2.15（1.04～4.37）、颈部后仰度 1.98（0.96～3.89）、下颌支长度 1.46（0.67～3.04）、张口度 1.01（0.49～2.54）；身高甲颏距离比最佳临界点为 22.8。作者由此推论：身高甲颏距离比、改良 Mallampati 分级、体重指数、病史、颈围、颈部后仰度、下颌支长度以及张口度等均为与困难气道评估相关的指标，其中身高甲颏距离比的评估效能较高。

(三)插管深度计算

Zhou 等[4]*比较以患儿年龄判断气管导管插管深度和以患儿中指长度计算气管导管插管深度的差异,评价将儿童中指长度的 3 倍作为气管导管插管深度预测值的价值。研究选取 84 例年龄 4~14 岁的儿童患者,麻醉后置入纤维支气管镜,分别测量上切牙到声门和气管隆嵴的距离,然后插入合适型号(年龄/4+3.5)带套囊的气管导管;分别根据年龄公式(年龄/2+12)和中指长度公式[中指长度(cm)×3]计算气管导管插管深度,并与作者设定的气管导管合适深度与最佳标准作比较。导管位置合适的标准是气管导管套囊上缘到声门的距离>0.5 cm 且导管尖端到隆嵴的距离>0.5 cm;位置最佳的标准是套囊上缘到声门的距离和导管尖端到隆嵴的距离相等。如果套囊上缘到声门的距离<0.5 cm,则认为插管过浅;如果导管尖端到隆嵴的距离<0.5 cm 或插入支气管,则认为插管过深。结果显示,根据中指长度公式计算气管导管插管深度所获得的导管位置合适比例高于按照年龄公式计算所获得的结果(88.37% vs 66.28%, $P=0.001$);中指长度公式发生插管过浅的比例较低(4.65% vs 32.56%,$P<0.001$);两种方法发生插管过深的比例差异没有统计学意义(6.97% vs 1.16%,$P=0.054$);根据中指长度公式计算气管导管插管深度与导管位置合适百分比的相关系数高于根据年龄公式计算的结果(0.883 vs 0.845)。结论认为,以儿童中指长度的 3 倍作为气管导管插管深度的计算方法能够增加气管导管置入合适位置的比例。

二、插管设备

各种类型的视频喉镜已经成为麻醉医师实施气管插管的"新宠",它在改善声门暴露分级、缩短插管时间、减少插管次数和插管损伤以及稳定气管插管过程中的循环波动等临床方面的积极作用正在得到证实。

(一)可视喉镜

杨旭东等[5]观察 HC 可视喉镜在口腔颌面外科困难气道患者经鼻腔气管插管的应用效果。研究纳入口腔颌面外科需要经鼻腔气管插管进行全麻手术且预计有困难气道的患者 70 例,随机均分为 HC 可视喉镜组(VL 组)和 Macintosh 喉镜组(ML 组),比较两组患者的插管时间、首次插管成功率、声门暴露 Cormack-Lehane(CL)分级等插管情况,并观察插管期间的血流动力学指标和插管相关并发症。结果显示,可视喉镜组首次插管的成功率更高、插管总时间更短、声门暴露的 CL 分级更佳,且 Macintosh 喉镜组中 13 例患者在首次插管失败后改用可视喉镜插管成功。严峰等[6]比较了 McGrath-5 型视频喉镜和直接喉镜用于颈椎手术患者气管插管的效果。术前采用 C 臂 X 线机拍摄两组患者诱导前头部自然位(T_0)、面罩通气时(T_1)、喉镜暴露声门最佳时刻(T_2)以及插管即刻(T_3)的颈椎侧位片,用前后四线法测量各时间点颈椎屈曲度变化,用气管插管困难(IDS)评分比较困难插管的情况。结果,McGrath-5 视频喉镜组在声门暴露、IDS 评分、一次插管成功率三项指标方面优于直接喉镜组,且视野好、一次插管成功率高。

（二）帝视内镜

Li 等[7]对比分析帝视内镜与 Macintosh 喉镜用于声门暴露困难患者的插管情况。选择 40 例全麻手术患者，Macintosh 喉镜显露声门困难（Cormack-Lehane 分级为Ⅲ或Ⅳ级），随机分为帝视内镜组和 Macintosh 喉镜组，观察继续进行气管插管时的声门暴露成功率，并记录过程中循环波动（收缩压≥140 mmHg，心率≥90 次/分）例数、插管用时、插管成功率以及术后咽喉疼痛、声嘶等不良反应。结果显示，帝视内镜组不仅声门暴露良好，而且一次性插管成功率高，同时插管期间发生循环剧烈波动的例数少，拔管 1 日后咽痛的发生率亦低于 Macintosh 喉镜组。金英杰[8]观察了合并高血压的全麻患者使用帝视内镜气管插管与直接喉镜气管插管时的血流动力学变化。结果显示，帝视内镜与直接喉镜行气管插管均对高血压患者的血流动力学有影响，但帝视内镜影响相对较轻，推论对此类患者使用帝视内镜具有一定保护作用。

（三）通气装置

喉罩在 20 世纪 80 年代中期研制成功并应用于临床。因其操作简便、刺激轻微并且通气可靠，其应用日益广泛。新一代喉罩尤其是带有食管引流的双管型喉罩拓展了喉罩的临床使用领域，并提高了喉罩麻醉的安全性。

1. 双管喉罩　沈健等[9]对比分析了 Supreme 喉罩（PLMA）和 I-gel 喉罩在乳腺肿物切除术中的应用。两款喉罩均属于第二代喉罩，与普通喉罩相比，一次性置入成功率高，建立人工气道时间短。作者认为 I-gel 喉罩可以提供更佳的声门完全暴露，术后咽喉痛发生率更低。

2. 可弯曲喉罩　可弯曲（加强型）喉罩专门为头颈部手术而设计。高艳等[10]对比分析了可弯曲喉罩与加强型气管导管在老年高血压患者甲状腺手术中的应用。研究选择 65～75 岁、术前合并高血压老年患者 60 例，拟全麻下行甲状腺手术，记录麻醉诱导前（T_0）、插入 Flexible 喉罩或气管导管即刻（T_1）、插入后 1 min（T_2）、插入后 5 min（T_3）、拔除喉罩或气管导管前（T_4）、拔除后 1 min（T_5）以及拔除后 5 min（T_6）共 7 个时间点的平均动脉压（MAP）和心率（HR），测定 T_0～T_3 这 4 个时间点的血浆肾上腺素和去甲肾上腺素浓度，并监测术中气道峰压（P_{peak}）、呼气末 CO_2 分压（$PetCO_2$）、喉罩组的气道密封压及拔除喉罩或气管导管后的不良反应。结果显示，T_1、T_2 两时间点加强型气管导管组肾上腺素及去甲肾上腺素浓度明显高于 T_0 时，同时也高于喉罩组（$P<0.05$）；加强型气管导管组拔除气管导管时的呛咳反应及拔管后咽喉痛的发生率均明显高于喉罩组（$P<0.05$）。作者由此得出结论，可弯曲喉罩可安全用于老年高血压患者甲状腺手术，且麻醉相关应激反应及并发症发生率较气管插管降低。

3. 喉罩与呼吸系统并发症　陈绍荣等[11]对比分析了喉罩和气管插管对全麻患儿上呼吸道感染指标的影响。将 100 例需实施全麻开腹手术的患儿分为观察组和对照组，观察组使用 ProSeal 喉罩，对照组使用气管插管，比较两组患儿麻醉前、麻醉诱导后和术中不同时间节点的心率改变，并记录术后 1 日上呼吸道感染症状及感染率。结果显示，观察组置入喉罩时及拔除喉罩时的心率变化显著低于对照组气管插管及拔管时的心率变化（$P<0.01$）；对照组感染率为 18%，明显高于观察组 6%（$P<0.01$）；对照组发热、肺部啰音、咳痰液、喘鸣、低氧血症的发生率显著高于观察组（$P<0.05$）。结果表明，全麻开腹

手术使用喉罩进行气道管理对患儿刺激性小,利于手术顺利进行;同时术后感染率低,感染症状轻,利于术后恢复。

然而,也有研究认为使用喉罩或气管导管对全麻术后呼吸道感染的影响差异不大。杨瑜汀等[12]探讨喉罩通气应用于老年患者腹部手术麻醉对术后肺部并发症的影响。研究比较术后入 ICU 且需行机械通气患者的临床资料,分析术后入 ICU 且需行机械通气患者的肺部并发症情况。在符合纳入标准的 2629 例患者中,喉罩组 1297 例、气管插管组 1332 例,两组术后需入 ICU 且需行机械通气的患者分别为喉罩组 58 例、气管插管组 51 例,差异无统计学意义($P>0.05$)。喉罩组术后肺不张和肺栓塞的发生率均显著低于气管插管组($P>0.05$);两组间肺部感染、急性呼吸窘迫综合征(ARDS)和(或)急性肺损伤(ALI)、胸腔积液发生率的差异均无统计学意义($P>0.05$)。作者推论,与气管插管通气比较,喉罩通气并不能减少老年患者腹部手术后肺部并发症发生率和死亡率。

4. 特殊应用　刘国亮等[13]*报道了喉罩控制通气下行纤维支气管镜治疗婴幼儿气管狭窄的临床应用。20 例气管狭窄患儿,月龄 6~12 个月,体重(8.5±1.6)kg,ASA Ⅲ级,6%七氟烷,氧流量 6 L/min 面罩吸入诱导,待睫毛反射消失后插入 1.5 号喉罩(去掉喉罩前端的隔栏),无通气障碍后再静脉输注芬太尼 2 μg/kg、罗库溴铵 0.6 mg/kg,连接麻醉机控制呼吸,持续静脉输注丙泊酚 10 mg/(kg·h)、瑞芬太尼 0.3 μg/(kg·min)维持麻醉。通过喉罩—密封接头,纤维支气管镜通过喉罩通气管进入气管和支气管,实施狭窄电切+软组织冷冻治疗手术,术中控制氧气浓度在 30%以下。观察插入喉罩前(T_0)、插入喉罩时(T_1)、纤维支气管镜插入时(T_2)、纤维支气管镜插入后 15 min(T_3)、纤维支气管镜拔出时(T_4)、喉罩拔出时(T_5)各时间点的 HR、MAP、脉搏氧饱和度(SpO_2)、$PetCO_2$ 及气道压力值(P_{aw})变化,同时分析患儿手术时间、苏醒时间及并发症发生情况,结果显示所有患儿手术均可顺利完成手术操作,术中未发生明显不良反应。作者认为,七氟烷吸入诱导和全凭静脉麻醉维持下,通过喉罩通气可以顺利完成纤维支气管镜下婴幼儿气管狭窄手术治疗,且安全、可靠,值得同行参考。

俯卧位手术使用喉罩属于喉罩麻醉的高级应用,Kang 等[14]探讨了俯卧位下行腰椎手术患者应用 Supreme 喉罩和 I-gel 喉罩的可行性及安全性。研究选择 264 例择期行俯卧位下腰椎手术的患者,随机分为 Supreme 喉罩组和 I-gel 喉罩组。记录置入喉罩所需时间、次数、通气状况、气道压、密封压、纤维支气管镜定位分级及术后不良反应等。结果显示,两组成功插入所需时间无显著差别,但 I-gel 组插入次数显著多于 Supreme 组($P<0.001$);两组密封压在俯卧位时均低于仰卧位($P<0.001$),I-gel 组的密封压高于 Supreme 组($P<0.001$),分别为(28.4±5.4)cm H_2O 和(24.8±4.6)cm H_2O;两组纤维支气管镜下声门显露分级无显著差别;两组并发症的发生率亦均较低且无显著差别。此结果显示两款喉罩均可以安全用于俯卧位下腰椎手术。

喉罩放置后颈部结构相对解剖位置的改变可能会影响麻醉医师的颈部操作,Liu 等[15]*探讨了放置 3 号或 4 号 Supreme 喉罩对右侧颈内静脉穿刺位点的影响。研究选取 46 位拟行肾移植手术的患者,随机分为放置 3 号喉罩组(A 组)和放置 4 号喉罩组(B 组)。选择前路法、中路法、后路法中任意一个方法进行右侧颈内静脉的穿刺,应用超声记录喉罩置入前及置入后右侧颈总动脉的直径以及颈总动脉和颈内静脉的重叠指数,并比较三个位点的穿刺成功率。结果显示,整个过程中两组患者的呼吸未受到喉罩型号的影响;放置3号Supreme喉罩后,从前路和中路测量颈总动脉和颈内静脉的重叠指数明显增加($P<0.05$),而放置4号Supreme喉罩后,从中路和后路测量颈总动脉的直径减小($P<0.05$),从前路、中路、后路测量颈总动脉和颈内静脉的重叠指数均明显增加($P<0.05$);3号喉罩组颈内静脉穿刺成功率高于4号喉罩组,而且误穿动脉的概率也较低。研究得出结论,放置3号Supreme喉罩对颈总动脉和颈内静脉的重叠指数影响小,误穿动脉的概率也较低,尤其是在后路法穿刺时这种优势更为明显。

(四)单肺通气

单肺通气是气道管理的一项重要内容,如何在兼顾外科术野和保障患者通气两者间取得平衡是该领域一直关注的问题。

1. 通气策略 张伟等[16]探讨了术侧肺间断机械通气对肺切除术后患者复张性肺水肿的预防效果。择期行胸腔镜辅助下肺切除术患者40例,随机将其分为对照组(C组)和术侧肺间断机械通气组(V组)。麻醉诱导后行气管插管机械通气,采用纤维支气管镜定位准确后改为非手术侧单肺通气。C组术中常规单肺通气;V组在非手术侧单肺通气期间对术侧肺行间断机械通气,潮气量2 ml/kg,通气频率20次/分,通气30 s后停止,停止通气期间支气管导管开放,每隔10 min重复上述操作,直至病变组织切除完毕。病变组织取出后,取其周边正常肺组织,检测肺组织水通道蛋白-1(AQP-1)和AQP-5的表达水平,记录术后24 h内肺不张、低氧血症和复张性肺水肿的发生情况。结果显示,与C组比较,V组肺组织AQP-1和AQP-5表达上调,术后24 h内肺不张和复张性肺水肿的发生率降低($P<0.05$),低氧血症发生率差异无统计学意义($P>0.05$)。此结果显示,单肺通气期间,术侧肺行间断机械通气可有效预防术后复张性肺水肿的发生。

2. 喉罩联合支气管封堵器 贺定辉等[17]*通过与气管导管全麻联合支气管封堵器在胸腔镜单肺通气中使用的比较,探讨喉罩全麻下联合支气管封堵器在胸腔镜单肺通气中应用的安全性和优势。研究选取胸外科择期手术患者42例,随机分为观察组(A组)和对照组(B组)。A组在插入喉罩后评估通气指标满意、气道密封压>21 mmHg,然后在纤维支气管镜引导下插入支气管封堵器入目标支气管;B组患者插入8号加强型气管导管后,同样在纤维支气管镜引导下将支气管封堵器插入目标支气管。记录两组完成单肺通气的插管时间、麻醉时间、拔管时间、术后清醒时间、开始进食时间;记录单肺通气时$PetCO_2$和气道压力最高值(P_{max})以及拔管时呛咳、胃肠道不适、咽喉痛等不良反应发生情况。结果显示,B组拔管时间、麻醉时间、术后清醒时间和进食时间均明显长于A组($P<0.01$);单肺通气时P_{max}最高值明显高于A组($P<0.01$);B组拔管时呛咳、咽喉痛的发生率明显高于A组($P<0.01$或$P<0.05$)。研究得出结论,喉罩全麻联合支气管封堵器行单肺通气技术具有创伤小、患者依从性好、气道并发症少等优势,患者的术后恢复情况亦明显优于气管插管全麻联合封堵器使用的单肺通气患者。

3. 药物干预　合理使用药物干预可以减少或避免单肺通气相关肺损伤的发生。王静瑞等[18]观察预先给予右美托咪定对单肺通气大鼠肺组织半胱天冬氨酸蛋白酶 12（caspase-12）表达的影响。研究选择清洁级 SD 雄性大鼠 30 只，6~8 周龄，体重 180~220 g，随机分为 3 组（$n=10$）：双肺通气组（TLV 组）、单肺通气组（OLV 组）和右美托咪定组（Dex 组）。TLV 组行双肺通气 2 h，OLV 组和 Dex 组均行右侧单肺通气 1.5 h、双肺通气 0.5 h。Dex 组于单肺通气前 60 min 静脉输注右美托咪定 3.0 μg/(kg·h)，60 min 内输注完毕，OLV 组和 TLV 组以等容量生理盐水替代；OLV 组和 Dex 组于单肺通气 45 min 和双肺通气 15 min、TLV 组于双肺通气 15 min 时记录气道峰压（P_{peak}）和气道压（P_{aw}）。随后处死大鼠并取左肺组织，测定肺组织湿重/干重（W/D）比值，HE 染色法观察肺组织病理学结果，透射电镜观察肺组织超微结构，TUNEL 法检测肺组织细胞凋亡指数（AI），逆转录聚合酶链反应（RT-PCR）法测定 caspase-12 mRNA 表达水平，蛋白质印迹法（Western blot 法）测定 caspase-12 表达水平。结果显示，与单肺通气 45 min 时比较，OLV 组和 Dex 组双肺通气 15 min 时 P_{peak} 和 P_{aw} 降低（$P<0.05$）；与 TLV 组比较，OLV 组和 Dex 组肺组织 W/D 比值和 AI 升高，caspase-12 及其 mRNA 表达上调（$P<0.01$）；与 OLV 组比较，Dex 组肺组织 W/D 比值和 AI 降低，caspase-12 及其 mRNA 表达下调（$P<0.01$）；Dex 组肺组织病理学损伤较 OLV 组轻。由此推论，右美托咪定预先给药可以减轻单肺通气大鼠的急性肺损伤，其机制可能与下调 caspase-12 表达以及抑制细胞凋亡有关。

（五）肥胖患者气道管理

1. 通气模式选择　张望平等[19]探讨了肥胖患者妇科腹腔镜手术时使用反比通气（IRV）对心肺功能和血浆炎性因子的影响。将 80 例患者随机分为常规通气组和 IRV 组（$n=40$），IRV 组吸呼比为 2:1，常规通气组吸呼比为 1:2，两组患者的潮气量（V_T）均设为 8 ml/kg，呼吸频率（RR）均为 12 次/分。观察并记录麻醉前 2 min（T_0）、麻醉后气腹开始前 2 min（T_1）、气腹后 60 min（T_2）和手术结束时（T_3）各时间点的血流动力学指标。采集 T_1、T_2 时间点的桡动脉血进行血气分析，记录气道压力峰值（P_{peak}），计算氧合指数（OD）和肺顺应性（CL）。采用酶联免疫吸附测定法（ELISA）检测肿瘤坏死因子 α（TNF-α）、白细胞介素-6（IL-6）、IL-10 水平，并观察通气并发症（如皮下气肿、误吸、苏醒延迟、气体栓塞、肌酸痛等）发生情况。结果显示，两组在 T_2 时间点的动脉血二氧化碳分压（$PaCO_2$）、平均气道压（P_{mean}）、P_{peak} 均显著高于同组 T_1 时间点（$P<0.05$）。IRV 组在 T_2 时间点的动脉血氧分压（PaO_2）、OD 和 CL 均显著高于常规通气组同时间点（$P<0.05$），P_{peak}、TNF-α、IL-6、IL-10 水平亦显著低于常规通气组同时间点（$P<0.05$）。作者推论，IRV 可有效降低行妇科腹腔镜手术的肥胖患者机械通气时的 P_{peak}，促进氧合，增加 CL，减少炎性因子的释放，减轻肺损伤。

2. 特殊辅助装置　保持肥胖患者苏醒期气道通畅是确保此类患者麻醉安全的重要内容。张博等[20]比较应用自制下颌托起支撑器与普通口咽通气道协助全麻恢复期肥胖患者畅通气道的效果。结果发现，自制下颌托起支撑器与口咽通气道在协助肥胖患者在全麻恢复期保持气道通畅的效果相当，但患者对下颌托起支撑器的耐受性和依从性更好，应用下颌托起支撑器对生命体征影响更轻，苏醒期躁动、喉痉挛及恶心、呕吐等并发症更少。

(六) 通气策略

汲玮等[21]比较压力和容量控制通气对患儿呼吸力学的影响。全麻下择期手术患儿 30 例，年龄（0±6）个月，术前 10 min 内给予右美托咪定负荷剂量 0.1 μg/(kg·min)。待患儿安静入睡，记录 RR 及呼气末二氧化碳（PetCO$_2$）作为模拟生理睡眠状态下的 RR 及 EtCO$_2$。常规麻醉诱导后，顺序给予容量控制通气（VCV）及压力控制通气（PCV），以患儿模拟生理状态下的 RR 为基础，调节通气压力或 VT，以维持术前基础 PetCO$_2$。连续监测患儿心电图（ECG）、无创血压、SpO$_2$、RR、PetCO$_2$、脑电双频指数（BIS）及气道峰压（P$_{peak}$）、气道平均压（P$_{mean}$）、气道平台压（P$_{plat}$）、V$_T$、分钟通气量（MV）以及肺顺应性（C）等呼吸力学参数。结果显示，PCV 15 min 时患儿 P$_{peak}$ 值（16.8±2.9）cm H$_2$O 明显低于 VCV 15 min 时患儿的 P$_{peak}$ 值（18.3±3.3）cmH$_2$O； PCV 15 min 时患儿 P$_{mean}$ 值（7.0±1.8）cmH$_2$O 明显高于 VCV 15 min 时患儿的 P$_{mean}$ 值（6.2±1.7）cm H$_2$O（$P<0.05$）；两组 P$_{plat}$、V$_T$、MV、C、BIS 及血流动力学指标差异无统计学意义。此结果表明，两种通气模式都可安全有效地应用于新生儿和小婴儿术中机械通气，而 PCV 模式在预防患儿 P$_{peak}$ 过高、改善氧合方面更有优势。

Wang 等[22]探讨了固定潮气量（传统）的保护性肺通气策略（CV）和可变潮气量的保护性肺通气策略（VV，指平均潮气量为一固定值，但每次潮气量围绕此均值进行变化）对腹部手术后认知功能的影响。162 例患者随机分为 CV 组和 VV 组，CV 组设定潮气量 8 ml/kg，VV 组的平均潮气量亦设定为 8 ml/kg；测定血浆炎性细胞因子水平并记录相关手术资料、术后谵妄及术后认知功能情况。结果共有 36 例患者发生术后谵妄，其中 12 例属于 VV 组，24 例属于传统 CV 组，组间差异显著。在术后第七天，VV 组发生认知功能障碍的患者明显少于 CV 组（17.7% vs 31.3%），血浆炎性细胞因子水平也显著低于 CV 组。作者推测，相对于 CV，VV 可能通过减少全身炎性反应状态降低了术后谵妄和术后认知功能障碍的发生。

(七) 拔管策略

刘若海等[23]应用右美托咪定（Dex）复合瑞芬太尼来预防全麻气管拔管反应。研究选择七氟烷吸入维持全麻的甲状腺手术患者 60 例，随机分为右美托咪定组（D 组），予 Dex 负荷量 0.4 μg/kg 后，以 0.01 μg/(kg·min) 速率持续泵注；小剂量瑞芬太尼组（R 组），按照瑞芬太尼 1.5 ng/ml 效应室浓度持续静脉靶控输注；Dex 联合小剂量瑞芬太尼组（DR 组），予 Dex 负荷量 0.4 μg/kg 后，以 0.01 μg/(kg·min) 速率持续泵注，复合静脉靶控输注瑞芬太尼 1.5 ng/ml 效应室浓度。记录拔管前（T$_1$）、拔管后 1 min（T$_2$）、拔管后 5 min（T$_3$）和拔管后 10 min（T$_4$）各时间点的心率、血压及 SpO$_2$，观察苏醒期患者睁眼时间、自主呼吸恢复时间、拔管时间、定向力恢复时间、拔管时呛咳情况；在进入麻醉后监测治疗室（post-anesthesia care unit，PACU）5 min、10 min 及 20 min 时行镇静评分。结果 DR 组严重呛咳反应发生率较 D 组、R 组显著降低（5% vs 55% vs 40%，$P<0.05$），说明 Dex 联合小剂量瑞芬太尼可有效减轻拔管期呛咳反应，且不影响患者清醒及拔管时间。

朱军等[24]尝试应用盐酸羟考酮预防全麻术后围拔管期应激反应。选取 ASA I～II 级全麻下腹部手术患者 80 例，随机分为低（5 mg）、中（10 mg）、高（15 mg）3 个盐酸羟考酮剂量组和生理盐水对照组。在手术结束前 5 min 分别静脉注射低、中、高 3 个剂量的盐酸羟考酮，对照组给予生理盐水 10 ml，记录全麻苏醒期不同观察时间点的生命体征，记录术后自主呼吸恢复时间、睁眼时间、拔管时间、气管拔管并发症及盐酸羟考酮的不良反应，并在以上各时间点抽取静脉血，采用葡萄糖氧化酶法测定血糖，采用放射免疫法检测皮质醇浓度。结果显示，手术结束前 5 min 静脉注射 10 mg 盐酸羟考酮可减轻全麻术后拔管时的应激反应。

（八）药物干预

1. 常规插管时的药物干预　涂琴琴[25]观察不同浓度舒芬太尼复合依托咪酯对高龄患者气管插管时血流动力学的影响。选择高龄患者 60 例，随机分为 A、B、C 3 组，分别靶控输注舒芬太尼 0.30 μg/L、0.35 μg/L 和 0.40 μg/L。待达到效应室、血浆质量浓度平衡后靶控输注依托咪酯 0.50 mg/L，静脉推注咪达唑仑、维库溴铵，行气管插管。3 组患者均于诱导前、舒芬太尼平衡时、依托咪酯平衡时、气管插管即刻不同时间点记录血流动力学相关指标。结果显示，B 组未出现血压、心率剧烈波动，说明靶控输注舒芬太尼 0.35 μg/L 复合依托咪酯应用于高龄患者气管插管对血流动力学影响较小，麻醉效果满意，安全性较高。

余前土等[26]运用地佐辛预防老年肺大疱患者全麻诱导期出现呛咳反应。选取拟行肺大疱切除术的老年患者 80 例，随机分为地佐辛组和芬太尼组。地佐辛组依次给予丙泊酚靶控输注（TCI）4 μg/ml、地佐辛 0.2 mg/kg、顺式阿曲库铵 0.3 mg/kg；芬太尼组依次给予丙泊酚 TCI 4 μg/ml、芬太尼 3 μg/kg、顺式阿曲库铵 0.3 mg/kg，待肌松作用出现后行双腔气管导管插管，观察麻醉诱导和插管期间患者呛咳反应的发生情况。结果：地佐辛组有 1 例患者（2.5%）发生单次轻微呛咳，芬太尼组有 19 例患者（47.5%）发生呛咳。此结果显示，用地佐辛替代芬太尼用于老年肺大疱患者，可有效减轻或避免呛咳，减少插管应激反应。

姜慧芳等[27]探讨羟考酮抑制单肺通气患者双腔支气管导管插管反应所需的合适剂量。拟行择期全麻下单肺通气的胸科手术患者 60 例，随机分为 3 组（$n=20$）。静脉注射咪达唑仑 0.05 mg/kg，3 组按照 0.30 mg/kg、0.35 mg/kg 和 0.40 mg/kg 3 种不同剂量静脉注射羟考酮，同时静脉注射丙泊酚 1.5 mg/kg 和罗库溴铵 0.9 mg/kg，行双腔支气管导管插管后机械通气。分别于麻醉诱导前（T_0）、气管插管前即刻（T_1）、气管插管后即刻（T_2）、插管后 1 min（T_3）插管后 5 min（T_4）时采集动脉血样，采用高效液相色谱法测定血清去甲肾上腺素（NE）和肾上腺素（E）浓度，记录呛咳、体动、高血压和心动过速等发生情况。结果显示，羟考酮抑制单肺通气患者双腔支气管导管插管反应的适宜剂量为 0.35 mg/kg。方军等[28]观察了右美托咪定预先给药对老年高血压患者双腔气管插管期间麻醉深度及心肌氧耗的影响。选择拟行双腔气管插管的老年高血压患者 40 例，随机分为对照组（C 组）和右美托咪定组（D 组）。麻醉诱导前 10 min D 组静脉恒速输注右美托咪定 0.5 μg/kg，C 组则静脉恒速输注等量生理盐水。观察并记录两组静脉输注前（T_1），静脉输注后 2 min（T_2）、4 min（T_3）、6 min（T_4）、8 min（T_5）、10 min（T_6）、双腔气管插管前（T_7）及双腔气管插管后即刻（T_8）共 8 个时间点下述各指标变化，包括脑功能状态指数（CSI）、收缩压（SBP）、心率（HR）、心率收缩压乘积（RPP）。结果显示，右美托咪定预先给药能对老年高血压患者产生满意的镇静效应，同时能够适当预防双腔气管插管时术中知晓的发生，降低心肌氧耗。

洪彬源等[29]对120例行择期支气管插管全身麻醉的老年患者临床观察表明，应用2%利多卡因喷雾剂咽喉部表面麻醉联合复方利多卡因乳膏支气管导管套囊及前端润滑，可以有效抑制老年患者支气管插管和拔管时的心血管应激反应，减少术后咽喉疼痛和声嘶的发生率，具有毒性低、安全性高等良好的临床应用价值。

Gong等[30]报道了小剂量肌肉松弛药对喉罩通气效果的影响。48例行乳腺癌根治性切除术的女性患者随机分为小剂量肌肉松弛药组和无肌肉松弛药组，通过对喉罩置入时间、气道压、漏气压等临床指标的观察，作者认为0.4 mg/kg罗库溴铵可以减少机械通气时的喉罩漏气，改善通气指标。

2. 困难插管患者的药物干预　王颖等[31]比较了右美托咪定与芬太尼用于急诊饱胃患者清醒气管插管过程中的镇静效应。急诊行腹腔镜下胃穿孔修补术的52例患者随机分为Dex组和芬太尼组，分别于10 min内静脉泵注Dex 1 μg/kg或芬太尼1 μg/kg；所有患者均行2%利多卡因咽腔表面麻醉和经环甲膜穿刺注射气管内表面麻醉。记录患者入手术室时（T_0）、Dex或芬太尼泵注结束即刻（T_1）和气管插管成功即刻（T_2）的心率、平均动脉压（MAP）、脉搏血氧饱和度（SpO_2）和Ramsay镇静评分；记录患者气管插管耐受度评分以及气管插管过程中恶心、呛咳、躁动等插管反应和其他不良事件；术后对患者进行满意度随访，并询问其对手术操作过程的记忆情况。结果：Dex组Ramsay镇静评分显著高于芬太尼组同时间点的评分（$P<0.05$），MAP以及恶心、呛咳和躁动发生率均显著低于芬太尼组（$P<0.05$），显示表面麻醉基础上给予Dex相比芬太尼具有镇静效果佳、气管插管耐受性好、血流动力学稳定等优势，且无呼吸抑制，不良反应少。作者认为可以将Dex安全用于急诊饱胃患者普通喉镜下清醒气管插管时的镇静。

钟丽敏等[32]比较了右美托咪定与咪达唑仑在老年高位颈椎骨折患者清醒气管插管中的镇静作用。68例老年高位颈椎骨折患者行择期清醒气管插管全麻的临床随机对照研究显示，右美托咪定较咪达唑仑用于高位颈椎骨折患者清醒气管插管可更好地稳定患者心率、平均动脉压和BIS，安全性好。

衣选龙等[33]运用右美托咪定复合小剂量氯胺酮对阻塞性睡眠呼吸暂停综合征（OSAS）患者行清醒镇静下气管插管。120例全麻下行腭咽成形术的OSAS患者随机分为右美托咪定组（D组）、右美托咪定复合小剂量氯胺酮组（C组）和氯胺酮组（K组）。D组插管前10 min静脉泵注右美托咪定0.8 μg/kg（10 min内泵注完毕）；C组以同样方式泵注右美托咪定，同时给予氯胺酮15 mg；K组插管前10 min静脉泵注氯胺酮15 mg（10 min内泵注完毕）。记录患者麻醉前（T_0）、气管插管前（T_1）、插入气管导管即刻（T_2）的平均动脉压（MAP）、心率（HR）、脉搏血氧饱和度（SpO_2），同时记录插管过程中Ramsay镇静评分和呛咳反应例数。结果显示，插管前泵注右美托咪定复合小剂量氯胺酮可减少OSAS患者清醒气管插管时呛咳反应的发生，血流动力学指标更加平稳。

（九）特殊体位与气道管理

赵龙德等[34]报道了体位改变对患儿呼吸道管理的影响。研究选择麻醉恢复期发生舌后坠的患儿200

例，随机分为头后仰组、头侧位组、口咽通气道组和嗅物位组，记录舌后坠的缓解情况以及喉痉挛、躁动、呕吐和口腔出血的发生情况。结果：与头后仰组比较，口咽通气道组和嗅物位组舌后坠缓解率高，而头侧位组舌后坠缓解率低；口咽通气道组喉痉挛、躁动和口腔出血的发生率高（$P<0.05$）。作者由此得出结论，嗅物位可有效地缓解小儿麻醉恢复期舌后坠，且安全性好。

罗中兵等[35]研究了侧卧位腹膜后气腹对动脉血-呼气末二氧化碳分压差（$P_{a-ET}CO_2$）的影响。选择侧卧位下行腹膜后腹腔镜手术患者28例，ASA分级Ⅰ～Ⅱ级。术中持续监测呼气末二氧化碳分压，在气腹前平卧位时、气腹前侧卧位时以及气腹后30 min、60 min和90 min时行动脉血气分析，计算$P_{a-ET}CO_2$。结果：气腹前平卧位的$P_{a-ET}CO_2$低于气腹前侧卧位（$P<0.05$），分别为（3.1±2.8）mmHg和（7.3±2.6）mmHg；气腹后$P_{a-ET}CO_2$显著高于气腹前平卧位和侧卧位（$P<0.05$）。作者认为，侧卧位下腹膜后气腹增加$P_{a-ET}CO_2$，术中需防止酸中毒，降低$PetCO_2$值。

（十）其他

金自瑛等[36]*评价了气管导管远端采样用于新生儿监测$PetCO_2$的可靠性。择期全麻下行腹部手术的足月新生儿50例，年龄1～28日，体重2.55～4.00 kg，采用随机数表法分为气管导管近端采样组和气管导管远端采样组（$n=25$）。利用外径为1 mm的硬膜外导管，一端连接二氧化碳采样管，另一端伸入气管导管至其远端侧孔处。机械通气15 min时采集桡动脉血样行血气分析，记录$PetCO_2$和$PaCO_2$，对$PetCO_2$与$PaCO_2$作一致性检验。结果显示，远端采样组$PetCO_2$低于$PaCO_2$（$P<0.01$）；两组组间$PaCO_2$比较差异无统计学意义（$P>0.05$）；远端采样组的$PetCO_2$高于近端采样组（$P<0.01$）；远端采样组的Kappa值高于近端采样组（$P<0.01$）。分析此结果，作者认为气管导管远端采样监测新生儿$PetCO_2$更为可靠。

张秀丽等[37]观察了术中使用一次性过滤器预防老年患者气管插管全麻过程中呼吸道感染的效果。将644例择期行气管插管全麻的老年患者随机分为观察组和对照组，观察组使用一次性过滤器，对照组未使用一次性过滤器。手术前后收集麻醉机碱石灰端、呼气端和吸气端标本送实验室检验，对比分析两组细菌学检验结果以及术后呼吸道感染率。结果显示，观察组患者麻醉机碱石灰端、呼气端及吸气端阳性率分别为0.6%、0.9%及0.3%，均明显低于对照组的5.6%、10.2%及3.1%，差异有统计学意义（$P<0.05$）；观察组患者呼吸道感染率为0.9%，明显低于对照组的3.4%（$P<0.05$）。此结果表明，一次性病毒/细菌过滤器可有效预防老年气管插管全麻手术后的呼吸道感染，为其常规临床应用提供了证据支持。

唐恩辉等[38]对不同给药顺序对舒芬太尼诱发呛咳反应进行了临床观察和探讨。将100例年龄20～60岁拟全麻下行择期手术的患者随机分为两组。舒芬太尼-丙泊酚组（SP组）静脉注射舒芬太尼0.4 μg/kg，5 s注射完毕，随即静脉注射丙泊酚2 mg/kg；丙泊酚-舒芬太尼组（PS组）先静脉注射丙泊酚2 mg/kg，随即注射舒芬太尼0.4 μg/kg，5 s注射完毕。分别记录注射舒芬太尼结束后1 min内呛咳反应的发生情况、程度和出现时间。结果：SP组呛咳反应发生率为38%（19/50），高于PS组的12%（6/50），差异有统计学意义（$\chi^2=9.013$，$P<0.01$）。此结果显示，麻醉诱导时给药顺序的选择可有效减少全麻诱导期间舒芬太尼诱发的呛咳反应。

（李文献　贾继娥）

参考文献

[1] 金梅，孙可，袁亮婧，等. 超声快速判断困难气道患者气管导管误入食管的可靠性. 中华麻醉学杂志，2015，35（7）：848-850.

[2]* 金梅，孙可，袁亮婧，等. 超声法测量颈前软组织厚度对肥胖患者困难喉镜显露的预测价值. 中华麻醉学杂志，2015，35（1）：99-101.

[3] 靳皓，陈萍. 困难气道危险因素 Logistic 回归分析及身高甲颏距离比最佳临界点. 南方医科大学学报，2015，35（9）：1352-1355.

[4]* Zhou QH, Xiao WP, Zhou HM. Middle finger length-based tracheal intubation depth improves the rate of appropriate tube placement in children. Pediatr Anesth，2015，25（11）：1132-1138.

[5] 杨旭东，刘瑞昌，高玲，等. HC 可视喉镜在口腔颌面外科困难气道患者经鼻腔气管插管的应用. 实用口腔医学杂志，2015，31（6）：833-836.

[6] 严峰，王浩杰. McGrath-5 型视频喉镜和直接喉镜在颈椎手术患者气管插管中的比较. 浙江医学，2015，37（14）：1231-1234，1237.

[7] Li XH, Sun Z, He LL. Feasibility of comfortable and secure intubation achieved with the Disposcope endoscope or Macintosh laryngoscope for patients in whom glottis viewing is difficult. Genet Mol Res，2015，14（2）：3694-3701.

[8] 金英杰. 帝视内镜与直接喉镜应用气管插管时血流动力学对比分析. 西南国防医药，2015，25（11）：1206-1209.

[9] 沈健，孙杰，蒋秀红，等. Supreme 喉罩与 I-gel 喉罩在乳腺肿物切除术中的应用比较. 临床麻醉学杂志，2015，31（12）：1234-1235.

[10] 高艳，王丽，汪业铭，等. 可弯曲喉罩与加强型气管导管在老年高血压患者甲状腺手术中的应用. 临床麻醉学杂志，2015，31（11）：1087-1089.

[11] 陈绍荣，祝胜美，孙建良. 麻醉气管插管及喉罩对患儿上呼吸道感染的影响分析. 中华医院感染学杂志，2015，25（10）：2334-2336.

[12] 杨瑜汀，朱辉，章杰殷. 喉罩通气应用于老年患者腹部手术麻醉对术后肺部并发症的影响. 上海医学，2015，38（4）：290-293.

[13]* 刘国亮，王芳，吕红，等. 喉罩控制通气在婴幼儿气管狭窄手术中的应用. 临床麻醉学杂志，2015，31（9）：920-921.

[14] Kang F, Li J, Chai X, et al. Comparison of the I-gel laryngeal mask airway with the LMA-supreme for airway management in patients undergoing elective lumbar vertebral surgery. J Neurosurg Anesthesiol,

2015，27（1）：37-41.

[15]* Liu HQ，Li XB，Zhang YS，et al. Effect of laryngeal mask airway placement on the optimal site and success rate of venipuncture via the right internal jugular vein. Int J Clin Exp Med，2015，8（8）：13179.

[16] 张伟，张加强，孟凡民. 术侧肺间断机械通气对肺切除术后病人复张性肺水肿的预防效果. 中华麻醉学杂志，2015，35（4）：409-411.

[17]* 贺定辉，冯家宁，杨育英，等. 喉罩联合支气管封堵器全麻在胸腔镜单肺通气中的应用. 临床麻醉学杂志，2015，31（11）：1128-1129.

[18] 王静瑞，李慧蕴，孟凡民. 右美托咪定预先给药对单肺通气大鼠肺组织caspase-12表达的影响. 中华麻醉学杂志，2015，35（11）：1358-1361.

[19] 张望平，祝胜美. 反比通气对妇科腹腔镜手术肥胖患者心肺功能和炎性因子的影响. 上海医学，2015，38（4）：283-286.

[20] 张博，张涤非，金玉坤，等. 下颌托起支撑器与口咽通气道通气在肥胖患者全麻恢复期的应用. 蚌埠医学院学报，2015，40（7）：871-873.

[21] 汲玮，黄悦，张马忠. 压力和容量控制通气对患儿呼吸力学的影响. 临床麻醉学杂志，2015，31（11）：1045-1047.

[22] Wang R，Chen J，Wu G. Variable lung protective mechanical ventilation decreases incidence of postoperative delirium and cognitive dysfunction during open abdominal surgery. Int J Clin Exp Med，2015，8（11）：21208-21214.

[23] 刘若海，韩园，刘启星，等. 右美托咪定复合瑞芬太尼对全麻气管拔管反应的影响. 中国临床药理学与治疗学，2015，20（7）：788-792.

[24] 朱军，杨文超. 盐酸羟考酮用于预防全麻术后围拔管期应激反应的有效性和安全性. 武汉大学学报·医学版，2015，36（4）：633-635，658.

[25] 涂琴琴. 不同浓度舒芬太尼复合依托咪酯应用于高龄患者对气管插管时血流动力学的影响. 实用临床医药杂志，2015，19（24）：69-71.

[26] 余前土，余晓娟，徐康清，等. 地佐辛预防老年肺大泡患者全麻诱导期呛咳反应的效果. 广东医学，2015，36（21）：3277-3279.

[27] 姜慧芳，连燕虹，周惠丹，等. 羟考酮抑制单肺通气患者双腔支气管导管插管反应的适宜剂量. 中华麻醉学杂志，2015，35（9）：1104-1106.

[28] 方军，王胜斌. 右美托咪定预先给药对老年高血压患者双腔气管插管期间麻醉深度及心肌氧耗的影响. 皖南医学院学报，2015，34（4）：391-393.

[29] 洪彬源，陈桂纯，罗昌辉，等. 2%利多卡因喷雾剂联合复方利多卡因乳膏在老年患者支气管插

[30] Gong YH, Yi J, Zhang Q, et al. Effect of low dose rocuronium in preventing ventilation leak for flexible laryngeal mask airway during radical mastectomy. Int J Clin Exp Med, 2015, 8 (8): 13616-13621.

[31] 王颖, 陈懿, 周振锋. 右美托咪定与芬太尼用于急诊饱胃患者清醒气管插管中的比较. 上海医学, 2015, 38 (10): 763-766.

[32] 钟丽敏, 靳丽敏, 姜亚辉, 等. 右美托咪定与咪达唑仑在老年高位颈椎骨折患者清醒气管插管中的镇静作用. 中华老年医学杂志, 2015, 34 (9): 1000-1002.

[33] 衣选龙, 刘素丽, 徐晓林. 右美托咪定复合小剂量氯胺酮对 OSAS 病人清醒气管插管的影响. 青岛大学医学院学报, 2015, (1): 92-93, 96.

[34] 赵龙德, 陈珏, 费建, 等. 嗅物位缓解小儿麻醉恢复期舌后坠的效果. 中华麻醉学杂志, 2015, 35 (12): 1478-1479.

[35] 罗中兵, 张燕辉, 宋晓阳, 等. 侧卧位腹膜后气腹对动脉血-呼气末二氧化碳分压差的影响. 临床外科杂志, 2015, (6): 454-456.

[36] 金自瑛, 杨懋颖, 林茹, 等. 气管导管远端采样用于新生儿监测 $P_{ET}CO_2$ 的可靠性. 中华麻醉学杂志, 2015, 35 (4): 450-452.

[37] 张秀丽, 刘德杰, 管丽丽, 等. 老年患者气管插管全麻术中预防呼吸道感染的临床分析. 中华医院感染学杂志, 2015, 25 (19): 4505-4506, 4530.

[38] 唐恩辉, 徐振兴, 翁浩, 等. 不同给药顺序对舒芬太尼诱发呛咳反应的临床观察. 中国基层医药, 2015, (15): 2286-2288.

第二节　麻醉维持

一、呼吸管理

1. 允许性高碳酸血症　允许性高碳酸血症是急性肺损伤的主要保护策略之一。Gao 等[1]* 观察允许性高碳酸血症对单肺通气（OLV）肺叶切除术患者血清及支气管肺泡灌洗液（BALF）细胞因子浓度、峰值压力、平台压力和肺顺应性的影响，探讨其对 OLV 后肺损伤的保护作用。将单肺通气肺叶切除患者随机分为空气组和二氧化碳组。空气组患者吸入二氧化碳分压为 35～45 mmHg，二氧化碳组吸入二氧化碳分压为 60～70 mmHg。通过检测各组患者峰值压力、平台压力和肺顺应性、BALF 和血液样本中炎症因子浓度，并观察不良反应，得出结论认为允许性高碳酸血症能明显减轻抑制单肺通气肺叶切除患者局部及全身炎症反应，改善患者呼吸功能，且不易发生严重并发症。何明枫等[2] 观察允许性高碳酸血症对胸腔镜下肺叶切除术患者单肺通气后肺功能及萎陷侧肺炎症反应的影响。胸腔镜下拟行肺叶切除术的患者随机分为两组（每组 25 例）：术中维持二氧化碳分压（PaCO$_2$）35～45 mmHg 组和 55～65 mmHg 组。分别记录单肺通气前 1 min、单肺通气后 30 min、萎陷侧肺复张后 30 min 时血气分析、气道峰压、潮气量、气道平台压，并计算呼吸指数（RI）和动态肺顺应性（C$_{dyn}$），收集外周静脉血及萎陷侧肺下叶肺泡灌洗液，检测 TNF-α、IL-6 和 IL-10 水平。研究表明，允许性高碳酸血症能有效抑制肺叶切除术患者单肺通气后萎陷侧肺的炎症反应，改善肺的弥散功能及顺应性。

2. 机械通气　调节机械通气参数可以一定程度上避免低氧血症发生，但仍有导致肺损伤的可能，所以相关研究从实际应用角度探讨更加合适的通气模式。汲玮等[3]采用自身对照的方法比较压力控制通气（PCV）和容量控制通气（VCV）对患儿术中呼吸力学及血流动力学的影响。选取全麻下择期手术患儿 30 例，常规麻醉诱导后，顺序给予 VCV 及 PCV，以患儿模拟生理状态下的呼吸频率（RR）为基础，调节通气压力或潮气量（V$_T$），以维持术前基础呼气末 CO$_2$ 分压（EtCO$_2$）。连续监测患儿心电图（ECG）、无创血压（NIBP）、脉搏血氧饱和度（SpO$_2$）、RR、EtCO$_2$、BIS 及气道峰压（P$_{peak}$）、气道平均压（P$_{mean}$）、气道平台压（P$_{plat}$）、V$_T$、分钟通气量（MV）、肺顺应性（C）等呼吸力学参数。研究结果提示两种通气模式都可安全、有效地应用于新生儿和小婴儿术中机械通气，而 PCV 模式在预防患儿 P$_{peak}$ 过高、改善氧合方面更有优势。洪庆雄等[4]*观察腹腔镜结直肠手术患者麻醉手术期间不同通气模式对患者呼吸功能的影响。选择拟行腹腔镜结直肠癌根治术患者 60 例，均分为肺复张组和常规通气策略组。在麻醉诱导前、麻醉诱导后插管前、气管插管后即刻、切皮前（即气腹前），气腹 30 min、60 min、90 min、120 min，缝合切口时及术毕时监测肺顺应性（C）、动脉氧分压（PaO$_2$）、PaCO$_2$ 的变化。结果表明腹腔镜结直肠手术中采用小潮气量合并肺复张的通气策略有利于增加肺顺应性和氧合作用。Meng 等[5]比较幕上肿瘤患者术中不同麻醉方式下温和过度通气对颈内静脉血氧饱和度（SjO$_2$）、脑氧摄取率、平均动脉压（MAP）和心率（HR）的影响。20 名幕上肿瘤的成年患者随机接受异氟烷麻醉稳定 30 min 后输注丙泊酚，或者丙泊酚麻醉后吸入异氟烷，每组中再随机行正常通气后过度通气或者过度通气后正常通气；通气和呼气末 CO$_2$ 压力维持稳定的水平长达 20 min，桡动脉和颈内静脉置管用以采集血气样品。研究表明神经外科患者在丙泊酚或者异氟烷麻醉中最佳通气方式是不同的，神经外科中丙泊酚麻醉下过度通气需要谨慎，以维持良好的脑氧供需平衡。

二、血流动力学监测

FloTrac/Vigileo 系统是目前流行的微创监测心排血量的主要方法。董兰等[6]以 Swan-Ganz 漂浮导管经肺动脉连续心排血量监测（PiCCO）为对照，探究 FloTrac/VigileoV3.0 系统监测动脉压心排血量（APCO）用于肝移植手术患者心排血量（CO）、周围血管阻力（SVR）、每搏量变异（SVV）等血流动力学参数监测的可行性。研究对肝移植手术的 30 例老年患者均同时应用 APCO 和 PCCO 连续监测心排血量，并记录患者麻醉后 2 h、无肝期前、无肝期 2 min、无肝期 35 min、新肝期 2 min、新肝期 30 min、新肝期 2 h 及术毕血流动力学参数。研究结果提示 FloTrac/VigileoV3.0 监测系统用于肝移植手术中连续监测 CO 具有可行性，可以用于指导容量治疗。超声测量下腔静脉（IVC）是无创判断重症患者容量状态的热点方法。赵志斌等[7]以液体治疗前和治疗后 SpO_2、MAP、HR 和中心静脉压（CVP），以及超声引导下测量 IVC 的最大直径（IVCe）和最小直径（IVCi）为指标，评价了超声法测量 IVC 直径用于评估老年患者术前血容量的准确性。研究将择期拟行前列腺电切术患者 60 例随机分为 3 组：对照组、乳酸钠林格液组和羟乙基淀粉组。研究结果提示超声法测量 IVC 直径能够较为准确地评估老年患者术前血容量。

三、血流动力学稳定

韩旭东等[8]探讨不同剂量去氧肾上腺素预防性泵注对蛛网膜下腔阻滞（腰椎麻醉，简称腰麻）下择期剖宫产产妇血流动力学参数、恶心呕吐发生率的影响。将 150 例择期剖宫产产妇随机均分为 6 组：去氧肾上腺素[0.1 μg/（kg·min）]预防性泵注组、去氧肾上腺素[0.2 μg/（kg·min）]预防性泵注组、去氧肾上腺素[0.3 μg/（kg·min）]预防性泵注组、去氧肾上腺素[0.4 μg/（kg·min）]预防性泵注组、对照组和麻黄碱预防性静脉注射组。记录产妇各个时间点 MAP、HR、CO、心指数（CI）、胸液水平（TFC）的变化；监测产妇术中胎儿娩出前恶心呕吐的发生情况。研究结果提示蛛网膜下腔阻滞下行择期剖宫产术时预防性泵注去氧肾上腺素在维持血流动力学稳定、减少产妇恶心呕吐发生率方面较使用麻黄碱更有优势。而且 0.3~0.4 μg/（kg·min）是蛛网膜下腔阻滞下行择期剖宫产术时较为恰当的预防性泵注去氧肾上腺素的速度。夏江燕[9]等比较麻黄碱与去氧肾上腺素对全麻俯卧位手术患者血流动力学的影响。将择期全麻俯卧位下行后路腰椎融合术患者 60 例随机分为麻黄碱组（E 组）和去氧肾上腺素组（P 组）。俯卧位期间发生低血压（收缩压降低幅度＞基础值 20%）时记录收缩压（SBP）、舒张压（DBP）、MAP、HR、CO、CI 和 CVP，并经中心静脉注射麻黄碱 0.1 mg/kg（E 组）或去氧肾上腺素 1 μg/kg（P 组），注药后 10 min 内每分钟记录上述指标。研究表明与去氧肾上腺素相比，虽然麻黄碱对全麻俯卧位手术患者血流动力学的影响无明显临床意义，但可在一定程度上增加心排血量。聂丽霞等[10]对不同比例甲氧明和麻黄碱联合用于预防蛛网膜下腔阻滞-硬膜外联合麻醉（CSEA）剖宫产术中低血压的作用效果及对母婴的影响进行了研究。将 150 例产妇分成 5 组，分别接受 5 种不同剂量浓度的甲氧明和麻黄碱混合静脉给药，测定产妇血流动力学变化和脐带血血气，记录新生儿 Apgar 评分，产妇恶心、呕吐及低血压情况。发现 CSEA 下剖宫产术不同剂量甲氧明和麻黄碱复合输注以维持血压时，随着甲氧明比例增加和麻黄碱比例减少，产妇血流动力学能得到更好的控制。研究结果提示 0.375 g/L 甲氧明：0.5 g/L 麻黄碱至 0.25 g/L 甲氧明：1g/L 麻黄碱效果较好，能产生更有利于胎儿的效应。战珑等[11]*研究尼卡地平对非心肺转流冠状动脉旁路移植术（OPCABG）患者术中血流动力学和氧代谢的影响。将 79 例进行 OPCABG 的患者随机分为两组，近端血管吻合前分别持续泵注 0.5 μg/（kg·h）的尼卡地平组和 0.5 μg/（kg·h）的硝酸甘油组。记录麻醉前和用药后 10 min、30 min、60 min、90 min 时的氧代谢、血流动力学等指标变化情况，包括 SvO_2、MAP、PaO_2、CO、HR 和肺血管阻力（PVR）、体循环血管阻力（SVR）、心指数（CI）、氧摄取率（ERO_2）、乳酸（Lac）等。结果提示尼卡地平可以有效改善 OPCABG 患者术中氧代谢并维持血流动力学稳定。王庆祥等[12]探讨蛛网膜下腔阻滞下剖宫产术中预注小剂量间羟胺对缩宫素所致血流动力学变化的影响。将 40 例产妇随机分为 O 组和 A 组，每组 20 例，结扎脐带前 O 组和 A 组分别静脉注射生理盐水 1 ml 和间羟胺 0.25 mg（1ml），结扎脐带后两组均注射缩宫素 10 U（1 ml）。记录注射缩宫素后 300 s 内产妇的 HR、MAP、CO 和 SVR 的变化。结果发现蛛网膜下腔阻滞下行剖宫产术中预注小剂量间羟胺可抵消缩宫素对心血管的不良反应，使血流动力学的波动趋平稳。Liu 等[13]评估不同剂量的盐酸戊乙奎醚对宫腔镜患者的 HR 和心率变异性（HRV）的影响。将 180 名患者（ASA Ⅰ～Ⅱ）随机平均分配到 3 组：0.5 mg 戊乙奎醚和静脉麻醉（组Ⅰ），1.0 mg 戊乙奎醚和静脉麻醉（组Ⅱ）和生理盐水联合静脉麻醉（对照组），记录麻醉诱导前后、手术开始后和手术结束时 HR 和 HRV，包括总功率（TP）、低频功率（LF）、高频功率（HF）和 LF 与 HF 比值（LF/HF）。研究表明：戊乙奎醚 0.5 mg 剂量能稳定 HRV 并且不改变 HR 的自主神经调节；在维持 HR 方面，戊乙奎醚 1.0 mg 的剂量可能优于 0.5 mg 的剂量，但是在平衡交感神经和副交感神经活性方面欠佳。Xu 等[14]探讨银杏提取物对于已知出现脑缺血的老年患者的脑氧和糖代谢的应用效果。将 60 名诊断为椎动脉缺血拟行全髋关节置换手术的老年患者随机均分为两组：麻醉诱导后分别注射 1 mg/kg 的银杏提取物（G 组）和生理盐水（D 组）。术前、切皮前、手术结束时以及术后 1 日从桡动脉和颈静脉导管收集血样进行气体分析，并测定葡萄糖和乳酸的浓度，并记录动脉氧含量（CaO_2）、颈静脉氧含量（$CjvO_2$）、动静脉氧含量差（$Da\text{-}jvO_2$）、脑氧摄取率、动静脉葡萄糖和乳酸含量差异（Da-jvGlu 和 Da-jvLac）。研究结果提示银杏提取物能改善脑供氧，减少脑氧摄取率和脑消耗，有助于维持氧供和氧耗平衡。但是对于已知出现脑缺血的老年患者的脑糖代谢没有作用。Song 等[15]*探讨依托咪酯和丙泊酚对内镜胰胆管造影术（ERCP）中血流动力学方面的影响。将 80 名患者随机均分到两组：依托咪酯组和丙泊酚组，并监测平均动脉压和心率的变化，结果发现与丙泊酚组相比，采用依托咪酯诱导并维持的 ERCP 患者，其平均动脉压变化较平稳，没有出现明显的术中低血压。研究提示在本随机临床试验中，依托咪酯与丙泊酚相比，对血流动力学特别是心血管方面影响更小，因此提示依托咪酯麻醉可以保证 ERCP 患者血流动力学更加稳定。Yang 等[16]探讨靶控输注瑞芬太尼联用氟比洛芬酯对行胰腺结石体外冲击波碎石术患者的影响。将 60 名首次接受体外冲击波碎石术的患者随机分为瑞芬太尼组和瑞芬太尼＋氟比洛芬酯组。通过记录瑞芬太尼的半数最大有效浓度（EC_{50}）、疼痛视觉模拟评分、Ramsay 镇静评分、血流动力学指标以及不良事件的发生率来评价其差别。研究结果提示瑞芬太尼联合氟比洛芬酯降低 MAP 以及 HR，并且可以为行胰腺结石体外冲击波碎石术的患者提供良好的镇痛、镇静效果，也使得不良事件的发生率降低。

近年来右美托咪定在临床各领域的应用越来越广泛，其在麻醉维持方面值得深入探讨。陈晓梅等[17]探讨右美托咪定对颅内肿瘤手术患者的脑保护作用。将 60 例颅内肿瘤手术患者分为右美托咪定组和对照组。右美托咪定组术中持续静脉泵注右美托咪定，对照组给予等量生理盐水。记录入室后、给药后、插管时、苏醒时、拔管时、出手术室、手术完成、术后 6 h、12 h 和 24 h 的收缩压（SBP）、舒张压（DBP）、

MAP、HR、血清S100β和神经元特异性烯醇化酶（NSE）水平，研究结果提示右美托咪定可有效预防患者血清S100β和NSE水平的升高，能有效预防神经胶质细胞和神经元的损害，进一步保护患者脑组织。牛姣姣等[18]探讨右美托咪定对心肺转流（CPB）心脏瓣膜置换术患者肾血流动力学的影响。研究将30例择期行CPB心脏瓣膜置换术患者随机分为对照组和右美托咪定组。于麻醉诱导后即刻、CPB 30 min、CPB结束后30 min时记录肾动脉内径、肾动脉平均血流速度、肾血流量、肾动脉搏动指数和阻力指数；于麻醉诱导后即刻、CPB结束后2 h、12 h和24 h时取桡动脉血样，记录血浆中性粒细胞明胶酶相关脂质运载蛋白和胱抑素C的浓度。研究结果提示右美托咪定可增加CPB心脏瓣膜置换术患者的肾血流量，产生肾保护作用。王振红等[19]研究观察了右美托咪定对CPB下行冠状动脉旁路移植术（CABG）患者心脏同步化运动的影响。将24例择期CPB下行CABG患者分为右美托咪定组和对照组。记录不同时间点血流动力学、心室收缩功能及心脏同步化指标，结果提示对CPB下行CABG的患者，给予右美托咪定负荷剂量0.5 μg/kg后以0.5 μg/(kg·h)维持能够延长PR间期，影响房室间同步化运动，但对左右心室间电机械同步化运动无明显影响。张子斌等[20]*探讨了右美托咪定持续输注对行非体外循环下冠状动脉旁路移植术（OPCABG）患者血流动力学及应激的影响。将60例行OPCABG患者随机分为右美托咪定组和对照组，检测不同时间点各项血流动力学参数，并记录术中窦性心动过缓、窦性心动过速、低血压和高血压的发生次数。结果提示术中持续泵注右美托咪定能稳定OPCABG患者围术期血流动力学和应激激素水平，减轻应激反应，降低术中不良事件发生率。夏云等[21]观察低剂量和高剂量右美托咪定对麻黄碱升压作用的影响。将66例全麻下行骨科手术的患者随机平均分到三组：低剂量右美托咪定组、高剂量右美托咪定组和对照组。术中检测各时间点的血压、心率变化及血压、心率达最大值所需时间。结果发现，右美托咪定可加强麻黄碱升压作用的效应，并使起效时间加快，而高剂量较低剂量对麻黄碱升压作用的影响更显著。Li等[22]研究比较临床两种药物瑞芬太尼和右美托咪定在择期剖宫产手术中的麻醉维持效果，探讨右美托咪定在剖宫产手术中的应用价值。将44名进行择期剖宫产手术的产妇随机分成瑞芬太尼组和右美托咪定组。记录产妇血流动力学各项指标以及BIS值，并且通过Apgar评分以及脐带血气分析评估两种药物对新生儿的影响。研究结果表明瑞芬太尼和右美托咪定均对插管引起的血流动力学波动有改善作用，并且不会对新生儿健康造成影响；因为瑞芬太尼对新生儿存在潜在一过性呼吸抑制风险，右美托咪定可以为剖宫产术提供更好的麻醉维持。

控制性降压常用于存在潜在出血风险的外科手术，以减少术中出血。张俊杰等[23]*探讨控制性低中心静脉压（CLCVP）对减少术中失血的效应。将36例腰椎后路椎管减压植骨融合术患者随机平均分为两组：CLCVP组和对照组。观察脊柱手术患者行CLCVP对麻醉诱导后仰卧位、降压前俯卧位，CLCVP后30 min、60 min、90 min以及手术结束时HR、MAP、CVP、CI、每搏指数（SI）、外周血管阻力指数（SVRI）、胸腔内血容量指数（ITBVI）、血管外肺水指数（EVLWI）及患者术中总失血量、输血量、输液量和尿量的影响。研究结果提示，控制性低中心静脉压的使用可减少术中失血量和输血量，同时对血流动力学和血管外肺水无不良影响。对于一般状况较好、拟行脊柱外科手术的患者具有临床使用价值。黄德辉等[24]探讨了肝叶切除术患者围术期采用促进术后恢复（ERAS）方案且术中行CLCVP的效果。将70例择期行肝叶切除术的患者随机分为CLCVP+ERAS（CE）组和正常中心静脉压（CVP）+传统治疗（NC）组。记录并分析各时间点肝肾功能和免疫指标，以及术中液体出入量、输血量、失血量、术后恢复时间等指标。研究结果提示对于肝叶切除术患者，CLCVP+ERAS 的治疗方案可安全、有效地减少术中输液量及出血量，对术后肝肾功能影响小，可促进免疫保护及术后恢复，具有临床应用价值。

Liu 等[25]探讨全麻复合硬膜外麻醉（GEA）对重症肌无力（MG）患者围术期血流动力学的影响及拔管时间。将 42 名行全胸腺切除术的Ⅰ～Ⅱb 型重症肌无力患随机分为全麻复合硬膜外麻醉组和全麻组。记录麻醉前、插管时、皮肤切开、胸骨切开和拔管时的 MAP 和 HR 变化，同时记录单位时间内的全麻剂量、手术结束后到拔管的时间及完全恢复时间。研究结果提示，对于择期行全胸腺切除术的重症肌无力患者，全麻联合硬膜外麻醉是可行且理想的麻醉方法。Gao 等[26]探讨比较不同麻醉维持手段应用于巨大腹腔内肿瘤切除手术的优劣。将 80 名患有巨大腹腔内肿瘤的患者随机分为两组，即全身麻醉组和硬膜外麻醉组。全身麻醉组患者同时实施气管插管和机械通气，硬膜外麻醉组单纯实施硬膜外麻醉，观察并记录术中患者生命体征、手术时间、手术成功率、术中失血量和补液量以及并发症的发生率。研究结果发现气管插管并行机械通气的全身麻醉更适合应用于巨大腹腔内肿瘤切除手术。

四、血液流变学

减少术中出血量对手术患者术后康复至关重要。Shao 等[27]探讨内镜鼻窦手术前使用去氨加压素对血液丢失及术野质量的影响。研究将 90 名慢性鼻窦炎进行内镜鼻窦手术的患者随机分为两组：去氨加压素组和生理盐水组。术后进行血液丢失和术野质量的评估，并分析去氨加压素对麻醉调节和血流动力学变量的影响。研究结果提示预给 0.3 μg/kg 去氨加压素能有效减轻内镜鼻窦手术的出血。刘朝文等[28]研究了不同剂量尼卡地平预防垂体后叶素诱发腹腔镜下子宫肌瘤切除术患者心血管不良反应的效果。本研究纳入了 120 例全麻下行腹腔镜子宫肌瘤切除术患者，并将其随机均分为 4 组：5 μg/kg、10 μg/kg、15 μg/kg 尼卡地平组和对照组。各组均在子宫肌瘤切除前，于肌瘤瘤体周围肌层注射垂体后叶素 6U 和生理盐水混合液 10 ml。分析比较各组入室时、注射垂体后叶素即刻及注射后 1 min、2 min、3 min、5 min、10 min、20 min、30 min 的 MAP、HR，以及手术时间、子宫肌瘤瘤体数量和出血量。研究结果提示对于腹腔镜下子宫肌瘤切除术患者，尼卡地平可预防垂体后叶素诱发的心血管不良反应，其适宜剂量为 10 μg/kg。李兵等[29]研究了氨甲环酸预防性用药对肝移植术患者的血液保护效应。该研究纳入同种异体原位肝移植术患者 60 例，随机分为预防性用药组（P 组）和治疗性用药组（T 组）。T 组根据血栓弹力图（TEG）检测结果，若最大振幅后 30 min 血凝块幅度减少速率＞7.5%，凝血综合指数≤1.0，提示发生原发性纤溶亢进，则静脉注射氨甲环酸 15～20 mg/kg。P 组于切皮即刻、门静脉阻断即刻和门静脉开放即刻，静脉注射氨甲环酸 1 g，若发生原发性纤溶亢进则静脉注射氨甲环酸 15～20 mg/kg。该试验通过分析比较术中出血量、液体出入量、成分输血量，以及 ICU 停留时间、ICU 期间腹腔引流量、术后 72 h 内输血量和术后 1 周门静脉及肝动脉血栓的发生情况，结果提示氨甲环酸预防性用药可有效预防纤溶功能亢进、减少术中出血，且不增加血栓发生风险，血液保护效应优于 TEG 指导下的治疗性用药。

五、凝血功能影响

维持良好的凝血功能对手术患者极为重要。李璐等[30]*探究了腹腔内热灌注对腹腔镜胃癌根治术患者凝血功能的影响，为临床提供参考。将40例择期行腹腔镜胃癌根治术患者随机分为对照组（C组）和腹腔内热灌注组（HIP组）。HIP组患者于根治术操作结束后行腹腔内热灌注1 h。分别于麻醉诱导前即刻、腹腔内热灌注前即刻、腹腔内热灌注1 h时取静脉血样，应用血栓弹力图检测凝血功能。通过记录并比较两组的R、K、α角及最大幅度（MA），发现腹腔内热灌注可以改善腹腔镜胃癌根治术患者的凝血功能。Jin等[31]探讨去氨加压素（DDAVP）对心脏手术患者的血小板（PLT）聚集和术后出血的影响。将102例心脏瓣膜手术患者分为两组：DDAVP组和对照组。DDAVP组在患者复温时给予静脉注射DDAVP（0.3μg/kg）。对照组给予等剂量的生理盐水。测量两组PLT聚集率。记录并比较不同时间点的术后出血量、输血量、血红蛋白含量、PLT计数和尿量。研究结果提示心脏瓣膜手术患者注射DDAVP，术后前6 h出血量及FFP输注量会减少，但对PLT聚集无影响。姚猛飞等[32]研究了硝酸甘油对全麻下髋关节置换术后深静脉血栓形成（DVT）的影响。该研究纳入了166例拟行人工全髋关节置换术患者，随机均分为硝酸甘油组和对照组。研究通过观察并记录两组手术时间、术中出血量、输血例数与输血量，术前、术后患者的D-二聚体水平，以及彩色多普勒超声检查，比较两组患者的凝血功能和血栓形成情况，得出结论认为术中使用硝酸甘油不仅可以安全地用于控制降压，还可有效预防全麻下髋关节置换术后深静脉血栓形成。

六、输血管理

面对血源紧张及输入同种异体血易引起并发症的问题，相关处理策略得到越来越广泛的关注。崔波等[33]通过比较输注自体回输血与库存血对患者术后炎症反应的影响，探讨自体血液回输在临床中的应用价值。研究将择期行腰椎滑脱椎弓根内固定植骨融合术且预估出血量超过500 ml的40例患者随机分为回收血组和库存血组。记录两组患者血红蛋白量（Hb）、血细胞比容（Hct）、pH、K^+、腺苷三磷酸（ATP）含量和2,3-二磷酸甘油酸（2,3-DPG）及输血后患者的白细胞（WBC）、C-反应蛋白（CRP）、红细胞沉降率（ESR），结果发现输注自体血的患者术后CRP、ESR明显低于输注库存血的患者，提示输注自体血的炎症反应发生率较输注库存血低。徐忠厚等[34]*探讨控制性降压联合自体血回输技术应用于复杂脊柱外科大手术的临床效果及安全性。将40例脊柱外科大手术的患者随机分为控制性降压联合自体血回输组和非自体血回输组。两组术中连续监测HR、MAP、ECG和CVP，并记录两组患者术中出血量、异体输血量及输血相关并发症，术前和术后24 h红细胞（RBC）、Hb、Hct、PLT及凝血酶原时间（PT）、活化部分凝血酶原时间（APTT）和纤维蛋白原（Fg）。结果提示控制性降压复合术中自体血回输在复杂脊柱手术中的应用是安全、可靠的，能明显减少出血量，减少甚至避免异体血输入。卫新等[35]探讨剖宫产术中自体血回收的可靠性。研究纳入诊断为凶险型前置胎盘和（或）胎盘植入的剖宫产术患者15例，采集胎儿娩出后的母体静脉血样、洗涤前血样、洗涤后血样和过滤后血样，检测胎儿鳞状上皮细胞计数，酶联免疫吸附法检测甲胎蛋白、组织因子、内皮素-1及组胺浓度，计数胎儿红细胞。研究结果提示回收并过滤的自体血的成分不高于母体水平，可用于剖宫产术患者回输，而其进行回输的效果有待进一步研究证明；输血过程中应注意对血液的加温处理。黄倩等[36]探讨输血输液加温仪应用于库存红细胞悬液输注过程的临床效果。将80例择期手术的成年患者随机分为加温组和对照组，加温组库存红细胞悬液通过输血器连接加温仪进行输注，对照组库存红细胞悬液放置于室温中自然复温30 min再进行输注。测定加温仪加温前后和对照组复温前后RBC计数、Hct及血清K^+、Na^+、Cl^-水平变化；观察输注前、输注后30 min的体温变化，输注速度，以及麻醉苏醒期寒战情况。研究结果提示在输注库存红细胞悬液过程中应用输血输液加温仪临床效果良好，值得临床推广应用。另外，王淼淼等[37]探讨OPCABG术中患者自体血回输对术后凝血功能的影响。纳入OPCABG术中自体血回输患者46例，比较术前和术后24 h的凝血功能、血小板计数及其功能、血清肌酐（sCr）水平，计算术后24 h引流总量。研究结果提示术中自体血回输不增加OPCABG患者术后的出血风险，对血小板相关的凝血功能无明显影响，但对凝血酶相关凝血功能存在一定的影响。

七、液体治疗

1. 输注液体 围术期液体治疗方案一直是麻醉医师争论最多的问题之一，不同输注液体可能对患者带来不同的影响。高礼等[38]*探讨高渗氯化钠羟乙基淀粉40注射液（HSH40）对中重度创伤性脑损伤（TBI）手术患者的脑保护作用。将60例择期行脑外伤手术患者随机均分为HSH40组和甘露醇组，打开硬脑膜前30 min分别输注HSH40 5 ml/kg和甘露醇5 ml/kg。记录各时间点血氧指标、神经损伤标志物S100β蛋白含量。研究结果提示HSH40注射液和甘露醇均可减少创伤性脑损伤手术患者的脑组织氧耗和S100β蛋白含量，改善患者神经功能，二者均有脑保护作用，且前者保护作用更为显著。刘娜等[39]探讨不同晶胶比液体治疗对食管癌根治术患者血管外肺水指数（EVLWI）的影响。将30例择期行全麻下食管癌根治术患者随机分为A组（晶体液:胶体液=1:1）和B组（晶体液:胶体液=1:2），晶体液用乳酸钠林格液，胶体液用6%羟乙基淀粉。按基础需要量+禁食丧失量+术中丢失量+第三间隙损失量补液。应用脉搏指示剂连续心排血量监测技术记录麻醉诱导前、气管插管后5 min、侧卧位双肺通气15 min、单肺通气15 min、肺复张双肺通气15 min和手术结束时患者的HR、MAP、CVP、CI、EVLWI、胸内血容量指数（ITBVI）及全心舒张末期容量指数（GEDVI）等指标。研究结果提示，食管癌根治术患者应用晶体液与胶体液比为1:1的补液方案进行液体治疗，有利于维持血流动力学稳定、增加心排血量，且不增加肺水肿的风险。朱美华等[40]观察不同剂量3%氯化钠溶液应用于老年神经外科手术后，对患者胸腔液体含量（TFC）和血钠的影响。研究将120例拟择期行神经外科开颅手术的老年患者随机分至3%氯化钠溶液2 ml/kg组（H1组）、3%氯化钠溶液4 ml/kg组（H2组）、3%氯化钠溶液6 ml/kg组（H3组）和甘露醇组（M组）。前三组患者在麻醉诱导后30 min内分别给予3%氯化钠溶液2 ml/kg、4 ml/kg、6 ml/kg；

M组给予20%甘露醇250 ml；然后输入复方乳酸钠5 ml/（kg·h）。通过检测入室时、麻醉诱导后、切开硬脑膜和术毕时的MAP、HR、CO、TFC以及PaO_2、$PaCO_2$、pH、血Na^+和血K^+水平，观察脑膜张力、出血量、尿量、手术时间和拔管时间。结果提示甘露醇和高渗盐溶液具有很好的稳定血流动力学和降低颅内压的作用，但是高渗盐溶液可显著增加CO、TFC和Na^+浓度，对老年患者具有增加心肺功能负担的风险，应该谨慎使用。

2. 限制性输液和开放性输液　邱晓东等[41]探讨限制性输液复合小剂量去甲肾上腺素对胃肠道手术老年患者脑氧代谢的影响。将40例择期行胃或结直肠切除术的老年患者随机分为常规输液组和限制性输液复合小剂量去甲肾上腺素组。分别于切皮前5 min、切皮后1 h、切皮后2 h和出麻醉恢复室时，计算动脉血氧含量、颈静脉球血氧含量、动脉-颈静脉球血氧含量差、脑氧摄取率和脑血流/脑氧代谢率比值。研究结果提示限制性输液复合小剂量去甲肾上腺素可以减少尿量和输液量，并且对胃肠道手术老年患者脑氧代谢无影响。谢鹏程等[42]探讨开放性输液对肠梗阻手术患者术中生命体征的影响。将60例静脉和吸入复合全身麻醉下行肠梗阻手术的患者随机分为常规量输液组（N组）和开放性输液组（L组）。诱导前N组和L组患者分别输入4 ml/kg和15 ml/kg乳酸钠林格液，术中两组患者分别输入15 ml/（kg·h）和40ml/（kg·h）至缝皮结束。出血患者根据出血量及血红蛋白含量，选择性输入羟乙基淀粉130/0.4氯化钠注射液或浓缩红细胞悬液和新鲜冰冻血浆。分别于患者入室时、肠梗阻解除时、关腹时监测患者的HR、MAP、CVP、尿量。研究结果提示对于肠梗阻患者，手术中施行开放性输液治疗有助于维持患者生命体征的平稳，并能保证患者重要器官与组织的充分血液灌注，更有利于保证手术期间患者的生命安全。

3. 目标导向液体治疗　术中液体管理一直是医学界讨论的热点问题，而目标导向液体治疗（GDT）正在革新术中液体的应用策略。Xiao等[43]研究在LiDCO快速监测系统的指导下，对患者使用GDT后产妇低血压的发生率和新生儿的状况。将100名健康、行择期剖宫产产妇随机分为两组，即GDT组和对照组。GDT组在LiDCO快速监测系统的指导下，对患者实施个体化液体治疗；对照组给予常规的液体治疗。观察产妇低血压的发生率、分娩前去氧肾上腺素使用量、新生儿的Apgar评分和脐带血气指数。研究结果提示LiDCO快速指导下，GDT可以明显改善健康产妇和新生儿的状况。赵国良等[44]*研究GDT应用于胃肠道肿瘤手术老年患者对术后康复的影响。将100例择期行胃肠道肿瘤根治术的患者随机分为两组，即GDT组（G组）和常规液体治疗组（C组）。C组维持MAP 60～110 mmHg，CVP 6～12 cmH_2O；G组维持CI 2.5～4.0 L/（min·m^2），每搏量变异度（SVV）2%～13%，MAP 65～110 mmHg，每搏量指数（SVI）35～47 ml/m^2。记录两组患者晶体液用量、胶体液用量、总输液量、尿量、血管活性药物使用率、术后住院时间、总住院时间、首次排气时间、术后手术相关并发症、肺部并发症以及心血管并发症。研究结果提示基于FloTrac/Vigileo监测系统的GDT可显著促进胃肠道手术老年患者的术后康复，具有一定的临床价值。肖玮等[45]观察使用GDT之后，子痫前期孕妇与健康孕妇脐带血血气指标异常的差异，探讨其应用于不同患者的反应。将26名择期行剖宫产术的健康孕妇分到A组，将26名晚发型稳定期子痫前期孕妇分到B组。两组患者均选用小剂量布比卡因（7.5 mg）行腰硬联合麻醉，在蛛网膜下腔阻滞给药的同时根据 LiDCOrapid 系统提供的容量反应性参数采取相应的目标导向液体治疗策略，借此优化每搏量。新生儿娩出后两组间低血压等不良事件发生率、血管活性药物用量无明显差异。通过比较两组孕妇血气指标后发现：GDT 后，除脐动脉、脐静脉血氧饱和度及乳酸以外，两组孕妇间其余脐带血血气分析指标没有显著的区别。邵兰等[46]观察以 CI/SVV 为 GDT 管理策略，对老年脊柱手术患者的影响。研究将 40 例脊柱手术患者随机分为两组，即 CVP 组（C 组）和 GDT 组（G 组）。对 C 组患者，根据术中平均动脉压、心率和中心静脉压等指标行常规液体治疗；对 G 组患者，在 Flotrac/Vigileo 监护仪指导下，根据 SVV 和 CI 指标行目标导向液体治疗。比较两组患者术后 4 h Hct、D-二聚体、乳酸（Lac）水平以及术中输液量和尿量。研究结果提示老年患者在 CI/SVV 指导下术中输液量少于常规使用 CVP 监测下的术中输液量，不增加静脉血栓栓塞风险，可有效优化脊柱手术中老年患者的心脏功能。韩宝义等[47]探讨基于经食管超声心动图（TEE）和 Violeo/微截流（FloTrac/Vigileo）技术的 GDT，应用于 OPCABG 术中的影响。将 81 例择期行 OPCABG 的冠心病患者随机分为 2 组，分别是 SVV 结合 TEE 组 41 例和对照组 40 例。试验组患者围术期及入 ICU 24 h 采用 GDT；对照组采用传统容量治疗方法。比较两组患者术中血流动力学变化、血清乳酸含量、输液种类、输液量、围术期住院时间以及 ICU 停留时间。结果表明冠心病患者实施 OPCABG 期间，GDT 可明显减少各类心脏不良事件的发生率，改善术后心脏功能，并缩短住院时间，其容量的治疗效应优于常规容量治疗方法。另外雷敏等[48]探讨脉搏变异指数（PVI）指导胸腔镜手术患者容量治疗的效果。将 40 例择期行胸腔镜肺叶切除术患者均分为对照组（C 组）和 PVI 组。C 组给予羟乙基淀粉 130/0.4 氯化钠注射液 50 ml 和间羟胺 0.5 mg 维持 MAP≥65 mmHg；PVI 组以同样方法维持 PVI≤13% 和 MAP≥65 mmHg。分别于单肺通气开始即刻（T_1）、单肺通气结束即刻（T_2）和术后 1 h（T_3）时记录 SpO_2，同时采集动脉血样行血气分析，记录乳酸浓度；分别于术前 24 h 和术后 24 h 时测定血肌酐浓度，记录术中液体出入量。研究结果提示 PVI 指导下的容量治疗用于胸腔镜手术患者同样能维持有效的血容量和组织灌注，还能减少术中液体输入量，有利于减轻肺水超负荷。

八、其他

丙泊酚闭环输注系统是传统靶控输注（TCI）的延伸与发展，由于其在减少用药误差、维持麻醉稳定方面的巨大优势，近年来已成为新的研究热点。Liu 等[49]*研究比较了丙泊酚闭环输注与开环输注系统在外科手术中的麻醉效果，探讨闭环输注系统在临床中的应用价值。研究将来自 3 个医疗中心的 180 位接受丙泊酚和瑞芬太尼 TCI 静脉麻醉的外科患者随机分为丙泊酚闭环组和丙泊酚开环组。检测 BIS 值在 40～60 的总体评分（GS）/%、麻醉药剂量及苏醒时间，研究结果表明与开环系统相比，闭环输注系统可以更好地调节丙泊酚 TCI，保持 BIS 值在合适的范围，并且减少麻醉医师的工作量。

乌司他丁可用于急性循环衰竭的抢救辅助用药。Qiu 等[50]观察非特异性蛋白酶抑制剂乌司他丁对在体外循环下行瓣膜置换术的患者术后结局的影响。研究回顾了 208 例择期于体外循环下行瓣膜置换术的患者，根据是否使用乌司他丁分为乌司他丁组和对照组。记录术后严重并发症、其他并发症的发生率，氧合、肾损伤情况及炎症指标。研究结果提示体外循环术中使用乌司他丁不能改善患者的术后结局。

老年患者多在术前存在不同程度的气道高反应性或气道炎症且支气管纤毛运动低下，导致患者排痰能力下降，所以术中吸痰处理很有必要。徐卉红等[51]探讨了围术期纤维支气管镜吸痰对老年肝癌切除术患者术后低氧血症及肺部感染的临床疗效分析。将80例择期行肝癌切除术的老年男性患者随机分为两组，每组40例。A组为普通吸痰管吸痰后拔管，B组术中及术后经纤维支气管镜吸痰后拔管。记录患者手术时间、术中出血量、术中输液量、气道压力高值、气道出血情况、拔管时间，术后24 h内低氧血症（$SpO_2<90\%$）、72 h内肺部感染情况和术后住院天数。研究表明纤维支气管镜吸痰相对于普通吸痰管在围术期的应用，更加有利于老年患者围术期呼吸功能恢复。

Trendelenburg体位（以下简称T位）即头低脚高位，能使腹腔脏器移向头侧，方便术者操作，在腔镜手术中使用广泛。张禹琦等[52]探讨应用经颅多普勒超声监测T位时脑血流动力学的变化。将40例择期行腹腔镜下妇科手术患者，常规全身麻醉后行颈内静脉球部置管，监测麻醉诱导前（T_1）、麻醉诱导后（T_2）、气腹后（T_3）、T位即刻（T_4）、T位后30 min（T_5）、体位恢复后（T_6）大脑中动脉平均血流速度（V_m）、搏动指数（PI）、阻力指数（RI），计算脑灌注压（CPP）。同时测量颈内静脉压，并于T_2、T_5采颈内静脉球部、桡动脉血样进行血气分析。计算动脉-颈内静脉氧分压差（Da-jvO$_2$）、二氧化碳分压差（Da-jvCO$_2$）、血乳酸浓度差（Da-jvLac）和血糖浓度差（Da-jvGlu）。研究结果提示T位30 min存在大脑过度灌注和脑氧摄取量减少，但未造成明显的脑组织代谢障碍。

无创血红蛋白浓度（SpHb）监测采用经皮多波长分光光度法，能够持续、动态、直观地监测血红蛋白浓度，为监测血红蛋白浓度的方法带来革命性改变。徐勇等[53]探讨了SpHb监测与动脉血气分析血红蛋白浓度（Thbc）监测在脊柱融合术中的准确性及影响因素，旨在明确SpHb监测能否用于指导术中输血。选择全麻下行择期脊柱融合术的成年患者53例，于切皮前、植骨融合、手术结束和出血量每超过400 ml即刻，记录SpHb、Thbc、静脉血常规血红蛋白浓度、手术时间、术中出血量、末梢灌注指数（PI）、MAP、CVP、体温、输注液体种类及总量。研究结果提示，SpHb监测总体上能反映体内血红蛋白浓度的变化趋势，可为临床有创测定血红蛋白浓度的采血时机提供参考。其准确性受众多因素影响，其在指导术中输血中的应用宜与动脉血气分析或静脉血常规测定相结合。

（邹　最　袁红斌）

参考文献

[1] Gao W, Liu DD, Li D, et al. Effect of therapeutic hypercapnia on inflammatory responses to one-lung ventilation in lobectomy patients. Anesthesiology, 2015, 122 (6): 1235-1252.

[2] 何明枫，陈宇. 允许性高碳酸血症对单肺通气后肺功能及萎陷侧肺炎症反应的影响. 临床麻醉学

杂志，2015，（12）：1172-1175.

[3] 汲玮，黄悦，张马忠. 压力和容量控制通气对患儿呼吸力学的影响. 临床麻醉学杂志，2015，31（11）：1045-1047.

[4]* 洪庆雄，张文璇，钟敏，等. 腹腔镜手术中不同通气模式对肺功能的影响. 临床麻醉学杂志，2015，31（7）：658-660.

[5] Meng L，Li SQ，Ji N，等. Effects of moderate hyperventilation on jugular bulb gases under propofol or isoflurane anesthesia during supratentorial craniotomy. Chin Med J（Engl），2015，128（10）：1321-1325.

[6] 董兰，刘多辉，蔡俊刚，等. FloTrac/VigileoV3.0系统在肝移植手术中的应用. 临床麻醉学杂志，2015，31（6）：550-554.

[7] 赵志斌，朱品，冯继英，等. 超声法测量下腔静脉直径用于评估老年患者术前血容量的准确性. 中华麻醉学杂志，2015，35（1）：91-94.

[8] 韩旭东，耿智隆，范坤，等. 不同剂量去氧肾上腺素预防性泵注对腰麻下择期剖宫产产妇血流动力学的影响. 国际麻醉学与复苏杂志，2015，36（10）：904-908.

[9] 夏江燕，袁静，孙永瀛，等. 麻黄碱与去氧肾上腺素对全麻俯卧位手术患者血流动力学影响的比较. 中华麻醉学杂志，2015，35（8）：909-912.

[10] 聂丽霞，王翔，刘保江. 不同剂量甲氧明与麻黄碱联合预注对剖宫产母婴的影响. 国际麻醉学与复苏杂志，2015，36（5）：412-416.

[11] 战珑，韩建阁. 尼卡地平对非心肺转流冠状动脉旁路移植术患者术中血流动力学和氧代谢的影响. 临床麻醉学杂志，2015，31（6）：530-533.

[12] 王庆祥，吴丽美，赵俊林，等. 预注小剂量间羟胺对缩宫素所致剖宫产产妇血流动力学变化的影响. 临床麻醉学杂志，2015，31（4）：326-328.

[13] Liu XB，Pan S，Yang XG，et al. Effect of penehyclidine hydrochloride on heart rate variability in hysteroscopy. Exp Ther Med，2015，10（1）：181-186.

[14] Xu L，Hu Z，Shen J，et al. Effects of Ginkgo biloba extract on cerebral oxygen and glucose metabolism in elderly patients with pre-existing cerebral ischemia. Complement Ther Med，2015，23（2）：220-225.

[15] Song JC，Lu ZJ，Jiao YF，et al. Etomidate anesthesia during ERCP caused more stable haemodynamic responses compared with propofol：a randomized clinical trial. Int J Med Sci，2015，12（7）：559-565.

[16] Yang YG，Hu LH，Chen H，et al. Target-controlled infusion of remifentanil with or without flurbiprofen axetil in sedation for extracorporeal shock wave lithotripsy of pancreatic stones：a prospective，open-label，randomized controlled trial. BMC Anesthesiol，2015，15：161.

[17] 陈晓梅，陈广福. 右美托咪定对颅内肿瘤手术患者血流动力学的影响及脑保护作用. 临床麻醉学杂志，2015，31（1）：15-17.

[18] 牛姣姣，王露，刘晓，等. 右美托咪定对CPB心脏瓣膜置换术患者肾血流动力学的影响. 中华

麻醉学杂志，2015，（5）：529-532．

[19] 王振红，史宏伟，魏海燕，等．右美托咪定对心肺转流下冠状动脉旁路移植术后心脏同步化运动的影响．临床麻醉学杂志，2015，31（6）：525-529．

[20] 张子斌，高成杰，王瑞雯，等．右美托咪定对非体外循环冠状动脉旁路移植术患者血流动力学及应激反应的影响．国际麻醉学与复苏杂志，2015，36（8）：673-677．

[21] 夏云，严俨，吴向宇，等．不同剂量右美托咪定对全麻患者麻黄碱升压反应的影响．临床麻醉学杂志，2015，31（11）：1077-1079．

[22] Li C，Li Y，Wang K，et al. Comparative evaluation of remifentanil and dexmedetomidine in general anesthesia for cesarean delivery. Med Sci Monit，2015，21：3806-3813．

[23]* 张俊杰，刘心瑶，张成梁，等．控制性低中心静脉压对脊柱手术患者血管外肺水和失血量的影响．临床麻醉学杂志，2015，31（5）：427-431．

[24] 黄德辉，谢海辉，张曙．控制性低中心静脉压联合促进术后恢复在肝叶切除术患者中的应用．广东医学，2015，（8）：1213-1216．

[25] Liu XZ，Wei CW，Wang HY，et al. Effects of general-epidural anaesthesia on haemodynamics in patients with myasthenia gravis. West Indian Med J，2015，64（2）：99-103．

[26] Gao H，Guo HY. General anaesthesia is better suitable than epidural anaesthesia for surgical removal of giant intraperitoneal tumours. Eur Rev Med Pharmacol Sci，2015，19（15）：2775-2780．

[27] Shao H，Kuang LT，Hou WJ，et al. Effect of desmopressin administration on intraoperative blood loss and quality of the surgical field during functional endoscopic sinus surgery: a randomized, clinical trial. BMC Anesthesiol，2015，15：53．

[28] 刘朝文，梅杨，李有长，等．不同剂量尼卡地平预防垂体后叶素诱发腹腔镜下子宫肌瘤切除术患者心血管不良反应的效果．临床麻醉学杂志，2015，31（11）：1061-1064．

[29] 李兵，张宇，苏纲，等 氨甲环酸预防性用药对原位肝移植术患者的血液保护效应．中华麻醉学杂志，2015，35（6）：667-670．

[30]* 李璐，张加强，司辉锋，等．腹腔内热灌注对腹腔镜胃癌根治术患者凝血功能的影响．中华麻醉学杂志，2015，35（11）：1328-1330．

[31] Jin L，Ji HW. Effect of desmopressin on platelet aggregation and blood loss in patients undergoing valvular heart surgery. Chin Med J（Engl），2015，128（5）：644-647．

[32] 姚猛飞，王秋兰，毕建民，等．硝酸甘油对全麻下髋关节置换术后深静脉血栓的影响．临床麻醉学杂志，2015，31（7）：652-654．

[33] 崔波，赵平，王超．输注自体血与库存血对患者术后炎症反应的影响．临床麻醉学杂志，2015，31（3）：247-249．

[34]* 徐忠厚，李家宽，郑立东，等．控制性降压联合自体血回输在脊柱手术中的应用．国际麻醉学与

复苏杂志，2015，36（3）：209-212.

[35] 卫新，彭云水，邢娜，等. 剖宫产术中自体血回收可靠性的临床评价. 中华麻醉学杂志，2015，35（5）：598-600.

[36] 黄倩，王宏梗，范春梅，等. 输血输液加温仪在库存红细胞悬液输注过程中的应用效果. 临床麻醉学杂志，2015，31（10）：973-975.

[37] 王森森，沈杰，薛庆生，等. 非体外循环下冠状动脉旁路移植术中应用自体血回输对患者术后凝血功能的影响. 上海医学，2015，（08）：662-665.

[38] 高礼，张山，孟雅静，等. 高渗氯化钠羟乙基淀粉 40 注射液对中重度创伤性脑损伤手术患者的脑保护作用. 临床麻醉学杂志，2015，31（9）：842-845.

[39] 刘娜，徐悦利，姜峰，等. 不同晶胶比液体治疗对食管癌根治术患者血管外肺水指数的影响. 广东医学，2015，36（16）：2504-2506.

[40] 朱美华，曾琼，吴姗姗，等. 3％氯化钠溶液对老年神经外科手术患者胸腔液体含量和血钠的影响. 临床麻醉学杂志，2015，31（3）：257-260.

[41] 邱晓东，居斌华，叶卉，等. 限制性输液复合小剂量去甲肾上腺素对胃肠道手术老年患者脑氧代谢的影响. 中华麻醉学杂志，2015，35（6）：656-659.

[42] 谢鹏程，吴一鸣，段宏伟. 开放性输液对肠梗阻手术患者术中生命体征的影响. 国际麻醉学与复苏杂志，2015，36（6）：514-517.

[43] Xiao W，Duan Q，Zhao L，et al. Goal-directed fluid therapy may improve hemodynamic stability in parturient women under combined spinal epidural anesthesia for cesarean section and newborn well-being. J Obstet Gynaecol Res，2015，41（10）：1547-1555.

[44]* 赵国良，周银燕，彭沛华，等. 目标导向液体治疗对胃肠道肿瘤手术老年患者术后康复的影响. 中华麻醉学杂志，2015，35（4）：453-456.

[45] 肖玮，段庆芳，福文雅，等. 目标导向液体治疗后子痫前期孕妇与健康孕妇脐带血血气异常的比较. 国际麻醉学与复苏杂志，2015，36（12）：1092-1097.

[46] 邵兰，邓金和，曾朝坤，等. 目标导向液体管理在老年患者脊柱手术中的应用. 广东医学，2015，（22）：3491-3493.

[47] 韩宝义，郭海，叶建荣，等. 非体外循环冠状动脉搭桥术患者术中实施目标导向容量治疗的临床研究. 中华实验外科杂志，2015，32（8）：1848-1851.

[48] 雷敏，鲍琪，许浬渊，等. 脉搏变异指数指导胸腔镜手术患者容量治疗的效果. 中华麻醉学杂志，2015，35（8）：987-989.

[49] Liu Y，Li M，Yang D，et al. Closed-loop control better than open-loop control of profofol TCI guided by BIS：a randomized，controlled，multicenter clinical trial to evaluate the CONCERT-CL closed-loop system. PLoS One，2015，10（4）：e0123862.

[50] Qiu Y, Lin J, Yang Y, et al. Lack of efficacy of ulinastatin therapy during cardiopulmonary bypass surgery. Chin Med J (Engl), 2015, 128 (23): 3138-3142.

[51] 徐卉红, 刘宇芳, 居旻杰, 等. 老年肝癌切除术患者围术期应用纤维支气管镜吸痰对低氧血症及肺部感染的影响. 临床麻醉学杂志, 2015, 31 (10): 989-992.

[52] 张禹琦, 李玉兰, 陈军, 等. 妇科腹腔镜手术中 Trendelenburg 体位时脑血流动力学的变化. 临床麻醉学杂志, 2015, 31 (5): 436-438.

[53] 徐勇, 罗佛全, 赵为禄, 等. 无创血红蛋白监测在脊柱融合术中的应用研究. 临床麻醉学杂志, 2015, 31 (3): 217-220.

第三节 区域麻醉

一、椎管内麻醉

本年度关于椎管内麻醉的研究在区域麻醉中的比重有所下降。关于椎管内麻醉的研究有数篇。

Lin 等[1]评估了腹围和腰椎弯曲度对 Tuffier's 触诊法定位腰椎间隙准确性的影响。对 52 名志愿者先通过 Tuffier 线（两髂嵴最高点的连线）触诊髂嵴位置定位腰椎水平，并与腰椎 X 线片定位结果进行了比较。发现大腹围[（94±12.1）cm]、高体重指数[（25.9±3.9）kg/m^2]、年龄处于 50～70 岁的志愿者腰椎实际所在位置比 Tuffier's 触诊明显上移，而小腹围[（82.8±13.5）cm]、低体重指数[（21.6±4.1）kg/m^2]的志愿者腰椎实际所在位置则明显下移。脊柱侧弯的 Cobb 角对 Tuffiers 触诊法定位无明显影响。因此研究认为患者的腹围、体重指数和年龄因素可能会影响 Tuffier's 触诊法定位腰椎水平的准确性。Zhang 等[2]对胸段硬膜外麻醉改善心脏手术患者预后进行了 Meta 分析。从 2230 篇文献中筛选出 25 篇，总共 3062 例患者纳入 Meta 分析。结果显示，与单纯全麻相比，全麻复合胸段硬膜外麻醉能降低心肌梗死、卒中以及死亡的风险，但是差异没有统计学意义（$P>0.05$）；降低发生术后并发症的风险包括：呼吸道并发症降低[相对危险度（RR）=0.69]，室上性心律失常减少（RR=0.61），疼痛评分下降 1.27。胸段硬膜外麻醉可以减少重症监护室时间（MD: -2.36, 95%CI: -4.20～-0.52, $P<0.05$）、住院时间（MD: -1.51; 95%CI: -3.03～-0.02; $P>0.05$）、气管拔管时间（MD: -2.06, 95%CI: -2.68～-1.45; $P<0.05$）；还可以减少心脏手术患者室上性心律失常发生率，减少住院时间、重症监护室滞留时间以及拔出气管导管时间。Jin 等[3]回顾性总结了硬膜外麻醉与周围神经阻滞两种方式对老年患者行半髋关节置换术预后的影响。该研究分析了 2008—2012 年 258 例老年股骨颈骨折手术患者，平均年龄为 79.7 岁，其中女性患者占 71.7%。发现术后常见的并发症为急性心血管事件（23.6%）、电解质紊乱（20.9%）以及低氧血症（18.2%）。在患者一般情况、围术期合并症、死亡率以及心血管并发症方面，硬膜外麻醉与周围神经阻滞两种方式未发现显著的差异。然而与硬膜外麻醉相比，周围神经阻滞患者较易发生术后阿尔茨海默病、

谵妄、急性呼吸衰竭，并且可能需要进入 ICU 治疗，但其术后卒中发生率较低。因此认为，在老年股骨颈骨折手术中，周围神经阻滞与硬膜外麻醉在死亡率和心血管不良事件方面没有显著的差异。

超声定位引导椎管内麻醉的研究中，苍惠岩等[4]比较了旁正中纵切超声定位和实时引导技术与盲探穿刺（简称盲穿）刺技术在老年患者蛛网膜下腔阻滞应用中的有效性和安全性。研究选择了蛛网膜下腔阻滞下行下腹部或下肢手术的老年患者80例，年龄≥65岁，男35例，女45例，ASA Ⅰ～Ⅲ级，随机均分为超声组和盲穿组。超声组利用超声技术定位穿刺部位，并实时观察椎间隙情况，引导穿刺针取旁正中纵切入路进入蛛网膜下腔。盲穿组采用传统的体表标志定位法定位并穿刺进针，以脑脊液流出确定到达蛛网膜下腔。记录两组的试穿次数、穿刺时间、穿刺成功情况并随访术后腰痛的发生情况。结果显示两组在穿刺时间、术后腰痛发生率上并无显著的差异，但应用超声定位可以明显减少试穿次数，提高穿刺成功率。因此，超声实时引导蛛网膜下腔阻滞在老年患者中有明显的优势。刘立飞等[5]分析评价了超声辅助改良骶管阻滞麻醉用于婴儿腹股沟疝手术的安全性和有效性。研究选择了行腹股沟疝手术的患儿60例，年龄4～12个月，随机均分为传统方法组和改良方法组。骶管阻滞采用0.15%罗哌卡因，推注速度0.5 ml/s，总量1 ml/kg，用超声监测局麻药在硬膜外腔的扩散。传统方法组在两侧骶角中点垂直进针，穿过骶尾韧带后调整穿刺针与皮肤的角度到30°～45°后再进针3～5 mm。改良方法组在骶裂孔靠近顶点部位垂直进针，直至穿破骶尾韧带。穿刺过程出现回抽出血液或脑脊液时均改为全身麻醉，并排除出本研究。记录患儿麻醉诱导后（T_1）、手术开始时（T_2）、手术开始后10 min（T_3）和手术结束时（T_4）的血压、心率等生命体征，记录穿刺成功所需时间、穿刺次数、误入血管或蛛网膜下腔情况以及局麻药在硬膜外腔达到的最高节段。结果显示，传统方法组和改良方法组局麻药到达腰1节段的病例数差异无统计学意义（$P>0.05$），两组各时点生命体征的比较差异均无统计学意义（$P>0.05$）。在传统方法组中，第一次穿刺成功率为83.3%，有3例误入血管和1例误入蛛网膜下腔而被排除出本研究；在改良方法组中，第一次穿刺成功率96.7%，无误入血管或蛛网膜下腔的病例。两组间第一次穿刺成功率和穿刺成功所需时间比较，差异无统计学意义（$P>0.05$），误入血管和蛛网膜下腔病例差异有统计学意义（$P=0.04$）。结果提示采用超声辅助改良骶管阻滞法穿刺成功率高，并发症少，效果确切，值得在婴儿骶管阻滞麻醉中推广。

二、外周区域神经阻滞

（一）头颈部区域神经阻滞

1. 眶下神经阻滞　Wang等[6]观察了眶下神经阻滞对唇裂手术的儿童在七氟烷麻醉苏醒期躁动的影响。研究选择择期行全麻下唇裂手术患儿110例，年龄5个月至6岁，随机分为：S组，眶下孔注射1.5 ml生理盐水；B组，眶下孔注射0.25%布比卡因1.5 ml。使用CHIPPS进行疼痛评估，采用PAED评分表对苏醒期躁动进行评估，其中有100例患儿完成此研究。研究发现七氟烷麻醉行唇裂手术的患儿，术前给予眶下神经阻滞可以明显降低苏醒期躁动的发生率，缩短躁动持续时间，不延长拔管时间，并能提供满意的术后镇痛。

2. 颈丛神经阻滞　曾兆东等[7]对超声联合神经刺激器下臂丛复合颈浅丛神经阻滞麻醉在肩锁手术

中的应用效果进行了观察。选择择期行肩锁手术患者60例，年龄18～65岁男性36例，女性24例，BMI<30 kg/m²，ASA Ⅰ～Ⅱ级。将患者随机分为3组（$n=20$）：传统解剖定位组（A组），神经刺激器定位组（S组）和超声联合神经刺激器定位组（US组）。通过上述3种定位方法对颈浅丛神经和肌间沟臂丛神经进行定位并进行阻滞。从操作时间、阻滞起效时间、阻滞完善时间、麻醉持续时间和阻滞效果5个方面进行对比评价。结果显示：相比于传统的解剖定位、单纯神经刺激器定位，超声联合神经刺激器引导下臂丛颈丛联合阻滞麻醉操作更快，阻滞更加完善，成功率高、并发症少。傅志海等[8]探讨了超声引导下C_5与颈浅丛联合阻滞在锁骨手术中局麻药的半数有效剂量。选择行锁骨骨折切开复位内固定患者40例，均经超声定位C_5臂丛周围并注射局麻药总量的1/2，穿刺针越过C_5，再在胸锁乳突肌下缘注射余下1/2，局麻药为0.375%左布比卡因和1%利多卡因的混合液。采用序贯法进行试验，局麻药剂量设为8 ml、12 ml、16 ml、20 ml和24 ml，初始剂量16 ml，间隔剂量4 ml，注药30 min切皮时，若VAS>3分，改为全麻下完成手术，并且下一例采用高一级剂量。若VAS≤3分，则下一例采用低一级剂量。采用Probit法计算所用局麻药的半数有效剂量及其95%置信区间，并记录局麻药中毒、刺破血管的情况。结果发现超声引导下C_5与颈浅丛联合阻滞在锁骨手术中局麻药的半数有效剂量为15.6 ml，95%置信区间为12.8～18.4 ml。李丽等[9]观察了颈丛联合麻醉用于颈动脉内膜剥脱术的效果。研究选择颈动脉狭窄患者50例，随机分为观察组和对照组。观察组使用右美托咪定（1 μg/kg）联合0.375%罗哌卡因25 ml颈丛麻醉，对照组使用0.375%罗哌卡因25 ml颈丛麻醉。结果发现观察组麻醉起效时间、维持时间比对照组明显减少，辅助药物使用量也明显减少。此外，观察组的心动过速、血压升高及心血管事件发生率也均明显少于对照组。但两组心动过缓、低血压发生率没有显著差异。因此认为右美托咪定联合罗哌卡因颈丛麻醉用于颈动脉内膜剥脱术具有较好的效果。

3. 喉上神经阻滞　郭文俊等[10]探讨了喉上神经阻滞联合环甲膜穿刺气管内表面麻醉技术在经鼻纤维支气管镜引导困难气管插管中的应用。研究选择20例困难气道患者，其中颈椎骨折11例，下颌骨骨折、张口受限（张口度<3 cm）9例。患者依次行鼻腔表面麻醉、环甲膜穿刺气管内表面麻醉以及双侧喉上神经阻滞，经纤维支气管镜引导下置入气管导管。记录患者：①入室时、插管前、插管后即刻、插管后2 min及插管后5 min各时点的心率、血压和SpO_2的变化。②气管插管和双侧喉上神经阻滞时间。③一次性插管的成功率、呛咳程度、患者插管的耐受程度、插管的分级和有无相关并发症。结果显示：双侧喉上神经阻滞联合环甲膜穿刺应用于纤维支气管镜引导下的经鼻困难气管插管，方法简单，气管插管一次性成功率高，喉部损伤小，效果可靠，安全性高。

（二）胸椎旁阻滞

20世纪初，椎旁阻滞（paravertebral block，PVB）概念首次被提出。至20世纪中后期，Eason阐述了胸椎旁间隙解剖及胸椎旁阻滞。随着神经刺激仪在神经阻滞方面的应用，经验性的PVB已趋于相对成熟。近年来，超声引导下胸椎旁阻滞成为研究的热点。

1. 超声引导下胸椎旁神经阻滞　2015年度关于超声引导下胸椎旁阻滞（TPVB）的研究也是麻醉

镇痛领域研究的重点。杨柳等[11]探讨了超声引导下胸椎旁神经阻滞在乳腺癌根治术后镇痛中的临床效果。选择乳腺癌根治术的女性患者 60 例，随机分为 2 组，试验组术前超声引导下予以 0.5%罗哌卡因 20 ml 行 T_3、T_4 椎旁阻滞，观察术后 VAS 评分、舒芬太尼用量、不良反应，并随访患者术后 3 个月、6 个月慢性疼痛情况。发现超声引导下 TPVB 可提供乳腺癌根治术患者良好的术后镇痛，减少阿片类药物的用量和不良反应，降低慢性疼痛的发生率。张伟等[12]比较不同颈椎旁阻滞方式在肩关节镜手术镇痛中的有效性和安全性。选择 40 例肩袖损伤行肩关节镜手术的患者，将其随机分为 2 组，术前行于 C_6 水平行改良颈椎旁阻滞，记录术后 VAS 评分、前臂肌力、不良反应、辅助镇痛药用量及两组各自的操作时间、试探次数等指标。发现改良颈椎旁阻滞入路能安全、有效地应用于肩关节术后镇痛，超声联合神经刺激器引导能提高穿刺的有效性，缩短操作时间。刘红菊等[13]观察了 1 例超声引导下椎旁阻滞在门诊腹壁慢性神经病理性疼痛治疗中的效果。选择 1 例确诊为神经病理性疼痛（NP），NRS 评分为 7/10 的 56 岁男性患者，在门诊于超声引导下行 T_7 椎旁阻滞，一个疗程结束后发现：患者疼痛评分为 4/10，口服加巴喷丁 300 mg（一日 3 次），疼痛不影响日常生活，治疗过程无不良反应发生。

2. 胸椎旁阻滞在患者围手术期应激反应及免疫反应的影响　孙立新等[14]探究了双侧胸椎旁阻滞复合全麻对心内直视手术患者应激反应的影响。选择年龄 40～64 岁、ASA Ⅱ～Ⅲ级、心功能 Ⅱ～Ⅲ级、择期行二尖瓣置换术患者 40 例，随机分为 2 组。试验组术前行 T_3、T_4 双侧胸椎旁阻滞并置管，抽取静脉血，测定血浆胰岛素、皮质醇及血管紧张素 Ⅱ（Ang Ⅱ）的浓度。记录两组心脏复跳情况、术后正性肌力药使用率、机械通气时间、ICU 滞留时间、肺部并发症发生率、心力衰竭发生率及死亡率。发现双侧胸椎旁神经阻滞可一定程度上抑制心内直视手术患者应激激素释放，促进患者术后恢复。冯芳等[15]探讨了胸腔镜肺癌根治术后患者自控椎旁神经阻滞（PCPB）对细胞免疫功能的优化程度。选择 ASA 分级 Ⅰ～Ⅲ级、TNM 分期 Ⅰ～Ⅱ期、择期行胸腔镜肺癌根治术患者 41 例，随机分为 2 组。围术期采集静脉血样，检测调节性 T 细胞、自然杀伤细胞和自然杀伤 T 细胞的水平，并检测血浆 IL-10 和转化生长因子-β 浓度。发现术后 1 日、3 日时 PCPB 组比患者自控静脉阵痛（PCIA）组调节性 T 细胞水平降低，自然杀伤细胞水平和自然杀伤 T 细胞水平升高，血浆 IL-10 及转化生长因子-β 的浓度降低，但术后细胞免疫功能低下率的差异无统计学意义，提示胸腔镜肺癌根治术后 PCPB 对细胞免疫功能的优化程度无临床意义。

（三）腹部神经阻滞

1. 腹横肌平面阻滞　本年度关于 B 超引导下的腹横肌平面阻滞在腹部手术术后镇痛的研究有数篇。乔迎帅等[16]观察了超声引导下腹横肌平面阻滞用于下腹部手术患者的术后镇痛效果。研究选择了全麻下行下腹部手术的患者 300 例，随机分为罗哌卡因组和生理盐水组，发现 24 h 内罗哌卡因组术后 VAS 疼痛评分及 BCS 舒适度评分均明显低于生理盐水组，而镇静评分无明显差异，且两组均未发现腹横肌平面阻滞相关并发症。这提示 B 超引导下的腹横肌平面阻滞可安全、有效地用于下腹部手术术后镇痛。韩磊等[17]比较了超声引导下腹横肌平面阻滞时不同浓度的罗哌卡因对腹腔镜胆囊切除术的术后镇痛效果。研究选择了腹腔镜胆囊切除术患者 90 例，并将其随机分为 3 组：0.25％罗哌卡因腹横肌平面阻滞组（$R_{0.25}$ 组）、0.33％罗哌卡因腹横肌平面阻滞组（$R_{0.33}$ 组）以及患者自控静脉镇痛组（C 组）。术毕患者清醒拔管后，在 B 超引导下在腹壁两侧行腹横肌平面阻滞，$R_{0.25}$ 组和 $R_{0.33}$ 组每侧分别注射 0.25％盐酸罗哌卡因 20 ml 和 0.33％盐酸罗哌卡因 15 ml，两组罗哌卡因总剂量相同，C 组直接使用 2 μg/kg 舒芬太尼静脉镇痛泵。结果发现，$R_{0.33}$ 组在术后 24 h VAS 评分高于 C 组和 $R_{0.25}$ 组，且补救镇痛增加。与静脉镇痛相比，$R_{0.25}$ 组和 $R_{0.33}$ 组恶心、呕吐的发生率明显降低。三组均未发生呼吸抑制、皮肤瘙痒等不良反应。结果提示超声引导下的腹横肌平面阻滞可安全、有效地应用于腹腔镜胆囊切除术的术后镇痛，获得良好的术后镇痛效果可能需要适当容量的局麻药。章艳君等[18]观察了超声引导下腹横肌平面阻滞在患儿腹股沟斜疝疝囊高位结扎术后镇痛中的效果。研究选择了全麻下行单侧腹股沟斜疝疝囊高位结扎术的患儿 50 例，年龄 1～3 岁。随机将患儿分为 2 组：腹横肌平面阻滞组（TAP 组）和对照组。TAP 组在腹横肌平面注入 0.25％左布比卡因 0.3 mg/kg，对照组注入等容量的生理盐水。记录患儿术后拔管时间、麻醉后恢复室停留时间、复苏时躁动发生情况，术后 1h、4 h、8 h、12 h、16 h 和 24 h 患儿疼痛评分（FLACC），以及患儿的不良反应。结果显示，两组患儿在拔出喉罩时间和恢复室停留时间无明显差异，TAP 组患儿苏醒期的躁动发生率及躁动评分比对照组均明显降低，同时 TAP 组患儿在术后 1 h、4 h、8 h、12 h 疼痛评分也明显降低，而术后 16 h 和 24 h 的疼痛的评分则无明显差异。两组均未见 TAP 相关不良反应。因此，0.3 ml/kg 剂量的 0.25％左布比卡因应用于小儿腹横肌平面阻滞，可以为患儿提供 12 h 以上的术后镇痛，并可减少苏醒期躁动。仇利娟等[19]观察了超声引导下腹横肌平面阻滞联合七氟醚吸入麻醉对小儿腹股沟斜疝术后躁动及疼痛的影响。研究选择了单侧腹股沟疝疝囊高位结扎患儿 40 例，年龄 2～12 岁。患儿被随机分为腹横肌平面阻滞组（A 组）和生理盐水组（B 组）。腹横肌平面阻滞组予以 1 ml/kg 的 0.25％罗哌卡因，总量≤20 ml；B 组注入等容量生理盐水。主要观察患儿苏醒期躁动评分、术后的疼痛评分，以及术后是否发生呼吸抑制、恶心呕吐、尿潴留等不良反应。发现腹横肌平面阻滞组苏醒期躁动评分及疼痛评分均低于生理盐水组，两组发生呼吸抑制无明显差别（A 组 1 例，B 组 2 例），未发生恶心、呕吐、尿潴留等不良反应。结果提示超声引导下的腹横肌平面阻滞可以安全、有效地应用于小儿腹股沟斜疝手术，可减少患儿苏醒期躁动，减轻术后疼痛。

2. 髂腹下-髂腹股沟神经阻滞　李盈等[20]比较了超声引导下髂腹下-髂腹股沟神经阻滞等三种不同的神经阻滞方法在老年人腹股沟疝修补术中应用的优缺点。研究选择了行腹股沟疝修补术的老年患者 60 例，均分为蛛网膜下腔神经阻滞麻醉组、局部浸润麻醉组和超声引导下髂腹下-髂腹股沟神经阻滞组（$n=20$），患者年龄 65～80 岁，ASA 分级Ⅰ～Ⅲ级。蛛网膜下腔神经阻滞组于 $L_{3\sim4}$ 椎间隙注入 5 g/L 罗哌卡因 2.5 ml 行神经阻滞，控制麻醉平面于 T_{10} 水平。局部浸润麻醉组于手术部位用 5 g/L 罗哌卡因 30 ml 行分层浸润麻醉。超声引导下髂腹下-髂腹股沟神经阻滞组在超声引导下注入 5 g/L 罗哌卡因 20 ml 行神经阻滞。术中、术后若有痛感需追加镇痛者，以静脉每次给予曲马多 50 mg，术中控制总量不超过 100 mg，术后控制每日总量不超过 400 mg。记录 3 组患者麻醉前（T_0）、麻醉完成后（T_1）、切皮后（T_2）、手术结束时（T_3）、术后 6 h（T_4）、术后 24 h（T_5）等 6 个时点的血压和心率，术中和术后镇痛药的种类和用量，患者术后尿潴留次数，术后第一日随访的 VAS 评分及麻醉满意度评价。结果显示蛛网膜下腔神经阻滞麻醉组的平均动脉压、心率在 $T_1 \sim T_4$ 四个时点较 T_0 和 T_5 时点降低；同时该四个时点也低于另外两组。在术中，局部浸润麻醉组患者 VAS 评分高于其他两组，其曲马多用量也增加；而术后，蛛网膜下腔神经阻滞组患者 VAS 评分高于其他两组，曲马多用量也大于其他两组。蛛网膜下腔神经阻滞麻醉组患者术后均出现尿潴留，其他两组患者均未发生。超声引导下髂腹下-髂腹股沟神经阻滞组患者麻醉满意度最高。研究认为超声引导下髂腹下-髂腹股沟神经阻滞麻醉效果确切、安全、不良反应少，是老年人行腹股沟疝修补术的一种较为理想的麻醉方式。

（四）臂丛神经阻滞

1. 臂丛神经解剖结构　周雁[21]等应用超声联合外周神经刺激器观察臂丛主要神经分支的解剖位置及变异，为上肢局部麻醉提供解剖学基础。167 例行腋路臂丛神经阻滞患者，应用超声明确各组织结构的位置及形态，使用神经刺激器分别定位确认正中神经、尺神经和桡神经，结果发现 3 支神经在腋鞘内按顺时针方向分布在神经血管束中。正中神经（83.8%）主要分布在第四象限（腋动脉的前外侧），尺神经（72.5%）主要分布在第一象限（腋动脉的前内侧），桡神经（61.7%）主要分布在第二象限（腋动脉的后内侧），且 3 支神经间相对位置固定。肌皮神经大部分分布在喙肱肌和肱二头肌之间（89.2%）；有 10 例（6%）肌皮神经位于腋鞘内，在腋动脉的头侧；8 例患者在腋窝处未找到肌皮神经。4 支神经距离皮肤表面的距离由深到浅依次为肌皮神经、桡神经、正中神经和尺神经。

2. 臂丛神经阻滞　卢静[22]等比较连续肌间沟臂丛神经阻滞与常规自控静脉镇痛对肩关节镜手术的镇痛效果。将 60 例肩关节镜手术患者随机分为连续肌间沟臂丛神经阻滞镇痛组（A 组）和常规患者自控静脉镇痛组（B 组），观察两组麻醉效果；比较两组术后 6 h、12 h、24 h、36 h、48 h 静息和活动状态下 VAS 评分；比较两组患者满意度和不良反应发生情况。结果显示术后 6 h 两组的 VAS 评分无差异，其余各时间点 A 组 VAS 评分低于 B 组。A 组患者满意率为 93.3%，B 组为 63.3%；A 组不良反应发生率为 0%，B 组为 26.7%。因此超声引导下连续肌间沟臂丛神经阻滞应用于肩关节镜术后镇痛的效果更好，且不良反应少，更易被患者接受。李日长[23]等探讨肌间沟臂丛联合肘部尺神经阻滞对肘部以下急诊手术的麻醉效果。将 60 例急诊肘部以下手术患者分为肌间沟臂丛联合肘部尺神经阻滞组和肌间沟臂丛神经阻滞组，采用 Bromage 改良法评估运动阻滞情况并进行麻醉效果评价。结果发现肌间沟臂丛联合肘部尺神经阻滞的感觉神经完全阻滞率在 5 min 时达 80%，10 min 时达 99%；而运动阻滞达Ⅲ级水平在 10 min 时达 80%，20 min 时达到 99%。因此肌间沟臂丛联合肘部尺神经阻滞既能有效地提高操作成功率和准确性，确保麻醉效果，还能避免因阻滞不全而改为全身麻醉所带来的严重并发症和经济负担。

3. 神经刺激器定位下臂丛神经阻滞　2015 年度神经刺激器定位下臂丛神经阻滞研究所占比重略有所下降。江琦[24]等应用神经刺激器定位肌间沟联合喙突内下 2 cm 臂丛神经阻滞，探讨其对肩关节镜手术的麻醉效果。将 60 例肩关节镜手术患者随机均分为肌间沟联合喙突下组和肌间沟组。观察并记录麻醉起效时间、麻醉维持时间、注药时最小刺激电流量、切皮和关节镜器械进入关节腔时的 BP、HR，手术结束时清醒状态，右美托咪定的总量和追加丙泊酚的用量，麻醉操作完成 30 min 内有无局麻药中毒、气胸以及恶心、呕吐、嗜睡、多汗、呼吸抑制等不良反应，术中麻醉综合满意度评分，术后24 h访视，患者对麻醉苏醒期间满意度评分。结果显示肌间沟联合喙突下组麻醉维持时间明显长于B组（$P<0.01$），而麻醉起效时间和最小刺激电流量差异无统计学意义；肌间沟联合喙突下组在手术中使用右美托咪定总量和追加丙泊酚总量明显少于B组（$P<0.01$），清醒状态评分明显低于B组（$P<0.05$），患者满意度评分明显高于B组（$P<0.05$）。结论：肌间沟联合喙突臂丛神经阻滞用于肩关节镜手术安全、有效、并发症少，可减少镇静药的总量，提供平稳的麻醉。吴川等[25]在神经刺激器引导下行喙突旁锁骨下臂丛神经阻滞取得了良好的麻醉效果。将60例择期前臂、手腕及掌指骨折手术患者随机均分为寻找"异感"行肌间沟臂丛神经阻滞组和神经刺激器引导下行喙突旁锁骨下臂丛神经阻滞组。观察并记录麻醉效果、麻醉操作过程中血管损伤、局麻药中毒、喉返神经阻滞及止血带反应等情况，术后随访并记录两组麻醉维持时间。结果表明用于肘关节下手术时，与传统肌间沟臂丛神经阻滞比较，神经刺激器引导下的喙突旁锁骨下臂丛神经阻滞的镇痛效果更好，所需要的辅助镇痛药比例减少，不良反应发生率低。得出结论认为神经刺激器引导下的喙突旁垂直锁骨下臂丛神经阻滞易定位、操作安全，用于肘关节以下部位手术麻醉效果确切，术中止血带耐受良好，并发症少，有很好的临床应用价值。

4. 超声引导下的臂丛神经阻滞　2015年度超声引导下的臂丛神经阻滞的研究有所增加。张大志[26]等观察超声引导下双侧腋路臂丛神经阻滞的可行性和刺激器对超声引导下双侧腋路臂丛神经阻滞的影响。将44例同时行双手部手术的患者随机均分为超声引导组和神经刺激器联合超声引导组。观察并记录桡神经、尺神经、正中神经和肌皮神经阻滞起效时间、穿刺时间和阻滞成功率。观察并记录围术期与阻滞有关的各种并发症。结果发现超声组桡神经、尺神经感觉阻滞起效时间明显长于超声联合神经刺激器组。两组各神经阻滞成功率差异无统计学意义；超声组4根神经阻滞成功率均为19例（86.4%），明显低于超声联合神经刺激器组的22例（100.0%）。因此在超声引导下行双侧腋路臂丛神经阻滞的麻醉效果是较为满意的，在临床上可行，必要时联合神经刺激器使用效果更为确切。张小宝等[27]通过比较在臂丛神经旁注射局部麻醉药和在腋动脉后方注射局部麻醉药方法行腋路臂丛神经阻滞的麻醉效果。将37例行前臂、腕部或手部手术患者随机均分入神经旁穿刺组和血管旁穿刺组，观察并记录麻醉操作时间、麻醉起效时间、神经阻滞效果、阻滞维持时间、穿刺并发症情况和术后患者满意度。结果显示神经旁穿刺组的穿刺时间显著长于血管旁穿刺组；神经旁穿刺组的感觉神经阻滞起效时间显著短于血管旁穿刺组；两组间神经阻滞效果和并发症发生率的差异均无统计学意义。因此超声引导下血管旁穿刺和神经旁穿刺行腋路臂丛神经阻滞具有相同的麻醉效果，血管旁穿刺操作简单，穿刺时间短，值得在临床上推广使用。林毅麟[28]等通过比较超声定位与解剖定位在小儿臂丛神经阻滞麻醉中的效果，探讨超声定位在小儿臂丛神经阻滞麻醉中的优势。将54例小儿上肢手术患者随机均分为超声定位组和解剖定位组，观察并记录两组麻醉完成时间、用药剂量、麻醉起效时间、麻醉效果及麻醉不良反应。结果：超声定位下小儿臂丛神经阻滞麻醉能够明显改善麻醉效果，减少麻醉完成时间、麻醉药物用量及麻醉起效时间，对临床具有指导意义，并且可降低不良反应发生率，值得临床推广。莫际斌等[29]将超声和神经刺激器引导下臂丛神经阻滞联合氯胺酮麻醉用于小儿上肢手术麻醉，评价其有效性及安全性。将80例上肢手术患儿随机均分为超声和神经刺激器引导下臂丛神经阻滞联合氯胺酮麻醉组和单纯氯胺酮全麻组。观察并记录两组患儿在术前、切皮时和术毕各时点的 HR、MAP、SpO_2，氯胺酮总用量、术后苏醒时间及术后精神不良反应发生率。结果表明超声和神经刺激器引导下臂丛神经阻滞与氯胺酮全麻联合应用于小儿上肢手术，观察组血流动力学稳定，氯胺酮总用量、术后精神不良反应发生率明显低于对照组。得出结论认为超声和神经刺激器引导下臂丛神经阻滞联合氯胺酮麻醉较单纯氯胺酮全麻更适用于小儿上肢手术，镇痛效果好，可减少氯胺酮总用量，有利于患儿术中管理和术后尽快苏醒，且并发症少、安全性高，是一种较为理想的麻醉方法。张小宝等[30]通过比较肥胖患者在超声引导下神经阻滞麻醉与盲探法神经阻滞麻醉的效果和并发症，为临床麻醉工作提供了参考。将 40 例行上肢手术的肥胖患者随机均分为超声引导组和盲探组。观察并记录感觉神经阻滞起效时间、运动神经阻滞起效时间及感觉神经维持时间，术毕评定神经阻滞效果，及误入血管、穿刺部位血肿、神经损伤等不良反应的发生情况。结果表明相对于传统的阻滞方法，超声引导用于肥胖患者不仅起效时间短、并发症少，而且超声引导能够增加患者的麻醉维持时间，提高患者术后满意度。得出结论认为超声引导下神经阻滞对于肥胖患者是一种安全有效、并发症少的新型技术，且是一种能够明显提高患者满意度的手段，值得在临床上推广使用。

（五）下肢神经阻滞

关于超声引导下进针技术和穿刺针选择的研究，杨定东等[31]分析评价了超声引导近端筋膜间闭孔神经阻滞的效果。研究选择行尿道膀胱肿瘤电切术患者 70 例。将患者随机分成远端筋膜间闭孔神经阻滞组（R 组，$n=35$）和近端筋膜间闭孔神经阻滞组（P 组，$n=35$）。R 组于远端筋膜间闭孔神经后支和前支分别注射 0.375%罗哌卡因 7.5 ml，P 组于近端筋膜间闭孔神经注射 0.375%罗哌卡因 15 ml。记录闭孔神经阻滞的操作时间，并分别于注药前、注药后 5 min、10 min 和 15 min 时测定阻滞侧大腿内收肌肌力，肌力下降程度超过 50%为阻滞成功，然后于 $L_{3~4}$ 间隙行脊椎-硬膜外联合麻醉。术毕计算临床有效率（0 级和 1 级为临床有效）。研究结果显示，两组临床有效率比较差异无统计学意义（$P>0.05$），P 组比 R 组操作时间缩短，阻滞成功率升高，注药后 10 min 和 15 min 时大腿内收肌肌力下降百分比升高，临床效果分级更优（$P<0.05$）。结论认为超声引导近端筋膜间闭孔神经阻滞操作更简便、快捷，阻滞成功率更高，临床效果更好。陈明兵等[32]分析比较了患者仰卧位时超声引导下前入路与侧入路坐骨神经阻滞的临床效果。该研究选择择期下肢远端手术患者 60 例，随机分成前入路进针组（A 组）和侧入路进针组（B 组）两组（$n=30$），所有患者均先成功阻滞股神经。记录超声识别坐骨神经所用时间及穿刺所用时间，测量坐骨神经距体表距离和穿刺进针深度，评估阻滞完成后 30 min 坐骨神经的感觉和运动阻滞效果、术中麻醉效果和镇痛持续时间。结果显示，阻滞完成后 30 min 时两组间坐骨神经感觉和运动阻滞效果、术中麻醉效果及镇痛持续时间比较差异无统计学意义（$P>0.05$）。A 组患者超声识别坐骨神经所用时间[（27±8）s]短于 B 组[（34±9）s]，差异有统计学意义（$P<0.05$），坐骨神经距体表距离[（5.87±1.11）cm]小于 B 组[（6.84±0.97）cm]，两组比较差异均有统计学意义（$P<0.05$），但后者穿刺成功所用时间[（146±30）s]短于前者[（177±44）s]，且进针深度[（7.8±0.8）cm]也较前者浅[（8.6±1.0）cm]，两组比较差异均有统计学意义（$P<0.05$）。研究结论认为，前入路进针有利于超声更快地识别坐骨神经，

而侧入路进针能更快达到坐骨神经，两种入路进针的麻醉效果并无差别。临床实践中可以根据实际情况灵活地选择合适的超声探头位置和进针入路。汪涛等[33]分析评价选择不同进针技术及不同直径穿刺针对超声引导下股神经阻滞时显影效果的影响及安全性。该研究纳入全膝关节置换患者160例，将其随机分成4组（$n=40$）。全麻诱导后行超声引导下股神经穿刺置管，A、B、C、D组分别为20G（直径1.1 mm）穿刺针平面外组、20G（直径1.1 mm）穿刺针平面内组、18G（直径1.3 mm）穿刺针平面外组及18G（直径1.3 mm）穿刺针平面内组。置换结束前30 min连接患者自控镇痛泵。记录连续股神经阻滞操作时间；记录各组患者置换后6 h、24 h、48 h、72 h静息、主动和持续被动功能训练时的目测类比疼痛评分、镇痛泵按压/有效按压次数；记录患者开始下床活动时间、每日行走次数及使用连续股神经阻滞期间的不良反应。结果显示，D组操作时间短于A、B、C组（$P<0.05$）；穿刺部位疼痛的发生率C组高于A、B、D组（$P<0.05$）；其他记录观察指标差异均无显著意义（$P>0.05$）。研究认为，连续股神经阻滞采用18 G针平面内进针技术能获得超声下最佳显影效果，并且不增加穿刺并发症。

2015年度关于超声引导下神经阻滞在老年患者手术中的应用研究较多。康定坤等[34]观察研究了超声引导下腰丛神经阻滞在高龄患者股骨转子间骨折手术中的临床应用效果。该研究选取单侧股骨转子间骨折手术的高龄患者60例，年龄71～98岁，体重52～70 kg，ASA分级为Ⅱ～Ⅲ级。将患者随机分成超声引导下腰丛神经阻滞组（UNB组）和腰硬联合麻醉组（SEA组），每组30例。记录麻醉前（T_0）及麻醉后10 min（T_1）、30 min（T_2）、60 min（T_3）的收缩压、舒张压、心率，记录麻醉操作时间、起效时间、维持时间、手术时间及出血量和输液量，评价麻醉效果和不良反应的发生情况。结果显示两组麻醉操作时间、手术时间、术中出血量比较，差异无统计学意义（$P>0.05$）；UNB组起效时间虽比SEA组时间长，但是维持时间更长（$P<0.05$）；UNB组术中输液量（978±182）ml，明显少于SEA组（1360±297）ml（$P<0.05$）；两组麻醉效果优良率均为100%；SEA组术中有4例（13%）发生低血压，术后2例（7%）发生恶心、呕吐，5例（17%）发生尿潴留，不良反应发生率明显高于UNB组[术后仅1例（3%）发生恶心]（$P<0.05$）。研究结论认为，超声引导下腰丛神经阻滞应用于高龄患者股骨转子间骨折手术的麻醉效果确切，血流动力学平稳，镇痛维持时间长，不良反应发生率低。公茂伟等[35]分析评价了"Shamrock method"超声引导联合刺激仪定位下连续腰丛神经阻滞与连续股神经阻滞对全膝关节置换术后镇痛的临床效果。该文选择择期行单侧全膝关节置换术的老年患者80例，随机均分为连续腰丛神经阻滞组（L组）和连续股神经阻滞组（F组）。L组患者采用"Shamrock method"超声引导联合刺激仪定位下行腰丛神经阻滞，F组则采用超声引导联合刺激仪定位下行股神经阻滞，两组穿刺成功后均注入0.2%罗哌卡因30 ml并留置导管，术后镇痛泵背景剂量为0.2%罗哌卡因5 ml/h。记录术后6 h、12 h、24 h、48 h时静态VAS评分，及术后24 h、48 h动态VAS评分和肌力评分；记录术后局麻药中毒、恶心、呕吐和神经损伤等不良反应的发生情况。研究结果显示，F组术后各时点静态和动态VAS评分明显高于L组（$P<0.05$），肌力评分两组间差异无统计学意义（$P>0.05$）。两组均未见局麻药中毒、神经损伤发生，且恶心呕吐等不良反应发生率两组间差异无统计学意义（$P>0.05$）。研究结论认为"Shamrock method"超声引导联合刺激仪定位下连续腰丛神经阻滞对于老年患者全膝关节置换术后镇痛的临床效果优于连续股神经阻滞。齐学勤等[36]探讨了超声引导下腰丛-坐骨神经阻滞在老年患者单侧下肢手术中的临床应用。该研究选取拟行单侧下肢手术的老年患者64例，将其随机分成观察组和对照组（$n=32$）。对照组使用常规腰丛-坐骨神经阻滞进行麻醉，观察组使用超声引导下腰丛-坐骨神经阻滞进行麻醉。记录两组麻醉起效时间、维持时间、麻醉效果和不良事件发生率。结果显示，观察组患者麻醉起效时间和麻醉维持时间与对照组比较，差异有统计学意义（$P<0.05$）；观察组患者不良事件发生率（2.78%）与对照组（19.44%）比较，差异有统计学意义（$P<0.05$）；观察组患者优良率（100%）与对照组（88.88%）比较，差异有统计学意义（$P<0.05$）。研究结论认为，超声引导下腰丛-坐骨神经阻滞用于老年单侧下肢手术中的临床麻醉效果好，起效快，术中、术后并发症少。邴淼等[37]探讨了超声引导下连续股神经阻滞用于老年患者膝关节置换术后康复镇痛的临床效果。研究选择拟行单侧全膝关节置换术老年患者60例，随机分为静脉镇痛组（A组）和超声引导下连续股神经阻滞镇痛组（B组），每组30例。记录两组静息和持续被动运动的VAS评分、肌力评级和不良反应情况。研究显示B组在术后各时间点的静息和运动时的VAS评分均显著低于A组（$P<0.01$）。研究认为超声引导下连续股神经阻滞用于全膝关节置换术后镇痛效果良好，是老年患者全膝关节置换术后较为理想的镇痛方法。

（王　晟）

参考文献

[1] Lin N, Li Y, Bebawy J F, et al. Abdominal circumference but not the degree of lumbar flexion affects the accuracy of lumbar interspace identification by Tuffier's line palpation method: an observational study. BMC Anesthesiol, 2015, 15: 9.

[2] Zhang S, Wu X, Guo H, et al. Thoracic epidural anesthesia improves outcomes in patients undergoing cardiac surgery: meta-analysis of randomized controlled trials. Eur J Med Res, 2015, 20: 25.

[3] Jin J, Wang G, Gong M, et al. Retrospective comparison of the effects of epidural anesthesia versus peripheral nerve block on postoperative outcomes in elderly Chinese patients with femoral neck fractures. Clin Interv Aging, 2015, 10: 1223-1231.

[4] 苍惠岩，张欢，田雪. 超声辅助与盲探穿刺在老年患者蛛网膜下腔阻滞中的比较. 临床麻醉学杂志，2015，31（8）：780-782.

[5] 刘立飞，谭延哲，王寿勇. 超声辅助改良骶管阻滞麻醉用于婴儿腹股沟疝手术的临床分析. 第三军医大学学报，2015，37（13）：1353-1356.

[6] Wang H, Liu G, Fu W, et al. The effect of infraorbital nerve block on emergence agitation in children undergoing cleft lip surgery under general anesthesia with sevoflurane. Paediatr Anaesth, 2015, 25（9）: 906-910.

[7] 曾兆东，柯纬祺，辛映卿，等．超声联合神经刺激器引导下臂丛加颈浅丛阻滞麻醉在肩锁手术中的应用．中国医师杂志，2015，17（10）：1553-1554．

[8] 傅志海，吴雅松，陈再治，等．超声引导下 C_5 与颈浅丛联合阻滞在锁骨手术中局麻药的半数有效剂量．广东医学，2015（2）：285-287．

[9] 李丽，燕燕，崔宇宏，等．颈丛联合麻醉用于颈动脉内膜剥脱术的效果观察．人民军医，2015（6）：643-644．

[10] 郭文俊，金孝岠，朱美芳，等．喉上神经阻滞联合环甲膜穿刺技术在困难气道中的应用．皖南医学院学报，2015（1）：64-66，69．

[11] 杨柳，迟晓慧，廖明锋，等．胸椎旁神经阻滞用于乳腺癌根治术后镇痛的临床疗效评价．临床外科杂志，2015，23（9）：708-710．

[12] 张伟，胡焱，刘雪冰，等．连续颈椎旁阻滞在肩关节手术麻醉的应用．北京医学，2015（3）：253-255．

[13] 刘红菊，支远，徐仲煌．超声引导下椎旁阻滞在门诊腹壁慢性神经病理性疼痛治疗中的应用．实用医学杂志，2015（7）：1207-1208．

[14] 孙立新，张明泳，潘巍巍，等．双侧胸椎旁神经阻滞复合全麻对心内直视手术患者应激反应的影响．心脏杂志，2015（1）：85-87．

[15] 冯芳，李娟，刘兴慧，等．胸腔镜肺癌根治术后病人自控椎旁神经阻滞对细胞免疫功能的优化程度．中华麻醉学杂志，2015，35（6）：707-710．

[16] 乔迎帅，卢锡华．超声引导腹横肌平面阻滞用于下腹部手术患者术后镇痛效果的观察．实用医学杂志，2015（7）：1137-1139．

[17] 韩磊，陈建平，邓亚南，等．超声引导腹横肌平面阻滞用于腹腔镜胆囊切除术的术后镇痛效应．山西医科大学学报，2015，46（2）：185-189．

[18] 章艳君，刘金柱，张文静，等．超声引导腹横肌平面阻滞用于患儿疝囊高位结扎术后镇痛．临床麻醉学杂志，2015，31（6）：565-568．

[19] 仇利娟，陈红生，曹苏．超声引导下腹横肌平面阻滞对小儿腹股沟斜疝术后的影响．江苏医药，2015，41（7）：839-840．

[20] 李盈，宿颖岚，袁谦，等．三种神经阻滞方法在老年人腹股沟无张力疝修补术中应用的比较．中华神经医学杂志，2015，14（9）：945-949．

[21] 周雁，种皓，许莉，等．腋入法超声引导联合外周神经刺激器定位臂丛神经的解剖及其临床意义．吉林大学学报（医学版），2015，41（1）：150-155．

[22] 卢静，兰志勋，蔡兵，等．超声引导下连续肌间沟臂丛神经阻滞对肩关节镜术后镇痛效应评价．成都医学院学报，2015，10（4）：459-461．

[23] 李日长，陈丽辉，元春梅．彩色超声引导下肌间沟臂丛联合肘部尺神经阻滞在急诊上肢手术中的应用．实用临床医药杂志，2015，19（7）：159-160．

[24] 江琦, 翟中云, 杨进辉, 等. 神经刺激器引导臂丛两点阻滞在肩关节镜手术的应用. 临床麻醉学杂志, 2015, 31 (1): 85-86.

[25] 吴川, 王秀丽, 刘朋. 神经刺激器引导下喙突旁锁骨下臂丛神经阻滞的效果. 临床麻醉学杂志, 2015, 31 (1): 92-93.

[26] 张大志, 王怀江, 张文杰. 超声引导下双侧腋路臂丛阻滞的临床效果. 临床麻醉学杂志, 2015, 31 (11): 1048-1050.

[27] 张小宝, 冯继英, 朱品, 等. 超声引导下血管旁和神经旁穿刺行臂丛神经阻滞的效果. 上海医学, 2015 (2): 155-156.

[28] 林毅麟, 廖志雯, 罗富荣, 等. 超声定位与解剖定位对小儿臂丛神经阻滞麻醉疗效比较. 临床军医杂志, 2015 (9): 19-21.

[29] 莫际斌. 经超声和神经刺激器引导下臂丛神经阻滞联合氯胺酮麻醉在小儿上肢手术中的应用. 实用手外科杂志, 2015 (1): 108-110.

[30] 张小宝, 冯继英, 朱品, 等. 超声引导臂丛神经阻滞用于肥胖患者上肢手术的效果. 重庆医学, 2015 (4): 516-518.

[31] 杨定东, 夏中元, 张晶晶, 等. 超声引导近端筋膜间闭孔神经阻滞的效果. 中华麻醉学杂志, 2015, 35 (7): 840-843.

[32] 陈明兵, 李新华, 梅伟, 等. 仰卧位超声引导前入路与侧入路坐骨神经阻滞的临床效果比较. 临床外科杂志, 2015 (6): 457-459.

[33] 汪涛, 何开华. 全膝关节置换后连续股神经阻滞镇痛: 超声引导下的进针技术与穿刺针选择. 中国组织工程研究, 2015, 19 (13): 2005-2010

[34] 康定坤, 赵丽艳, 张卫, 等. 超声引导下腰丛神经阻滞应用于高龄患者股骨转子间骨折手术的临床效果. 国际麻醉学与复苏杂志, 2015, 36 (8): 704-707.

[35] 公茂伟, 孙永海, 傅强. "Shamrock method" 超声引导连续腰丛神经阻滞用于老年患者全膝关节置换术后镇痛的临床观察. 中华老年多器官疾病杂志, 2015 (6): 410-414.

[36] 齐学勤, 刘洪新, 李冬霞, 等. 超声引导腰丛-坐骨神经阻滞在老年患者单侧下肢手术中的应用. 河北医药, 2015, 37 (11): 1651-1653.

[37] 邴淼, 叶伟光, 汪琼, 等. 超声引导连续股神经阻滞用于老年患者膝关节置换术后康复镇痛的临床观察. 蚌埠医学院学报, 2015 (3): 351-353, 354.

第四节 术中监测

对各系统功能进行监测是保障患者围术期安全的重要途径。监测设备的更新、技术水平的提高、监测方法的改良优化、监测理念的转变更新在保障患者安全的同时，使麻醉医师对患者的生命功能实现更精准的评估和更精准的治疗。2015 年，关于各系统功能监测的研究百家齐放，这些研究展现了新的观念、新的手段，其成果将对指导临床实践产生重要意义。

一、循环系统监测

2015 年度关于循环系统监测的研究热点围绕在临床上对患者容量治疗目标导向作用的监测方法学应用方面，以 FloTrac/Vigileo 系统、超声心动图和漂浮导管为主要代表，以不同目标人群（如不同疾病、不同生理状态等需要精准调控循环的人群）对液体治疗反应性为主要研究对象，以两种监测方法结果的一致性比较为主要研究方法。韩宝义等[1]观察了经食管超声心动图（TEE）和 FloTrac/Vigileo 技术在非体外循环下冠状动脉旁路移植术中实施目标导向容量治疗的效果。将 81 例择期行非体外循环下冠状动脉旁路移植术的患者分为目标导向组（$n=41$）和传统液体治疗组（$n=40$），通过对围术期及术后 3 日液体补充的种类和剂量、出血量、血乳酸含量、血氧含量、住院时间、术后心脏不良事件及并发症的发生率进行统计分析，得出的结论为目标导向容量治疗可明显降低各类心脏不良事件的发生率，改善术后心脏功能并缩短住院时间，其容量的治疗效应优于常规容量治疗。董兰等[2]的研究着重于在肝移植术中对 FloTrac/Vigileo 系统监测心排血量（APCO）与 Swan-Ganz 漂浮导管监测心排血量（PCCO）的一致性进行比较。将 30 例择期行肝移植术的患者同时应用 APCO 和 PCCO 连续监测心排血量（$n=30$），通过对不同时间点两种方法测出的心排血量（CO）、周围血管阻力（SVR）、每搏量变异度（SVV）等血流动力学参数的比较分析，得出的结论为 FloTrac/Vigileo 系统与 Swan-Ganz 漂浮导管在肝移植术中对心排血量的监测具有一致性，用于肝移植术中连续监测 CO 和指导容量治疗具有可行性。Zhao 等[3]的研究观察了由 FloTrac/Vigileo 获得的每搏量变异度（SVV）和由 IntelliVue MP 系统得出的脉压变异率（PPV）在梗阻性黄疸行机械通气的患者中预测液体治疗反应性的能力。对 25 例梗阻性黄疸患者（$n=25$）在扩容前后记录其 SVV 和 PPV 数值，将扩容后 SVV>10%的患者纳入，通过对 SVV 和 PPV 数值进行统计分析，发现 SVV 与 PPV 相关性为 −0.2%±1.56%，两者计算得出的工作特性曲线差异亦无显著统计学意义，且两者预测液体治疗反应性的最佳阈值分别为 SVV 10%和 PPV 8%。因此得出结论认为 SVV 和 PPV 用于预测梗阻性黄疸患者液体治疗反应性的相关性及准确性都较高。赵艾华等[4]的研究观察了 SVV 在腹腔镜手术患者中监测血容量变化的准确性。通过对 40 例择期行腹腔镜手术患者行容量负荷试验（$n=40$），于不同时间点记录 CO、心指数（CI）、每搏量（SV）、每搏量指数（SVI）和 SVV，以 ΔCI>15%为容量负荷试验阳性标准。经 ROC 曲线分析结果显示：SVV 监测血容量变化的阈值为 9.2%，灵敏度为 61%，特异性为 50%，曲线下面积（95%置信区间）为 0.567（0.378，0.757），因此得出结论认为 SVV 在腹腔镜手术中不适合作为监测患者血容量变化的指标。李雪等[5]研究了采用 FloTrac/Vigileo 法与 Picco-plus 法对俯卧位下脊柱手术患者用 SVV 评估血容量状态的准确性。研究将 43 例择期行后路腰椎手术或侧弯矫形术的患者根据扩容后液体反应性分为 ΔSVI≥10%的反应组和 ΔSVI<10%的无反应组，采用

Picco-plus 系统和 FloTrac/Vigileo 系统测定 SVV,通过对 SVV 做 ROC 曲线并计算诊断阈值、曲线下面积及 95%置信区间的统计分析,得出结论为 FloTrac/Vigileo 系统及 Picco-plus 系统测定的 SVV 受体位影响,在俯卧位下二者不能准确评估脊柱手术患者的血容量状态。倪丽亚等[6]观察了腰椎手术中不同体位对不同体重指数患者中心静脉压的影响。研究将 48 例腰椎手术患者根据体重指数分为 2 组,每组又根据不同手术床分为不同体位,通过对不同体重指数、不同体位下患者的中心静脉压(CVP)进行统计分析,得出结论为超重组俯卧位 CVP 变化较仰卧位更明显,其中 Jackson 手术床组俯卧位下 CVP 降幅更大,普通手术床加腰桥组俯卧位下 CVP 增幅更大。上述研究充分验证了 FloTrac/Vigileo 系统、经食管超声心动图以及漂浮导管等循环监测手段对容量治疗的优化作用,着重比较了相同监测指标在不同患者、不同术式、不同体位下的差异,体现了精准医疗的个体化原则核心内涵。

由无创监测替代有创监测的血流动力学监测方法也是 2015 年度关于术中血流动力学监测的又一重要趋势。连续、直接的有创血流动力学监测法克服了传统的无创血流动力学监测间歇性和间接性的缺点,更适用于 ASA Ⅲ级以上或实施高风险手术患者的实时监测。但有创监测也有诸多不足,例如操作相关并发症、实施不便等,因此近年来人们越来越关注连续、实时、无创血流动力学监测对传统有创监测法的可替代性。Yu 等[7]研究了脉搏变异指数(PVI)在硬膜外复合全身麻醉下行腹部手术中对液体治疗的指导作用。将 30 例择期行大型腹部外科手术患者随机分为 PVI 指导组与 PVI 非指导组($n=15$),前者根据 PVI 数值补液(PVI>13%)(输注晶体液或胶体液 250 ml),后者根据体重恒速补液[4~8ml/(kg·h)晶体液];通过对两组患者围术期血流动力学指标、输注液体的总量、输注晶体液总量、第一个小时的血乳酸浓度以及平均动脉压(MAP)维持<65 mmHg 时所使用的去甲肾上腺素剂量进行统计学分析,得出结论认为 PVI 指导目标导向液体治疗可以减少术中液体(特别是晶体液)用量并降低血乳酸水平,另外由于硬膜外复合全身麻醉第一个小时的血流动力学波动最为明显,因此提出硬膜外复合全身麻醉第一个小时可能是优化液体管理的关键阶段。雷敏等[8]研究了胸腔镜手术患者 PVI 指导容量治疗的效果。研究将 40 例年龄 18~64 岁,ASA Ⅰ~Ⅱ级的患者随机分为对照组(C 组)和 PVI 组($n=20$)。两组患者根据相同计算标准输注相同种类的液体,并分别维持 MAP≥65 mmHg 和 PVI≤13%。通过对不同时间点的血气、血乳酸和血肌酐浓度、术中晶体液输入总量、尿量和出血量进行统计学分析,认为 PVI 指导下的容量治疗用于胸腔镜手术患者不仅能维持有效的血容量和组织灌注,还能减少术中液体输入量,有利于减轻肺水超负荷。段庆芳等[9]还探讨了 LiDCOrapid 提供的血流动力学指标能否在剖宫产手术患者中及时、有效地反映缩宫素引起的血流动力学改变。选择 ASA Ⅰ级的择期剖宫产患者 20 例,应用 LiDCOrapid 指套、袖带建立实时无创血压监测,通过对不同时间点患者的血流动力学指标 SBP、DBP、MAP、HR、CO、SV 及患者缩宫素相关不良反应进行统计学分析,发现其所获得的数值及趋势与国外应用 LiDCOplus 建立的有创动脉压监测所得血流动力学变化趋势一致。因此认为 LiDCOrapid 与 LiDCOplus 的监测结果具有一致性,均可及时、有效地反映剖宫产术中缩宫素引起的快速血流动力学变化。Lin 等[10]*比较了连续无创血压监测 TL-300 系统与标准有创血压监测结果的一致性。将 23 例择期行神经外科手术的患者分为桡动脉置管有创组与无创组 2 组,记录每秒患者的 SBP、DBP、MAP 值并进行统计学分析,得出结论为与连

续有创血压监测相比，TL-300系统能够提供精准度一致的无创实时血压监测，避免了有创穿刺带来的诸多并发症，弥补了传统间断无创和连续有创血压监测方法各自的不足，是一种值得推广的术中血流动力学监测仪器。Xu等[11]*分析比较了肺动脉导管（PAC）在冠状动脉旁路移植术中常规应用的有效性、短期及长期应用的安全性以及患者的经济负担。将1361例择期行CABG的患者随机分为2组，即使用PAC组（$n=453$）和不使用PAC组（$n=908$）。同时为排除异质性对试验结果的影响，又将患者根据年龄（<60岁和≥60岁）、性别、左室射血分数（<50%和>50%）以及心肌梗死发生率分为8个亚组进行比较分析。通过对术中使用硝酸甘油、多巴胺和肾上腺素的次数、住院期间的费用等短期指标和患者死亡率、心肌梗死发生率、脑血管意外发生率等长期观察指标的统计学分析，得出结论：管理冠状动脉旁路移植术患者时使用肺动脉导管的优劣并不明确，但在使用PAC期间患者的花费确实增高，因此认为在没有明确优势的情况下，PAC不应在冠状动脉旁路移植术中常规使用，否则徒增患者的住院费用。Zhou等[12]还观察了桡动脉远端应用止血带法对桡动脉置管成功率的影响。将40例ASA分级Ⅰ～Ⅲ级患者根据止血带松紧分为2组（$n=20$），通过观察应用止血带前后桡动脉的超声成像特点，对置管成功率、首次触诊至置管成功所需时间以及并发症的发生率进行统计学分析，得出结论认为虽然没有改善向外侧直径，但结扎止血带显著增加了桡动脉向上、向前方向的内径和面积，在桡动脉远端应用止血带可以使其近端膨胀以便于桡动脉触诊置管，是一种简单易行的技术改良方法。

综上，2015年度发表的文献中关于术中循环系统监测的发展趋向于个体化、由有创向无创转变，充分体现了微创、精准医疗的理念。

二、超声监测

超声监测心功能和血容量相对直观、准确，但对于围术期生命体征监测而言，循环超声监测的实施策略还有很多方面需要进一步确证。2015年度关于超声技术在麻醉监测中的研究有数篇文献，主要关注简便、无创超声技术监测方法的探索，此外超声辅助对传统操作方法疗效和成功率的影响也有研究。Huang等[13]*探讨了上腹部手术中各种手术措施对NICOM生物电阻抗法测量CI值的改变及准确性的影响。将27例大手术患者随机分为4组：对照组、建立气腹的腹腔镜手术组、放置牵开器的上腹部开腹手术组、需要头低位的机器人手术组。同时进行NICOM法监测和传统的超声多普勒（经胸USCOM法和经食管CardioQ法）监测。对得到的全部测量数据应用回归分析和Bland-Altman分析进行相关性和一致性分析。对获得的390组数据的分析结果显示，USCOM法测得均数（标准差）CI值为3.5（1.0）L/（min·m^2），而在几种外科干预下，各组NICOM法CI测量值与USCOM法CI测量值的差值范围为±0.9（0.6～1.4）L/（min·m^2），其中约72%的患者这种差值为负，其余差值为正。个体内对应测量CardioQ法与USCOM法显示了良好的相关性[$r^2=0.87$（0.60～0.97）]。在对照组，NICOM法与USCOM法也显示了良好的相关性[$r^2=0.89$（0.69～0.97）]。然而在干预组，NICOM法与USCOM法相关性较差[$r^2=0.43$（0.03～0.71）；$P<0.0001$]。NICOM法与USCOM法Bland-Altman比例误差为[57%（54%～60%）]高于CardioQ法与USCOM法[42%（40%～

44%)]（$P<0.0001$）。结论是上腹部手术可以影响NICOM法对CO测量的准确性，其原因为各种干预措施改变了上腹部形态而影响了NICOM测量结果，CI差值约大于1 L/（min·m²），但其差值为正或为负不可预测，麻醉医师在应用NICOM法进行CI监测时，需要了解这些措施对测量结果准确性的影响。赵志斌等[14]探讨了超声测量下腔静脉（IVC）直径对老年患者术前血容量评估的准确性。选择前列腺电切术患者60例，将其随机分为3组（$n=20$）：对照组（C组）、乳酸钠林格液组（RL组）和羟乙基淀粉组（H组）。C组不给予任何液体；RL组静脉输注乳酸钠林格液8 ml/kg；H组静脉输注6%羟乙基淀粉130/0.4 8 ml/kg。于液体治疗前（T_1）和治疗后（T_2）记录SpO_2、MAP、HR和CVP，超声引导下测量IVC的最大直径（IVCe）和最小直径（IVCi），计算下腔静脉呼吸衰减指数（IVC-CI）。结果发现与T_1时比较，RL组和H组T_2时IVCe、IVCi增加而IVC-CI降低（$P<0.05$）。与C组比较，RL组和H组T_2时IVCe、IVCi增加而IVC-CI降低（$P<0.05$）。IVCe及IVCi与CVP呈正相关（r值分别为0.746、0.697，$P<0.01$）；IVC-CI与CVP呈负相关（$r=-0.547$，$P<0.01$）。结论是超声法测量IVC直径用于评估老年患者术前血容量的准确性较好。王朔等[15]探讨了上腹部腹腔镜手术中CO_2气腹和腹内压（IAP）改变对脑血流的影响。选择上腹部腹腔镜手术患者20例，采用经颅多普勒超声仪连续、实时、无创监测大脑中动脉（MCA）的收缩期峰值血流速度（Vs）、舒张期血流速度（Vd），计算平均血流速度（Vm）、搏动指数（PI）、阻抗指数（RI）等脑血流动力学指标。结果发现与入手术间时比较，诱导后、头高脚低位的MAP、Vm明显降低，PI、RI明显升高，HR明显减慢（$P<0.05$）；与IAP 10 mmHg比较，IAP 15 mmHg时的HR明显增快（$P<0.05$）。结论是上腹部腹腔镜手术中，头高脚低位时建立CO_2气腹可增加脑血流，降低脑内小动脉阻力；高气腹压不引起脑血流动力学变化。李鹏等[16]探讨了超声联合神经刺激仪引导喙突入路与锁骨中点下入路在锁骨下臂丛神经阻滞的效果差别。将拟行前臂及手外科择期手术患者72例随机均分为2组（$n=36$）：喙突入路组（A组）或锁骨中点下入路组（B组），行超声联合神经刺激仪引导下臂丛神经阻滞。记录患者前臂痛觉阻滞情况、穿刺成功率、试穿次数、上肢运动阻滞情况以及并发症。结果发现与A组比较，B组1次、2次穿刺成功率明显增加，进针深度明显加深，环指状包绕腋动脉明显增多，腋路追加局麻药明显减少，所有肌皮神经阻滞明显增多（$P<0.05$）。结论是锁骨中点下入路更容易定位到目标神经，麻醉阻滞效果更好。杨曙光等[17]探讨了应用超声对小儿喉罩定位的可行性。选择拟于全麻下行择期四肢骨科手术的患儿，麻醉诱导后常规置入喉罩，机械通气5 min后用生理盐水替换空气充满套囊，使用高频线阵超声探头对喉罩进行定位。结果发现位置正确时，甲状软骨切迹上横轴位切面显示喉罩轮廓清晰，套囊呈圆形对称分布于声门两侧，形似"哑铃"；甲状软骨旁矢状位切面显示喉罩呈弧形条状，末端位于甲状软骨以下；环状软骨水平斜轴位切面显示喉罩尖端位于食管入口。结论是以生理盐水代替空气填充套囊可以让喉罩在超声下清晰显像，可快速确定喉罩是否移位，保证通气安全。

三、呼吸和氧合监测

组织细胞的生存依赖于正常的呼吸和氧输送即氧供，进行相关的监测有助于及时发现组织缺氧。

2015年度在呼吸和组织氧合监测方面的研究主要集中于靶器官静脉血的血气分析以及通过计算得到的动脉-静脉血氧含量差、组织氧摄取率等指标。脑组织是对缺氧性损害最敏感的器官，有3篇文献是有关引流自脑组织的颈静脉球静脉血以及动脉血气分析，有助于判断不同临床处理措施对脑组织氧供和氧耗的平衡情况、预测预后的研究。邱晓东等[18]研究了限制性输液复合小剂量去甲肾上腺素对行胃肠道手术的老年患者脑氧代谢的影响。研究中40名行胃或结直肠切除术的患者被随机分为常规输液组（S组，$n=20$）和限制性输液复合小剂量去甲肾上腺素组（RN组，$n=20$），采集切皮前5 min、切皮后1 h、2 h和出麻醉恢复室时的颈静脉球部血及桡动脉血行血气分析，测定颈静脉球部血氧饱和度（$SjvO_2$）和颈静脉球血氧分压（$PjvO_2$），并依公式计算出动脉血氧含量（CaO_2）、颈静脉球血氧含量（$CjvO_2$）、动脉-颈静脉球血氧含量差（$Da\text{-}jvO_2$）、脑氧摄取率和脑血流（CBF）/脑氧代谢率（$CERO_2$）比值。得出的结论为限制性输液复合小剂量去甲肾上腺素对行胃或结直肠切除术的老年患者的脑氧代谢无影响。廖俊锋等[19]研究了小潮气量联合低水平呼气末正压通气对80例择期行丙泊酚麻醉下腹腔镜胃癌根治术的老年患者术后认知功能的影响。采用同样的脑氧供需平衡监测方法和术前1日、术后1日、术后1周时采用简易精神状态检查表（MMSE）评分评价术后认知功能。得出的结论为小潮气量联合低水平呼吸末正压通气可改善丙泊酚麻醉下行腹腔镜胃癌根治术老年患者的脑氧代谢，减轻术后认知功能障碍。肺动脉和右心房采集的混合静脉血引自全身组织代谢后的血液，在氧代谢方面混合静脉血氧含量（CvO_2）代表着经过组织器官代谢后剩余的氧，混合静脉血氧饱和度（SvO_2）在监测组织氧合方面有着非常重要的意义。中心静脉血氧饱和度（$ScvO_2$）与SvO_2之间数值相近，可以替代SvO_2监测全身或相应引流区域组织氧合。彭永保等[20]在研究小潮气量间歇正压通气对妇科恶性肿瘤患者氧供需平衡的影响时使用了混合静脉血血气分析。该研究中将40名患有妇科恶性肿瘤的患者随机分为2组（$n=20$），术中通气分别使用小潮气量（A组）和常规潮气量（B组）。于麻醉诱导前、手术开始1 h、手术开始2 h和术毕麻醉苏醒前分别采集桡动脉血和混合静脉血行血气分析及动脉血乳酸浓度测定，并计算CaO_2、CvO_2和氧摄取率（ERO_2）。其结果为两组患者的CvO_2明显升高、ERO_2显著下降（$P<0.01$），但两组患者各时点氧代谢相关指标的组间比较差异无显著统计学意义（$P>0.05$）。结论认为小潮气量间歇正压通气能够维持妇科恶性肿瘤患者氧供需平衡。梁真科[21]研究PEEP对肺叶切除患者单肺通气中氧合及分流的影响。该研究将70名行肺叶切除术的患者随机分为2组（$n=35$），A组单肺通气复合呼气末正压（PEEP）5 cmH_2O，B组单肺通气不复合PEEP，比较两组患者双肺通气时（T_1）、单肺通气10 min（T_2）及单肺通气30 min（T_3）血气分析结果及平均肺动脉压（PAP）、MAP、HR、动脉血氧分压（PaO_2）、SvO_2并以此计算得到肺内分流率（Qs/Qt）。结论认为单肺通气时5 cmH_2O的PEEP能够降低肺内分流，有利于维持氧合。陈菲菲等[22]通过监测SvO_2，并计算肺泡-动脉氧分压差（$P_{A\text{-}a}DO_2$）和Qs/Qt来研究参麦注射液对单肺通气患者肺损伤的保护作用。将行肺叶切除术的患者40例随机分为2组（$n=20$）：对照组（C组）和参麦组（S组）。分别于麻醉前（T_0）、单肺通气后30 min（T_1）、60 min（T_2）、90 min（T_3）、120 min（T_4）时抽取桡动脉血和混合静脉血做血气分析，并计算$P_{A\text{-}a}DO_2$和Qs/Qt。与C组比较，S组$T_1\sim T_4$各时点Qs/Qt、$P_{A\text{-}a}DO_2$均降低（$P<0.05$）。结论认为参麦注射液对单肺通气患者肺损伤具有保护作用。混合静

脉血与动脉血的 CO_2 分压差（ΔPCO_2）被认为在反映全身血流和氧代谢平衡方面优于其他参数。周荟等[23]在其综述中分析了 ΔPCO_2 的意义及其与 CO 和组织缺氧的关系，并对其在循环衰竭患者血流动力学管理中的临床应用进行了评价，认为 ΔPCO_2 获取方便，其数值绝对值可靠性好，将 ΔPCO_2 与动脉-静脉血氧含量差值（$Ca-vO_2$）联合起来可用来判断早期组织缺氧，ΔPCO_2 与 $ScvO_2$ 联合应用指导复苏可避免 $ScvO_2$ 的假性正常化。随着进一步研究的深入，ΔPCO_2 的意义和重要性可能日益显现，并广泛应用于临床。$ScvO_2$ 监测不连续且有创，限制了其临床应用，促使寻找替代 $ScvO_2$ 的无创监测方法。Ruan 等[24]*研究了近红外光谱（NIRS）监测颈内静脉区的组织血氧饱和度（StO_2）与 $ScvO_2$ 的相关性。研究纳入 13 例患者，术前于右侧颈内静脉置入中心静脉导管采集血样进行血气分析得到 $ScvO_2$，使用超声确定颈内静脉位置，并在此皮肤表面安放 NIRS 监测 StO_2。结果显示 StO_2 与 $ScvO_2$ 高度相关（$r=0.906$，$StO_2=1.0018$，$ScvO_2+2.8524$），并且所有的二者测量结果差值的点均在差值均值的 $\overline{X} \pm 1.96SD$（3.0 ± 10.2）范围内，临床认可的差值均值置信区间为-7.2%～13.2%。故局部 NIRS 有可能成为替代 $ScvO_2$ 的无创监测方法用以评估危重患者的组织氧合情况。

呼吸功能监测的目的是评价肺部氧气与二氧化碳的交换功能和呼吸机制，以及通气储备是否充足有效。术中呼吸功能监测的项目包括对患者肺容量、肺通气功能、肺换气功能、呼吸动力学和血气分析的监测。呼气末二氧化碳分压和动脉血气分析已经成为了普遍应用的呼吸监测手段。2015 年度有关呼吸功能监测的研究主要集中于呼吸力学的监测、血气分析的监测和经皮肤监测二氧化碳分压。汲玮等[25]使用自身对照的方法比较了压力和容量控制通气对患儿呼吸力学的影响。选择 30 例患儿，常规麻醉诱导后顺序给予容量控制通气（VCV）及压力控制通气（PCV），以患儿模拟生理状态下的呼吸频率为基础，调节通气压力或潮气量，以维持术前基础呼气末二氧化碳分压。连续监测患儿心电图（ECG）、无创血压（NIBP）、脉搏氧饱和度（SpO_2）、BIS、呼吸频率（RR）、呼气末二氧化碳分压（$PetCO_2$）、气道峰压（P_{peak}）、气道平均压（P_{mean}）、气道平台压（P_{plat}）、潮气量（V_T）、分钟通气量（MV）及肺顺应性（C）等呼吸力学参数。结论认为 VCV 与 PCV 两种通气模式都可以安全、有效地应用于小儿，而 PCV 模式在预防患儿 P_{peak} 过高、改善氧合方面更有优势。何明枫等[26]在研究允许性高碳酸血症对单肺通气后肺功能及萎陷侧肺炎症反应的影响时，将 50 名接受胸腔镜手术的患者随机分为 2 组（$n=25$），对照组术中维持 $PaCO_2$ 35～45 mmHg，高碳酸血症组维持 $PaCO_2$ 55～65 mmHg。分别于单肺通气前 1 min（T_1）、单肺通气后 30 min（T_2）、萎陷侧肺复张后 30 min（T_3）抽取动脉血行动脉血气分析并计算呼吸指数（RI），收集外周静脉血及萎陷侧肺下叶肺泡灌洗液检测 TNF-α、IL-6 和 IL-10 水平，记录气道峰压、潮气量、气道平台压并计算动态肺顺应性（C_{dyn}）。结论认为允许性高碳酸血症能有效抑制肺叶切除术患者单肺通气后萎陷侧肺的炎症反应，改善肺弥散功能及顺应性。Zhang 等[27]*研究了低潮气量单肺通气时经皮测定组织二氧化碳分压（$PtcCO_2$）。该研究选取了 18 例接受胸腔镜手术术中需要单肺通气，且单肺通气预计时间超过 2 h 的患者，术中单肺通气时，新鲜气流、潮气量、呼吸频率和吸呼比分别设为 1 L/min、4～6 ml/kg、10～16 次/分、1:1.5，以维持 $SpO_2>90\%$，气道峰压<25 cmH_2O。在患者平时主要使用的手臂的上臂部位固定 $PtcCO_2$ 探头，持续监测 $PtcCO_2$，气管插管后持续监测

PetCO₂，于单肺通气开始前即刻采集动脉血进行血气分析，并且每 30 min 采集一次动脉血进行血气分析，直到单肺通气 120 min。记录 PtcCO₂、呼气末二氧化碳分压（PetCO₂）、PaCO₂，比较 PtcCO₂ 与 PaCO₂ 的差别和 PetCO₂ 与 PaCO₂ 的差别，结果发现 2 h 的单肺通气期间 PtcCO₂ 与 PaCO₂ 的差别明显小于 PetCO₂ 与 PaCO₂ 的差别。结论认为在低潮气量单肺通气的患者中 PtcCO₂ 与 PetCO₂ 相比，PtcCO₂ 能更加准确地估计 PaCO₂。

综上，以混合静脉血血气分析为基础的组织氧合监测，与传统的动脉血气分析和脉搏氧饱和度监测相结合，能更加全面地反映组织氧供需平衡的情况。而以无创、连续的 NIRS 监测 StO₂ 替代有创、间断测量的 SvO₂ 可能成为组织氧合监测的未来发展方向。ΔPCO₂ 作为最近被重视的监测指标具有其他指标所不具备的优势，能够更加全面地评估组织氧合情况，可以将改善 ΔPCO₂ 作为目标导向治疗的目标之一，来实施危重症患者的液体复苏。本年度有关呼吸监测的研究主要涉及呼吸力学、血气分析这些监测手段，有关 PtcCO₂ 的监测为无创持续的呼吸监测提供了一种新的途径，在以后的研究中将更加完善此技术，使该技术广泛应用于临床。

四、脑功能监测

术中脑功能监测一直是麻醉医师关注的重点和热点问题。2015 年脑电生理监测和脑氧供需平衡监测是其中两个重要部分。其中利用神经电生理技术监测麻醉深度的相关研究大多仍围绕不同药物、不同疾病、不同生理状态（如温度、血红蛋白含量等）对麻醉深度的影响，以及麻醉深度监测在不同手术中的意义，这些结果为临床策略的制定提供了理论依据。利用公认最常用的麻醉深度监测方法 BIS，许少军等[28]研究了肝功能 Child-Pugh 分级与清醒时 BIS 值的相关性。通过对 65 例择期行上腹部手术、术前肝功能 Child-Pugh 分级 3 个级别患者血浆总胆红素、间接胆红素、直接胆红素、谷丙转氨酶、谷草转氨酶、白蛋白、乳酸脱氢酶、凝血酶原时间、活化部分凝血活酶时间、纤维蛋白原以及 BIS 的统计学分析，得出终末期肝病患者清醒时的 BIS 值明显低于轻度肝功能不全及肝功能正常的患者，血清总胆红素水平与清醒时 BIS 值的关系较为紧密。陶文辉等[29]比较了不同 Narcotrend 指数下老年患者全麻术中脑氧代谢情况。研究将 90 例择期行腹部手术的老年患者随机均分为 3 组。通过对不同时间点桡动脉及颈静脉球部血样行血气分析，并对颈内静脉球部血氧含量（SjvO₂）、桡动脉-颈内静脉球部血氧含量差（Da-jvO₂）及乳酸差（VADL）、脑氧摄取率进行统计分析，发现老年患者全身麻醉状态下，Narcotrend 指数维持在 D₀、D₂ 和 E₁ 时，脑氧代谢虽发生变化，但并未破坏大脑正常的氧供-氧耗平衡。岳芳等[30]研究了不同 BIS 值对术后认知功能障碍（POCD）的影响。通过检索 PubMed、Embase、OVID、CBM、知网、万方、维普等数据库，时间从建库至 2014 年 12 月，收集不同麻醉深度对术后早期 POCD 发生率影响的相关文献，采用 RevMan 5.3 软件进行 Meta 分析，发现深麻醉状态下 POCD 发生率比常规麻醉状态下低。但由于随机对照试验的数量有限及质量欠佳，上述结论尚需开展更大样本及严谨设计的随机对照试验加以论证。张化等[31]比较了脑电双频指数（BIS 值）、麻醉/脑电意识指数（Narcotrend 指数，

NI)、意识指数（IoC 值）与听觉诱发电位指数（AAI 值）监测患者丙泊酚镇静深度的准确性。通过对 BIS 值、NI 值、IoC 值及 AAI 值分别与丙泊酚效应室浓度进行的 Pearson 相关分析，得出中年患者非伤害性刺激条件下，BIS、NI、IoC 及 AAI 监测丙泊酚镇静深度的优势无差异。Guo 等[32]研究了严重烧伤患者全凭丙泊酚和瑞芬太尼静脉麻醉中，使用 BIS 监测的可行性和有效性。研究将 80 例择期行创面切痂的患者随机分为 BIS 监测组和非 BIS 监测组。通过对不同时间点心率、血压、脉搏氧饱和度、唤之睁眼的时间、Aldrete 评分大于 9 的时间以及术中瑞芬太尼和丙泊酚靶控浓度的统计学分析，得出结论认为严重烧伤患者靶控输注丙泊酚和瑞芬太尼全身麻醉中，应用 BIS 监测能够节省丙泊酚和瑞芬太尼的用量、缩短患者苏醒时间。张保军等[33]观察体外循环下心脏瓣膜置换术患者丙泊酚镇静深度与炎症反应的关系。研究将 50 例择期行心脏瓣膜置换术患者随机分为高 BIS 组（45≤BIS<60）和低 BIS 组（30≤BIS<45），分别通过持续泵入丙泊酚 7 ml/（kg·h）和丙泊酚 3 ml/（kg·h）进行术中维持，并通过调整丙泊酚的输注速度以维持各组患者在相应的 BIS 值范围内。通过检测麻醉诱导前、体外循环结束时、术毕时和术后 1 h 血清中的 IL-6、TNF-α 和 S100β 蛋白浓度，发现适当加深麻醉有助于减轻体外循环下心脏瓣膜置换术患者的炎症反应。王煜等[34]*观察了闭环靶控静脉输注下不同麻醉镇静深度与围术期炎症反应的关系。采用闭环靶控静脉输注（CLTCI）维持 BIS 值，研究将 40 例择期腹部手术患者随机分为 2 组：BIS 值维持为 45 组（BIS$_{45}$ 组）和 BIS 值维持为 55 组（BIS$_{55}$ 组）。通过检测手术开始前即刻、术中 2 h、术后 24 h 及术后 72 h 时血浆 IL-6 和 IL-10 浓度，发现全身麻醉下腹部手术引起的围术期炎症反应虽与麻醉深度没有明显的相关性，但 BIS 值维持在 55 时能更好地抑制围术期的炎症反应。神经电生理与免疫系统之间的关系仍需要更多更严格的研究验证。

脑氧供需平衡是术中脑功能监测的又一重要途径。常用的方法有颈静脉球血氧饱和度（SjvO$_2$）监测、脑组织氧分压（PbtO$_2$）监测和局部脑氧饱和度（rScO$_2$）监测。前两者可间接反映一侧脑组织和局部脑组织的氧代谢情况，但其有创性限制了其在临床中的应用。应用近红外光谱（NIRS）技术进行 rScO$_2$ 监测提供了一种无创监测局部脑组织氧合状态的方法，使临床医师可以持续、直观地了解脑氧供需平衡状态，现已广泛应用于儿科、心脏外科、神经外科等。2015 年关于局部脑氧饱和度的研究主要围绕脑氧饱和度与术后认知之间的关系展开研究。贾宝森等[35]研究老年患者静吸麻醉下复合依达拉奉术后认知功能变化与围术期脑氧饱和度数值的关系。研究将 60 例 ASA Ⅰ～Ⅱ级、年龄大于 60 岁的患者随机分为 3 组：E1 组给予 30 mg 依达拉奉、E2 组给予 60 mg 依达拉奉和 C 组（空白对照组）给予等容生理盐水静脉注射。术中持续监测脑氧饱和度 rScO$_2$。对所有患者在术前 24 h、术后 4 h、术后 8 h、术后 12 h、术后 24 h 时点进行简易精神状态检查表（MMSE）、连线测试及凹槽拼板测试来评定认知功能变化。通过对 3 组患者术中的 rScO$_2$ 数值水平、不同时点的认知功能进行统计学分析，发现 rScO$_2$ 与术后认知功能评分具有相关性，rScO$_2$ 高者发生术后认知功能改变的可能性低。关于 rScO$_2$ 的研究尚不够全面、深入，迫切需要更多、更严格的临床试验指导临床策略的实施，提高手术的安全性。此外，rScO$_2$ 还可预测某些神经系统相关疾病（如术后认知功能障碍）的发生风险。2015 年 Ni 等[36]的研究选择 78 例年龄大于 65 岁、蛛网膜下腔阻滞下行全膝关节置换术的患者。评价术前 1 日、术后 6 日患者的认知功能状态，记录围术期脑氧饱和度、血压、心率等生命体征。研究发现，发生术后认知功能障碍患者的 $rScO_2$ 明显低于未发生术后认知功能障碍者，$rScO_2$ 的绝对值低和降低幅度（%）大是术后认知功能障碍的高危因素，$rScO_2$ 是目前预测术后认知功能障碍的最佳指标，最佳 $rScO_2$ 阈值约为 66.5%。Li 等[37]也研究了单肺通气患者术中 $rScO_2$ 与术后认知功能之间的相关性。研究选择 ASA Ⅰ～Ⅲ级、择期行胸外科手术单肺通气的患者 50 例，其中男性 29 例，女性 21 例。于术前 1 日、术后第 7 日进行神经电生理测试。术中持续监测 $rScO_2$，记录麻醉诱导时、单肺通气时、单肺通气 30 min、单肺通气 60 min、单肺通气结束时、手术结束时的 $rScO_2$，记录术中最低 $rScO_2$，计算术中平均 $rScO_2$ 和 $rScO_2$ 最大降幅（%），记录失血量、尿量、输液量。结果发现，发生术后认知功能障碍患者的 $rScO_2$ 明显低于未发生术后认知功能障碍患者的 $rScO_2$，最大降幅超过 10.1%，提示 $rScO_2$ 是单肺通气患者术后认知功能改变的早期预警标志。

五、肌松监测

在肌松监测的研究方面，吴玉立等[38]对麻醉诱导期有无 TOF Watch 监测四个成串刺激（TOF）时气管插管的时机选择进行了临床观察。纳入 60 例择期全麻手术患者，根据有无 TOF Watch 指导插管时机分为有 TOF 组和无 TOF 组（$n=30$）。在脑电双频指数（BIS）监测下比较麻醉诱导时有无肌松监测对气管插管时机选择的影响。结果发现，在 TOF Watch 监测下，根据 TOF＝0 时进行气管插管，气道暴露条件更充分、血流动力学波动更小。陆晓英等[39]评价了 TOF 监测在喉罩全麻拔管中的临床应用。选择择期手术行插喉罩全麻的患者共 100 例，分为监测组与对照组，记录两组患者拔管时、拔管后 5min、拔管后 10 min 和拔管后 30 min 的血氧饱和度。结果显示 TOF 监测下拔除喉罩时机把握更准确，有效降低拔管后 10 min 内低氧血症的发生率，对于 LMA 全麻苏醒期安全拔管有指导意义。王涛等[40]*对采用 VISTA BIS 检测仪所监测的衍生肌电图（EMG）值进行了观察性研究，比较 Wrench 寒战级别与 EMG 值的相互关系，得出了全麻下脊柱手术术后出现的 Wrench 寒战级别与 VISTA BIS 监测仪记录的 EMG 值具有相关性的结论。

在肌松监测参与的闭环肌松注射系统研究方面，郭瑞等[41]评价了闭环肌松注射系统反馈调节苯磺顺阿曲库铵用药的精确性。选择拟行腹腔镜下胆囊切除术患者 200 例。对照组（$n=100$）持续输注苯磺顺阿曲库铵，直至手术结束前 30 min，若肌松不能满足手术要求则追加 0.05 mg/kg。治疗组（$n=100$）采用闭环肌松监测下反馈调控输注苯磺顺阿曲库铵。结果显示闭环肌松注射系统反馈调节苯磺顺阿曲库铵用药较传统方法精确性高，为气管插管提供了更好的肌松效果，缩短了肌松恢复时间。何非等[42]探讨肌松监测和闭环肌松输注系统在骨科手术中的肌松药残余阻滞效应。选择骨科择期全麻手术患者 120 例（$n=60$），分为顺式阿曲库铵闭环肌松注射系统组与顺式阿曲库胺监测组及维库溴铵闭环肌松注射系统组与维库溴铵监测组。记录各组拔管、出手术室、入 ICU 时的 TOF 率即 4 个成串反应比值及 TOF 率<0.70 的例数、残余肌松发生率及持续时间。结果显示闭环肌松输注系统用于骨科全麻手术中能达到满意的肌松效果，术后肌松恢复比间断静脉推注更快，并且可以减少肌松药用量和相关不良反应。

六、体温监测

针对麻醉对体温的影响，胡惠静等[43]探讨了两种不同麻醉方式对开腹手术患者围术期核心温度的影响。选择择期行开腹手术患者100例，随机分为单纯全身麻醉组和全麻复合硬膜外麻醉组（$n=50$）。以鼓膜温度作为核心温度，分别于麻醉诱导前、诱导后5 min、诱导后每隔30 min至出手术室各时点测定患者同一侧的鼓膜温度。结果显示两种麻醉方式均会造成开腹手术患者核心温度降低，但两者温度变化差异不明显。冯善武等[44]评价了规律间断给药用于硬膜外分娩镇痛对产妇产间发热（T≥38℃）的影响。选择硬膜外分娩镇痛的产妇120例，分为规律间断给药组和持续给药组。记录硬膜外镇痛前、镇痛后产妇的鼓膜体温、硬膜外感觉阻滞水平和血清IL-6水平。结果显示间断给药与持续给药用于硬膜外分娩镇痛产妇产间发热发生率相近，体温升高可能与IL-6水平的升高有关。

针对手术对体温的影响，张倩等[45]筛选了胸科手术患者术中低体温的危险因素。选择择期行胸科手术患者120例（$n=60$），根据术中是否发生低体温将患者分为低体温组和非低体温组。记录患者一般情况各指标、术中液体总入量（含输血量）、麻醉时间和方式、手术时间和方式。采用Logistic回归分析法筛选术中低体温的危险因素。结果显示液体总入量＞2000 ml和入室体温较低是胸科手术患者术中低体温的独立危险因素。

术中低体温对患者影响方面，苏文杰等[46]*观察了术中保温对老年患者全麻BIS恢复时间及苏醒期丙泊酚效应室浓度的影响。选择60岁以上全麻下行开腹胃肠外科手术患者44例，以术中室温液体输入与铺巾覆盖为对照，比较术中保温干预对老年全麻患者BIS恢复时间及苏醒期丙泊酚效应室浓度的影响，得出结论认为术中保温干预有助于维持老年全麻患者正常的体温，加快患者苏醒。

术中低体温预防方面，张瑛等[47]探讨了综合保温措施对老年患者前列腺电切术围手术期体温的影响。选取100例年龄在65岁以上的前列腺电切术患者，将其分为观察组和对照组。对照组术中的冲洗液加温至37～39℃。观察组在对照组保温措施基础上，采用术前1 h静脉给予支链氨基酸3.5 ml/kg，患者头部避开天花板垂直送风下方，采用充气式保温毯，术中使用液体升温仪进行输液等综合保温措施。结果显示围术期积极采用综合保温措施可降低老年前列腺电切术患者低体温的发生率，降低围术期寒战、躁动的发生。

七、血药浓度监测

2015年度血药浓度监测的相关研究主要围绕着麻醉药的国人药代动力学参数与药效学特征的描述上，为临床合理用药提供佐证。刘玲等[48]测定了抑制老年患者McGrath视频喉镜下气管插管反应所需的血浆舒芬太尼靶浓度，确定其半数有效浓度（ED_{50}）。研究选择29例年龄66～75岁、全麻气管插管下行外科手术的老年患者。所有患者均采用丙泊酚、舒芬太尼、罗库溴铵麻醉诱导，当BIS＜60时行McGrath视频喉镜下气管插管，通过调节舒芬太尼的血浆浓度观察患者对气管插管的反应。通过序贯法得出结论为当丙泊酚效应室靶浓度为2.5 mg/L时，舒芬太尼抑制老年患者McGrath视频喉镜下气管插管反应的ED_{50}为0.194 μg/L。邹蓉等[49]观察静脉-吸入复合麻醉下行腰椎手术的患者维持 BIS 为 50 时丙泊酚的半数有效血浆靶浓度（Cp$_{50}$）。研究选择择期行全身麻醉下腰椎间盘髓核摘除术的患者，术中通过靶控输注（TCI）丙泊酚、吸入 0.5 倍最低肺泡有效浓度（MAC）七氟烷维持麻醉，并调控丙泊酚的血浆靶浓度使 BIS 值维持在 50，采用序贯法得出结论为腰椎手术中 0.5 MAC 七氟醚复合瑞芬太尼及 TCI 丙泊酚麻醉，术中维持 BIS 值为 50 时所需丙泊酚的 Cp$_{50}$ 为 1.61 μg/ml。黄金平等[50]对 Glide-scope 喉镜下行清醒气管插管的患者实行表面麻醉复合输注不同血浆靶浓度的舒芬太尼，评价此方法抑制清醒气管插管反应的安全性及有效性。研究将 60 例择期行气管插管全麻的患者根据不同的舒芬太尼血浆靶浓度（0.2 ng/ml、0.4 ng/ml、0.6 ng/ml）分为 3 组（$n=20$），所有患者先给予利多卡因表面麻醉及环甲膜穿刺注射，然后输注不同靶浓度的舒芬太尼，观察患者的 MAP、HR、RR、SpO$_2$、BIS 值及插管过程中有无低氧血症、躁动、呛咳等不良反应，以及术后气管插管相关不良事件。经过统计分析得出结论：静脉靶控输注舒芬太尼复合表面麻醉的方法可有效地抑制喉镜下清醒气管插管患者的应激反应，并且 0.4 ng/ml 为最适血浆靶浓度，值得临床选用。

八、凝血功能监测

2015 年度凝血功能监测的相关研究主要围绕着不同临床处理措施（如自体血回输、目标导向液体治疗、术后镇痛方式等）对凝血功能的影响以及血栓弹力图监测凝血功能的临床应用，为临床治疗方法的选择和疗效判定提供依据。王森森等[51]通过前瞻性自身对照研究评价非体外循环下冠状动脉旁路移植术（OPCABG）术中应用自体血回输对术后凝血功能的影响，为临床安全使用自体血回输技术提供了参考。研究选择 46 例 OPCABG 术中自体血回输的患者，通过比较术前和术后 24 h 的凝血功能、血小板计数及其功能、血清肌酐（sCr）水平并进行统计分析，得出结论为术中自体血回输不增加 OPCABG 患者术后的出血风险，对血小板相关的凝血功能无明显影响，但对凝血酶相关凝血功能存在一定的影响。刘铁军等[52]将目标导向液体治疗技术应用于老年膀胱癌根治术患者，观察其对术中凝血功能的影响。研究将 122 例老年膀胱癌根治术患者随机分为常规液体治疗组和目标导向液体治疗组（$n=61$），通过比较两组患者术中凝血指标（全血激活凝血时间、凝结速率、血小板功能、D-二聚体）及相关指标[包括每搏变异度（SVV）、中心静脉血氧饱和度（ScvO$_2$）、心指数（CI）]的改变情况，得出结论为目标导向液体治疗有助于维持老年膀胱癌根治术患者术中凝血指标稳定，能提高 ScvO$_2$，并降低 SVV 和 CI，值得临床推广使用。刘媛媛等[53]通过采用血栓弹力图（TEG）的监测，探讨硬膜外和静脉自控镇痛这两种不同的术后镇痛方式对食管癌术后患者凝血功能的影响。研究将 60 例择期行食管癌根治术的患者随机分为术后静脉自控镇痛（PCIA）组和术后硬膜外自控镇痛（PCEA）组（$n=30$），通过观察术后 6 h、12 h、24 h、48 h 视觉模拟评分（VAS）、患者自控镇痛（PCA）的总按压次数并测定血小板计数（PLT）、反应时间（R）、血凝块形成时间（K）、血凝块聚合形成速率（α 角）、最大振幅（MA），进行统计分析，得出结论认为食管癌根治术后行硬膜外自控镇痛效果优于静脉自控镇痛，并可一定程度改善患者的高凝状态。曹兴华等[54]应用 TEG 对术中输血的患者进行监测，探讨 TEG 对输血的指导意义。研究将 60 例术中预计出血量＞1000 ml 的患者随机分为试验组和对照组。试验组患者在血栓弹力图相关指标的指导下输血，对照组采用临床常规方法输血。通过观察两组患者手术期间血液制品使用量，术后血小板、Hb、Hct 及相关凝血常规指标，术中及术后 24 h 内失血量、住院天数、术后再次出血的发生率等，得出结论认为围术期应用 TEG 指导输血是较为理想的策略，其与常规输血相比，可减少血液制品使用量但其安全性与常规方法比较并无差异。马璐璐等[55]*应用快速 TEG 监测全膝和（或）全髋关节置换术患者围术期凝血功能的变化，探讨其对这类患者围术期抗凝治疗的指导意义。研究选择 54 名择期行全膝和全髋关节置换术的患者，应用快速 TEG 测量患者术前、术后即刻和术后 24 h 的凝血功能，通过对测量结果的统计分析，得出结论认为不同关节置换术对机体凝血机制的影响不同，快速 TEG 能更敏感地反映围术期患者体内凝血功能的改变，可用于指导围术期抗凝治疗。

（戚思华　于　巍　贺振秋）

参考文献

[1] 韩宝义，郭海，叶建荣，等. 非体外循环冠状动脉搭桥术患者术中实施目标导向容量治疗的临床研究. 中华实验外科杂志，2015，32（8）：1848-1851.

[2] 董兰，刘多辉，蔡俊刚，等. FloTrac/Vigileo$_{V3.0}$ 系统在肝移植手术中的应用. 临床麻醉学杂志，2015，31（6）：550-554.

[3] Zhao F, Wang P, Pei S, et al. Automated stroke volume and pulse pressure variations predict fluid responsiveness in mechanically ventilated patients with obstructive jaundice. Int J Clin Exp Med，2015，8（11）：20751-20759.

[4] 赵艾华，贾卫爱，李超，等. 每搏量变异度监测腹腔镜手术患者血容量变化的准确性. 中华麻醉学杂志，2015，35（4）：447-449.

[5] 李雪，胡晓，朱赛楠. 俯卧位下每搏量变异度评估脊柱手术患者血容量状态的准确性：FloTrac/Vigileo 法与 Picco-plus 法. 中华麻醉学杂志，2015，35（2）：185-190.

[6] 倪丽亚，常永青，马宇. 腰椎手术中体位变化对不同体重指数患者中心静脉压的影响. 临床外科杂志，2015，36（8）：616-618.

[7] Yu Y, Dong J, Xu Z, et al. Pleth variability index-directed fluid management in abdominal surgery under combined general and epidural anesthesia. J Clin Monit Comput，2015，29（1）：47-52.

[8] 雷敏，鲍琪，许涅渊，等. 脉搏变异指数指导胸腔镜手术患者容量治疗的效果. 中华麻醉学杂志，2015，35（8）：987-989.

[9] 段庆芳，肖玮，张希崤，等. 应用 LiDCOrapid 监测缩宫素所致产妇血流动力学变化的临床观察. 国际麻醉学与复苏杂志，2015，36（4）：321-324，329.

[10]* Lin WQ, Wu HH, Su CS, et al. Comparison of continuous noninvasive blood pressure monitoring by TL-300 with standard invasive blood pressure measurement in patients undergoing elective neurosurgery. J Neurosurg Anesthesiol, 2015: Nov 7.

[11]* Xu F, Wang Q, Zhang H, et al. Use of pulmonary artery catheter in coronary artery bypass graft. Costs and long-term outcomes. PLoS One, 2015: 10 (2): e0117610.

[12] Zhou Q, Yao J, Chen Y, et al. Distal tourniquet-facilitated radial arterial cannulation in adults—a double-blinded, prospective, randomized and controlled study. J Vasc Access, 2015, 16: 158-162.

[13]* Huang L, Critchley LA, Zhang J, et al. Major upper abdominal surgery alters the calibration of bioreactance cardiac output readings, the NICOM, when comparisons are made against suprasternal and esophageal doppler intra-operatively. Anesth Analg, 2015, 121 (4): 936-945.

[14] 赵志斌, 朱品, 冯继英. 超声法测量下腔静脉直径用于评估老年患者术前血容量的准确性. 中华麻醉学杂志, 2015, 35 (1): 91-94.

[15] 王朔, 于流洋, 陈凯. 上腹部腹腔镜手术中 CO_2 气腹及腹内压改变对脑血流的影响. 临床麻醉学杂志, 2015, 31 (9): 918-919.

[16] 李鹏, 蔡兵, 李美亭. 超声联合神经刺激仪引导两种臂丛神经阻滞定位方法的比较. 临床麻醉学杂志, 2015, 31 (7): 644-646.

[17] 杨曙光, 万里, 熊娟. 超声引导小儿喉罩定位的应用探讨. 中华超声影像学杂志, 2015, 24 (11): 980-983.

[18] 邱晓东, 居斌华, 叶卉. 限制性输液复合小剂量去甲肾上腺素对胃肠道手术老年患者脑氧代谢的影响. 中华麻醉学杂志, 2015, 35 (6): 656-659.

[19] 廖俊锋, 黄晓霞, 袁海军. 小潮气量联合低水平呼吸末正压通气对丙泊酚麻醉下老年腹腔镜胃癌根治术患者术后认知功能的影响. 中国内镜杂志, 2015, 03: 268-271.

[20] 彭永保, 张冰, 周群. 小潮气量间歇正压通气对妇科恶性肿瘤患者氧供需平衡的影响. 广东医学, 2015, 02: 263-265.

[21] 梁真科. PEEP 对肺叶切除患者单肺通气中氧合及分流的影响. 临床肺科杂志, 2015, 02: 256-258.

[22] 陈菲菲, 钱家树, 王良荣. 参麦注射液对单肺通气患者肺损伤的保护作用. 中国临床药理学与治疗学, 2015, 02: 199-202, 207.

[23] 周荟, 王伟鹏. 静动脉二氧化碳分压差在循环衰竭患者血流动力学管理中的应用. 临床麻醉学杂志, 2015, 31 (10): 1034-1037.

[24]* Ruan ZS, Li T, Ren RR, et al. Monitoring tissue blood oxygen saturation in the internal jugular venous area using near infrared spectroscopy. Genet Mol Res, 2015, 14 (1): 2920-2928.

[25] 汲玮, 黄悦, 张马忠. 压力和容量控制通气对患儿呼吸力学的影响. 临床麻醉学杂志, 2015, 31 (11): 1045-1047.

[26] 何明枫，陈宇. 允许性高碳酸血症对单肺通气后肺功能及萎陷侧肺炎症反应的影响. 临床麻醉学杂志，2015，31（12）：1172-1175.

[27]* Zhang H, Wang DX, et al. Noninvasive measurement of carbon dioxide during one-lung ventilation with low tidal volume for two hours: end-tidal versus transcutaneous techniques. PLoS One, 2015, 10（10）: e0138912.

[28] 许少军，李师阳，熊华平，等. 肝功能 Child-Pugh 分级与清醒时 BIS 值的相关性. 临床麻醉学杂志，2015，31（12）：1205-1207.

[29] 陶文辉，张庆. 不同 Narcotrend 指数下老年患者全麻术中脑氧代谢的比较. 临床麻醉学杂志，2015，31（11）：1070-1072.

[30] 岳芳，吴涯雯，张双全，等. 不同 BIS 值对术后认知功能障碍的影响 Meta 分析. 临床麻醉学杂志，2015，31（8）：743-746.

[31] 张化，邱立超，吕慧敏，等. 不同方法监测患者异丙酚镇静深度的准确性：BIS、Narcotrend 指数、意识指数与听觉诱发电位指数的比较. 中华麻醉学杂志，2015，35（4）：444-446.

[32] Guo ZG, Jia XP, Wang XY, et al. Bispectral index for monitoring anesthetic depth in patients with severe burns receiving target-controlled infusion of remifentanil and propofol. Genet Mol Res, 2015: 14（3）: 7597-7604.

[33] 张保军，韩威利. 体外循环心脏瓣膜置换术患者丙泊酚镇静深度与炎性反应的相关性研究. 华中科技大学学报（医学版），2015，44（4）：484-487.

[34]* 王煜，薛荣亮，吕建瑞，等. 闭环靶控静脉输注下不同麻醉镇静深度对择期腹部手术患者围术期炎性反应的影响. 国际麻醉学与复苏杂志，2015，36（3）：213-217.

[35] 贾宝森，汪东昱，刘合年，等. 静吸复合依达拉奉麻醉下老年患者术后认知功能变化与围术期脑氧饱和度数值的关系. 中华老年多器官疾病杂志，2015，14（6）：401-405.

[36] Ni C, Xu T, Li N, et al. Cerebral oxygen saturation after multiple perioperative influential factors predicts the occurrence of postoperative cognitive dysfunction. BMC Anesthesiol, 2015, 15: 156.

[37] Li XM, Li F, Liu ZK, et al. Investigation of one-lung ventilation postoperative cognitive dysfunction and regional cerebral oxygen saturation relations. J Zhejiang Univ Sci B, 2015, 16（12）：1042-1048.

[38] 吴玉立，翁亦齐，喻文立. 麻醉诱导期有无 TOF-Watch 监测时气管插管时机选择的临床观察. 中国实验诊断学，2015，12：2090-2092.

[39] 陆晓英，孙磊磊. 四个成串刺激在喉罩全麻拔管中的应用. 中国公共卫生，2015，31（11）：323-324.

[40]* 王涛，杨晓明，王珊珊. 全麻术后寒战与肌电图值之间相关性的临床研究. 临床麻醉学杂志，2015，31（7）：638-640.

[41] 郭瑞，李建宾，王立勋，等. 闭环肌松注射系统反馈调节苯磺顺阿曲库铵用药的精确性研究. 医药导报，2015，12：1599-1602.

[42] 何非，吴丽，卢荣军．闭环肌松注射系统在骨科手术应用效果观察．山西医科大学学报，2015，07：699-701．

[43] 胡惠静，雷勇静，刘小彬．不同麻醉方式对患者围术期核心温度的影响．安徽医药，2015，11：2196-2198．

[44] 冯善武，徐世琴，王娴．规律间断给药用于硬膜外分娩镇痛对产妇产间发热的影响．临床麻醉学杂志，2015，31（9）：858-861．

[45] 张倩，易杰，黄宇光．胸科手术患者术中低体温的危险因素．中华麻醉学杂志，2015，35（4）：397-400．

[46]* 苏文杰，牟玲，兰志勋．术中保温对老年患者全麻BIS恢复时间及苏醒期丙泊酚效应室浓度的影响．临床麻醉学杂志，2015，31（8）：770-772．

[47] 张瑛，李金娜，白莉平．综合保温措施预防老年患者前列腺电切围手术期低体温的研究．山西医科大学学报，2015，46（5）：492-494．

[48] 刘玲．舒芬太尼抑制老年患者McGrath视频喉镜下气管插管反应的半数有效浓度．国际麻醉学与复苏杂志，2015，36（4）：294-296，301．

[49] 邹蓉，姚凤珍，季淑娟．腰椎手术静-吸复合麻醉脑电双频指数为50时的丙泊酚半数有效血浆靶浓度．临床麻醉学杂志，2015，31（12）：1190-1192．

[50] 黄金平，何秀文，郭淼森．舒芬太尼不同血浆靶浓度输注复合表面麻醉对Glidescope喉镜清醒气管插管临床效应的影响．广东医学，2015，36（15）：2417-2420．

[51] 王森森，沈杰，薛庆生．非体外循环下冠状动脉旁路移植术中应用自体血回输对患者术后凝血功能的影响．上海医学，2015，38（8）：662-665．

[52] 刘铁军，韩小亮，程爱斌．目标导向液体治疗对老年膀胱癌根治术患者术中凝血状态的影响．山西医药杂志，2015，44（22）：2618-2622．

[53] 刘媛媛．不同镇痛方式对食管癌根治术后患者凝血功能的影响．中国肿瘤临床，2015，42（7）：378-381．

[54] 曹兴华，张晓婷．血栓弹力图指导围术期输血策略的建立与评价．中国输血杂志，2015，28（10）：1254-1256．

[55]* 马璐璐，虞雪融．快速血栓弹力图监测关节置换术患者围术期的凝血功能．中国输血杂志，2015，28（6）：655-657．

第五节 超声技术的应用

2015年度超声技术的应用类文章明显增多，检索到被PubMed收录的相关文献有11篇，其他中文核心期刊收录的文献有近190篇。其中有关超声引导神经阻滞的研究逾110篇，超声引导动静脉置管的相关研究近30篇，经食管超声心动图（TEE）、经胸超声心动图（TTE）和食管多普勒在术中的应用22篇，其他非术中应用5篇。有关气道管理和肺部超声的应用研究11篇。有关麻醉并发症的应用研究6篇。

一、超声引导神经阻滞的应用研究

近年来，超声技术在神经阻滞麻醉中的应用被大力推广。超声实现了神经阻滞的可视化，可观察到神经和周围组织结构、穿刺针的位置和局麻药扩散范围。超声引导可提高神经阻滞的精准度，减少损伤。可视化和安全性的提高大大增加了神经阻滞应用的范围，减少了全麻的实施或全麻药用量，有助于提高麻醉的精准性和安全性。

1. 超声引导臂丛神经阻滞　有关超声引导臂丛神经阻滞的研究超过25篇。研究的重点有臂丛神经阻滞不同入路的临床效果比较、不同类型手术的应用、局麻药或辅助用药的有效剂量等。袁嫕[1]等观察了自控锁骨下臂丛神经阻滞用于患者肘关节松解术后镇痛的效果。纳入患者80例，分为腋路臂丛神经阻滞组和锁骨下臂丛神经阻滞组，两组分别于术前在超声引导下将导管留置在臂丛神经周围，术后经导管注射0.2%罗哌卡因20 ml，15 min后采用0.2%罗哌卡因行自控臂丛神经阻滞镇痛。结果发现自控锁骨下臂丛神经阻滞可安全、有效地用于患者肘关节松解术后镇痛，且效果优于自控腋路臂丛神经阻滞镇痛。

李鹏[2]等观察比较了超声联合神经刺激仪引导两种臂丛神经阻滞定位方法的临床效果。纳入患者72例，分为喙突入路和锁骨中点下入路锁骨下臂丛神经阻滞组。将远端运动反应（手腕或手指屈曲或伸展）作为目标运动反应，记录患者前臂痛觉阻滞情况、穿刺成功率、试穿次数、上肢运动阻滞情况以及并发症，得出的结论是喙突入路或锁骨中点下入路锁骨下臂丛神经阻滞均可安全地用于区域阻滞，而锁骨中点下入路更容易定位到目标神经，麻醉阻滞效果更好。

巨积辉[3]等探讨了感觉与运动分离臂丛神经阻滞麻醉在屈肌腱粘连松解术中的应用价值。对36例肌腱粘连患者采用超声引导下低浓度罗哌卡因做腋路臂丛神经阻滞，术中只阻滞了感觉，麻醉起效后行肌腱松解术，术中通过松解手指的主动活动来判断肌腱松解效果，结果发现用感觉与运动分离臂丛神经阻滞法可以有效地判断术中屈肌腱松解的疗效，为手术医师提供了一定的参考。

张益维[4]等探讨了不同剂量的1%利多卡因复合0.375%罗哌卡因在超声引导定位下锁骨上臂丛神经阻滞中的临床效果。纳入90例择期行手部或者前臂手术的患者，将其分为超声引导组和手法解剖组，局部麻醉药为1%利多卡因复合0.375%罗哌卡因，每组根据罗哌卡因注射剂量的不同（0.5 ml/kg、0.4 ml/kg、0.3 ml/kg）再分为3个亚组，记录操作时间和肌皮神经、桡神经、正中神经、尺神经阻滞的痛觉阻滞起效时间，评定麻醉效果优良率，记录并发症。结果提示超声引导组的平均操作时间为（5.1±1.0）min，显著短于手法解剖组的（9.7±1.9）min（$P<0.05$）。超声罗哌卡因0.5 ml/kg亚组与超声罗哌卡因0.4 ml/kg亚组间、手法罗哌卡因0.5亚组与手法罗哌卡因0.4 ml/kg亚组间痛觉阻滞起效时间的差异无统计学意义（$P>0.05$），但分别显著短于超声罗哌卡因0.3 ml/kg亚组和手法罗哌卡因0.3 ml/kg亚组（$P<0.05$）。超

声罗哌卡因 0.5 ml/kg 亚组、超声罗哌卡因 0.4 ml/kg 亚组、超声罗哌卡因 0.3 ml/kg 亚组间麻醉效果优良率的差异均无统计学意义（$P>0.05$），且超声罗哌卡因各亚组与手法罗哌卡因 0.5 ml/kg 亚组间麻醉效果优良率的差异均无统计学意义（$P>0.05$）。超声引导组与手法解剖组间并发症发生率的差异无统计学意义（$P>0.05$）。得出结论是超声引导下臂丛神经阻滞麻醉能明显减少局部麻醉药用量，1%利多卡因复合 0.375%罗哌卡因 0.3 ml/kg 即能取得安全、有效的镇痛效果。

金耀君[5]等评价了罗哌卡因复合右美托咪定应用于超声引导下腋路臂丛神经阻滞麻醉的有效性和安全性。纳入患者 120 例，分为罗哌卡因组、罗哌卡因＋右美托咪定 50 μg 静脉组、罗哌卡因＋右美托咪定 50 μg 局部组和罗哌卡因＋右美托咪定 100 μg 局部组。各组分别在超声引导下腋路臂丛神经注入 0.5%罗哌卡因、0.5%罗哌卡因＋右美托咪定 50 μg、0.5%罗哌卡因+右美托咪定 100 μg 共 28 ml。罗哌卡因＋右美托咪定 50 μg 静脉组患者臂丛注入 0.5%罗哌卡因后，在手术开始后静脉输注右美托咪定 50 μg（稀释至 20 ml，40 ml/h）。结果发现罗哌卡因＋右美托咪定 50 μg 局部组和罗哌卡因＋右美托咪定 100 μg 局部组的感觉和运动阻滞起效时间均显著短于罗哌卡因组（$P<0.05$），运动阻滞时间和镇痛持续时间均显著长于罗哌卡因组（$P<0.05$）；罗哌卡因＋右美托咪定 50 μg 静脉组与罗哌卡因组间差异均无统计学意义（$P>0.05$）。罗哌卡因＋右美托咪定 100 μg 局部组的心率和 MAP 分别显著低于罗哌卡因＋右美托咪定 50 μg 局部组和罗哌卡因组同时间点（$P<0.05$），罗哌卡因＋右美托咪定 50 μg 静脉组的心率和 MAP 分别显著低于罗哌卡因＋右美托咪定 50 μg 局部组和罗哌卡因组同时间点（$P<0.05$）。结论是超声引导下行腋路臂丛神经阻滞时，罗哌卡因局部复合 50 μg 右美托咪定可以缩短感觉和运动阻滞起效时间，并延长运动阻滞时间和镇痛持续时间，且对血压和心率的影响小。

卢静[6]等观察了超声引导下连续肌间沟臂丛神经阻滞对肩关节镜手术的镇痛效果。纳入患者 60 例，分为连续肌间沟臂丛神经阻滞镇痛组和患者自控静脉镇痛组，每组各 30 例。观察两组麻醉效果；比较两组术后静息和活动状态下 VAS 评分；比较两组患者的满意度和不良反应的发生情况。结果证实，与患者自控静脉镇痛相比，超声引导下连续肌间沟臂丛神经阻滞应用于肩关节镜术后镇痛的效果更好，且不良反应少，更易被患者接受。

2. 超声引导腹横平面阻滞　有关超声引导腹横平面阻滞（TAP）的研究共 22 篇。TAP 阻滞主要用于子宫切除术、剖宫产术、疝囊高位结扎术、结直肠癌手术、腹腔镜手术和其他腹部手术的镇痛。汪莉等[7]观察了超声引导 TAP 阻滞用于患儿腹股沟区手术后的镇痛效果。纳入行单侧腹股沟斜疝疝囊高位结扎术或精索鞘突高位结扎术的患儿 64 例，年龄 1～3 岁，分为静脉镇痛组（VA 组）和腹横肌平面阻滞组（TAP 组），两组全麻诱导置入喉罩后行机械通气，吸入 2%～3%七氟烷维持麻醉，TAP 组麻醉诱导后在超声引导下注射 0.2%罗哌卡因 1 ml/kg 行患侧腹横肌平面阻滞，VA 组术后以 0.35 μg/（kg·h）的速率静脉输注芬太尼镇痛至术后 24 h。评估疼痛程度、补救镇痛次数，记录腹横肌平面阻滞有关不良事件的发生情况，以及恶心、呕吐、呼吸抑制和苏醒期躁动的发生情况。结果提示两组未发生呼吸抑制，TAP 组未见腹横肌平面阻滞有关不良事件发生；与 VA 组比较，TAP 组拔除喉罩时间缩短，镇痛补救率、呕吐和苏醒期躁动的发生率降低（$P<0.05$）。得出结论是 0.2%罗哌卡因 1 ml/kg 行腹横肌平面阻滞用于

患儿腹股沟区术后镇痛的效果和安全性良好。

黄生辉[8]等比较了超声引导下的 TAP 阻滞和 Trocar 局部浸润两种镇痛模式用于腹腔镜下子宫切除术的术后镇痛效果。纳入 71 例子宫良性病变患者，分为 TAP 阻滞组和 Trocar 局部浸润组。观察术后数字疼痛强度量表（numeric rating score，NRS）评分，并分别记录额外需要的镇痛药和相关的不良反应。结果显示 TAP 阻滞组患者在术后各观察时点的 NRS 均明显低于 Trocar 局部浸润组患者（$P<0.05$）；TAP 阻滞组患者术后帕瑞昔布钠的用量明显低于 Trocar 局部浸润组（$P<0.05$）；两组患者舒芬太尼的应用例数和不良反应的发生率没有统计学差异。结论是超声引导下的 TAP 阻滞相比 Trocar 局部浸润，能更有效地缓解腹腔镜下子宫切除术患者的术后疼痛，明显减少其他镇痛药的应用。

陈红芽[9]等研究了超声引导 TAP 阻滞在剖宫产术后镇痛中的应用。纳入产妇 60 例，分为 TAP 组和对照组。术前所有产妇均行腰硬联合麻醉，术毕两组产妇均连接自控硬膜外镇痛（PCEA），镇痛泵配置相同；术毕 TAP 组行双侧 TAP 阻滞（0.4%罗哌卡因）。于术后 48 h 内采用 VAS 评分法进行镇痛评分，观察恶心、呕吐、瘙痒及呼吸抑制的情况，记录各时点产妇按压镇痛泵的累计有效次数、累计总次数、术后按压总次数与按压有效次数，术后镇痛用药量和满意度评分，记录 TAP 操作相关并发症等。结果显示 TAP 组术后 4 h、6 h 静息状态 VAS 评分低于对照组（$P<0.05$），TAP 组术后 4h 活动状态 VAS 评分低于对照组（$P<0.05$），TAP 组术后 6 h 的硬膜外镇痛用药量低于对照组（$P<0.05$），但 TAP 组各时点用药量均少于对照组。两组在各时点按压镇痛泵的累计有效次数、累计总次数及术后 48 h 内按压总次数与按压有效次数比值的差异均无统计学意义（$P>0.05$）。两组术后均无恶心呕吐、瘙痒、呼吸抑制、镇静过度等不良反应发生。TAP 组无 TAP 操作相关并发症的发生。结果提示 TAP 阻滞在剖宫产术后具有明显的辅助镇痛作用。

付群[10]等观察了超声引导 TAP 阻滞联合喉罩全麻在老年患者下腹部手术中的临床效果。纳入行腹股沟疝修补术或阑尾切除术的老年患者 40 例，分为 TAP 组和对照组。麻醉诱导后置入 SuPreme 喉罩，在超声引导下行手术侧 TAP 阻滞，分别注入 0.375%罗哌卡因 15 ml（TAP 组）或等容量生理盐水（对照组）。记录麻醉药用量、苏醒时间和拔喉罩时间，以及术后的静态和动态 VAS 疼痛评分，记录不良反应发生情况。结果提示 TAP 组丙泊酚、瑞芬太尼用量明显减少，苏醒时间、拔喉罩的时间明显缩短（$P<0.05$）；静态和动态 VAS 疼痛评分明显降低（$P<0.05$）。两组患者术后不良反应的差异无统计学意义。得出的结论是 TAP 阻滞联合喉罩全麻用于老年患者下腹部手术可减少麻醉药用量，缩短恢复时间，不增加不良反应。

3. 超声引导股神经阻滞　关于超声引导股神经阻滞的研究有十余篇，主要是观察超声引导股神经阻滞在下肢静脉曲张剥脱术、膝关节置换术和膝关节镜手术等下肢手术的术中镇痛和术后镇痛作用。高友光[11]等比较了超声引导下股神经阻滞复合喉罩全身麻醉、单纯喉罩全身麻醉和连续硬膜外麻醉对大隐静脉高位结扎加点式剥脱术患者术后镇痛和早期下床活动的影响。纳入患者 60 例，分为硬膜外阻滞组（A 组）、单纯喉罩全身麻醉组（B 组）和超声引导下股神经阻滞复合喉罩全身麻醉组（C 组）。记录术后 VAS 评分、患者术后首次下床活动时间、术后 24 h 内包括呼吸抑制、咽喉疼痛、尿潴留、寒战、腰背部穿刺点疼痛、神经损伤和穿刺部位血肿形成等麻醉并发症，在出院前随访患者对此次麻醉的满意度评价。结果显示，与 A 组比较，C 组术后 VAS 评分差异无统计学意义（$P>0.05$），与 B 组比较，C 组 VAS 评分明显降低（$P<0.05$）；但患者术后首次下床活动时间，C 组较 A 组明显提前（$P<0.05$），C 组与 B 组比较时间轻微延迟，但差异无统计学意义；在患者对此次麻醉的满意度评价方面，C 组较 A 组和 B 组明显提高（$P<0.05$）。得出的结论是大隐静脉高位结扎加点式剥脱术选择超声引导下股神经阻滞复合喉罩全身麻醉，有利于下肢静脉曲张患者术后早期下床活动，并且术后早期镇痛效果良好，患者满意度高。

秦珮珮[12]等比较了连续股神经阻滞（CFNB）和患者自控静脉镇痛（PCIA）在全膝关节置换术后镇痛的经济成本。纳入行单侧全膝关节置换术患者 280 例，分为 2 组，PCIA 组行常规 PCIA，CFNB 组在超声联合神经刺激仪引导下行连续股神经阻滞。记录患者满意度评分、总镇痛医疗成本、术后总直接医疗成本及相应的成本-效果比值（CER）。结果显示，与 PCIA 组比较，CFNB 组人均满意度评分明显提高，人均总镇痛医疗成本明显增加，术后人均总直接医疗成本明显降低，总镇痛 CER 明显增加，总直接 CER 明显降低（$P<0.05$）。结论是与 PCIA 比较，CFNB 具有更好的成本-效果比值，兼具临床实用性和卫生经济学价值。

谢言虎[13]等观察了超声联合神经刺激仪引导腘窝坐骨神经、股神经及追加隐神经阻滞后在膝关节以下手术的临床效果，探讨其临床应用的优缺点。纳入患者 60 例，分为 2 组，A 组（$n=30$）行超声联合神经刺激仪引导腘窝坐骨神经、股神经和隐神经阻滞，B 组（$n=30$）则仅阻滞腘窝坐骨神经和股神经。记录阻滞前后血流动力学参数、神经阻滞完成时间、阻滞起效时间、术中舒芬太尼使用率、术后第一次使用镇痛药的时间和患者满意度。结果提示 A 组起效时间较 B 组明显缩短（$P<0.05$）；B 组术中舒芬太尼使用率要明显高于 A 组；且 A 组患者术后第一次使用镇痛药的时间较 B 组明显延长（$P<0.05$）；A 组满意度比 B 组显著提高（$P<0.05$）。结论：超声联合神经刺激仪引导腘窝坐骨神经、股神经阻滞应用于膝关节以下手术，定位准确，操作简单，血流动力学稳定且并发症少；若追加隐神经阻滞，则能缩短起效时间，镇痛更加完善，延长术后镇痛时间，患者满意度高，是一种更好的麻醉选择。

4. 超声引导椎旁神经阻滞　有关超声引导椎旁神经阻滞的研究有十余篇，主要是关于胸椎旁阻滞（TPVB）在食管癌根治术、乳腺癌根治术、胸腔镜手术和腹腔镜手术镇痛的研究，少数是关于颈椎旁阻滞在肩部手术的应用。曲歌[14]等观察了术前超声引导下 TPVB 对全肾切除患者术后镇痛效果和术后恶心、呕吐（postoperative cognitive dysfunction，PONV）发生率的影响。纳入行全肾切除术的患者 40 名，随机分为 TPVB 组（S 组）和静脉 PCA 组（C 组），每组 20 例。S 组患者在术前接受超声引导下 TPVB 阻滞（$T_9 \sim T_{11}$），每个节段注射 0.5% 罗哌卡因 5 ml。所有患者接受全麻下全肾切除术。研究终点为术后 12 h 内疼痛视觉模拟评分（VAS）、术中芬太尼用量、术后吗啡累计用量以及 PONV 发生率。结果：S 组在术后活动 VAS 评分均低于 C 组（$P<0.05$）；患者首次使用 PCA 吗啡补救镇痛的时间，S 组晚于 C 组[（185 ± 48）min vs （50 ± 38）min，$P<0.05$]；术后 24 h 吗啡累计用量降低[（22 ± 8.5）mg vs （68 ± 17.3）mg，$P<0.05$]；术中芬太尼用量 S 组低于 C 组[（2.5 ± 0.8）μg/kg vs （4.8 ± 1.1）μg/kg，$P<0.05$]，PONV 发生率 S 组低于 C

组（23% vs 53%，$P<0.05$）。结论：对于全肾切除术，术前超声引导在 $T_9 \sim T_{11}$ 进行单次 TPVB 能够产生良好的术后镇痛效果，降低阿片类用量和 PONV 发生率。

张伟[15]等观察了连续颈椎旁阻滞在肩关节手术麻醉的应用及术后镇痛的有效性和安全性。纳入 40 例肩袖损伤拟行肩关节镜手术的患者，随机分为神经刺激器组（S 组）和超声联合神经刺激器组（U 组），每组 20 例。采用改良颈椎旁阻滞入路进行穿刺和留置导管，分别于术后观察静息和运动（肩关节外展 45°）时的视觉模拟评分（VAS）、前臂肌力、不良反应、辅助镇痛药用量等指标。结果：S 组和 U 组的平均操作时间分别为（90.2±45.7）s 和（57.5±28.1）s，差异有统计学意义（$P=0.01$）；平均试探次数分别为（4.0±1.7）次和（2.7±1.2）次，差异有统计学意义（$P=0.01$），两组患者术后 4 h、24 h、48 h 的静息和运动 VAS 评分、前臂（屈腕、屈指、屈肘）肌力等比较，差异无统计学意义（$P>0.05$），两组患者均无严重不良反应。结论是改良入路颈椎旁阻滞能安全、有效地应用于肩关节术后镇痛，超声联合神经刺激器引导能提高穿刺的有效性，缩短操作时间。

辛晓岚[16]等观察了超声引导 TPVB 对食管癌手术患者循环及应激反应的影响。纳入食管癌开胸手术患者 40 例，随机均分为 TPVB 复合全麻组（A 组）和单纯全麻组（B 组）。两组全麻方法相同，A 组于全麻诱导前行超声引导下 TPVB，术后两组均采用患者自控静脉镇痛（PCIA）。记录了全麻药用量及麻醉前后的生命体征、疼痛 VAS 评分、Ramsay 镇静评分，并检测血糖、肾上腺素（E）、去甲肾上腺素（NE）、多巴胺（DA）浓度。结果：A 组患者术中丙泊酚用量、瑞芬太尼用量明显少于 B 组（$P<0.05$），两组患者术中血流动力学平稳，术后 A 组疼痛 VAS 评分均明显低于 B 组（$P<0.05$），Ramsay 镇静评分差异无统计学意义。B 组术后 24 h 血糖、NE、E、DA 浓度均明显高于 A 组（$P<0.05$）。结论：超声引导 TPVB 复合全麻用于食管癌手术安全有效，较单纯全麻能更好地抑制应激反应，减少全麻药的使用。

5. 超声引导髂筋膜腔隙阻滞　超声引导髂筋膜腔隙阻滞的研究近 10 篇，主要观察在髋关节置换术、股骨骨折内固定术和髋关节复位等手术中的应用。王宁等[17]探讨了"沙漏法"超声引导髂筋膜间隙阻滞（fascia iliaca compartment block，FICB）用于全髋关节置换术后镇痛的有效性。纳入全髋关节置换术患者 30 例，腰硬联合麻醉前应用"沙漏法"行超声引导 FICB，辨认出"沙漏征"（腹内斜肌与缝匠肌），放置导管，给予负荷量 0.2%罗哌卡因 40 ml，随后连接镇痛泵，0.2%罗哌卡因 10 ml/h 持续输注，使用时间为 48 h。记录 30 min 内股神经和股外侧皮神经感觉阻滞起效情况、阻滞后 48 h 患者静息状态疼痛评分、阻滞后 48 h 患者满意度评分以及不良反应发生率。结果：30 min 内股神经和股外侧皮神经感觉阻滞成功率 100%，阻滞后 48 h 内数字疼痛强度量表（numerical rating pain scale，NRPS）中位数均<4 分，阻滞后 48 h 患者满意度评分为（8.0±0.9）分。无一例出现感染、局麻药中毒、出血及血肿等并发症。结论：全髋关节置换术应用"沙漏法"进行超声引导 FICB，操作安全、简便，能够为患者提供有效的术后镇痛，可在临床上推广应用。

张大志等[18]比较了超声引导下髂筋膜间隙多点阻滞与单点阻滞的效果。纳入髋关节置换术患者 125 例，随机分为研究组（$n=62$）和对照组（$n=63$）。研究组采用超声引导下髂筋膜间隙多点阻滞法，对照组采用超声引导下单次髂筋膜间隙阻滞法，局部麻醉药为罗哌卡因 150 mg 复合地塞米松 7.5 mg，容量为 30 ml。记录股神经、闭孔神经和股外侧皮神经感觉阻滞的起效时间，并评价其阻滞成功率。结果：研究组股外侧皮神经、闭孔神经感觉阻滞起效时间分别为（9.1±3.6）min、（9.2±3.6）min，明显短于对照组的（11.2±4.7）min、（13.8±5.3）min（$P<0.05$）。对照组的股外侧皮神经和闭孔神经的阻滞成功率分别为 87.3%、82.5%，明显低于研究组的 98.4%、95.2%（$P<0.05$）。两组股神经的感觉阻滞起效时间和阻滞成功率差异无统计学意义。结论认为，超声引导下髂筋膜间隙不同角度多点阻滞较单点阻滞起效迅速，神经阻滞成功率高。

6. 超声引导腰骶丛阻滞和其他神经阻滞　关于超声引导腰骶丛阻滞和其他神经阻滞的文献有 20 余篇。其他神经包括髂腹下神经、髂腹股沟神经、肋间神经、坐骨神经、闭孔神经、胫神经和颈丛等。康定坤[19]等观察了超声引导下腰丛神经阻滞应用于高龄患者股骨转子间骨折手术的临床效果。纳入高龄患者 60 例，年龄 71～98 岁，分为超声引导下腰丛神经阻滞组（UNB 组）和腰硬联合麻醉组（SEA 组），每组 30 例。记录麻醉前后血流动力学、麻醉操作时间、起效时间、维持时间、手术时间及术中的出血量和输液量；评价麻醉效果，记录不良反应的发生情况。结果提示超声引导下 UNB 应用于高龄患者股骨转子间骨折手术麻醉效果确切，较 SEA 组血流动力学平稳，镇痛维持时间长，不良反应发生率低。

Yang[20]等观察了超声引导髂腹下神经/髂腹股沟神经（ilioinguinal/iliohypogastric nerve block，IINB）在小儿日间腹股沟区手术应用的安全性和有效性。纳入 4～6 岁患儿 90 例，随机分为 3 组，U 组为超声引导 IINB 组，T 组为传统的 Schulte-Steinberg IINB 组，C 组为氯胺酮-丙泊酚静脉麻醉组。患儿对手术刺激有反应时予静脉注射氯胺酮 1 mg/kg，观察术中的生命体征、术中氯胺酮用量、麻醉苏醒时间和苏醒时疼痛评分。结果显示 C 组心率、平均动脉压高于其他两组，且苏醒时间延长（$P<0.05$），U 组的氯胺酮用量和疼痛评分明显低于其他两组（$P<0.05$）。结论是超声引导 IINB 提高了阻滞的效果和术后镇痛的效果，减少了麻醉药用量，加快了术后苏醒，是安全、有效的麻醉方法。

伊军[21]等测定了超声引导下 0.2%罗哌卡因连续胫神经阻滞应用于术后镇痛的半数有效背景量（ED_{50}）。纳入 22 例行跟骨手术患者，采用超声引导技术行腘窝后入路胫神经阻滞。定位成功后置入连续刺激导管，采用序贯法给药，0.2%罗哌卡因起始背景量为 5 ml/h，如术后 24 h、48 h 患者胫神经区域感觉完全阻滞，则下一例背景量减少 0.5 ml/h；如阻滞效果不完善，则下一例背景量增加 0.5 ml/h。结果：0.2%罗哌卡因用于超声引导下后入路连续胫神经阻滞镇痛时，ED_{50} 为 2.6 ml/h（95%CI：2.2～3.0 ml/h），ED_{95} 为 3.2 ml/h（95%CI：2.9～5.8 ml/h）。结论：0.2%罗哌卡因用于超声引导下腘窝后入路连续胫神经阻滞镇痛时，背景量 ED_{50} 为 2.6 ml/h。

二、超声引导动静脉置管的研究

关于超声引导动静脉置管的研究文献近 30 篇，研究主要集中在超声引导颈内静脉置管和桡动脉穿刺置管方法的比较，以及颈内静脉与颈总动脉相互位置的观察。刘训芹[22]等探讨了超声实时引导行婴幼儿右侧颈内静脉穿刺置管术的临床价值。研究纳入拟行右侧颈内静脉穿刺置管术先天性心脏病患儿 76

例，随机分为单纯解剖标志定位组（A组）和超声实时引导定位组（B组），每组38例。记录一次穿刺成功率、总穿刺成功率、平均穿刺次数、失败率和相关并发症。结果：B组一次穿刺成功率显著高于A组（$P<0.01$），B组总穿刺成功率与A组比较差异无统计学意义（$P>0.05$），A组平均穿刺次数明显多于B组（$P<0.01$），A组误穿颈动脉发生率高于B组（$P<0.05$），两组局部血肿发生率差异无统计学意义（$P>0.05$）。结论是超声实时引导行右侧颈内静脉穿刺置管术应用于先天性心脏病婴幼儿患者，可明显提高一次穿刺成功率，减少穿刺次数，降低误穿颈动脉的发生率，具有较高的临床实际应用价值。

蒋莅[23]等比较了采用超声引导法和触摸定位法对行先天性心脏病纠治术的婴儿进行桡动脉穿刺置管的操作时间、失败率及并发症情况。研究纳入了102例婴儿并将其随机分为2组，A组（$n=52$）采用触摸定位法进行桡动脉穿刺置管，B组（$n=50$）采用超声引导法进行桡动脉穿刺置管。记录每例的穿刺时间、穿刺次数，比较各组首次穿刺成功的例数以及出现并发症的例数。结果：A组的平均置管时间[（8.9±7.5）min]明显长于B组[（4.9±3.7）min]（$P<0.05$）；B组首次穿刺成功的比例高于A组（78% vs 50%，$RR=1.56$）；A组共有8例出现动脉痉挛和（或）血肿，而B组仅有1例。结论是行先天性心脏病手术的婴儿在进行桡动脉穿刺置管时，超声引导法较触摸定位法可减少置管时间，提高穿刺成功率，减少并发症。

秦晓辉[24]等应用超声技术研究了中心静脉穿刺患者颈内静脉与颈总动脉位置关系的影响因素，为提高穿刺成功率提供了依据。纳入患者150例，应用超声波扫描术在胸锁乳突肌胸骨头与锁骨头顶点位置，头部偏转0°、30°、60°和最大角度，测定不同转头角度时双侧颈内静脉与颈总动脉的夹角和动脉重叠率，并分析不同年龄、性别、体重指数对其的影响。结果显示，随患者转头角度的增加，颈内静脉从颈总动脉外侧逐渐移向颈总动脉前面，即双侧颈内静脉与颈总动脉的夹角逐渐减小（$P<0.01$），动脉重叠率逐渐增加（$P<0.01$）；相同转头角度下，右侧动静脉夹角均大于左侧（$P<0.01$），而动脉重叠率均小于左侧（$P<0.01$）；患者头中立位（0°）和转头30°时，女性动脉重叠率大于男性（$P<0.05$）；高龄患者动脉重叠率大于低龄患者（$P<0.05$）；不同转头角度，体重指数大的患者动脉重叠率均大于体重指数小的患者（$P<0.05$）。结论是颈内静脉与颈总动脉的解剖关系随转头角度而发生位置变化，并受年龄、性别和体重指数的影响。前、中入路穿刺时，转头30°即可；后入路穿刺时，尽可能向对侧做最大转头，更易避开动脉。

郭远波[25]等探讨了不同水平呼气末正压（PEEP）通气对全麻患者颈内静脉横截面积及穿刺置管术的影响。研究纳入304例择期心脏手术患者，将其随机分为A组（PEEP=0 cmH$_2$O）、B组（PEEP=5 cmH$_2$O）、C组（PEEP=10 cmH$_2$O）、D组（PEEP=15 cmH$_2$O）。超声测量颈内静脉横截面积；记录误穿动脉例数、进针回抽血液通畅情况、血肿形成及穿刺失败例数、心动过缓及低血压情况。结果：C、D组PEEP后颈内静脉的横截面积均较PEEP前明显增加（$P<0.05$）；PEEP后，C组与D组横截面积较A组与B组明显提高（$P<0.05$）；C组及D组一次性穿刺成功率明显高于A组及B组（$P<0.05$）；在误穿动脉、局部血肿形成及穿刺失败方面，C组与D组均明显低于A组与B组（$P<0.05$）；在心动过缓及低血压出现次数上，D组明显高于其他各组（$P<0.05$）。结论是适当的PEEP可以明显增加颈内静脉横截面积，提高穿刺成功率，减少并发症。

覃斌[26]等探讨了非经典体位下超声引导颈内静脉困难穿刺的临床应用价值。纳入非头低足高位颈内静脉困难穿刺患者 40 例,除 5 例不能平卧患者直接行超声引导穿刺外,35 例患者行常规穿刺(A 组,$n=35$)。常规穿刺失败行超声引导穿刺者 28 例(B 组,$n=33$)。比较两组穿刺成功率(一次成功率和总成功率)、穿刺次数、误穿动脉发生率、穿刺所需时间,以及两种体位下颈内静脉与颈总动脉的毗邻关系。结果显示 A 组一次成功率为 5.7%,总成功率为 20.0%,穿刺次数为(4.1 ± 1.7)次,并发症发生率为 37.1%;B 组一次成功率为 63.6%,总成功率为 90.9%,穿刺次数为(1.3 ± 0.4)次,并发症发生率为 3.0%($P<0.05$);A 组颈内静脉位于颈总动脉前外侧的患者(45.7%)显著多于 B 组(15.2%),A 组颈内静脉位于颈总动脉前方的患者(25.7%)显著少于 B 组(42.4%)。结论是对于非经典体位下颈内静脉困难穿刺的患者,超声引导穿刺优势明显,可降低操作难度,提高成功率,降低并发症的发生率。

三、超声技术在心脏大血管手术和循环功能监测中应用的研究

关于超声技术在心脏大血管手术和循环功能监测中应用研究的文献有 20 余篇,主要探讨了经食管超声心动图(TEE)和经胸超声心动图(TTE)在先天性心脏病、心脏瓣膜病、缺血性心脏病中的应用,以及非心脏手术循环功能的监测。吴皎卿[27]等评价了七氟烷对心肺转流(CPB)下冠状动脉旁路移植术(CABG)患者左心室纵向运动及环向运动的影响。研究纳入患者 26 例,分为观察组(S 组,$n=15$)和对照组(C 组,$n=11$)。S 组在停 CPB 15 min 后吸入呼气末浓度相当于 1 MAC 七氟烷 30 min,随后洗脱 30 min,C 组未吸入七氟烷。于锯胸骨前(T_0)、停止 CPB 后 15 min、吸入七氟烷前(T_1)、吸入七氟烷 30 min(T_2)、洗脱 30 min(T_3)时记录 MAP、心率、CVP、肺动脉嵌顿压(PAOP),TEE 监测左心室射血分数(LVEF)、心排血量(CO)、每搏量(SV)、左心室纵向运动全局应变均数(GLS)、左心室环向运动全局应变均数(GCS)。结果显示:T_1、T_2 时 S 组及 $T_1\sim T_3$ 时 C 组的心率明显快于 T_0 时;T_2、T_3 时 S 组的心率明显慢于 T_1 时和 C 组($P<0.01$ 或 $P<0.05$);T_2 时 S 组 MAP 明显低于 T_0 时($P<0.05$),T_3 时 S 组 MAP 明显高于 T_2 时($P<0.05$);两组 CVP、PAOP 组间及组内差异无统计学意义;T_1 时两组 CO、SV 和 LVEF 明显高于 T_0 时,T_2、T_3 时 C 组 CO 明显高于 T_0 时($P<0.01$ 或 $P<0.05$);T_1、T_3 时 S 组及 T_1、T_2 时 C 组 GLS 明显高于 T_0 时,T_3 时 S 组 GLS 明显高于 T_2 时,C 组明显高于 T_1 时;T_2 时 S 组 GLS 明显低于 C 组($P<0.01$ 或 $P<0.05$);T_1、T_3 时两组 GCS 明显高于 T_0 时,T_3 时 S 组 GCS 明显高于 T_2 时,T_2 时 S 组 GCS 明显低于 C 组($P<0.01$ 或 $P<0.05$)。结论是 CPB 后吸入呼气末浓度 1 MAC 的七氟烷同时抑制了左心室心肌的纵向运动及环向运动。

田鹏声[28]等探讨了经胸小切口在 TEE 引导下进行先天性房(室)间隔缺损封堵术的麻醉管理。研究纳入患者 115 例,所有病例均在静吸复合全麻下实施,麻醉以 1%~3%七氟烷持续吸入为主,同时辅以右美托咪定 1~2μg/(kg·h)持续静脉输注。手术采用经胸骨或胸骨旁小切口,在经食管超声引导下进行封堵。由麻醉信息系统自动采集患者相关信息。结果显示有 5 例(4.3%)封堵未成功,改为全麻体外循环下直视修补,胸小切口封堵成功率为 95.7%;术中失血量为(18.8 ± 14.2)ml;封堵术手术时间为(63.1 ± 27.1)min;3 例(2.7%)术中导丝刺激引起室上性心动过速;4 例(3.6%)出现严重心

动过缓（心率<60 次/分）；1 例出现快速心房颤动；心律失常发生率为 6.4%；术中无其他严重不良事件发生；术后拔管时间为（1.9±0.6）h，住院时间为（3.2±0.5）日，患者均顺利出院。结论是在以七氟烷吸入为主、辅以右美托咪定持续输注全身麻醉，经胸小切口、在 TEE 引导下进行房（室）间隔缺损封堵术，血流动力学稳定，避免了 X 线损伤，失血量少，手术安全性和成功率高。

Zhang[29]等报道了在巨大后下房间隔缺损修补术中 TEE 发现和诊断下腔静脉被医源性改道入左心房的罕见病例。这种情况可引起急性或慢性缺氧，以及其他潜在的危及生命的并发症，如卒中。作者报告了一例在脱离体外循环机时 TEE 即刻诊断了房间隔缺损补片骑跨在下腔静脉的异常情况，有效避免了相关并发症。作者的报道进一步证实 TEE 监测和指导房间隔缺损修补术的重要性，尤其是在向下延伸的巨大继发孔房间隔缺损和冠状静脉窦缺损型房间隔缺损修补术中早期诊断医源性手术失误尤为重要。

Hu[30]等观察了 EF 正常的主动脉瓣置换术患者术中心室整体纵向应力（GLS）抑制预测术后心房颤动（简称房颤）的价值。研究纳入了需行主动脉瓣置换的 107 例 EF≥50%的中重度主动脉瓣狭窄的患者。所有患者术前（T_1）和关胸后（T_2）半自动测量 GLS，并观察住院期间术后房颤的发生。结果发现术后房颤的发生率是 37/107（34.6%），房颤与患者的住院时间延长、低心排血量综合征和肺部并发症发生率增高有关。单因素分析显示，与术后房颤相关的危险因素有 E/e' 比值、左房容积指数（LAVi）、T_2 点 GLS（$GLST_2$）及 GLS 变异率（ΔGLS%）。多因素分析显示 $GLST_2$（比值比：1.21，95% 置信区间：1.06~1.56，P=0.031）和 ΔGLS%（比值比：3.66，95%置信区间：1.85~6.79，P=0.001）是术后房颤的独立预测因子。预测的最佳截断值：$GLST_2$ 为-12.75%，ΔGLS% 为 19.50%。结论是主动脉瓣置换术患者术中 GLS 显著下降可独立预测术后房颤的发生，有利于鉴别需要靶向预防的患者。

林强[31]等利用 TEE 技术探讨了目标导向液体治疗（GDFT）在结直肠手术中的应用价值。研究纳入了患者 42 例，术中在 TEE 监测下，根据纠正左心室射血时间和每搏量来进行 GDFT。另外回顾性收集 58 例患者作为对照，术中行开放性或限制性液体治疗。比较两组患者术后住院时间及术后并发症发生率等临床结局。结果显示 GDFT 组与对照组患者术中静脉总输液量的差异无统计学意义[（2657±1037）ml vs（2846±1444）ml，P>0.05]，但胶体液输入量 GDFT 组明显高于对照组[（935+556）ml vs（688±414）ml，P<0.05]；术中 GDFT 组较对照组患者每搏量明显增多，纠正左心室射血时间明显延长，心指数明显增高（均 P<0.05）；尽管 GDFT 组相对对照组其术后排气时间[（3.52±0.84）日 vs（4.48±0.71）日，P<0.05]和进半流食时间[（5.92±1.18）日 vs（6.83±0.95）日，P<0.05]明显缩短，但两组患者术后住院时间[（11.27±6.42）日 vs（12.04±7.18）日，P>0.05]和并发症发生率[26.5%（11/42）vs 25.9%（15/58），P>0.05]的差异并无统计学意义。结论是围手术期 GDFT 并未明显改善结直肠手术患者的临床结局，GDFT 是否应常规应用于结直肠手术仍需进一步验证。

四、超声技术在气道管理和呼吸管理中的应用

关于超声技术在气道管理和呼吸管理中应用研究的文献近 10 篇。Zhou[32]等观察了与临床试验和纤

维支气管镜比较，超声确定喉罩位置的可行性。研究纳入了 64 例妇科手术患者，喉罩插入后均采用临床试验、超声和纤维支气管镜检查评估喉罩的位置，临床试验的接受率为 89.1%，纤维支气管镜评估的接受率为 59.4%，超声评估的接受率为 67.2%。在喉部漏气分级高的患者，临床试验和超声检查的接受率没有差别（$P=0.092$），接受超声检查确认喉罩位置的患者数量多于纤维支气管镜检查（$P=0.034$）。结论是超声检查是一种确认喉罩密封性的优越的技术手段。

Wang[33]等利用 TEE 评估了单肺通气时的肺内分流（SF）。研究纳入了 15 例患者，于单肺通气前、单肺通气后 30 min、单肺通气后 60 min 用 TEE 监测双侧肺静脉和主肺动脉的血流形态，测量时间-速度积分（VTI），同时检查血气分析，通过测量双上肺静脉 VTI，以及单肺通气后和单肺通气前非通气侧肺血流的变化百分比（BFP）计算 SF。单肺通气后 PaO_2 下降和心排血量上升，非通气侧肺血流显著下降，SF 在单肺通气 30 min 和 60 min 后分别是 37.1%±8.3% 和 35.2%±7.2%。SF 与 PaO_2 呈线性相关（$r=0.717$），BFP 与 PaO_2 呈线性相关（$r=0.593$）。结论是对麻醉后行单肺通气的患者，用 TEE 评估 SF 是可行的，SF 与 PaO_2 显著相关并可预测单肺通气期间的低氧血症。

五、超声技术在监测麻醉并发症中的应用

关于超声技术在监测麻醉并发症中的应用研究有数篇文献。姚猛飞[34]等利用超声技术探讨了硝酸甘油对全麻下髋关节置换术后深静脉血栓（DVT）形成的影响。研究纳入了患者 166 例，将其分为硝酸甘油组和对照组，观察两组手术时间、术中出血量、输血例数与输血量；记录术前 1 日、术后 1 日、术后 3 日、术后 7 日的 D-二聚体（D-dimer）水平；记录彩色多普勒超声检查结果。结果显示术后 1 日、术后 3 日硝酸甘油组 D-dimer 含量明显低于对照组（$P<0.05$），硝酸甘油组术中出血量明显低于对照组（$P<0.05$），硝酸甘油组发生 DVT 共 4 例（4.8%），明显低于对照组 12 例（14.5%）（$P<0.05$）。结论是术中使用硝酸甘油控制降压预防全麻下髋关节置换术后深静脉血栓形成安全、有效。

（呼家佳　王　锷）

参考文献

[1] 袁嫕，刘莹，刘雪冰，等. 自控锁骨下臂丛神经阻滞用于患者肘关节松解术后镇痛的效果. 中华麻醉学杂志，2015，35（11）：1296-1299.

[2] 李鹏，蔡兵，李美亭. 超声联合神经刺激仪引导两种臂丛神经阻滞定位方法的比较. 临床麻醉学杂志，2015，31（7）：644-646.

[3] 巨积辉，关大鹏，赵强，等. 腋路神经干阻滞在手指屈肌腱粘连松解术中的应用. 中华手外科杂志，2015，31（4）：289-291.

[4] 张益维, 方向明, 张凯, 等. 超声引导定位下锁骨上臂丛神经阻滞利多卡因复合罗哌卡因剂量探讨. 上海医学, 2015, 38 (2): 106-109.

[5] 金耀君, 赵璇. 罗哌卡因复合右美托咪定对超声引导下腋路臂丛神经阻滞麻醉的影响. 上海医学, 2015, 38 (2): 110-114.

[6] 卢静, 兰志勋, 蔡兵, 等. 超声引导下连续肌间沟臂丛神经阻滞对肩关节镜术后镇痛效应评价. 成都医学院学报, 2015, 10 (4): 459-461.

[7] 汪莉, 刘玉华, 冯春, 等. 腹横肌平面阻滞用于患儿腹股沟区术后镇痛的效果. 中华麻醉学杂志, 2015, 35 (11): 1304-1306.

[8] 黄生辉, 李轶, 杨小华, 等. 超声引导下腹横肌平面阻滞和 Trocar 局部浸润在腔镜下子宫切除术后镇痛效应的对照性研究. 第三军医大学学报, 2015, 37 (18): 1889-1891.

[9] 陈红芽, 徐铭军. 超声引导下腹横肌平面阻滞在剖宫产术后镇痛中的应用. 北京医学, 2015, 37 (8): 752-754.

[10] 付群, 阮加萍, 李青, 等. 超声引导下腹横肌平面阻滞联合喉罩全麻在老年患者下腹部手术中的应用. 临床麻醉学杂志, 2015, 31 (8): 747-749.

[11] 高友光, 林献忠, 林财珠, 等. 超声引导下股神经阻滞复合喉罩全身麻醉对下肢静脉曲张手术后镇痛和早期下肢运动的影响. 中华实验外科杂志, 2015, 32 (12): 3157-3159.

[12] 秦珮珮, 彭丽桦, 任力, 等. 连续股神经阻滞与患者自控静脉镇痛在全膝关节置换术后应用成本的比较. 临床麻醉学杂志, 2015, 31 (8): 733-736.

[13] 谢言虎, 周玲, 章敏, 等. 超声联合神经刺激仪引导腘窝坐骨神经、股神经和隐神经阻滞的临床应用. 安徽医科大学学报, 2015, 50 (11): 1649-1652.

[14] 曲歌, 崔旭蕾, 李旭, 等. 超声引导下胸椎旁阻滞对全肾切除患者术后镇痛效果和恶心呕吐发生率的影响. 中国实验诊断学, 2015, 19 (10): 1727-1729.

[15] 张伟, 胡焱, 刘雪冰, 等. 连续颈椎旁阻滞在肩关节手术麻醉的应用. 北京医学, 2015, 37 (3): 253-255.

[16] 辜晓岚, 何建华, 顾连兵, 等. 超声引导胸椎旁神经阻滞对食管癌手术患者应激反应的影响. 临床麻醉学杂志, 2015, 31 (1): 18-21.

[17] 王宁, 李民, 郭向阳. 一种安全简单的超声引导髂筋膜间隙阻滞新方法："沙漏法". 中国微创外科杂志, 2015, 15 (10): 937-940.

[18] 张大志, 常颖, 杨庆国. 超声引导下髂筋膜间隙不同角度多点阻滞与单点阻滞效果的比较. 临床麻醉学杂志, 2015, 31 (1): 50-52.

[19] 康定坤, 赵丽艳, 张卫. 超声引导下腰丛神经阻滞应用于高龄患者股骨转子间骨折手术的临床效果. 国际麻醉学与复苏杂志, 2015, 36 (8): 704-707.

[20] Yang L, Xu Y, Wang Z, et al. Application of ultrasound-guided ilioinguinal/iliohypogastric nerve block

in pediatric same-day surgery. indian J Surg, 2015, 77 (6): 512-516.

[21] 伊军, 林惠华, 杨庆国, 等. 超声引导下连续胫神经阻滞时 0.2%罗哌卡因半数有效背景量. 临床麻醉学杂志, 2015, 31 (8): 753-755.

[22] 刘训芹, 鲁显福, 顾尔伟, 等. 超声成像测定婴幼儿先天性心脏病患者颈内静脉横截面积及实时引导中心静脉置管术的临床意义. 蚌埠医学院学报, 2015, 40 (8): 1087-1090.

[23] 蒋苾, 周志坚, 庄培均, 等. 婴儿先天性心脏病纠治术前超声引导下桡动脉穿刺置管的效果. 中国临床医学, 2015, (3): 418-420.

[24] 秦晓辉, 刘艳红, 黄连军. 应用超声技术研究中心静脉穿刺患者颈内静脉与颈总动脉位置关系的影响因素. 解放军医学院学报, 2015, 36 (5): 466-469.

[25] 郭远波, 王研, 雷迁, 等. 呼气末正压通气对全麻患者颈内静脉横截面积及穿刺置管术的影响. 中国临床解剖学杂志, 2015, 33 (5): 601-603, 607.

[26] 覃斌, 孟庆涛, 夏中元, 等. 非经典体位下超声引导颈内静脉困难穿刺的临床应用价值. 武汉大学学报·医学版, 2015, 36 (1): 137-140.

[27] 吴皎卿, 史宏伟, 陶红伟, 等. 七氟醚对冠状动脉旁路移植术患者左心室纵向和环向运动的影响. 临床麻醉学杂志, 2015, 31 (11): 1090-1094.

[28] 田鹏声, 于钦军, 潘湘斌, 等. 经胸小切口先天性房（室）间隔缺损封堵术特点及麻醉管理. 临床心血管病杂志, 2015, 31 (1): 66-68.

[29] Zhang Y, Song H, Qiao X, et al. Detection and diagnosis of iatrogenic inadvertent diversion of partial inferior vena cava into the left atrium by transesophageal echocardiography during large posteroinferior surgical atrial septal defect closure. J Anesth, 2015, 29 (3): 442-445.

[30] Hu J, Peng L, Qian H, et al. Transoesophageal echocardiography for prediction of postoperative atrial fibrillation after isolated aortic valve replacement: two-dimensional speckle tracking for intraoperative assessment of left ventricular longitudinal strain. Eur J Cardiothorac Surg, 2015, 47 (5): 833-839.

[31] 林强, 周活动, 黎达锋, 等. 围手术期目标导向液体治疗对结直肠手术临床结局的影响. 中华胃肠外科杂志, 2015, 18 (7): 671-675.

[32] Zhou ZF, Xia CZ, Wu M, et al. Comparison of three methods for the confirmation of laryngeal mask airway placement in female patients undergoing gynecologic surgery. Ultrasound Med Biol, 2015, 41 (5): 1212-1220.

[33] Wang M, Gong Q, Wei W. Estimation of shunt fraction by transesophageal echocardiography during one-lung ventilation. J Clin Monit Comput, 2015, 29 (2): 307-311.

[34] 姚猛飞, 王秋兰, 毕建民, 等. 硝酸甘油对全麻下髋关节置换术后深静脉血栓的影响. 临床麻醉学杂志, 2015, 31 (7): 652-654.

第六节　麻醉并发症

麻醉并发症涉及面广，需要特别指出的是，许多所谓的麻醉并发症其实与麻醉并不相关，确切地说应该属于围术期和外科手术的相关并发症。鉴于麻醉学已经在向围术期医学的方向发展，本节中我们对此并不做严格的区分。根据所涉及的麻醉并发症，我们将中国作者 2015 年所发表的文献归为以下类别：术中知晓、术后谵妄（postoperative delirium，POD）和术后认知功能障碍（postoperative cognitive dysfunction，POCD）等，苏醒延迟，胃肠道并发症[包括误吸，术后恶心、呕吐（PONV）]，过敏反应，心血管系统并发症、免疫抑制和术后感染、呼吸系统并发症、体温下降和寒战、硬膜外穿刺后头痛（post dural puncture headache，PDPH）、尿潴留、术后疼痛、手术室外场所的麻醉并发症、远期生存率、患者满意度、职业安全风险等。其中的某些文献可能涉及多种麻醉并发症。

一、术中知晓、术后谵妄和术后认知功能障碍

本年度中国作者发表的关于术中知晓、术后谵妄和术后认知功能障碍的文献在麻醉并发症相关文献中所占比重最大。

（一）术中知晓

毛仲炫等[1]调查与分析了非心脏手术全麻患者术中知晓的发生情况。研究随机纳入 1000 例患者，年龄 16~84 岁，未监测神经电生理。术后第 1 日、第 3 日随访，调查术中知晓的发生情况，以 Mashour 分级方法对患者术中知晓进行分级。结果：1000 例患者中，发生术中知晓者 16 例（1.6%），其中 Mashour 3 级以上（含 3 级）者 12 例；静吸复合维持麻醉患者术中知晓的发生率为 0.7%，而全凭静脉恒速给药方式输注丙泊酚维持的患者发生率高达 5.1%；妇科腹腔镜手术为"重灾区"。女性和术中血压下降是全身麻醉患者术中知晓可能的相关因素，而吸入麻醉是可能的保护因素。

（二）术后谵妄和认知功能障碍

1.术后谵妄的危险因素　陈佳伟等[2]对头颈部手术后谵妄危险因素进行了 Meta 分析，检索 PubMed、Cochrane library、Embase、ISI Web of Knowledge、Google scholar、CNKI 数据库、维普数据库和万方数据库，共纳入 7 篇关于头颈部手术患者术后谵妄危险因素的病例对照研究，共 1664 例头颈部手术患者，谵妄组 237 例，非谵妄组 1427 例。研究表明，年龄、性别、独居、术前精神疾病、酗酒及手术麻醉时间 6 项为头颈部手术患者术后谵妄的相关因素，而与根治性颈淋巴清扫术、游离皮瓣修复、气管切开、术后制动等因素无显著相关性。

童珊珊等[3]对麻醉后监测治疗室（PACU）的成年患者全麻苏醒期躁动（EA）危险因素进行了分析，研究纳入择期手术患者 2056 例，127 例患者在 PACU 的麻醉苏醒期发生躁动，发生率为 6.18%。回归

分析显示，ASA 分级高、术中补液量大、留置尿管和术后疼痛是 EA 的危险因素。韩梅等[4]研究了术前焦虑与老年患者术后谵妄的相关性，选择年龄大于 65 岁择期行全身麻醉下手术的患者，分为无手术史组（组Ⅰ，$n=72$）和有手术史组（组Ⅱ，$n=60$）。对患者进行术前焦虑问卷评分和术后谵妄评估，术中给予全凭静脉麻醉。术前组Ⅰ患者的焦虑程度更高。组Ⅰ术前焦虑的患者术后谵妄的发病风险是无术前焦虑患者的 1.726 倍，组Ⅱ术前焦虑的患者术后谵妄的发病风险是无术前焦虑患者的 2.312 倍。结论是：无手术史的患者较有手术史的患者术前焦虑程度更高，术前焦虑的患者术后谵妄的发病率更高。

卞慧娴等[4]研究了术前疼痛病程对关节置换术术后早期认知功能的影响。研究纳入了 70 例择期行全麻下单侧全髋关节置换术的老年患者，按术前疼痛持续时间<3 个月或≥3 个月分为 2 组（各 35 例）。给予静脉麻醉诱导，气管插管后静吸复合维持麻醉。于术前 1 日、术后 24 h、术后 72 h 进行 VAS 评分和简易精神状态检查表（MMSE）评分。术后 MMSE 评分较术前降低 2 分以上认为发生 POCD。结果：术后 24 h POCD 的发生率术前疼痛持续时间<3 个月者为 21.2%，≥3 个月者为 48.6%）；术后 72 h POCD 的发生率两组差异无统计学意义。

叶繁等[6]回顾性分析了术前血管性危险因素与老年患者胃癌术后早期认知功能障碍的相关性。根据 MMSE 评分将患者分为 POCD 组和非 POCD 组，共 23 例（38.3%）患者发生 POCD。高血压、糖尿病和高胆固醇血症是术后早期发生 POCD 的独立危险因素。

Shu 等[7]研究了不同麻醉深度对腹腔镜妇科手术患者术后 POCD 的影响。研究纳入了 192 例拟行腹腔镜妇科手术的患者，将其随机分为 3 组，均予以七氟烷及瑞芬太尼静吸复合麻醉，Ⅰ组维持双频指数（BIS）为 30<BIS≤40，Ⅱ组 40<BIS≤50，Ⅲ组 50<BIS≤60，使用 MMSE 量表及连线测试（TMT）评估患者术前一日及术后一日的认知功能。结果发现Ⅱ组术后的 MMSE 评分比另外两组高，TMT 完成时间较另外两组短。通过试验得出结论：七氟烷复合瑞芬太尼麻醉控制 40<BIS≤50，可以轻度抑制青年及中年腹腔镜患者术后认知功能障碍的发生。

陈佳等[8]选取择期行胃肠道开腹手术的中老年患者 150 例，研究了麻醉深度对中老年患者术后认知功能的影响。将患者随机均分为 2 组：深麻醉组（D 组）和浅麻醉组（L 组）。D 组术中 BIS 值 80%以上维持在 30~45，L 组 BIS 值 80%以上维持在 45~60。共 107 例患者完成了术后 7 日神经心理学测试，其中 D 组 53 例，L 组 54 例；共 59 例患者完成了术后 3 个月的神经心理学测试，其中 D 组 29 例，L 组 30 例。D 和 L 组术后 7 日 POCD 的发生例数分别为 9 例（17.0%）和 19 例（35.2%），D 组 POCD 的发生率明显低于 L 组；D 组术后 3 个月 POCD 的发生例数为 2 例（6.9%），L 组为 4 例（13.3%），两组差异无统计学意义。结论是全凭静脉麻醉下将 BIS 值维持在 30~45 的水平能降低胃肠道开腹手术中老年患者的早期 POCD 发生率，但对远期认知功能影响不大。

不同的麻醉方式对老年患者 POCD 发生的影响方面，Qiao 等[9]研究了不同麻醉方式对老年患者发生 POCD 的影响。研究共纳入 90 例 65~76 岁食管癌患者，将其随机分为 3 组：S 组采用七氟烷麻醉，S+MP 组术前使用甲强龙后给予七氟烷麻醉，C 组使用丙泊酚静脉麻醉作为对照组。术后使用蒙特利尔认知评估（MoCA）量表记录术后 1 日、3 日及 7 日的 POCD 发生与否，测量麻醉前 10 min、术后 1

日、术后3日及术后7日的血清TNF-α、IL-6及S100β蛋白浓度。结果发现与C组和S+MP组比较，S组术后量表评分均较低。S组的术后血清中TNF-α、IL-6及S100β蛋白浓度较C组明显较高，但S+MP组上述蛋白浓度较S组低。研究表明，与丙泊酚静脉麻醉相比，七氟烷吸入麻醉会增加老年患者术后认知功能障碍的发生率，术前注射甲强龙可以降低其发生率。Shi等[10]也研究了不同麻醉方式对髋关节置换老年患者POCD的影响。研究共收集100例行髋关节手术的老年患者，分为全身麻醉组与椎管内麻醉组，于术前1日、术后1日、术后5日记录患者的MMSE评分及Aβ、Tau蛋白水平。结果发现全身麻醉组患者的MMSE评分较椎管内麻醉组评分低，且全身麻醉组的Aβ、Tau蛋白水平较椎管内麻醉组高，全身麻醉组POCD的发生率明显高于椎管内麻醉组。作者最终得出结论，对于髋关节置换的老年患者，椎管内麻醉方式在降低POCD发生率方面优于全身麻醉。

陈婉南等[11]研究了蛛网膜下腔麻醉和全身麻醉对高龄患者髋关节术后重症监护室谵妄发生的影响。研究选择年龄≥80岁术前认知功能正常的择期髋关节手术患者，结果显示全麻患者术后ICU谵妄的发生率高于蛛网膜下腔阻滞患者，且前者术后ICU入住时间、术后并发症发生情况、总住院时间以及麻醉费用均超过后者。因此，作者认为，与全身麻醉相比，高龄择期髋关节手术患者采用蛛网膜下腔阻滞，有利于减少术后ICU谵妄的发生。

Xu等[12]研究了围术期自体血回输对腰椎手术的老年患者早期术后认知功能障碍的影响。研究共收集81例行腰椎手术并在术中使用自体血回输的老年患者，统计患者术后7日内的POCD发生率，结果发现21例出现POCD，其中较低的文化水平、出血量多、术前贫血的患者更易发生POCD，围术期输入3个单位以上异体血是早期发生POCD的独立危险因素，而自体血回输对POCD的发生并无显著影响。

芦一琳等[13]探讨了可移动CT（mCT）对颅脑手术麻醉恢复期患者的应用价值。研究纳入了69例在麻醉恢复室应用mCT进行扫描检查的神经外科颅脑手术后患者。检查的原因包括躁动或谵妄45例（65.2%），昏睡10例（14.5%），血压异常升高且控制不佳9例（13.0%），麻醉清醒后再次昏迷2例（2.9%），偏侧肢体运动障碍2例（2.9%），癫痫发作1例（1.5%）。结果异常12例，阳性率为17.4%，其中颅内积气较多（5例），术区血肿4例，蛛网膜下隙出血2例，远隔部位薄层硬膜下出血1例。因术区血肿重返手术室清除血肿2例。因而，神经外科颅脑手术后患者在麻醉恢复室观察期间如发现躁动或谵妄，应该考虑应用mCT或CT检查以发现可能存在的颅内异常。

2. 术后谵妄对预后的早期和长期影响　张亚军等[14]研究了非体外循环心脏不停跳冠状动脉旁路移植术术后发生精神障碍对早期预后的影响。研究纳入了145例行OPCABG的患者，其中术后发生精神障碍者27例，未发生精神障碍者118例，比较两组术后肺部感染、ICU住院时间>72 h、引流量大于800 ml及心律失常的发生率。结果：术后发生精神障碍者术后肺部感染、ICU住院时间>72 h、引流量大于800 ml及心律失常的发生率高于未发生精神障碍者（25.93%、66.67%、29.63%、37.04% vs 11.02%、21.19%、13.56%、18.52%；$P<0.05$）。

刘丹等[15]进行了危重患者术后谵妄对患者远期生存质量、并发症发生率及病死率影响的前瞻性临床队列观察研究。261例行非心脏大手术、术后送入外科监护室（SICU）且年龄大于65岁的患者入选，采用CAM-ICU表评估患者术后早期谵妄，术后谵妄的发生率为21.8%，回归分析显示年龄增加、受教育时间短、术前糖尿病病史、术前的ASA分级高和送入SICU时APACHE Ⅱ评分高是术后早期谵妄的独立危险因素；手术后随访2年，用SF-36等量表评价患者的生存质量，手术后平均随访时间为（21.4±5.3）个月。术后24个月时谵妄患者的累积生存率为57.3%，而未发生谵妄的患者为66.5%，差异无统计学意义。COX风险比例模型多因素分析显示，男性患者、恶性肿瘤分期≥Ⅲ期患者、术前ASA分级高是术后死亡的独立危险因素。谵妄患者术后远期的生理功能、生理职能、社会功能以及认知能力明显低于非谵妄患者。

3. 苏醒期躁动和术后谵妄的治疗　张承华等[16]研究了心理行为干预对青年军人患者术后早期认知功能障碍的影响。选择拟行下腹部手术的现役军人患者50例，随机分为干预组和对照组，每组25例。术前1日，干预组进行心理行为干预，对照组只作常规术前探视。两组于术前1日和术后1日，分别进行神经心理学量表数字广度测验、数字符号测验、Stroop测验、中文听觉词汇学习测验，测定认知功能，采用Z计分法判断术后认知功能障碍的发生率。POCD发生率对照组为20%（5/25），干预组为4%（1/25）；干预组POCD发生率下降。

数篇文献研究了不同药物对POCD的影响。Ding等[17]研究了右美托咪定对机器人辅助腹腔镜下膀胱全切除术患者的麻醉恢复期及POCD发生率的影响。将40例患者随机、双盲分为2组：试验组以0.8 μg/（kg·h）速率泵注右美托咪定10 min，之后以0.3 μg/（kg·h）速率泵注，直至手术结束前30 min停药；对照组以相同速率和方法泵注生理盐水。比较术中患者生命体征及BIS值，术后Ramsay评分、谵妄程度（DRS）、疼痛视觉模拟评分（VAS）及舒适评分。结果发现，右美托咪定用于机器人辅助腹腔镜下膀胱全切除术的老年患者，可以在麻醉恢复期及术后起到神经保护的作用，该作用可能与该药物减轻炎症反应有关。

Liu等[18]回顾性研究发现右美托咪定（DEX）显著降低了术后谵妄（POD）的发生率。将80例术前遗忘型轻度认知障碍患者（aMCI）及120例正常老年患者随机分为4组：MD组、MN组、CD组及CN组。MD组为aMCI患者，术中使用DEX；MN组为aMCI患者，术中使用生理盐水泵入，CD组为正常患者，术中使用DEX，CN组为正常患者，术中使用生理盐水对照。DEX泵注速率为0.2~0.4 μg/（kg·h）。分别于术后第1日、第3日及第7日评估患者术后谵妄的发生率。结果发现右美托咪定有效降低了aMCI患者以及正常老年患者POD的发生率。

Ren等[19]观察了地佐辛合用布托啡诺对老年患者术后认知功能的影响。研究共收录了40例拟在全麻下行上腹部手术或开胸手术的老年患者，将40例患者随机分为地佐辛合用布托啡诺组和布托啡诺组，每组各20例患者。采用VAS及Ramsay评分分别评估疼痛和镇静程度，使用MMSE评估患者认知功能。地佐辛合用布托啡诺组术后48 h的疼痛评分（1.75±0.44）明显低于布托啡诺组（2.25±0.79，$P<0.05$），前者术后恶心、呕吐评分（0）也低于后者（1.75±0.44，$P<0.05$）。布托啡诺组术后6h的镇静评分（3.75±0.79）高于地佐辛合用布托啡诺组（2.15±0.75，$P<0.05$）。两组术后6 h的MMSE评分均低于术前水平，且布托啡诺组评分（15.00±2.00）低于地佐辛合用布托啡诺组（20.95±1.54，$P<0.05$）。作者由此得出结论，与单用布托啡诺相比，地佐辛与布托啡诺联合镇痛可以短期内更有效地减

少老年人术后认知功能障碍的发生。

二、苏醒延迟

董媛媛等[20]进行了深低温停循环主动脉弓部手术（DHCAASCP）后苏醒延迟危险因素分析，回顾性分析了 97 例行主动脉弓部手术患者的临床资料。正常组 46 例，苏醒延迟组 51 例，其中 11 例患者（11.34%）术后一直未醒。单因素分析结果显示：年龄＞60 岁、有高血压病史、急诊手术、体外循环时间＞240 min、心肌阻断时间＞180 min、输血量＞2 单位是深低温停循环主动脉弓部手术后发生苏醒延迟的危险因素。Logistic 回归分析结果显示，急诊手术、CPB 时间＞240 min 是导致该类患者术后发生苏醒延迟的独立危险因素。

三、肺部并发症

Jin 等[21]通过多中心研究发现术后肺部并发症在我国非心脏手术患者中常见，并与住院时间延长相关。该研究收集了 4 所大学附属医院的 1673 例非心脏手术患者，将其分为 2 组：第一组用于计算术后肺部并发症预测风险分数，第二组用于验证其准确性。研究共发现 9 个非心脏手术患者术后肺部并发症的独立危险因素：吸烟、近一个月内呼吸道感染、术前使用抗生素、术前 SpO_2＜96%、手术部位、失血量≥100 ml、术后血糖＞6.1 mmol/L、白蛋白＜35 g/L 及通气；通过第二组验证，证实了其预测性较佳。

Lu 等[22]通过对 61 例行胸腺切除的重症肌无力（MG）患者进行回顾性分析，发现 40 例患者在麻醉后需要呼吸支持或 48 h 内再插管，通过单因素统计分析后发现 MG 定量分级（QMG）、术前肌肉强度、是否使用溴吡斯的明及泼尼松、术前肺部功能、术前低胆碱酯酶水平、术前吞咽肌功能和乙酰胆碱受体抗体活性是术后带管时间延迟的显著预测因素。进一步多回归因素分析发现，QMG 及美国重症肌无力分级（MGFA）是术后带管时间延迟的独立危险因素，QMG 及 MGFA 分级越高，术后带管时间越易延长。

四、胃肠道并发症

邱维吉等[23]采用核磁共振法确定健康志愿者液体胃排空时间，以探讨合理的术前禁饮时间。选择健康志愿者 19 名，ASA 分级 I 或 II 级，年龄 20～60 岁，性别不限。试验前 1 日 22：00 时开始禁饮食，试验当日 8：00（T_0）时进行 MRI 检查，记录基础胃内液体容积。口服 12.5%碳水化合物溶液（含 40 g 麦芽糊精和 10 g 蔗糖）400 ml，于口服溶液后即刻测量胃内液体容积，之后每 25 min 复测 1 次，直至胃内液体容积恢复至口服前基础状态或者小于 25 ml，结果：志愿者液体半量胃排空时间为（32±12）min，完全胃排空时间为（99±22）min；与 T_0 时比较，T_{125}、T_{150} 和 T_{175} 时胃内液体容积差异无统计学意义。结论是健康志愿者液体胃排空时间约为 2 h，证明禁饮时间可缩短至麻醉前 2 h。

2015年度我国关于PONV的研究方向依然主要为使用各种药物降低PONV发生率。Liang等[24]通过对82项有关PONV试验进行系统回顾性分析，发现与对照组相比，右美托咪定可以降低术后恶心、呕吐的发生率。统计发现，0.5 μg/kg右美托咪定单次注射用于预防恶心有显著功效，而1.0 μg/kg仅能降低呕吐的发生率。右美托咪定与空白对照组相比可以减少PONV的发生率，该效能有可能与其减少围术期阿片类药物用量有关。Gao等[25]对9项研究进行系统回顾性分析，比较0.3 mg雷莫司琼与4 mg昂丹司琼用于全麻后恶心、呕吐的效能，发现两者对全麻后恶心的效能无明显差异，但对于全麻后24 h内呕吐，雷莫司琼的效能显著强于昂丹司琼，然而在全麻后24～48 h内，两者止呕效能无显著差异。在比较两者的不良反应时，雷莫司琼的不良反应发生率较昂丹司琼少。作者最后得出结论：雷莫司琼与昂丹司琼相比，在早期（0～24 h）止呕效果较强，不良反应较少。刘延莉等[26]研究了经皮穴位电刺激治疗剖宫产产妇恶心、呕吐及对血浆5-HT浓度的影响。研究纳入了择期剖宫产产妇90例，将其随机分为经皮穴位电刺激组（A组）、假穴位组（B组）和空白对照组（C组），每组各30例。A组于术前30 min给予经皮穴位电刺激双侧内关、足三里穴，术中持续刺激至术后1 h；B组在相同穴位内侧旁开3 cm处给予相同电刺激；C组仅在相同穴位粘贴电极片而不予电刺激。采用腰硬联合麻醉，术后镇痛方法一致。于穴位刺激前（T_0）、切皮时（T_1）、胎儿剖出时（T_2）、腹腔探查时（T_3）、术后1 h（T_4）记录平均动脉压（MAP）、心率（HR）、血氧饱和度（SpO_2）、恶心呕吐视觉模拟评分，术中出血量及缩宫素、麻黄碱、阿托品使用情况，于穴位刺激前（T_0）、电刺激30 min后测定血浆5-HT浓度的变化。A组各时点恶心呕吐评分均低于B、C组，且经皮穴位电刺激30 min后血浆5-HT浓度低于B、C组。得出结论，经皮穴位电刺激能明显改善剖宫产产妇术中及术后恶心、呕吐，其机制可能与降低血浆5-HT浓度有关。

五、过敏反应

2015年度有关围术期过敏反应的文献较少。周碧云等[27]研究了气道压力在判断体外循环鱼精蛋白过敏反应中的价值。选择402例择期手术的先天性心脏病患儿，体外循环结束后经静脉推注1.5倍肝素剂量鱼精蛋白，输注速率为1 mg/(kg·min)，每隔1 min记录气道压力（P_{aw}），同时监测血压（BP）、肺动脉压（PAP）等指标，平均动脉压（MAP）下降≥10 mmHg确定为鱼精蛋白毒性反应，下降<30 mmHg为轻度反应，>30 mmHg为中重度反应，分析P_{aw}增高与鱼精蛋白过敏反应的关系，并判断其敏感性。结果：共发生鱼精蛋白反应21例，发生率为5.2%，5例为轻度反应，仅表现为血压下降；16例为严重过敏反应，P_{aw}均升高且明显早于血压下降，提前（42.4±19.4）s，灵敏度仅次于PAP增高。结论是鱼精蛋白中和过程中，气道压力增高能早期提示鱼精蛋白中重度过敏反应。

六、硬膜外穿刺后头痛

硬膜外穿刺后头痛（PDPH）是椎管内麻醉最常见的并发症。2015年度关于椎管内麻醉后并发症的研究集中于 PDPH 的治疗。

Yang 等[28]通过随机双盲对照试验研究了地塞米松对椎管内穿刺后头痛的作用。研究共收集了 616 例剖宫产孕妇，分为地塞米松组及对照组，分别比较术后 1 日、2 日、3 日及 7 日头痛的发生率，使用 VAS 量表评估疼痛程度，结果发现术前注射 8 mg 地塞米松并未减少术后头痛的发生率，甚至有增加术后 24 h 内头痛程度的趋势。

Sun 等[29]报道了 8 例椎管内意外穿破硬脊膜患者预防术后头痛措施的效果，4 名患者穿破硬膜后补救性注射 20 ml 羟乙基淀粉，每日一次，持续 2 日，4 例患者中有 3 例发生轻度头痛，1 例患者无 PDPH 发生；另外 3 例患者予以注射 20 ml 羟乙基淀粉及 5 μg 舒芬太尼预防头痛，每日一次，持续 2 日，3 例患者均未发生 PDPH。试验另使用 20 ml 羟乙基淀粉及 5 μg 舒芬太尼硬膜外注射用于治疗 1 例严重 PDPH 患者，注射后患者 PDPH 较前缓解。研究证实 PDPH 高发人群为年轻、女性及顺产患者，该研究中 7 例患者使用羟乙基淀粉补丁补救性治疗后，仅有 3 例患者出现轻微头痛，说明补救性硬膜外治疗可能会改善症状。但是，该作者也指出硬膜外注射羟乙基淀粉必须待残余局麻药作用消退，以避免全脊髓麻醉的发生。

七、心血管系统并发症

1. 麻醉期心脏停搏　毛仲炫等[30]采用问卷调查法对某地区 2010 年围麻醉期心脏停搏发生原因进行回顾性分析，发放调查问卷 210 份，有效问卷回收率 63.3%（133 份）。133 家医院 414 676 例患者中，围麻醉期发生心脏停搏 64 例，发生率为 0.0154%，治愈 16 例（25%），植物人 2 例（3%），死亡 46 例（72%）。心脏停搏患者中行全麻者占 77%，椎管内麻醉者占 23%。心脏停搏诱因构成比分别为：患者因素（术前病情危重）44%（28 例）、外科因素 14%（9 例）、麻醉因素 25%（16 例）、患者-手术-麻醉因素（术中危急事件）12%（8 例）、未知因素 5%（3 例）。不同因素下治愈患者的构成比为：患者因素 13%（2 例）、外科因素 6%（1 例）、麻醉因素 75%（12 例）、患者-手术-麻醉因素 6%（1 例）、未知因素 0。麻醉因素下治愈患者的构成比高于其他因素下治愈患者的构成比。患者因素不仅是心脏停搏的主要诱因，而且还是导致患者死亡的危险因素。麻醉因素导致患者心脏停搏的主要诱因是气道管理不善和麻醉药对循环的抑制作用，应注重术前气道评估及术中严密监测。

2. 冠心病患者行非心脏手术的围术期心脏事件　刘子嘉等[31]采取多中心前瞻性队列研究探讨了高龄冠心病患者行非心脏手术的围术期心脏事件的危险因素。该研究纳入一段时间内 5 家医院年龄≥75 岁、择期行中危或高危非心脏手术的冠心病患者 360 例，以围术期主要心脏事件为终点。采用单因素分析和多因素 Logistic 回归分析，寻找该人群围术期心脏事件的危险因素并进行危险分层。结果表明，该人群主要心脏事件的发生率为 11.94%。围术期主要心脏事件的独立危险因素包括半年内心绞痛史、高血压病史、血细胞比容<40%、血肌酐>150 mmol/L、射血分数<50%、术中低氧及手术时间>150 min，其危险指数分别为 4、3、3、6、4、5、4。依据危险指数评分进行危险分层，随着分层级数的增加，围术期心脏事件的发生率显著增加。

3. 围术期循环抑制和低血压　文献主要聚焦于产科患者及其防治。韩旭东等[32]研究了剖宫产术中不同速率去氧肾上腺素预防性静脉输注对新生儿血气的影响。研究纳入了择期行剖宫产术产妇150例，将其随机分为6组：P1、P2、P3、P4（去氧肾上腺素预防性泵注组）、E（麻黄碱预防性推注组）、C（对照组）。蛛网膜下腔阻滞完成平卧后，对P1~P4组产妇分别即刻静脉泵注0.1 μg/（kg·min）、0.2 μg/（kg·min）、0.3 μg/（kg·min）、0.4 μg/（kg·min）去氧肾上腺素10 min；E组平卧后即刻静脉注射麻黄碱10 mg；C组无预处理。监测Apgar评分及脐动脉血气指标。与E、C组比较，P1~P4组pH较高；与C组比较，P1~P4组及E组的脐动脉血氧分压较高。各组新生儿出生后1 min、5 min Apgar评分比较均无统计学差异。结论是与使用麻黄碱相比，剖宫产术中预防性静脉持续输注去氧肾上腺素能增加新生儿脐动脉血的pH，但Apgar评分无明显影响。韩旭东等[33]另一项发现是，蛛网膜下腔阻滞下行择期剖宫产术时预防性泵注去氧肾上腺素在维持血流动力学稳定及降低产妇恶心、呕吐发生率方面较使用麻黄碱更有优势；0.3~0.4 μg/（kg·min）是蛛网膜下腔阻滞下行择期剖宫产术时较为恰当的去氧肾上腺素预防性泵注速率。

柳阳等[34]探讨了联合应用麻黄碱和去氧肾上腺素对剖宫产术中产妇和新生儿的影响。对麻醉后血压下降（较基础值降低20%或收缩压低于90 mmHg）患者给予升压药物处理。A组给予去氧肾上腺素100 μg；B组给予麻黄碱8 mg；C组给予麻黄碱和去氧肾上腺素联合用药，其中C1组为麻黄碱2 mg+去氧肾上腺素75 μg，C2组为麻黄碱4 mg+去氧肾上腺素50 μg，C3组为麻黄碱6 mg+去氧肾上腺素25 μg。结果：A组患者心率减慢；B组患者心率增快明显，恶心、呕吐发生率高，且脐血血气分析pH、HCO_3^-、BE值明显降低；C组心率较为平稳，其中C2组心率、血压最稳定；胎儿娩出后Apgar评分比较差异无统计学意义。结论肯定了在剖宫产术中联合应用麻黄碱和去氧肾上腺素较单独使用其一对血压、心率的改善效果更好，且对胎儿影响较小。

八、术后感染

2015年度多位作者发表了麻醉医师参与围术期感染防治方面的文献。刘俊等[35]研究了靶控温度管理对老年经尿道前列腺等离子电切术后感染的影响。观察组术中采用37℃灌注液，对照组术中采用室温灌注液，观察组术后感染感染率为6.7%，对照组术后感染率为16.7%，观察组感染率明显低于对照组，结论是靶控温度管理用于老年经尿道前列腺等离子电切术减少了感染发生率。

张秀丽等[36]探讨了一次性过滤器在老年患者气管插管全麻术中预防呼吸道感染的价值。观察组使用一次性过滤器，对照组不用，手术前后收集麻醉机碱石灰端、呼气端和吸气端标本并送实验室检验，对比分析两组细菌学检验结果以及术后呼吸道感染率。结果表明，观察组患者麻醉机碱石灰端、呼气端及吸气端阳性率分别为0.6%、0.9%及0.3%，明显低于对照组的5.6%、10.2%及3.1%；观察组患者呼吸道感染率为0.9%，明显低于对照组的3.4%。作者认为一次性病毒/细菌过滤器可有效预防老年气管插管全麻手术后呼吸道感染。

九、体温下降和寒战

围术期体温管理受到了国内麻醉界同行的较多关注。王锦等[37]研究了经皮肾镜手术中体温对不同年龄患者顺式阿曲库铵恢复时间的影响。研究纳入了经皮肾镜手术患者80例，将其随机分为N组（术中不保温组）和H组（术中保温组）；根据年龄将每组患者再分为两组，分别为不保温中青年组（NY组）、不保温老年组（NO组）、保温中青年组（HY组）、保温老年组（HO组）；记录肌松药起效时间，拇肌诱导肌颤搐反应（T1）恢复至25%、75%的时间，完全恢复时间（TOFr0.9）及恢复指数（RI）。术毕不保温组患者体温显著低于两个保温组，且不保温老年组体温[（34.7±0.4）℃]低于不保温中青年组[（35.2±0.3）℃]；两个不保温组患者的肌松恢复时间明显长于保温组，不保温老年组起效时间、T1恢复至25%及75%的时间长于不保温中青年组。该研究发现经皮肾镜手术容易发生术中低体温，保温有助于顺式阿曲库铵肌肉松弛作用的恢复；尤应注意对高龄患者保温，避免肌松药残留引起术后并发症。

徐乐等[38]研究了术中保温对妇科手术患者术中体温变化及凝血功能的影响；保温组患者入室后开启充气加温系统，温度调至40℃；术中非手术部位用外科敷料、棉垫包裹，所用液体及血液制品均用输液加温器加温后输入。对照组患者术中按层流手术间标准进行常规手术操作。结果表明，虽然轻度低体温未对患者凝血功能产生显著影响，但保温组和对照组患者术中各时间点体温相比差异有统计学意义。

十、尿潴留

贺必梅等[39]评价了针刺干预蛛网膜下腔阻滞术后尿潴留的疗效。术后选取双侧府舍、水道行电针治疗，频率为2 Hz/50 Hz，留针30 min，治疗1次；对照组不予干预。观察组尿潴留发生率较对照组低，蛛网膜下腔阻滞后30 min至第一次自主排尿时间较对照组早，且排尿通畅率较对照组高，尿不尽和下腹坠胀感发生率低于对照组。作者认为针刺可以明显缩短蛛网膜下腔阻滞术后自主排尿时间，促进膀胱排尿反射的恢复，具有促进排尿、降低术后尿潴留发生率的作用。

十一、术后疼痛

2015年度关于术后疼痛的研究文献篇数较少，集中于研究术后喉部疼痛。Geng等[40]探讨了妇科腹腔镜手术中气管导管气囊压力对术后喉部疼痛的影响。选择30例妇科开腹手术及30例妇科腹腔镜手术患者，全麻诱导后插入气管导管，套囊充气至25 mmHg，分别于插管后5 min、15 min、30 min、45 min、60 min测量并记录两组患者气道峰压及气囊压，术后2 h和术后24 h评估患者喉部疼痛情况。结果发现术中气腹及Trendelenburg体位会影响气管导管气囊压力，增加患者术后喉部疼痛的发生率。

董军等[41]研究了颈部物理降温在减少咽喉部激光手术患者术后疼痛和恢复期躁动中的作用。选择接受咽喉部激光手术的患者，将其随机分为对照组、颈部常温组、颈部降温组。在恢复期对照组患者无其他处理，常温组患者安放冷敷带但不冷敷；降温组患者进行颈部冷敷。结果表明，颈部降温组患者恢复期躁动及疼痛发生例数和发生率均低于对照组和颈部常温组。

十二、手术室外场所的麻醉并发症

王建设等[42]研究了儿童先天性心脏病介入治疗术中不良事件与麻醉管理的关系。研究回顾性分析1792例不同麻醉方法（静脉全麻、喉罩静吸复合全麻和气管插管全麻）下介入治疗术中出现不良事件的类型、发生率、死亡原因及处理等。麻醉相关因素引起的不良事件发生率为3.63%（65/1792），经及时处理后好转，不影响患儿预后。手术相关不良事件发生率为2.40%（43/1792），其中死亡4例，总死亡率为0.22%。3种麻醉方法中静脉全麻组不良事件发生率最高（12.6%），且危险性高。

十三、远期生存率

Ao等[43]研究发现患有代谢综合征（metabolic syndrome，MetS）合并肥胖的患者行冠状动脉旁路移值术，围术期及远期并发症的发生率和病死率显著增高，而单纯患有代谢综合征患者术后并发症及病死率与对照组相比无统计学差异。研究共录入1238例行冠状动脉单支旁路移值术的患者，根据录入标准分为MetS合并肥胖组、MetS不合并肥胖组及对照组，分别记录患者5年生存率及主要心脑血管不良事件（major adverse cardiac and cerebral events，MACCE）的发生率。研究结果发现，MetS合并肥胖组患者围术期并发症包括MACCE的发生率和病死率显著增加，远期MACCE的发生率及5年病死率也显著增加；而MetS不合并肥胖组患者与对照组相比并无明显差异。

十四、患者满意度

陈易等[44]采用术后恢复质量量表（PQRS）分析研究了影响全身麻醉患者麻醉满意度的相关因素。研究纳入了369例择期在全身麻醉下行非心脑手术的成年患者，于术后24 h、72 h和168 h对患者的麻醉满意度进行调查并进行PQRS评估。患者满意度分为完全满意、一般、不太满意和非常不满意，任意时间点均完全满意者纳入满意组，其余患者纳入不满意组。332例（90.0%）纳入满意组，37例（10.0%）纳入不满意组。满意组术前焦虑发生率和麻醉时间显著低于不满意组。满意组的苏醒期躁动（Riker镇静/躁动评分5～7分）发生率，术后24 h恶心、呕吐（Likert评分≥3分）发生率、术后24 h和术后72 h疼痛（Likert评分≥3分）发生率，术后168 h认知恢复率（整体评分＜基础值80%）均显著低于不满意组。患者麻醉满意度不高的原因从主到次依次为术后24 h恶心、呕吐，术前焦虑，术后72 h疼痛，术后24 h疼痛，术后168 h认知恢复不良和麻醉持续时间长。

十五、职业安全风险

2015 年度涉及麻醉职业风险的研究很少。张咏琴等[45]研究了腹腔镜手术室 CO_2 浓度对医护人员健康的影响。将 60 名手术室护士随机分为开腹手术组和腔镜手术组,分别于术前及术后对两组人员测量生命体征、检测动脉血气、评价疲倦程度,并采用便携式红外线 CO_2 分析仪检测手术室内不同时刻 CO_2 浓度。腔镜手术室内 CO_2 浓度于手术 30 min 时升高,术中维持较高水平,于手术结束时达最高值;与本组术前和开腹手术组相比,腔镜手术组人员手术后心率和呼吸频率明显增快,pH 降低,PCO_2 升高,且疲倦严重度评分显著增加。

(胡　浩　宦　烨　蔡宏伟)

参考文献

[1] 毛仲炫,刘敬臣. 广西地区患者围麻醉期心脏停搏发生原因的回顾性分析. 中华麻醉学杂志,2015,35(1):33-35.

[2] 陈佳伟,黄燕,徐辉,等. 头颈部手术后谵妄危险因素的 meta 分析. 中国口腔颌面外科杂志,2015,(2):175-181.

[3] 童珊珊,李军,彭春玲,等. 麻醉恢复室的成年患者全麻苏醒期躁动危险因素分析. 重庆医学,2015,(10):1340-1342.

[4] 韩梅,郑珊珊,李东白. 老年患者术后谵妄与术前焦虑的相关性研究. 医学与哲学,2015,(3B):83-85.

[5] 卞慧娴,杜海亮,王娇,等. 术前疼痛病程对关节置换手术术后早期认知功能的影响. 实用药物与临床,2015,(4):421-424.

[6] 叶繁,姚尚龙,武庆平. 术前血管性危险因素与老年患者胃癌术后早期认知功能障碍的相关性. 临床麻醉学杂志,2015,31(1):33-35.

[7] Shu AH, Wang Q, Chen XB. Effect of different depths of anesthesia on postoperative cognitive function in laparoscopic patients: a randomized clinical trial. Curr Med Res Opin,2015,31(10):1883-1887.

[8] 陈佳,全承炫,汤观秀,等. 麻醉深度对中老年患者术后认知功能及外周血高迁移率族蛋白 B1 的影响. 临床麻醉学杂志,2015,31(3):238-242.

[9] Qiao Y, Feng H, Zhao T, et al. Postoperative cognitive dysfunction after inhalational anesthesia in elderly patients undergoing major surgery: the influence of anesthetic technique, cerebral injury and systemic inflammation. BMC Anesthesiol,2015,15:154-160.

[10] Shi HJ, Xue XH, Wang YL, et al. Effects of different anesthesia methods on cognitive dysfunction after

hip replacement operation in elder patients. Int J Clin Exp Med，2015，8（3）：3883-3888.

[11] 陈婉南，宣丽真，诸杜明，等. 不同麻醉方式对高龄患者髋关节术后重症监护室谵妄发生的影响. 老年医学与保健，2015，21（4）：218-220.

[12] Xu X，Wang Y，Zhang J，et al. The association of perioperative autologous blood transfusion with the early postoperative cognitive dysfunction in aged patients following lumbar surgery. Transfus Apher Sci，2015，53（1）：48-51.

[13] 芦一琳，陈颖，范晓先，等. 可移动CT对颅脑手术麻醉恢复期病人的应用价值. 齐鲁医学杂志，2015，（5）：571-572.

[14] 张亚军，宋建祥，吴纪祥，等. OPCAB术后发生精神障碍对早期预后的影响. 江苏医药，2015，41（5）：575-576.

[15] 刘丹，王东信. 危重患者术后谵妄对远期生存率的影响. 重庆医学，2015，（9）：1229-1231.

[16] 张承华，董发团，麻伟青，等. 心理行为干预对军人患者术后早期认知功能障碍的影响. 西南国防医药，2015，25（1）：9-11.

[17] Ding L，Zhang H，Mi W，et al. Effects of dexmedetomidine on anesthesia recovery period and postoperative cognitive function of patients after robot-assisted laparoscopic radical cystectomy. Int J Clin Exp Med，2015，8（7）：11388-11395.

[18] Liu Y，Ma L，Gao M，et al. Dexmedetomidine reduces postoperative delirium after joint replacement in elderly patients with mild cognitive impairment. Aging Clin Exp Res，2016，28（4）：729-736.

[19] Ren BX，Zong J，Tang JC，et al. Effects of intravenous analgesia with combined dezocine and butorphanol on postoperative cognitive function in elderly patients. Genet Mol Res，2015，14（2）：5571-5576.

[20] 董媛媛，杨许丽，王喆妍. 深低温停循环主动脉弓部手术后苏醒延迟危险因素分析. 国际麻醉学与复苏杂志，2015，36（3）：204-208.

[21] Jin Y，Xie G，Wang H，et al. Incidence and risk factors of postoperative pulmonary complications in noncardiac Chinese patients：a multicenter observational study in university hospitals. Biomed Res Int，2015，（12）：43-47.

[22] Lu W，Yu T，Longhini F，et al. Preoperative risk factors for prolonged postoperative ventilation following thymectomy in myasthenia gravis. Int J Clin Exp Med，2015，8（8）：13990-13996.

[23] 邱维吉，李士通，白刚，等. 健康志愿者液体胃排空时间：核磁共振法确定. 中华麻醉学杂志，2015，35（1）：16-18.

[24] Liang X，Zhou M，Feng JJ，et al. Efficacy of dexmedetomidine on postoperative nausea and vomiting：a meta-analysis of randomized controlled trials. Int J Clin Exp Med，2015，8（8）：12113-12134.

[25] Gao C，Li B，Xu L，et al. Efficacy and safety of ramosetron versus ondansetron for postoperative nausea

and vomiting after general anesthesia: a meta-analysis of randomized clinical trials. Drug Des Devel Ther, 2015, 9: 2343-2350.

[26] 刘延莉, 王明山, 李秋杰, 等. 经皮穴位电刺激治疗剖宫产产妇恶心呕吐及对血浆 5-HT 浓度的影响. 中国针灸, 2015, (10): 1039-1043.

[27] 周碧云, 喻红辉, 沈敏, 等. 气道压力在判断体外循环鱼精蛋白过敏反应中的价值. 临床外科杂志, 2015, 23 (10): 770-772.

[28] Yang B, Li DL, Dong P, et al. Effect of dexamethasone on the incidence of post-dural puncture headache after spinal anesthesia: a randomized, double-blind, placebo-controlled trial and a meta-analysis. Acta Neurol Belg, 2015, 115 (1): 59-67.

[29] Sun S, Huang SQ. Epidural injection of hydroxyethyl starch in the management of post-dural puncture headache: a case series. Int J Clin Exp Med, 2015, 8 (5): 8254-8258.

[30] 毛仲炫, 舒礼佩, 林育南, 等. 非心脏手术全麻患者术中知晓发生情况的调查与分析. 国际麻醉学与复苏杂志, 2015, 36 (1): 19-22.

[31] 刘子嘉, 许力, 于春华, 等. 高龄冠心病患者行非心脏手术的围术期心脏事件危险因素分析. 中国医学科学院学报, 2015, 37 (5): 541-548.

[32] 韩旭东, 范坤, 平春枝, 等. 剖宫产术中输注去氧肾上腺素对新生儿的影响. 中国妇幼健康研究, 2015, 26 (1): 58-59, 62.

[33] 韩旭东, 耿智隆, 范坤, 等. 不同剂量去氧肾上腺素预防性泵注对腰麻下择期剖宫产产妇血流动力学的影响. 国际麻醉学与复苏杂志, 2015, 36 (10): 904-908.

[34] 柳阳, 董有静, 李洋, 等. 联合去氧肾上腺素和麻黄素在产科麻醉中的应用. 实用药物与临床, 2015, 18 (9): 1032-1036.

[35] 刘俊, 杜建龙, 陈涛, 等. 靶控温度管理对老年经尿道前列腺等离子电切术后感染的影响. 中华医院感染学杂志, 2015, (6): 1378-1379.

[36] 张秀丽, 刘德杰, 管丽丽, 等. 老年患者气管插管全麻术中预防呼吸道感染的临床分析. 中华医院感染学杂志, 2015, (19): 4505-4506.

[37] 王锦, 张宗泽, 柯剑娟, 等. 经皮肾镜手术中体温对不同年龄患者顺式阿曲库铵恢复时间的影响. 临床外科杂志, 2015, (4): 314-316.

[38] 徐乐, 周军, 任静, 等. 术中保温对妇科手术患者术中体温变化及凝血功能的影响. 中国妇幼保健, 2015, 30 (13): 2109-2111.

[39] 贺必梅, 潘飞鹏, 张森森. 针刺干预腰麻术后尿潴留的疗效评价. 中国针灸, 2015, 35 (3): 209-211.

[40] Geng G, Hu J, Huang S. The effect of endotracheal tube cuff pressure change during gynecological laparoscopic surgery on postoperative sore throat: a control study. J Clin Monit Comput, 2015, 29 (1): 141-144.

[41] 董军, 闵苏, 魏珂, 等. 颈部物理降温在减少咽喉部激光手术患者恢复期躁动中的作用. 中国现

代医学杂志，2015，25（7）：64-66.

[42] 王建设，周力，陈玲玲，等. 儿童先天性心脏病介入治疗术中不良事件与麻醉管理分析. 重庆医科大学学报，2015，（9）：1255-1259.

[43] Ao H，Xu F，Wang X，et al. Effects of metabolic syndrome with or without obesity on outcomes after coronary artery bypass graft．A cohort and 5-year study．PLoS One，2015，10（2）：e0117671.

[44] 陈易，魏月侠，王志华，等. 全身麻醉患者麻醉满意度的相关因素分析. 上海医学，2015，（2）：97-99.

[45] 张咏琴，彭蕾，马莉，等. 腹腔镜手术室CO_2浓度对医护人员健康的影响. 昆明医科大学学报，2015，36（2）：167-170.

第四章 围术期器官保护研究进展

第一节 围术期脑保护

一、麻醉药物与围术期脑保护

麻醉药物的直接作用是脑保护，右美托咪定与丙泊酚等静脉麻醉药及七氟烷等吸入麻醉药的脑保护机制仍然是2015年度的研究热点之一。

（一）静脉麻醉药

1. 右美托咪定（DEX） DEX作为高效、高选择性的肾上腺素α_2受体激动药，具有镇痛作用和剂量依赖性镇静作用。近年来，DEX的脑保护作用逐渐被关注，2015年度对其脑保护作用的机制有了更深入的研究，认为其在维持脑血流动力学稳定和抑制炎症反应等方面均有较好的效果。

在临床研究中，陈晓梅等[1]探讨了DEX在颅内肿瘤患者术中的脑保护作用。此研究将择期行颅内肿瘤手术患者随机分为DEX组和对照组。DEX组诱导后静脉注射DEX 1 μg/kg，10 min注射完毕，术中持续静脉泵注DEX 0.4 μg/（kg·h）。对照组诱导后给予等量生理盐水。记录两组患者术中各时间点的血压（BP）和心率（HR），检测术后各时间点的血清S100β蛋白和神经元特异性烯醇化酶（NSE）水平。结果发现，DEX组术中血压和心率明显低于对照组（$P<0.05$）；DEX组术后血清S100β蛋白和NSE水平明显低于对照组（$P<0.05$）。因此认为DEX可较好维持颅内肿瘤患者术中血流动力学的稳定，并降低术中与术后24 h内S100β蛋白和NSE水平。张韫辉等[2]认为，DEX在颅脑损伤患者的全身麻醉下开颅术中具有一定的脑保护作用。研究中，给予DEX组常规麻醉诱导前静脉输注DEX 1 μg/kg，随后，以0.5 μg/（kg·h）输注至术毕，结果发现DEX组术中血清S100β蛋白浓度显著低于对照组（$P<0.05$），而两组的脑氧代谢指标均在正常范围。沈社良等[3]*探讨了DEX对体外循环（CPB）下心脏手术患者的脑保护作用。研究采用常规麻醉诱导前静脉输注DEX 1 μg/kg，随后以0.5 μg/（kg·h）速率输注至术毕。结果显示，术后3 h DEX组血清TNF-α和S100β蛋白的浓度显著低于对照组（$P<0.05$）；术后24 h血清白介素-6（IL-6）和NSE的浓度低于对照组（$P<0.05$），而血清IL-10浓度高于对照组（$P<0.05$），因此认为DEX可减轻CPB心脏手术患者脑损伤，其脑保护作用与抑制炎症反应有关。在动物实验过程中，Pan等[4]探讨了DEX在脑组织缺氧损害中的神经保护机制。研究选用C57BL/6小鼠制备缺氧模型，在缺氧处理前给予小鼠腹腔注射DEX（16 μg/kg或 160 μg/kg）或者阿替美唑（α_2受体阻滞药，25 mg/kg），于缺氧处理后6 h、18 h、36 h取小鼠脑组织进行病理分析，并检测胱天蛋白酶（caspase-3）、Bax/Bcl-2、

NF-κB 和 COX-2 的水平。结果显示，DEX 预处理能够明显减轻脑组织缺氧损害，降低 caspase-3、NF-κB 和 COX-2 表达水平，降低 Bax/Bcl-2 比例。因此认为 DEX 通过抑制 NF-κB/COX-2 信号通路激活来发挥脑保护作用。

2. 丙泊酚　丙泊酚作为一种常用的静脉麻醉药，已经被证实在脑缺血-再灌注损伤过程中具有保护作用。然而，丙泊酚的脑保护作用机制目前仍不十分明确，2015 年度对不同脑损伤类型中丙泊酚的脑保护机制研究有了新的进展。

Yue 等[5]研究发现丙泊酚可以防止神经元线粒体 DNA 缺失。研究制备大鼠脑缺血模型，制备前 1 h 给予静脉注射丙泊酚 1.0 mg/（kg·min）预处理。结果发现丙泊酚预处理组的神经元结构与线粒体膜电位受到保护，减少了缺血-再灌注损伤对神经元线粒体 DNA 的损害，认为丙泊酚能够维持线粒体膜电位稳定，防止线粒体 DNA 丢失，这些机制对于保护缺血-再灌注损伤后的线粒体功能、增强神经元的耐受性具有重要意义。

Wang 等[6]研究发现丙泊酚预处理可减轻大鼠脑缺血-再灌注造成的急性损伤，并发现主要通过增加 γ-氨基丁酸（GABA）能中间神经元的 KCC2 表达水平，发挥脑保护作用。朱敏等[7]研究也证实丙泊酚预处理对脑缺血-再灌注大鼠有急性脑保护作用，认为可能与丙泊酚促进腺苷脱氨酶（ADAR2）蛋白核转位，进而增加α-氨基-3-羟基-5-甲基-4-异唑丙酸（AMPA）受体 GluR2 亚基 mRNA 编辑有关。

目前已有研究认为丙泊酚能够抑制小胶质细胞激活，因此丙泊酚在脑缺血损伤后可能具有抑制神经炎症的作用。除脑缺血再灌注损伤外，Wang 等[8]研究发现丙泊酚在大鼠心搏骤停后引起的脑损伤过程中具有保护作用，该作用可能通过抑制小胶质细胞激活来实现，提示丙泊酚介导的抗炎作用可能成为治疗心搏骤停后脑损伤的手段之一。

另外，与吸入麻醉药相比，丙泊酚的脑保护作用更为显著。施乙飞等[9]*研究结果显示丙泊酚复合麻醉组术中血浆 S100β蛋白和 NSE 浓度显著低于七氟烷复合麻醉组（$P<0.05$）。因此认为丙泊酚复合舒芬太尼麻醉对 CPB 下瓣膜手术患者的脑保护效应优于七氟烷复合舒芬太尼麻醉。

（二）吸入麻醉药

吸入麻醉药也具有一定的脑保护作用。Shan 等[10]探讨了不同吸入麻醉药预处理在脑缺血-再灌注损伤中的脑保护作用，研究认为使用小剂量七氟烷时即可达到良好的麻醉状态，且血流动力学相对稳定，更易苏醒，有助于发挥其脑保护作用，在使用脑血管舒张药时，这种保护作用更为明显。另外，Zhang 等[11]在研究中发现乳化七氟烷在心肺复苏中具有心脑保护作用，并认为使用乳化七氟烷可能成为心肺复苏后心脑保护简便、有效的手段。

二、电针调节与脑缺血-再灌注保护

早先研究报道了电针刺激"百会穴"能够有效诱导脑"缺血耐受"作用，并发现电针预处理可促进内源性大麻素花生四烯酸乙醇胺（AEA）及花生四烯酰甘油（2-AG）释放，上调缺血半暗带区域大麻素受体（CB1R）表达，促进 GSK-3β 磷酸化，调节线粒体 Bax/Bcl-2 凋亡路径，抑制细胞凋亡，发挥脑保护作用。

2015 年度，Liu 等[12]探讨了小鼠全脑缺血模型中电针预处理发挥脑保护作用的机制，结果发现电针预处理可以显著增加再灌注后 2 h 海马区谷氨酸受体亚单位 2（GluR2）的表达水平，同时促进神经元再生，增强细胞生存活力，抑制神经元凋亡，降低 Bax/Bcl-2 比例；当小干涉 RNA（siRNA）下调 GluR2 后，电针预处理的脑保护作用消失。另外，CB1R siRNA 与 CB1R 阻滞剂抑制电针预处理诱发的 GluR2 的表达水平升高，而 CB1R 激动剂则上调 GluR2 的表达，表明电针预处理通过 CB1R 上调 GluR2 的表达，从而发挥脑保护作用。

江涛等[13]*进一步探讨了针刺百会穴对脑缺血损伤保护作用的内源性机制。研究采用了雄性 SD 大鼠大脑中动脉阻塞（MCAO）模型，脑缺血-再灌注后检测细胞核呼吸因子-1（Nrf-1）与线粒体转录因子 A（TFAM）和 COX Ⅳ 蛋白含量，并应用透射电镜方法观察线粒体体积与数量变化，最终证实 CB1R 高选择性激动剂 ACEA 能够促进 GSK-3β 磷酸化，诱导线粒体生物发生，缓解线粒体功能紊乱，发挥脑保护作用。

Zhao 等[14]探讨了电针预处理通过激活 Notch 通路耐受脑缺血损伤的机制。研究对 SD 大鼠进行百会穴电针预处理（30 min/d，共 5 日），5 日后制备 MCAO 模型，并在再灌注前后检测缺氧诱导因子 1α（HIF-1α）水平，随后以 HIF-1α 竞争剂与 γ-secretase 抑制剂 MW167 干预，评价神经功能分级、脑梗死体积、神经元凋亡以及 Bax/Bcl-2 水平，同时分析 HIF-1α 与 Notch1 胞外蛋白结构域（NICD）水平。结果显示电针预处理增强神经元 HIF-1α 表达水平，减小损伤体积，促进神经再生，抑制神经元凋亡，同时上调半暗区 Bcl-2 表达水平，下调半暗区 Bax 表达水平。另外，再灌注后 MW167 显著抑制 NICD 与 HIF-1α 的上调。本研究提示，电针预处理通过 Notch 通路上调 HIF-1α，从而降低脑缺血损伤。

此外，Tian 等[15]探讨不同针刺强度对脑缺血-再灌注后乳酸脱氢酶、琥珀酸脱氢酶以及脑组织局部内环境的影响，发现脑缺血-再灌注后乳酸脱氢酶、琥珀酸脱氢酶和 Na^+-K^+-ATPase 的活性较假手术组均降低，大脑皮质细胞解剖结构受损严重，线粒体肿胀，线粒体嵴断裂，神经纤维断裂。然而，针刺调节增加了乳酸脱氢酶、琥珀酸脱氢酶活性，同时维持脑细胞内外离子的平衡，增强了 Na^+-K^+-ATPase 活性，减轻脑细胞肿胀，发挥脑保护作用。其中，3 mA 的刺激强度效果最佳。

众所周知，血-脑屏障破坏和脑细胞水肿是导致脑缺血-再灌注损伤的重要原因之一。Zou 等[16]研究发现，脑缺血-再灌注前针刺大鼠百会穴，30 min/d，连续 5 日，应用透射电镜观察，针刺明显降低了血-脑屏障的通透性，减轻了脑细胞水肿，同时减轻了紧密连接蛋白的降解并抑制了 p-caveolin-1 在内皮细胞的表达。

大量证据表明，糖尿病脑缺血损伤后易感性增加、易损性增强。Guo 等[17]探讨了糖尿病小鼠发生脑缺血-再灌注损伤时，针刺调节发挥脑保护作用的机制。以链脲酶素诱导雄性 C57BL/6 小鼠糖尿病模型制备脑缺血模型后，给予电针调节干预，测定脑部以及血浆中脂联素的水平以及大脑脂联素受体 1（AdipoR1）与 AdipoR2 的水平。利用 AdipoR1 siRNA 干预后，评价小鼠神经行为学改变、脑梗死体积和细胞凋亡程度，同时检测糖原合成酶激酶 3β（GSK-3β）在 Ser-9 的磷酸化水平。结果发现：电针刺激增加糖尿病小鼠血浆与脑组织脂联素的含量，提高神经元 AdipoR1 表达水平。同时，电针刺激能够减小脑梗死容积，改善神经功能障碍，减轻氧化应激损伤，抑制再灌注区的神经元凋亡。然而，应用 siRNA 下调 AdipoR1 表达后，以上有利效应消失。另外，电针刺激可以增加同侧半暗区 GSK-3β 的磷酸化水平，增高的磷酸化 GSK-3β（p-GSK-3β）水平引起与电针刺激相似的脑保护作用；相反，抑制 p-GSK-3β 能够逆转电针刺激的脑保护作用。同样，利用 siRNA 调低 AdipoR1 后也能够抑制电针刺激引起的 GSK-3β 磷酸化水平增加。结果证实，针刺促进脑内脂联素释放并作用于上调的 AdipoR1，不仅促进 GSK-3β 的 Ser-9 磷酸化，抑制线粒体 Bax/Bcl-2 凋亡路径，同时抑制 NADPH 氧化酶介导的氧化应激（ROS 与 MDA 减少），减轻糖尿病小鼠脑缺血损伤。

袁军等[18]*探讨了经皮穴位电刺激（TEAS）联合 DEX 在颅内动脉瘤性蛛网膜下腔出血（SAH）患者介入治疗术中的脑保护作用。结果发现电针组术中的收缩压（SBP）、舒张压（DBP）、平均动脉压（MAP）、HR 显著低于对照组（$P<0.05$），术后血清 S100β 蛋白和 NSE 水平显著低于对照组（$P<0.05$），因此认为 TEAS 联合 DEX 能有效维持颅内动脉瘤性 SAH 患者介入治疗术中血流动力学的稳定性，调节患者血清 S100β 蛋白和 NSE 水平。

三、其他脑缺血-再灌注保护机制

2015 年度在研究新型围术期脑保护药物及其作用机制方面逐步升温，关于脑缺血-再灌注损伤机制与治疗手段的探讨仍是 2015 年度的重点。

炎症和神经元凋亡是脑损伤的两个重要病理特征，通过抑制神经炎症发挥脑保护作用被研究者逐步关注。Liu 等[19]探讨了 MFGE8/Integrin β3 SAH 后早期脑损伤的凋亡与神经炎症过程。本研究发现，SAH 引起显著的神经元凋亡与炎症，并引起神经功能异常。应用 siRNA 下调 MFGE8 后显著增加 caspase-3 和 IL-1β 水平，伴随着更严重的神经损害。重组人 MFGE8 显著降低皮质神经细胞死亡，降低 caspase-3 和 IL-1β 表达，促进神经功能恢复；重组人 MFGE8 的抗凋亡与抗炎症作用被 Integrin β3 siRNA 逆转。这些结果表明，在 SAH 中，MFGE8 通过抗凋亡与抗炎症作用降低早期脑损伤中的神经损伤，MFGE8 可能成为 SAH 的治疗手段之一。据报道人参皂苷 Rg1 在脑缺血-再灌注损伤中具有直接的脑保护作用，但其中的机制尚不十分清楚。Yang 等[20]探讨了人参皂苷 Rg1 在脑缺血-再灌注损伤中发挥脑保护作用的机制。结果证实，PPARγ 被激动剂 rosiglitazone（ROZ）激活后显著降低海马神经功能损害、神经元凋亡以及炎症反应，表现为 PPARγ、Bcl-2、cleaved caspase-3、cleaved caspase-9、IL-1β、TNF-α、HMGB1 和 RAGE 等蛋白表达水平的改变。这种脑保护作用能够被血红素加氧酶（HO-1）抑制剂 zinc protoporphyrin-IX（ZnPP）逆转。人参皂苷 Rg1 与 ROZ 作用相似，均能激活 PPARγ/HO-1 信号通路，发挥抗凋亡与抗炎症的作用，认为人参皂苷 Rg1 通过激活 PPARγ/HO-1 信号通路抑制海马炎症及神经元凋亡减轻脑缺血-再灌注损伤。另外，在神经炎症机制研究中，Huang 等[21]*证实磷脂酰肌醇 3 激酶 γ（PI3Kγ）在外科脑损伤引起的神经炎症发生过程中具有重要作用，主要表现在 PI3Kγ 选择性抑制剂

AS252424 和 AS605240，具有降低手术切除部位周围脑组织中髓过氧化物酶、CD3、E-selectin 和 IL-1 的水平以及肥大细胞脱颗粒作用。重组人 PI3Kγ 的直接干预能够对抗 AS252424 的保护作用，而 PI3Kγ siRNA 则通过降低 PI3Kγ 的水平促进神经功能修复。

2015 年度在脑缺血-再灌注损伤的治疗措施中，关于硫氢化物等还原剂的脑保护机制研究不断深入。以往研究显示 H_2S 与亚低温联合治疗通过 NMDA 受体发挥缺血-再灌注后的脑保护作用，但其中的具体机制尚不明确。2015 年度 Dai[22]等对这一机制作了进一步阐述，研究中以硫化氢钠（NaHS）作为 H_2S 供体，联合亚低温处理脑缺血-再灌注损伤大鼠，结果发现联合处理组的脑损伤程度显著降低，NR2A 和 NR2B 蛋白的表达水平显著上调，同时 p-CREB 蛋白水平以及 BDNF mRNA 水平显著上调，认为 NaHS 联合亚低温治疗通过激活 CREB 信号通路发挥脑保护作用。Dai 等[23]进一步研究表明给予 NaHS 与亚低温共同处理后，海马中的 NR2A、NR2B、p-Akt 和 p-GSK-3β 蛋白水平显著升高，损伤区域周围的凋亡指数显著下降，预示联合治疗改变 NR2A/NR2B 平衡，激活 PI3K/Akt 信号通路磷酸化，从而有助于减少海马神经元凋亡，认为亚低温联合 NaHS 还通过 NR2A、NR2B 和 PI3K/Akt 信号通路发挥脑保护作用。在该领域研究中，Wei 等[24]研究发现外源性 H_2S 气体能够降低实验性卒中引起的脑水肿程度，给予 H_2S 处理后，脑损伤周围区域的 AQP4 的表达水平显著下降，PKC 信号通路被激活，表明 H_2S 通过激活 PKC 信号通路下调 AQP4 表达来发挥脑保护作用。另外，Hu 等[25]研究认为再灌注引起的脑内皮细胞损伤中，Sirtuin 6（SirT6）是硫化钠（Na_2S）介导的细胞保护作用中的重要因子。该研究中 Na_2S 作为外源性 H_2S 供体，降低了氧糖剥夺/复氧（OGD/R）引起的细胞死亡，降低细胞内 ROS 的产生，增强 SOD 与 CAT 活性。同时，Na_2S 增加 H_2S 与 CSE 表达水平这一过程与 SirT6 表达上调密切相关，SirT6 调低后，Na_2S 介导的 CSE 表达和细胞保护作用消失。

除上述治疗措施外，2015 年度还有关于其他药物治疗脑缺血-再灌注损伤的研究。Han 等[26]研究表明脑缺血模型中 17β-雌二醇在脑缺血中发挥脑保护作用，且该保护作用与 MAPK 亚型 p38α 和 p38β 密切相关。研究发现全脑缺血导致海马 CA1 p38 两个阶段的激活，分别为缺血-再灌注后 30 min 与 1 日后。进一步研究证明激活的亚型 p38α 在再灌注后 30 min 与 3 h 转位入核，这一现象与 p38 靶向蛋白激活转录因子 2（ATF2）的磷酸化水平相一致。脑缺血 1 日后 CA1 神经元的线粒体中 p38α 的激活程度明显增强，缺血 2 日后线粒体膜电位消失，细胞色素 C 释放，caspase-3 水解。17β-雌二醇在脑缺血后阻止海马 CA1 区域 p38 两个阶段的激活，阻止 p38α 核及线粒体转位，减弱线粒体功能失调，推迟神经元细胞死亡。另外，p38 抑制剂的作用效果与 17β-雌二醇相似。因此认为 p38α 亚型的激活在脑缺血过程中十分必要，17β-雌二醇依赖抑制 p38α 激活与细胞内转位来发挥脑保护作用。Lei 等[27]研究表明在小鼠脑缺血-再灌注损伤中，槲皮素通过激活 AKt 信号通路介导的抗凋亡机制发挥神经保护作用。Deng 等[28]研究表明在肥胖小鼠脑缺血-再灌注损伤中小分子药物（trans sodium crocetinate，TSC）显著降低损伤后脑水肿程度，减小损伤体积，促进神经功能修复，具有明显的脑保护作用，其机制可能与降低脑组织内氧化应激水平和 MMP9 活性，以及抑制炎症因子的表达与释放密切相关。

关于脑卒中的治疗性研究在 2015 年度有进一步的发现。高压氧（HBO）治疗与美金刚（MEM）均是促进脑卒中后修复的治疗手段，然而这两种方法在应用过程中均具有一定的局限性，如 HBO 治疗时间窗在脑卒中后 6 h 内，而高浓度的 MEM 具有诸多不利影响。Wang 等[29]探讨了 MEM 联合 HBO 治疗的脑保护效果及机制。结果发现 5 mg/kg MEM 结合再灌注损伤后 12 h 进行 HBO 治疗表现出显著的神经修复作用，显著降低脑梗死容积，增加抗氧化活性。结果表明 MEM 联合 HBO 治疗不仅能够延长 HBO 治疗的时间窗，还能降低 MEM 治疗的有效浓度，其联合作用机制可能与降低血-脑屏障渗透性、抑制炎症反应、上调抗氧化酶活性相关。在颅内出血性脑卒中的治疗性研究中，用于代替损伤后脑组织并促进再生性修复的细胞治疗也被研究者所关注。Sun 等[30]研究表明在小鼠颅内出血性脑卒中模型中，经鼻给予缺氧预处理的骨髓间充质干细胞（HP-BMSCs）能够迁移至脑内的损伤区域周围，为组织提供生长因子从而增强其神经再生能力，促进脑组织修复与功能恢复，因此认为经鼻给予 BMSC 可有效治疗颅内出血性脑卒中，并推测 BMSC 移植可能成为治疗出血性脑卒中的手段之一。

（李　爽　王　强）

参考文献

[1] 陈晓梅，陈广福．右美托咪定对颅内肿瘤手术患者血流动力学的影响及脑保护作用．临床麻醉学杂志，2015，31（1）：15-17．

[2] 张韫辉，高金贵，张山，等．右美托咪定对颅脑损伤患者全麻下开颅术时的脑保护作用．中华麻醉学杂志，2015，35（1）：30-32．

[3]* 沈社良，钱江，谢屹红，等．右美托咪定对体外循环心脏手术病人脑损伤的影响．中华麻醉学杂志，2015，35（11）：1321-1324．

[4] Pan W, Lin L, Zhang N, et al. Neuroprotective effects of dexmedetomidine against hypoxia-induced nervous system injury are related to inhibition of NF-κB/COX-2 pathways. Cell Mol Neurobiol, 2015. [Epub ahead of print]

[5] Yue ZY, Dong H, Wang YF, et al. Propofol prevents neuronal mtDNA deletion and cerebral damage due to ischemia/reperfusion injury in rats. Brain Res, 2015, 1594: 108-114.

[6] Wang H, Liu S, Wang H, et al. The effect of propofol postconditioning on the expression of K (+) -Cl (-) -co-transporter 2 in GABAergic inhibitory interneurons of acute ischemia/reperfusion injury rats. Brain Res, 2015, 1597: 210-219.

[7] 朱敏，傅巍，王海云，等．丙泊酚后处理对脑缺血-再灌注大鼠 ADAR2-AMPA 受体 GluR2 通路的作用．临床麻醉学杂志，2015，31（7）：693-696．

[8] Wang W, Lu R, Feng DY, et al. Inhibition of microglial activation contributes to propofol-induced protection against post-cardiac arrest brain injury in rats. J Neurochem, 2015, 134 (5): 892-903.

[9]* 施乙飞，韩建阁，刘超，等．丙泊酚或七氟醚复合舒芬太尼麻醉对 CPB 下瓣膜手术患者脑保护效应的比较．中华麻醉学杂志，2015，35（7）：855-857．

[10] Shan J, Sun L, Wang D, et al. Comparison of the neuroprotective effects and recovery profiles of isoflurane, sevoflurane and desflurane as neurosurgical pre-conditioning on ischemia/reperfusion cerebral injury. Int J Clin Exp Pathol, 2015, 8 (2): 2001-2009.

[11] Zhang YJ, Wu MJ, Li Y, et al. Cardiocerebral protection by emulsified isoflurane during cardiopulmonary resuscitation. Med Hypotheses, 2015, 84 (1): 20-24.

[12] Liu Z, Chen X, Gao Y, et al. Involvement of GluR2 up-regulation in neuroprotection by electroacupuncture pretreatment via cannabinoid CB1 receptor in mice. Sci Rep, 2015, 5: 9490.

[13]* 江涛, 魏海东, 郭钒, 等. 大麻素受体 1 高选择性激动剂 ACEA 对脑缺血-再灌注后线粒体生物发生的影响. 临床麻醉学杂志, 2015, 31 (5): 476-480.

[14] Zhao Y, Deng B, Li Y, et al. Electroacupuncture pretreatment attenuates cerebral ischemic injury via notch pathway-mediated up-regulation of hypoxia inducible factor-1α in rats. Cell Mol Neurobiol, 2015, 35 (8): 1093-1103.

[15] Tian WQ, Peng YG, Cui SY, et al. Effects of electroacupuncture of different intensities on energy metabolism of mitochondria of brain cells in rats with cerebral ischemia-reperfusion injury. Chin J Integr Med, 2015, 21 (8): 618-623.

[16] Zou R, Wu Z, Cui S. Electroacupuncture pretreatment attenuates bloodbrain barrier disruption following cerebral ischemia/reperfusion. Mol Med Rep, 2015, 12 (2): 2027-2034.

[17] Guo F, Jiang T, Song W, et al. Electroacupuncture attenuates cerebral ischemia-reperfusion injury in diabetic mice through adiponectin receptor 1-mediated phosphorylation of GSK-3β. Mol Neurobiol, 2015, 51 (2): 685-695.

[18]* 袁军, 吴昱, 李继勇, 等. 经皮穴位电刺激对介入治疗脑损伤的保护作用观察. 中国中西医结合杂志, 2015, 35 (8): 971-974.

[19] Liu F, Chen Y, Hu Q, et al. MFGE8/Integrin β3 pathway alleviates apoptosis and inflammation in early brain injury after subarachnoid hemorrhage in rats. Exp Neurol, 2015, 272: 120-127.

[20] Yang Y, Li X, Zhang L, et al. Ginsenoside Rg1 suppressed inflammation and neuron apoptosis by activating PPARγ/HO-1 in hippocampus in rat model of cerebral ischemia-reperfusion injury. Int J Clin Exp Pathol, 2015, 8 (3): 2484-2494.

[21] Huang L, Sherchan P, Wang Y, et al. Phosphoinositide 3-kinase gamma contributes to neuroinflammation in a rat model of surgical brain injury. J Neurosci, 2015, 35 (29): 10390-10401.

[22] Dai HB, Ji X, Zhu SH, et al. Hydrogen sulphide and mild hypothermia activate the CREB signaling pathway and prevent ischemia-reperfusion injury. BMC Anesthesiol, 2015, 15: 119.

[23] Dai HB, Xu MM, Lv J, et al. Mild hypothermia combined with hydrogen sulfide treatment during resuscitation reduces hippocampal neuron apoptosis via NR2A, NR2B, and PI3K-Akt signaling in a rat model of cerebral ischemia-reperfusion injury. Mol Neurobiol, 2015. [Epub ahead of print]

[24] Wei X, Zhang B, Cheng L, et al. Hydrogen sulfide induces neuroprotection against experimental stroke in rats by down-regulation of AQP4 via activating PKC. Brain Res, 2015, 1622: 292-299.

[25] Hu Y, Li R, Yang H, et al. Sirtuin 6 is essential for sodium sulfide-mediated cytoprotective effect in ischemia/reperfusion-stimulated brain endothelial cells. J Stroke Cerebrovasc Dis, 2015, 24 (3): 601-609.

[26] Han D, Scott EL, Dong Y, et al. Attenuation of mitochondrial and nuclear p38α signaling: a novel mechanism of estrogen neuroprotection in cerebral ischemia. Mol Cell Endocrinol, 2015, 400: 21-31.

[27] Lei X, Chao H, Zhang Z, et al. Neuroprotective effects of quercetin in a mouse model of brain ischemic/reperfusion injury via anti-apoptotic mechanisms based on the Akt pathway. Mol Med Rep, 2015, 12 (3): 3688-3696.

[28] Deng J, Xiong L, Zuo Z. Trans-sodium crocetinate provides neuroprotection against cerebral ischemia and reperfusion in obese mice. J Neurosci Res, 2015, 93 (4): 615-622.

[29] Wang F, Liang W, Lei C, et al. Combination of HBO and memantine in focal cerebral ischemia: Is there a synergistic effect? Mol Neurobiol, 2015, 52 (3): 1458-1466.

[30] Sun J, Wei ZZ, Gu X, et al. Intranasal delivery of hypoxia-preconditioned bone marrow-derived mesenchymal stem cells enhanced regenerative effects after intracerebral hemorrhagic stroke in mice. Exp Neurol, 2015, 272: 78-87.

第二节　围术期其他器官保护

一、心脏保护

缺血性心脏病具有较高的发病率与致死率，心肌缺血-再灌注损伤的保护机制研究仍然是2015年度的研究热点。Guo等[1]探讨缺血后处理（IPO）的保护作用与再灌注时间及自噬的关系。雄性SD大鼠心肌缺血30 min，IPO通过再灌注开始时给予5个循环的10 s再灌注/10 s缺血进行模拟，经IPO后分别再灌注1、2、3、6、12及24 h，分析缺血心肌的自噬水平及自噬相关蛋白表达水平。结果发现，与对照组比较，缺血心肌组织自噬活性1 h内受抑制，2～6 h显著增加，而12～24 h又显著降低；应用抑制剂抑制自噬活性可以抵消缺血后处理的心肌保护作用。因此，缺血后处理的保护作用与其对自噬的调节有关，且其对自噬的调控具有时间依赖性。Wang等[2]研究IPO对缺血-再灌注损伤的延迟效应及其可能机制。大鼠经缺血30 min再灌注3 h或24 h模拟心肌缺血-再灌注损伤。结果显示IPO可以明显减少心肌梗死面积及增加iNOS表达水平，再灌注或IPO处理前5 min应用iNOS抑制剂1400W抑制iNOS表达可以消除IPO的心肌保护作用。再灌注前5 min给予PI3K抑制剂LY294002可以抑制再灌注心肌p-Akt和iNOS表达水平，同时取消了IPO对心肌的延迟保护效应。因此，IPO具有延长期心肌保护作用，其机制与调节PI3K-Akt下游效应分子iNOS有关。

陈伟等[3]分析了IPO激活大鼠心肌缺血-再灌注时NF-E2相关因子2(Nrf2)-抗氧化反应元件（ARE）信号通路的机制及其与活性氧（ROS）的关系。通过Langendorff灌注装置建立大鼠离体心脏灌注模型，将离体心脏随机分为对照组、缺血再灌注组、缺血后处理组和ROS清除剂+缺血后处理组。离体心脏通过停灌40 min、再灌注60 min制备心肌缺血-再灌注损伤模型，缺血后处理组于再灌注即刻再灌注10 s/缺血10 s，共6个循环，然后恢复灌注58 min。ROS清除剂组于再灌注即刻灌注含ROS清洁剂N-（2-巯基丙酰）-甘氨酸2 mmol/L的K-H液3 min，然后行缺血后处理2 min，再灌注55 min。通过观察并测定各组离体心脏血流动力学、ROS、线粒体损伤，以及Nrf2、血红素加氧酶1（HO-1）、NAD（P）H:醌氧化还原酶1（NQO1）和超氧化物歧化酶1（SOD1）表达水平，认为缺血后处理可调节ROS的水平，激活Nrf2-ARE信号通路，从而减轻大鼠心肌缺血-再灌注损伤。

糖尿病是缺血性心脏病的主要危险因素。于菁等[4]探讨糖尿病大鼠心肌缺血-再灌注时线粒体动力相关蛋白1（Drp1）表达的变化。高脂高糖饲料喂养和腹腔注射链脲佐菌素的方法制备糖尿病模型，采用结扎冠状动脉左前降支 30 min 再灌注 120 min 的方法制备大鼠心肌缺血-再灌注损伤模型。大鼠随机分为假手术组、心肌缺血-再灌注组、糖尿病假手术组和糖尿病心肌缺血-再灌注组。通过观察各组大鼠心肌组织丙二醛（MDA）、超氧化物歧化酶（SOD）、Drp1、凋亡及梗死面积水平，认为糖尿病心肌缺血-再灌注损伤加重可能与糖尿病心肌 MDA 水平增加、SOD 活性降低及心肌 Drp1 表达水平上调有关。刘敏等[5]探讨了 DJ-1 与糖尿病因素影响大鼠缺血后处理心肌保护作用的关系。采用腹腔注射 1%链脲佐菌素 60 mg/kg 的方法制备大鼠糖尿病模型，并将其随机分为假手术组、缺血-再灌注组及缺血后处理组。通过缺血 30 min 后，即刻给予 3 个循环的再灌注 10 s/缺血 10 s，后再灌注 120 min 复制缺血后处理模型。通过分析各组大鼠的心肌梗死面积、DJ-1、张力蛋白同源第 10 号染色体缺失的磷酸酶基因（PTEN）和 p-Akt 蛋白表达水平，得出结论认为缺血后处理对糖尿病心肌缺血-再灌注损伤的保护作用消失与糖尿病心肌 DJ-1 表达下调有关。Liu 等[6]探讨糖尿病状态下 PKC β2 过度活化与糖尿病心肌缺血-再灌注损伤加重的关系。糖尿病大鼠经 PKC β2 抑制剂 LY333531 治疗 4 周后结扎左冠状动脉前降支 30 min，再灌注 2 h 制备心肌缺血-再灌注损伤模型。研究发现，糖尿病缺血心肌 PKC β2 活性显著增高且小窝蛋白 3（Cav-3）显著减小，抑制 PKC β2 活性可以显著减小心肌梗死面积并可提高 Cav-3 表达水平；体外细胞缺氧-复氧实验发现应用 CGP53353 抑制 PKC β2 活性可明显减轻高糖与缺氧-复氧导致的细胞损伤，而敲除 Cav-3 可加重损伤并使 CGP53353 的保护作用丧失。因此，抑制缺血心肌 PKC β2 的活性及提高 Cav-3 的表达水平是减轻糖尿病心肌缺血-再灌注损伤的有效途径。Li 等[7]*进一步研究高血糖条件下 IPO 对心肌缺血-再灌注（I/R）损伤的影响及探讨相关信号通路 AdipoR1/Caveolin-3/STAT3 的作用机制。在野生型小鼠中，IPO 可提高缺血心肌 adiponectin 水平，并可激活线粒体 STAT3 从而改善线粒体功能及减少心肌 I/R 损伤，而在 adiponectin$^{-/-}$小鼠中 IPO 的这些作用消失。在 adiponectin$^{-/-}$心肌细胞实验中，缺氧后处理不能减轻缺氧-复氧所致的心肌细胞损伤，而外源性给予重组 adiponectin 可以恢复缺氧后处理的保护作用，然而 STAT3 或 AdipoR1 基因沉默或干扰 Caveolin-3 却抵消了 adiponectin 的这种保护作用。Adiponectin 可以增加糖尿病建模 4 周后大鼠心肌 STAT3 水平并恢复 IPO 的保护作用，而糖尿病建模 8 周后大鼠因为 Caveolin-3 水平显著降低及 AdipoR1/Caveolin-3 信号通路受损而使 Adiponectin 的这种保护作用丧失。因此，IPO 可以通过 Adiponectin/AdipoR1/Caveolin-3 信号通路激活线粒体 STAT3，从而发挥心肌保护作用，而糖尿病心肌由于该信号通路受损从而导致 IPO 的保护作用消失，通过提高 Adiponectin 水平及恢复其相关信号通路可以减轻糖尿病心肌 I/R 损伤。

麻醉药对心肌缺血-再灌注损伤的保护机制研究在 2015 年度也比较广泛。Cao 等[8]探讨七氟烷后处理对心肌缺血-再灌注损伤的保护机制及其对 NOS 与 NHE1 蛋白的影响。离体 SD 大鼠心脏制备缺血-再灌注损伤模型，在再灌注早期应用 2.5%七氟烷处理 15 min 可以明显减轻 I/R 损伤，并能减少自噬体数目以及 caspase-3、Beclin-1 及 LC3-Ⅰ/Ⅱ水平；此外，2.5%七氟烷后处理还可以显著增加 NO、Bcl-2 与 NOS 水平；七氟烷的心肌保护作用可以被 NOS 抑制剂 L-NAME 取消。因此，七氟烷后处理可能通过增加 NOS 和降低磷酸化 NHE1 水平，抑制线粒体通透性转换孔的开放并减少心肌细胞凋亡及过度自噬，最终减轻心肌缺血-再灌注损伤。张静等[9]探讨七氟烷后处理对大鼠心肌缺血-再灌注时线粒体自噬的影响。清洁级健康成年雄性 SD 大鼠随机分为假手术组、心肌缺血-再灌注组和七氟烷后处理组。采用结扎左冠状动脉前降支 30 min 后恢复灌注的方法制备大鼠心肌缺血-再灌注损伤模型，七氟烷后处理组于再灌注即刻持续吸入 2.4%七氟烷 15 min。检测各组大鼠心肌梗死面积，透射电镜下观察心肌细胞超微结构，采用 JC-1 探针法测定线粒体膜电位，蛋白质印迹法（Western blotting）法检测 LC3Ⅱ/LC3Ⅰ、Beclin-1、p62 和 Parkin 的表达水平。结果发现七氟烷后处理显著减小心肌梗死面积，增加线粒体膜电位，下调 LC3Ⅱ/LC3Ⅰ、Beclin-1、p62 和 Parkin 表达水平，从而认为七氟烷后处理可通过抑制线粒体自噬过度活化，减轻大鼠心肌缺血-再灌注损伤。Yu[10]等进一步探讨了七氟烷后处理减轻心肌缺血-再灌注损伤与线粒体自噬的关系。七氟烷后处理可以改善大鼠缺血心肌功能与血流动力学参数，显著减轻组织病理学损害及超微结构损害，并减小心肌梗死面积。七氟烷后处理还可增加心肌 ATP 与 NAD$^+$ 含量及线粒体功能相关蛋白、SOD2 及 HO-1 蛋白的表达，而显著减少 ROS 生成。进一步研究显示七氟烷预处理激活 Akt/mTOR 信号通路并抑制 Vps34/Beclin 复合物的形成，同时七氟烷后处理可增加 LC3Ⅱ/Ⅰ、Beclin1、Atg5 与 Atg7，表明七氟烷后处理可以抑制自噬过度活化。此外，七氟烷后处理可以维持线粒体 ATP 含量。因此，七氟醚后处理可通过抑制线粒体损伤与氧化应激修复自噬功能，从而降低心肌缺血-再灌注损伤。Liu 等[11]研究丙泊酚与七氟烷联合应用对缺血心肌凋亡及 MAP2K3 蛋白的影响。30 只大鼠随机分为假手术组、缺血-再灌注组及丙泊酚与七氟烷联合应用组。与假手术组比较，缺血-再灌注组大鼠血清乳酸脱氢酶（LDH）、肌钙蛋白（cTnI）及肌酸激酶同工酶（CK-MB）显著增加，丙泊酚与七氟烷联合应用可以显著减少上述变化。进一步研究发现丙泊酚与七氟烷可明显降低 MAP2K3、Caspase-3 与 Bcl-2/Bax 表达水平。这提示丙泊酚与七氟烷可能通过减少 MAP2K3 表达和心肌细胞凋亡来抑制心肌细胞缺血-再灌注损伤。曾丽红等[12]探讨了舒芬太尼后处理对糖尿病大鼠心肌缺血-再灌注损伤的影响及其与 PI3K/Akt 通路的关系。采用腹腔注射链脲佐菌素 65 mg/kg 制备糖尿病大鼠模型，随机分为 4 组（$n=6$）：糖尿病假手术组、糖尿病缺血再灌注组、糖尿病舒芬太尼后处理组和糖尿病舒芬太尼后处理+Wortmannin 组。再灌注前 5 min 经舌下静脉注射 1.0 μg/kg 舒芬太尼，注射舒芬太尼前注射 15 μg/kg PI3K 抑制剂 Wortmannin。通过检测各组大鼠心肌梗死面积、CK-MB、Akt 与 p-Akt 的表达水平得出结论：糖尿病因素可消除舒芬太尼后处理对心肌缺血-再灌注损伤的保护作用，其机制可能与糖尿病状态影响 PI3K/Akt 通路有关。

高龄是缺血性心脏病的高危因素之一。龙文飞等[13]探讨了瑞芬太尼预处理对老龄大鼠心肌缺血-再灌注损伤的影响。雄性 SD 大鼠，15～18 月龄，体重 465～580 g，随机分为假手术组、缺血-再灌注组和瑞芬太尼预处理组。采用结扎左冠状动脉前降支 30 min，再灌注 120 min 的方法制备心肌缺血-再灌注损伤模型，瑞芬太尼预处理组通过静脉输注瑞芬太尼[10 μg/（kg·min）]20 min，稳定 10 min 后制备心肌缺血再灌注损伤模型。通过检测血清 LDH 和 CK-MB 的活性及心肌梗死体积并观察超微结构变化，结果发现瑞芬太尼预处理明显减小心肌梗死面积，并显著降低缺血心肌 LDH 与 CK-MB 水平及病理性损伤程度，从而认为瑞芬太尼预处理可减小老龄大鼠心肌缺血-再灌注损伤。

二、肝保护

2015 年度关于肝缺血-再灌注损伤和肝保护的文章主要集中于药物保护和其机制的探讨。Sheng 等[14]建立了大鼠肝缺血-再灌注模型，并且使用黄连素（BBR）进行预处理。发现 BBR 能够减轻肝组织损伤，恢复肝功能，降低氧化应激水平。同时 BBR 可显著降低细胞凋亡率，增加 Bax/Bcl-2 比值，抑制 caspase-3 表达。抑制 p-mTOR 表达后，增加 p-Alt 表达。提示 BBR 预处理可能通过参与调节 PI3K/Akt/mTOR 信号通路,对肝缺血-再灌注损伤发挥保护作用。Zhou 等[15]探究了丙泊酚影响肝胰岛素抵抗的分子机制。通过检测丙泊酚对胰岛素通路中关键酶的磷酸化水平以及小鼠原代肝细胞中糖原含量的影响,发现丙泊酚能显著降低小鼠原代肝细胞中 Akt(Ser473)以及糖原合成激酶(glycogen synthase kinase,GSK)-3β(Ser9)的磷酸化水平,下调 PI3K/Akt/GSK-3β 信号通路,抑制肝细胞的糖原合成,表明丙泊酚诱导小鼠肝细胞的胰岛素抵抗。丙泊酚预处理能减轻肿瘤坏死因子 α(TNF-α)对 PI3K/Akt/GSK-3β 信号通路以及糖原合成的抑制作用,表明丙泊酚对 TNF-α 介导的小鼠肝细胞胰岛素抵抗具有保护作用。李霞等[16]对肝脏部分切除手术患者的右上肢给予缺血预处理,通过肝缺血-再灌注前后采集的血清 TNF-α 和 HMGB1 测定,发现肢体远隔缺血预处理能够减轻肝缺血-再灌注损伤程度。

三、肠道保护

2015 年度关于肠道缺血-再灌注损伤和保护方面的研究,更多倾向于麻醉药的保护作用和机制研究。Liu 等[17]建立肠缺血-再灌注模型,并在造模前、造模期间、造模后分别给予浓度为 0.25、0.5、1 个最小肺泡内浓度(MAC)的七氟烷吸入 30 min,观察七氟烷对肠缺血-再灌注损伤的保护作用。发现在缺血前、缺血期间、缺血后吸入 0.5 和 1 个 MAC 的七氟烷均能对肠缺血-再灌注损伤起到保护作用。缺血前吸入七氟烷的保护作用可被 PI3K 抑制剂部分逆转,提示七氟烷预处理可能通过激活 PI3K/Akt 通路减少肠黏膜上皮凋亡发挥保护作用。Gan 等[18]体外培养 RBL-2H3 细胞,给予抗氧化剂 N-乙酰半胱氨酸(NAC)或丙泊酚预处理,然后分别给予 H_2O_2 联合或不联合肥大细胞脱颗粒复合物 48/80(CP)进行刺激。发现 H_2O_2 能够促进肥大细胞脱颗粒,这一作用可被 NAC 或丙泊酚削弱。CP 会进一步加重 H_2O_2 的损伤作用。发生肠缺血-再灌注的大鼠表现为明显的细胞损伤,NADPH 氧化酶亚基等蛋白表达增多。NAC 或丙泊酚预处理均能减弱以上损伤作用,提示丙泊酚预处理可能通过调节肥大细胞活化抑制 NADPH 氧化作用,进而对肠缺血再灌注损伤发挥保护作用。为探究右美托咪定对肠缺血-再灌注的保护作用,Zhang 等[19]对肠缺血-再灌注大鼠腹腔注射右美托咪定,发现右美托咪定能抑制 MCP7、PAR2、P-JAK、P-STAT1 和 P-STAT3 的表达从而发挥保护作用,同时免疫组织化学染色显示右美托咪定能够维持肠道组织结构完整性,抑制 caspase-3 免疫活性,并促进细胞增殖。表明右美托咪定能够通过减轻炎症反应、减少肠上皮细胞凋亡、维持肠细胞结构完整性而对肠缺血-再灌注损伤发挥保护作用。沈建通等[20]通过大鼠肠缺血-再灌注损伤模型考察了瑞芬太尼预处理的保护作用,通过形态、功能和凋亡蛋白检测发现瑞芬太尼预处理可以减轻大鼠的肠缺血-再灌注损伤,其机制可能与激活 δ 受体或 μ 受体介导的抗细胞凋亡有关。

四、肾保护

2015 年度考察肾缺血-再灌注损伤和保护作用的研究也集中在麻醉药的保护作用和其机制方面。

Zheng 等[21]分别使用野生型和 *HIF-2α* 基因敲除小鼠建立肾缺血-再灌注损伤模型，并在建模前给予七氟烷进行预处理。发现野生型小鼠缺血-再灌注加七氟烷预处理组（I/R+Sev）BUN、SCr 水平较对照组和 I/R 组显著降低，而 *HIF-2α* 水平显著增高。而 *HIF-2α* 敲除小鼠中，I/R+Sev 组 BUN、SCr 水平显著升高，肾组织损伤更加严重，提示 *HIF-2α* 可能和七氟烷对肾缺血-再灌注损伤的保护作用有关。Luo 等[22]*对雄性 SD 大鼠进行自体原位肝移植（autologous orthotopic liver transplantation，AOLT），然后分别给予 2-aminoethoxydiphenyl borate [connexin32（Cx32）选择性抑制剂]或丙泊酚（50 mg/kg）治疗。同时体外培养肾小管上皮细胞（NRK-52E）进行缺氧和复氧处理，然后分别给予 Cx32 的抑制剂或增强剂，敲除 *Cx32* 基因检测 Cx32 的功能。发现 AOLT 能够导致肾 Cx32 蛋白表达和缝隙连接增加，并且伴随氧化应激增加、肾功能及肾组织损伤。缺氧-复氧导致明显的细胞损伤，表现为细胞生长减少，LDH 释放增多。敲除 *Cx32* 基因后，这些情况明显改善。丙泊酚能够抑制 Cx32 功能，减轻 AOLT 后的肾损伤，在体外培养中，丙泊酚能够减少缺氧后活性氧的产生，减轻细胞损伤，并且丙泊酚的细胞保护效应能够被 Cx32 抑制剂增强。表明 Cx32 在 AOLT 后的肾损伤中发挥关键作用，丙泊酚能够通过 Cx32 减少氧化应激，减轻 AOLT 后的肾损伤。为探究右美托咪定（DEX）对脓毒症致急性肾损伤（acute kidney injury，AKI）的保护作用，Tan 等[23]通过大鼠尾静脉注射脂多糖（lipopolysaccharide，LPS）建立 AKI 模型，并给予 DEX 预处理。另一组在 DEX 预处理前给予 $α_2$ 肾上腺素能受体拮抗剂育亨宾（YOH）。发现注射 LPS 诱发 AKI 后，SCr、BUN、IL-6、IL-18、TNF-α 水平显著增高，给予 DEX 预处理后能显著降低炎症因子的表达，而 DEX 的保护作用被 YOH 逆转。提示 DEX 能通过对抗炎症反应发挥对 AKI 的保护作用，这一作用可能和 $α_2$ 肾上腺素能受体有关。张建波等[24]研究了雷帕霉素蛋白（mTOR）信号通路在右美托咪定减轻大鼠肾缺血再灌注损伤中的作用，证实 mTOR 信号通路参与了右美托咪定减轻大鼠肾缺血再灌注损伤的机制，可能与右美托咪定上调肾脏组织中的 HIF-1α 表达有关。

五、肺保护

2015 年度关于肺损伤和保护方面的研究也多采用了其他脏器缺血-再灌注损伤所导致的作为远隔器官的肺损伤的研究模型，探讨了远隔器官肺损伤的机制和保护效应。Jiang 等[25]建立 C57BL/6J 小鼠肠缺血-再灌注致肺损伤模型，并于再灌注前给予人参皂苷 Rb1 联合全反式维甲酸（ATRA，Nrf2/ARE 信号通路抑制剂）。发现肠缺血损伤模型导致肺损伤，并且肺组织中的 MDA、IL-6、TNF-α 含量增高，SOD、IL-10 表达降低。人参皂苷 Rb1 能够减轻肺组织损伤，降低 MDA、TNF-α 及湿干比，提高 Nrf2、HO-1 表达，这些变化均能被 ATRA 逆转，提示人参皂苷 Rb1 通过激活 Nrf2/HO-1 通路对小鼠肠缺血-再灌注所致肺损伤发挥保护作用。褪黑素是一种具有免疫调节效应的自由基清除剂和广谱抗氧化剂。Zhou 等[26]探究了褪黑素在肝缺血-再灌注导致的肺损伤中的作用及其机制。肝缺血-再灌注模型通过门静脉和肝动脉节扎 30 min、再灌注 3 h 制作。大鼠分为假手术组、缺血再灌注＋溶剂组以及缺血-再灌注＋

褪黑素组三组。分别检测肝、肺组织，肺组织凋亡、血浆转氨酶以及细胞因子分泌，JNK、p38和NF-B的磷酸化水平，以及Nrf2在肺内的核转位情况。发现褪黑素能够显著减轻肝缺血-再灌注导致的肺损伤，能够抑制促炎反应并增强抗氧化反应，减轻肝和肺的病理改变，抑制肺细胞的凋亡。肝缺血-再灌注促进肺JNK、p38和NF-B的磷酸化以及Nrf2的核转位。褪黑素能够抑制JNK、p38和NF-B的活化，增强Nrf2的活化。表明褪黑素是肝缺血-再灌注导致肺损伤的有效治疗措施。Zhao等[27]*探究了氙气（Xe）对肾移植缺血-再灌注损伤造成的远端肺损伤的保护作用。体外培养人肺上皮细胞（A549），分别给予H_2O_2、肿瘤坏死因子（TNF-X），以及缺血缺氧处理后的人肾近端小管细胞（HK-2）的培养基。用于移植的肾组织于移植前在4℃的Soltran保存液中保存24 h。培养的肺细胞以及接受肾移植的小鼠分别暴露于70% Xe或N_2。分别检测mTOR、HIF-1α、Bcl-2、HMGB-1、TLR-4、NF-κB的表达水平，以及肺的炎症反应和细胞损伤。发现移植缺血肾组织的小鼠出现肺损伤。氙气能够促进A549细胞中HIF-1α表达，抑制HMGB-1转位和NF-κB活化。氙气处理能够促进p-mTOR、HIF-1α和Bcl-2表达，以及肺内细胞增殖。移植后肺内皮细胞核内HMGB-1转位减少。氙气处理抑制TLR-4/NF-κB通路，降低组织损伤分数。氙气能够通过激活mTOR-HIF-1α通路抑制HMGB-1从核内向胞质内转位，对肾移植缺血-再灌注损伤导致的远端肺损伤起到保护作用。

（雷少青　夏中元　杨　蕾　薛庆生）

参考文献

[1] Guo L, Xu JM, Mo XY. Ischemic postconditioning regulates cardiomyocyte autophagic activity following ischemia/reperfusion injury. Mol Med Rep, 2015, 12（1）: 1169-1176.

[2] Wang G, Li X, Wang H, et al. Later phase cardioprotection of ischemic post-conditioning against ischemia/reperfusion injury depends on iNOS and PI3K-Akt pathway. Am J Transl Res, 2015, 7（12）: 2603-2611.

[3] 陈伟，王海英，徐鹏，等. 缺血后处理激活大鼠心肌缺血再灌注时Nrf2-ARE信号通路的机制：与ROS的关系. 中华麻醉学杂志, 2015, 35（8）: 998-1002.

[4] 于菁，贺建东，韩冲芳，等. 糖尿病大鼠心肌缺血再灌注时线粒体动力相关蛋白1表达的变化. 中华麻醉学杂志, 2015, 35（9）: 1142-1145.

[5] 刘敏，夏中元，赵博，等. DJ-1与糖尿病因素影响大鼠缺血后处理心肌保护作用的关系. 中华麻醉学杂志, 2015, 35（5）: 539-542.

[6] Liu Y, Jin J, Qiao S, et al. Inhibition of PKCbeta2 overexpression ameliorates myocardial ischaemia/reperfusion injury in diabetic rats via restoring caveolin-3/Akt signaling. Clin Sci （Lond）, 2015, 129（4）: 331-344.

[7] Li H, Yao W, Liu Z, et al. Hyperglycemia abrogates ischemic postconditioning cardioprotection by impairing AdipoR1/Caveolin-3/STAT3 signaling in diabetic rats. Diabetes, 2016, 65（4）: 942-955.

[8] Cao J, Xie H, Sun Y, et al. Sevoflurane post-conditioning reduces rat myocardial ischemia reperfusion injury through an increase in NOS and a decrease in phopshorylated NHE1 levels. Int J Mol Med, 2015, 36（6）：1529-1537.

[9] 张静, 乔世刚, 殷明, 等. 七氟醚后处理对大鼠心肌缺血再灌注时线粒体自噬的影响. 中华麻醉学杂志, 2015, 35（8）：944-947.

[10] Yu P, Zhang J, Yu S, et al. Protective effect of sevoflurane postconditioning against cardiac ischemia/reperfusion injury via ameliorating mitochondrial impairment, oxidative stress and rescuing autophagic clearance. PLoS One, 2015, 10（8）：e0134666.

[11] Liu Y, Shi L, Liu C, et al. Effect of combination therapy of propofol and sevoflurane on MAP2K3 level and myocardial apoptosis induced by ischemia-reperfusion in rats. Int J Clin Exp Med, 2015, 8（4）：6427-6435.

[12] 曾丽红, 王建刚, 田首元, 等. 舒芬太尼后处理对糖尿病大鼠心肌缺血再灌注损伤的影响及其与PI3K/Akt通路的关系. 中国药物与临床, 2015,（3）：337-340.

[13] 龙文飞, 钟敏, 肖建斌, 等. 瑞芬太尼预处理对老龄大鼠心肌缺血再灌注损伤的影响. 中华麻醉学杂志, 2015, 35（3）：358-360.

[14] Sheng M, Zhou Y, Yu W, et al. Protective effect of berberine pretreatment in hepatic ischemia/reperfusion injury of rat. Translplantation Proceeding, 2015, 47（2）：275-282.

[15] Zhou L, Wang LL, Yang B, et al. Protective effect of pretreatment with propofol against tumor necrosis factor-α-induced hepatic insulin resistance. Exp Ther Med, 2015, 10（1）：289-294.

[16] 李霞, 龙小菊, 胡衍辉, 等肢体远隔缺血预处理对肝脏手术中血清TNF-α和HMGB1水平的影响. 临床麻醉学杂志, 2015, 31（12）：1193-1195.

[17] Liu C, Shen Z, Liu Y, et al. Sevoflurane protects against intestinal ischemia－reperfusion injury partly·by phosphatidylinositol 3 kinases/Akt pathway in rats. Inflammation, 2015, 75（5）：F924- F933.

[18] Gan X, Xing D, Su G. et al. Propofol attenuates small intestinal ischemia reperfusion injury through inhibiting NADPH oxidase mediated mast cell activation. Oxid Med Cell Longev, 2015：167014.

[19] Zhang X, Zhou X, Zhang Q. et al. The preventive effects of dexmedetomidine against intestinal ischemia-reperfusion injury in Wistar rats. Iran J Basic Med Sci, 2015, 18（6）：604-609.

[20] 沈建通, 邬艳, 许淼, 等. 瑞芬太尼预处理对大鼠肠缺血再灌注损伤的影响：与阿片受体的关系. 中华麻醉学杂志, 2015, 35（12）：1483-1486.

[21] Zheng B, Zhan Q, Chen J. et al. Sevofurane pretreatment enhance HIF-2α expression in mice after renal ischemia/reperfusion injury. Int J Clin Exp Pathol, 2015, 8（10）：13114-13119.

[22]* Luo C, Yuan D, Li X, et al. Propofol attenuated acute kidney injury after orthotopic liver transplantation via inhibiting gap junction composed of connexin 32. Anesthesiology, 2015, 122（1）：72-86.

[23] Tan F, Chen Y, Yuan D, et al. Dexmedetomidine protects against acute kidney injury through downregulating in ammatory reactions in endotoxemia rats. Biomedical Reports, 2015, 3（3）：365-370.

[24] 张建波,王晓俏,邱小弟,等. mTOR 信号通路在右美托咪定减轻大鼠肾缺血再灌注损伤中的作用:与 HIF-1α 的关系. 中华麻醉学杂志,2015,35(11):1391-1394.

[25] Jiang Y, Zhou Z, Meng Q, et al. Ginsenoside Rb1 treatment attenuates pulmonary inflammatory cytokine release and tissue injury following intestinal ischemia reperfusion injury in mice. Oxid Med Cell Longev, 2015: 843721.

[26] Zhou L, Zhang D, An H, et al. Melatonin prevents lung injury induced by hepatic ischemia-reperfusion through anti-inflammatory and anti-apoptosis effects. Int Immunopharmacol, 2015, 29(2): 462-467.

[27]* Zhao H, Huang H, Ologunde R. et al. Xenon treatment protects against remote lung injury after kidney transplantation in rats. Anesthesiology, 2015, 22(6): 1312-1326.

第三节 器官保护与免疫功能

2015 年度围术期器官功能保护相关文献中,免疫相关研究约占 20%,绝大部分为基础研究。降低各类手术中心脏、脑、肾、肺及小肠等重要器官的缺血-再灌注损伤是围术期器官功能保护的重要内容。围绕"免疫是缺血-再灌注的重要机制",这些研究从免疫细胞生物学功能、炎症相关蛋白的表达及调控等多方面着手,阐明了围术期重要器官的缺血-再灌注损伤相关机制和改善措施。Zhang 等[1]研究了电针刺激内关穴对心肌缺血-再灌注损伤中的心肌保护作用。结果表明,用电针刺激内关穴可显著降低小鼠心肌缺血后心肌细胞释放的高迁移率蛋白 B1(HMGB1)水平,并能减轻再灌注后的心肌炎症反应和损伤。为了进一步揭示并验证 HMGB1 对缺血-再灌注心肌的影响及其机制,通过注射抗-HMGB1 抗体后,发现电针刺激所致心肌保护作用明显增强,反之给予重组 HMGB1,其保护作用明显减弱。更有意思的是,行单侧迷走神经切断术或给予 N 受体拮抗剂均可抑制电针刺激所致 HMGB1 的释放,而给予胆碱酯酶抑制剂新斯的明则与电针刺激有相同效应,即促进 HMGB1 释放和心肌缺血-再灌注损伤。体外实验亦表明,乙酰胆碱可通过α7 烟碱乙酰胆碱能受体信号通路,降低缺氧诱导释放的 HMGB1 水平。因此认为电针刺激内关穴通过迷走神经及其 N 受体信号通路的作用,抑制缺血性心肌细胞释放 HMGB1,从而降低其炎症反应和再灌注损伤。Huang 等[2]检测了大鼠外科手术脑损伤(SBI)模型中磷脂酰肌醇激酶 3γ(PI3Kγ)和 PI3Kγ激活的磷酸二酯酶 3B(PDE3B)表达及其对脑水肿和神经功能的影响。PI3Kγ主要表达于免疫细胞和内皮细胞,可激活机体的炎症反应。他们发现,大鼠 SBI 后出现脑组织水肿和神经功能损伤,同时伴随着脑组织内 PI3Kγ表达增多、PDE3B 磷酸化水平升高以及炎症反应增强(髓过氧化物酶、$CD3^+T$ 淋巴细胞、肥大细胞脱颗粒、选择素 E 和 IL-1 水平上升);使用选择性 PI3Kγ抑制剂(AS252424 和 AS605240)或 PI3Kγ siRNA 可显著减轻 SBI 后脑组织水肿和神经功能损伤,降低脑组织炎症反应,而加用活化的人重组 PI3Kγ和 PDE3B 蛋白后,AS252424 的神经保护作用明显减弱。故结论为 PI3Kγ能促进 SBI 后神经炎症反应,进而加重脑水肿和神经损伤。Wang 等[3]研究了丙泊酚对大鼠心搏骤停（CA）后小胶质细胞活性的影响，以及再灌注脑损伤中的神经保护作用。结果发现，CA诱导了大鼠海马CA1区中小胶质细胞的活化（OX42、P2X7R表达升高，p38 MAPK磷酸化），而使用丙泊酚可显著降低小胶质细胞的活性（Iba-1表达下降），并减轻海马神经元的损伤（caspase-3降解增多，其活化减弱，锥体细胞数目减少），并改善大鼠CA后7～9日的学习与记忆能力。在体外，不同浓度的丙泊酚（0.1、1、10 μmol/L）均可有效抑制ATP诱导的小胶质细胞活化（Iba-1表达下降），减少TNF-α和IFN-1β释放，并减轻活化小胶质细胞对海马神经元的损伤。结论认为丙泊酚可通过调节小胶质细胞的活性，改善脑缺血缺氧后神经元损伤，保护脑功能。Chi等[4]通过临床病例收集和大鼠肝移植模型研究TLR4在肝移植所致肺损伤中的作用及机制。结果发现，肝移植术后肺损伤患者组较非肺损伤组外周血白细胞TLR4、TNF-α和IL-β水平均增高；大鼠TLR4基因敲除后，肺组织内TNF-α、IL-1β水平及MPO活性明显下降，肺损伤相关死亡率亦明显降低。结论认为，TLR4能促进促炎细胞因子的释放并加重肝移植早期灌注后的肺损伤。Zhao等[5]探讨了氙气预防大鼠肾移植术后肺损伤的作用及分子机制。将肾移植大鼠暴露于70% Xe中2 h后，肺内皮细胞A549内p-mTOR、HIF-1α、Bcl-2和Ki-67的表达增加，增殖和修复能力增强；肺组织内HMGB-1和NF-κB的表达降低，白细胞浸润及其炎症因子（TNF-α和IL-1β）释放减少。基因敲除mTOR或HIF-1α均可有效抑制氙气对肾移植后肺保护的作用。氙气还能进一步增加氧化和炎症刺激所致肺内皮细胞A549内HIF-1α的表达，并能抑制HMGB-1从核内向胞质的迁移和NF-κB的激活，从而降低肺组织损伤；还能促进p-mTOR、HIF-1α及Bcl-2的表达，从而促进肺内皮细胞增殖。故结论为氙气可能通过激活PI3K/Akt-mTOR-HIF-1α通路，增加HIF-1α的表达，抑制HMGB-1从胞核向胞质转移，从而防止大鼠肾移植所致远处肺损伤。Liu等[6]检测重组线虫组织蛋白酶B样蛋白（rTsCPB）通过调节巨噬细胞表型转化，改善小肠缺血-再灌注损伤。结果显示，小鼠小肠缺血-再灌注模型中，rTsCPB能显著改善小肠缺血-再灌注后形态学和功能学损害，降低小鼠7日死亡率；小肠缺血-再灌注后第7日小肠内M2型巨噬细胞向M1型转化（M2型标记物Arg-1和Fizz1表达下调，M1型标记物NOS2和CCR7表达上调，CD163$^+$M2/NOS2$^+$M1细胞比例降低）。rTsCPB则促进M1型转变为M2型，且使用STAT6抑制剂可有效逆转rTsCPB导致的巨噬细胞表型转变。结论是小肠缺血-再灌注损伤使M2型巨噬细胞转化成M1型，rTsCPB通过激活STAT6可逆转该巨噬细胞表型转化，从而改善其缺血-再灌注损伤。

2015年度免疫方面的研究，宏观上包涵了多种免疫炎症细胞，如巨噬细胞、中性粒细胞、T或B淋巴细胞等，微观上涉及多种免疫调控机制，如STAT6和NF-κB信号通路，从基因转录、蛋白表达或表面受体等多个层面研究了其分子机制，更好地诠释出免疫在器官保护中的重要作用。然而机体往往在疾病发生发展过程中是处于免疫失衡状态，因此在研究正向免疫功能的同时，我们不能忽略免疫调节的影响。目前关于一些经典的免疫调节细胞如调节性T细胞（CD4$^+$/CD8$^+$Treg）、Th17和Th10淋巴细胞等，特别是在调节围术期器官功能免疫功能方面日渐凸显，但其具体免疫调节机制尚有待进一步探讨和研究。

（欧阳文）

参考文献

[1] Zhang J, Yong Y, Li X, et al. Vagal modulation of high mobility group box-1 protein mediates electroacupuncture-induced cardioprotection in ischemia-reperfusion injury. Sci Rep, 2015, 5: 15503.

[2] Huang L, Sherchan P, Wang Y, et al. Phosphoinositide 3-Kinase gamma contributes to neuroinflammation in a rat model of surgical brain injury. J Neurosci, 2015, 35（29）: 10390-10401.

[3] Wang W, Lu R, Feng DY, et al. Inhibition of microglial activation contributes to propofol-induced protection against post-cardiac arrest brain injury in rats. J Neurochem, 2015, 134（5）: 892-903.

[4] Chi X, Yao W, Zhang A, et al. Downregulation of lung toll-like receptor 4 could effectively attenuate liver transplantation-induced pulmonary damage at the early stage of reperfusion. Mediators Inflamm, 2015, 2015: 383907.

[5] Zhao H, Huang H, Ologunde R, et al. Xenon treatment protects against remote lung injury after kidney transplantation in rats. Anesthesiology, 2015, 122（6）: 1312-1226.

[6] Liu WF, Wen SH, Zhan JH, et al. Treatment with recombinant trichinella spiralis cathepsin B-like protein ameliorates intestinal ischemia/reperfusion injury in mice by promoting a switch from M1 to M2 macrophages. J Immunol, 2015, 195（1）: 317-328.

第五章　危重症医学研究进展

第一节　危重症医学基础研究

一、脓毒症发生机制及防治研究

脓毒症是临床常见急危重症，可诱发多脏器功能障碍，死亡率高达40%以上。过去10年间，脓毒症发病增长率为139%，在不少国家已成为患者非心脏病死亡的主要原因，因此探索其发生机制及有效的防治措施具有重要意义。核因子E2P45相关因子2（nuclear factor-erythroid 2 p45-related factor2，Nrf2）/血红素加氧酶-1（heme oxygenase-1，HO-1）通路为细胞内重要的抗氧化应激通路，2015年度针对该通路与脓毒症介导的器官损伤的相关研究较为深入；另外，其他防治脓毒症的方法的相关研究也有长足进展。

Li等[1]观察了氢气对脓毒症小鼠肠损伤的保护效果及对HO-1表达的影响。在小鼠盲肠结扎穿孔（cecal ligation and puncture，CLP）后1h和6h各吸入2%氢气1h，可减轻肠黏膜充血水肿程度、减少炎症细胞浸润及细胞凋亡，HO-1、Nrf2的表达及术后7日生存率明显高于脓毒症组，血清丙氨酸氨基转移酶、天冬氨酸氨基转移酶、肌酐（Cr）、尿素氮（BUN）水平，丙二醛（MDA）、前列腺素$F_{2\alpha}$及高迁移族蛋白1HMGB1的表达均明显低于脓毒症组。但氢气对脓毒症小鼠的保护效应可被HO-1抑制剂锌原卟啉Ⅸ（zinc protoporphyrin Ⅸ），锡原卟啉Ⅸ逆转。因此作者得出结论，吸入氢气可减轻严重脓毒症介导的肠损伤，降低晚期炎症因子HMGB1的表达，其机制可能与HO-1及上游的Nrf2表达上调有关。该研究团队的Chen等[2]则在小鼠血管内皮细胞中证实了氢气可通过上调Nrf2/HO-1信号转导通路，抑制过度的炎症反应和内皮细胞损伤。

曹新顺等[3]评价了蛋白激酶Cα（protein kinase Cα，PKCα）在电针减轻内毒素休克诱发兔急性肾损伤中的作用及其与Nrf2/HO-1通路的关系。研究采用静脉注射脂多糖制备新西兰大白兔内毒素休克致急性肾损伤模型，使肾小球和肾小管结构及细胞形态出现明显改变，肾损伤评分、血清BUN及Cr浓度、肾组织MDA含量升高，超氧化物歧化酶（SOD）活性降低。于模型制备前1～4日及模型制备过程中，以30分/次，1次/日，频率为2/15 Hz，刺激电流为1～2 mA的疏密波电针刺激兔双侧足三里和肾俞穴，发现其BUN和Cr浓度、肾组织MDA含量、肾组织病理学评分降低，SOD活性升高；PKCα、HO-1蛋白、核蛋白及总蛋白Nrf2的表达上调，明显高于急性肾损伤组。但是上述作用可被PKCα特异性抑制剂白屈菜赤碱阻断，提示PKCα参与了电针减轻内毒素休克诱发兔急性肾损伤的过程。结论认为，

PKCα介导电针刺激足三里和肾俞穴减轻内毒素休克诱发兔急性肾损伤，其机制可能与激活 Nrf2/HO-1 通路、上调下游因子 HO-1 表达，从而调动机体抗氧化能力有关。在该基金项目支持的系列研究中，刘国艳等[4]和章静等[5]分别评价了 PKCα-Nrf2-HO-1 信号通路和磷脂酰肌醇-3 激酶（PI3K）/蛋白激酶 B（Akt）/Nrf2 信号通路在内毒素休克诱发兔急性肺损伤中的作用。在静脉注射脂多糖制备兔急性肺损伤模型成功后，刘国艳等[4]以 PKCα 特异性抑制剂白屈菜赤碱完全阻断了 PKCα-Nrf2-HO-1 信号通路，使兔肺组织 Nrf2、HO-1 及其 mRNA 的表达下调。章静等[5]以 PI3K 抑制剂渥曼青霉素成功阻断了 PI3K/Akt/Nrf2 信号通路，抑制了 HO-1 的转录和表达。据此推测内毒素休克诱发急性肺损伤时，PKCα 及 PI3K/Akt 信号通路被激活，并促进 Nrf2 的活化。结论认为，内毒素休克诱发兔急性肺损伤时，PKCα-Nrf2-HO-1 信号通路是机体的内源性保护机制，PI3K/Akt/Nrf2 信号通路激活是机体的适应性调节机制。

Liu 等[6]观察了红景天苷对脓毒症小鼠的治疗效果及可能机制。在小鼠 CLP 建立后 1h，腹腔注射红景天苷 50 mg/kg，可提高术后 7 日生存率，降低腹腔灌洗液的载菌量和血清 TNF-α、IL-6 的水平，减轻肺组织的充血坏死及单核细胞浸润，明显降低脾 $CD3^+$ T 细胞的百分比及胸腺免疫细胞凋亡。结论认为，红景天苷可有效减轻脓毒症小鼠的炎症反应，增强细菌清除，保护机体的免疫功能，有望成为脓毒症的治疗手段。Wei 等[7]则观察了新型脑肠肽——胃饥饿素对脓毒症大鼠炎症反应及认知功能的影响。在 SD 大鼠 CLP 模型建立后 4 h、16 h，分别向腹腔注射胃饥饿素 80 μg/kg，术后 10 日生存率明显高于脓毒症组，可逆转脓毒症对新奇物体识别记忆的损害、延长大鼠对新奇物体的探索时间，改善脓毒症对大鼠学习能力的损害，降低海马 TNF-α、IL-6 的水平，抑制海马半胱天冬氨酸蛋白酶 3（caspase-3）的活化，减轻海马神经元的细胞凋亡；但是旷场实验的运动距离和运动速度、抑制性回避任务的延迟时间无显著差异。研究推测，脓毒症大鼠的认知功能损害是由海马神经元凋亡造成的。结论认为，胃饥饿素减轻大鼠海马的炎症反应和神经元凋亡，从而改善脓毒症大鼠的认知功能损害，其抗炎、抗凋亡作用可能是预防脓毒症大鼠认知功能损害的机制。Ding 等[8]研究了精氨酸-甘氨酸-天冬氨酸-丝氨酸肽（RGDs）对脓毒症小鼠肺损伤的保护作用及其与 Wnt 诱导的分泌型蛋白-1（WNT1-inducible signaling pathway，Wisp1）-β6-连环蛋白信号通路（Wisp1-integrin β6 pathway）的关系。在小鼠 CLP 后 1h 向腹腔注射 RGDs 5mg/kg，可显著提高术后 7 日生存率，降低血清和支气管肺泡灌洗液 TNF-α、IL-6 的水平，减轻肺组织间质水肿和炎症细胞浸润，降低肺组织白蛋白渗透率和湿/干重比，使支气管肺泡灌洗液的白细胞计数和总蛋白浓度下降，下调肺组织 Wisp1 和 β6-连环蛋白 mRNA 和蛋白的表达，降低 Wisp1 和 β6-连环蛋白之间的相互作用，但不影响小鼠血液和腹腔积液的细菌载菌量。而且，在气管内滴入 Wisp1 抗体或 β6-连环蛋白抗体，可降低肺组织白蛋白渗透率，减轻肺组织损伤；β6-连环蛋白抗体可显著下调肺组织 Wisp1 的表达。研究证实了脓毒症小鼠肺组织 Wisp1 和 β6-连环蛋白表达上调。结论认为，RGDs 可通过降低炎症因子水平下调 Wisp1 和 β6-连环蛋白的表达并降低两者之间的相互作用，而有效减轻 CLP 介导的小鼠肺损伤。

二、脂多糖（LPS）介导的脓毒症及组织、器官损伤的研究

内毒素是引起脓毒症的重要致病因子之一，表皮生长因子受体（EGFR）通路在脓毒症中的协同作用、脓毒症的中药治疗都是2015年度LPS介导脓毒症研究的热点。

miRNA是一类长度约为22个核苷酸的内源性非编码小分子RNA，其作用的靶基因十分广泛，在细胞增殖、分化、凋亡、黏附等多种生理进程中发挥精细调控作用。2015年度，有关miRNA在脓毒症发病机制的研究渐受关注。Wu等[9]在体外人血管内皮细胞（vascular endothelial cells，VECs）发现，外源性miR-23b可以增加细胞内miR-23b的表达，从而抑制TNF-α、IL-1以及IL-17等炎症因子的表达。P38丝裂原活化蛋白激酶（mitogen-activated protein kinase，MAPK）在肺炎症过程中起到重要的调节作用，其络氨酸/苏氨酸的双磷酸化可被双特异性磷酸酶1（dual-specificity phosphatase 1，DUSP1）抑制，而LPS刺激可以促进DUSP1的激活和表达，在一定程度上防止过度的炎症反应。Xiao等[10]发现miR-429、miR-200b和miR-200c可以抑制DUSP1的表达，从而促进炎症因子的释放，加重炎症反应。因此，临床上可以通过抑制miR-429的表达一定程度上减轻炎症反应，miR-429有望成为LPS介导肺损伤的治疗靶点。

心功能障碍是脓毒症中后期主要的并发症，也是脓毒症患者死亡的重要原因之一。Sun等[11]*探讨了EGFR活化对心肌TNF-α生成及内毒素血症心力衰竭的影响。在体内及体外新生小鼠的心肌细胞中，LPS能够激活心肌细胞表面的EGFR，而使用PD168393或厄洛替尼抑制活化的EGFR后，由LPS诱导的MAPK激活及炎症因子表达均减少，提示EGFR活化在LPS诱导的内毒素血症中起了非常重要的协同促进作用，在心肌细胞中LPS通过TNF-α转化酶/转化生长因子-α(TACE/TGF-α)通路转激活EGFR。随后在小鼠体内证实了上述结果，并发现在内毒素血症小鼠中，厄洛替尼能够通过抑制心肌组织EGFR的磷酸化，改善左心室心排血量、射血分数、每搏量等心脏泵血功能指标，显著提高小鼠的存活率。该研究首次揭示了心肌细胞Toll样受体-4（Toll like receptor，TLR4）信号通路和EGFR信号通路的相互关联。结论认为，TGF-α/EGFR/MAPKs是LPS刺激心肌细胞TNF-α生成的新通路，EGFR可能成为治疗脓毒症心肌损伤的新的治疗靶点。另外，Zhang等[12]将过表达热休克蛋白12B（heat shock proteins 12B，HSPA12B）的转基因小鼠和野生型小鼠分为LPS组和对照组，给予LPS或等量的生理盐水腹腔内注射6 h后，观察小鼠肺组织学改变、MPO活性、血管通透性细胞黏附分子-1（intercellular adhesion molecule-1，ICAM-1）、环氧合酶-2（cyclooxygenase-2，COX-2）、胞外信号调节激酶（extracellular signal regulated kinase，ERK）、血管内皮生长因子（vascular endothelial growth factor，VEGF）水平的改变。结果发现，HSPA12B过表达能够抑制炎症反应和血管渗出，从而显著地缓解LPS介导的心肌和肺损伤。结论认为，调控HSPA12B的表达可能是脓毒症肺损伤或脓毒症休克的潜在治疗靶点。Gu等[13]研究发现，重组人膜联蛋白A5（Annexin A5）可以通过调节钙离子释放抑制PKCα的激活和提高p21激酶（p21-activated kinase 5，PAK5）的表达，并且下调NF-κB信号转导通路并最终修复由LPS介导的心肌细胞连接的破坏。认为LPS引发心肌细胞钙离子释放失衡，导致PKCα的激活，p120脱磷酸化，最终导致心肌细胞

连接破坏。

在 LPS 介导的肺损伤方面，Zhan 等[14]对存在于肺泡上皮细胞和支气管上皮细胞的 γ-氨基丁酸 A 型受体（γ-aminobutyric acid type A receptor，GABAAR）在 LPS 介导的急性肺损伤（acute lung injury，ALI）中的作用进行了研究。该研究将大鼠分为对照组、LPS 组、LPS+GABA 组和 LPS+BIC（GABA 受体阻滞剂荷包牡丹碱，bicuculline）组，LPS 注射前分别用 GABA 和 BIC 预处理，结果发现肺组织中 GABAAR 的表达量在 LPS+GABA 组显著增加而在 LPS+BIC 组则明显降低，通过进一步对各组肺组织湿重/干重比值（W/D 比值）、炎症因子（TNF-α、IL-6）释放及氧化应激指标的观察，发现 GABAAR 的表达增加与 ALI 发病机制密切相关，提示临床上可能可通过抑制 GABAAR 的表达来缓解 ALI。

目前对于脓毒症仍然缺乏特异有效的治疗手段，在 2015 年我国学者探讨了中药成分在 LPS 介导脓毒症的治疗效果。NADPH 氧化酶（NADPH oxidase，Nox）是一种电子传递的催化酶类，其中 Nox2 主要表达于心肌细胞，其活化是心肌功能障碍和心肌细胞凋亡过程中氧自由基大量产生的主要原因，并在内毒素诱导的心肌细胞损伤过程中起重要的作用。因此，Huang 等[15]推测丹参酮 IIA（TIIA）可能通过抑制内毒素血症中 NADPH 介导的炎症反应来减轻心肌细胞功能障碍。研究将小鼠分为对照组、丹参酮组、LPS 组和 LPS+丹参酮组，观察和检测各组小鼠的左心功能、TNF-α 及 IL-1、活性氧（reactive oxygen species，ROS）水平、Nox2 的表达及 ERK1/2、p28 磷酸化水平的变化。结果发现，LPS 显著降低小鼠的射血分数，增加 ROS；TIIA 可以通过下调 Nox2 相关的 ERK1/2 和 p38 MAPK 信号转导通路而减轻 LPS 所致的心肌损伤，TNF-α、IL-1β 及 ROS 水平上调，起到有效的心肌保护作用。藏药螃蟹甲的根部有良好的抗炎作用，Li 等[16]从螃蟹甲根部分离糙苏苷 F（phlomisoside F，PMF），探讨 PMF 在大鼠体内的抗炎活性以及剂量效应关系，通过观察各种炎症介质的改变，发现 PMF 能减轻组织肿胀和肉芽肿质量、降低血管通透性；对于 LPS 介导的野生型 264.7 细胞 TNF-α、IL-6、IL-1β、COX-2、iNOS 水平以及 p65、p38、p-p38、p-ERK1/2、JNK 和 p-JNK 蛋白的上调，PMF 亦能有效缓解。结论认为，PMF 抗炎的机制是通过抑制 p38，ERK1/2 及 JNK 的磷酸化而抑制炎症因子的释放。人参皂苷是从人参中提取的主要活性成分，Bao 等[17]探讨人参皂苷对 LPS 介导肺损伤的保护机制，将小鼠分为 4 组：对照组、LPS 组和 LPS+人参皂苷组，通过测量重 W/D 比值估计肺组织损伤程度，通过测量支气管肺泡灌洗液中细胞总数、中性粒细胞及巨噬细胞数量、细胞因子水平 IκB-α 和 p65 的表达观察人参皂苷对炎症反应的影响。结果发现，与对照组相比，人参皂苷明显减轻肺组织损伤、炎症反应和凋亡的程度，调控中性粒细胞和 M2 巨噬细胞的聚集，抑制 NF-κB 和 caspase-3 的活化。结论认为，人参皂苷对 LPS 介导的肺损伤具有保护作用，其机制可能与抑制 NF-κB 的激活和炎症因子的产生有关。

三、肺损伤的基础研究

（一）肺损伤机制的研究

急性肺损伤/急性呼吸窘迫综合征（ALI/ARDS）由多种因素引起，发病机制复杂，涉及炎症反应的失控、水通道蛋白的调节、凝血与纤溶系统失衡、细胞凋亡等。各因素错综存在，互为影响，构成复杂的炎症因子调控网络及信号转导系统，从而促进 ALI/ARDS 的发生、发展。深入了解 ALI/ARDS 的发病机制有助于为临床治疗提供新的指导。

机械通气是危重症患者和全麻患者气道管理的重要手段，但不合适的压力和张力会造成机械通气肺损伤（VILI）。VILI 表现为肺血管通透性增加、炎症细胞及炎症介质大量释放和激活炎症信号通路。李宏宾等[18]观察了脂氧素受体激动剂 BML-111 对大鼠机械通气诱发肺损伤的影响。将 48 只 SD 大鼠分为对照组（C 组）、低潮气量组（LV_T 组）、高潮气量组（HV_T 组）、低剂量 BML-111 组（BL 组）、高剂量 BML-111 组（BH 组）和 BML-111＋脂氧素 A_4 受体拮抗剂 BOC-2 组（BOC-2 组），手机械通气 4h 时采集动脉血样，测定动脉血氧分压（PaO_2）；收集左侧支气管肺泡灌洗液（BALF），进行中性粒细胞计数，计算中性粒细胞水平；光镜下观察右侧肺组织病理学改变，测定 W/D 比值，髓过氧化物酶（MPO）活性，MDA、单核细胞趋化蛋白-1（MCP-1）、TNF-α、IL-1β 和 IL-6 的水平。结果表明，与 HV_T 组相比，BH 组 PaO_2 升高，BALF 中性粒细胞水平、肺 W/D 比值、MPO、MDA、MCP-1、TNF-α、IL-1β 和 IL-6 降低，肺病理学损伤减轻，而 BL 组仅肺 W/D 比值降低，提示 BML-111 可减轻大鼠机械通气诱发肺损伤；同时，BOC-2 抵消了 BML-111 减轻大鼠机械通气诱发肺损伤的效应，故推测 BML-111 减轻大鼠机械通气诱发肺损伤的机制与激活脂氧素 A_4 受体有关。Dai 等[19]在 VILI 模型中对肺泡巨噬细胞上 TLR2、TLR4、TLR9 和粒细胞分化因子 88（MyD88）进行研究。分别让气管切开后雄性 SD 大鼠自主呼吸 4 h、接受低潮气量（7 ml/kg）机械通气 4 h 或高潮气量（40 ml/kg）机械通气 4 h。结果发现，高潮气量组大鼠肺部炎症增加，肺泡巨噬细胞上的 TLR2、TLR4、TLR9 和细胞分化因子、NF-κB 细胞通路表达的蛋白增加，IL-6 和 IL-1β 水平也大幅增加。结论认为，肺泡巨噬细胞 TLR2、TLR4、TLR9 过度表达和促炎细胞因子释放在 VILI 中发挥作用。

感染引发细胞因子失衡也是 ALI/ARDS 重要的发病机制。王颖等[20]探讨了线粒体融合-分裂在大鼠内毒素性急性肺损伤中的作用。将雄性 SD 大鼠分为对照组（C 组）和内毒素性急性肺损伤组（L 组），予 LPS 后取大鼠肺组织测定 W/D 比值、SOD 和 MDA 含量，检测线粒体融合相关蛋白和线粒体分裂相关蛋白及其 mRNA 表达。发现 L 组肺组织 W/D 比值、MDA 升高，SOD 降低；线粒体融合相关蛋白及其 mRNA 表达下调，线粒体分裂相关蛋白及其 mRNA 表达上调；L 组肺组织病理学损伤明显。得出结论大鼠内毒素性急性肺损伤的机制与线粒体融合减少、分裂增多导致氧化应激反应增强有关。吕锐等[21]评价 15-脱氧-Δ12，14-前列腺素 J2（15d-PGJ_2）对大鼠内毒素性急性肺损伤的影响。选择雄性 SD 大鼠，分为对照组（C 组）、15d-PGJ_2 组、LPS 组和 LPS+15d-PGJ_2 组，记录 PaO_2，观察肺组织病理学改变、W/D 比值，测定 TNF-α、IL-8、中性粒细胞趋化因子-1（CINC-1）的含量，并检测 NF-κB p65 和 IκB-α 表达水平。发现 LPS 组和 LPS+15d-PGJ_2 组 PaO_2 降低，肺组织 W/D 比值，TNF-α、IL-8 和 CINC-1 含量升高，NF-κB p65 表达上调，IκB-α 表达下调；与 LPS 组比较，LPS+15d-PGJ_2 组 PaO_2 升高，肺组织 W/D 比值降低，TNF-α、IL-8 和 CINC-1 含量降低，NF-κB p65 表达下调，IκB-α 表达上调，病理学损伤减轻。研究认为，15d-PGJ_2 可通过抑制 IκB-α 磷酸化降解和 NF-κB p65 的核转位，降低 TNF-α、IL-8

和 CINC-1 含量，从而减轻大鼠内毒素性急性肺损伤。

另外，由于组织结构和生理的特殊性，肺部在缺血-再灌注后较易出现缺血后氧化应激反应，引起炎症细胞大量聚集。Hu 等[22]发现在 ALI 大鼠模型中，ALI 前期浸润的中性粒细胞内质网应激反应增强，并证实补体 5a 介导中性粒细胞内质网应激反应而导致颗粒物质释放，从而引起 ALI。这一重要的机制提供了潜在的治疗 ALI 的自噬调节通路。

（二）肺损伤防治的研究

围术期各种因素导致肺损伤的方式不同，但肺损伤的病理生理改变和发生的机制相似，因此减少机械性和生物学肺损伤成为肺保护的主要手段，其中对生物学肺损伤的最新认识有助于采取新的干预和防治措施。

1. 呼吸支持　机械通气是 ALI/ARDS 患者主要呼吸支持手段。Yang 等[23]研究发现，与正常血碳酸组[$PaCO_2$ 35～45 mmHg（1mmHg＝0.133kPa）]相比，重度高碳酸血症组（$PaCO_2$ 130~150 mmHg）和中度高碳酸血症组（$PaCO_2$ 80～100 mmHg）的大鼠氧合指数较高，肺组织病理变化和炎症损伤较少，肺 ICAM-1、NF-κB 表达显著下降，且中度高碳酸血症组的保护效果更好。结果表明在压力控制通气模式下，增加二氧化碳水平对 VILI 大鼠有保护作用，其保护机制可能与在高压牵拉下 NF-κB 表达抑制有关。

2. 药物治疗　ALI/ARDS 病因不均一性和发病机制复杂性使得药物治疗仍然面临很多困难。利用 ALI 生物标志物，进一步调查基因的特点，发现 ARDS 易感性的敏感指标，在整个炎症反应和纤维化发生开始之前就进行治疗也许是更有效的方法。

（1）VILI 新型治疗药物：柴胡皂苷 d 是中药柴胡的主要活性成分，具有抗炎、抗氧化和免疫调节性能。Wang 等[24]观察柴胡皂苷 d 对大鼠呼吸机所致肺损伤的保护作用。发现柴胡皂苷 d 减轻机械通气致肺组织病理学变化，减少肺中性粒细胞浸润及 MPO 浓度；降低促炎性细胞因子 MIP-2、IL-6 和 TNF-α 的表达，同时使抗炎介质如 TGF-β1 和 IL-10 的表达明显升高；柴胡皂苷 d 明显下调 caspase-3 和促凋亡蛋白 Bax 的表达，上调抗凋亡蛋白 Bcl-2 的表达，显著降低氧化应激和肺组织细胞凋亡率。研究认为，柴胡皂苷 d 通过抑制炎症反应减轻呼吸机所致肺损伤、氧化应激和细胞凋亡，柴胡皂苷 d 可成为一个治疗 VILI 的有效候选药物。Xia 等[25]研究了松树皮萃取物碧容健（pycnogenol）对呼吸机所致肺损伤的大鼠影响。将大鼠分为 3 组：肺保护性通气组（LV 组）、肺损伤通气组（HV 组）和 HV+碧容健处理组（HV+Pyc 组）。在机械通气诱导肺损伤 2 日前，给大鼠碧容健灌胃 30mg/kg 一次，机械通气结束时，取肺组织和 BALF，行病理学检查和生化分析。发现应用碧容健预处理可显著降低大鼠肺 W/D 比值，降低 MPO 活性和总蛋白含量，降低 TNF-α、IL-6、IL-1β 和 MIP-2 在呼吸机所致肺损伤中的作用；碧容健改善肺组织明显抑制 NF-κB p65 的磷酸化和 IκB 的降解。得出结论，碧容健通过抑制 NF-κB 的活化，降低炎性细胞因子的产生，减轻大鼠呼吸机所致肺损伤，可能成为治疗 ALI 的潜在药物。Ma 等[26]研究了橙皮素在大鼠 VILI 中的保护性作用。将大鼠分成保护性通气组（低压组）、损伤性通气组（高压组）、安慰剂治疗损伤通气组（低压安慰剂组）、橙皮素 10 mg/kg 治疗组、橙皮素 20 mg/kg 治疗组、橙皮素 40 mg/kg

治疗组，在机械通气诱发ALI 2 h之前给大鼠饲喂橙皮素，机械通气后取肺组织和肺泡BALF离心后定量。发现橙皮素治疗组大鼠肺组织损伤明显得到改善，W/D比例、MPO活性和蛋白质浓度下降；BALF中TNF-α、IL-6、IL-1β和MIP-2的含量减少。结果表明，橙皮素增加过氧化物酶体增生物激活受体-γ（PPAR-γ）的表达以及抑制NF-κB发挥肺保护效应，橙皮素可成为ALI潜在的新型治疗药物。Dong等[27]观察白藜芦醇在体内和体外是否能够抗HMGB1诱导的内皮通透性改变。通气开始前给雄性小鼠腹腔注射白藜芦醇，然后予以6 ml/kg的小潮气量或30 ml/kg的高潮气量（HV$_T$）通气4 h。发现HV$_T$可增加转录因子Nrf2核转位和肺组织中Nrf2的靶基因的表达，而白藜芦醇进一步提高了Nrf2的表达；HMGB1对Nrf2的活化无影响，而白藜芦醇激活经HMGB1处理的MLVECs的Nrf2信号通路；Nrf2敲除可逆转白藜芦醇对HMGB1诱导的线粒体氧化损伤和内皮通透性增加的抑制作用。结论认为白藜芦醇能够保护肺免受由HV$_T$引起的血管内皮功能障碍。白藜芦醇保护肺血管内皮屏障作用与抑制机械牵张诱导的HMGB1释放及HMGB1诱导的线粒体氧化损伤有关，可能通过Nrf2的依赖机制介导。

（2）右美托咪定：右美托咪定（DEX）为新型高选择性α$_2$肾上腺素能受体激动剂，具有镇静镇痛、抑制交感活性、器官保护作用，颇受麻醉医生青睐。Chi等[28]探讨使用Dex预处理对在自体原位肝移植（OALT）大鼠模型ALI的保护作用及其机制。六组肝移植大鼠，分别给予10 μg/kg Dex、50 μg/kg Dex、50 μg/kg Dex +非选择性α$_2$受体拮抗剂阿替咪唑、50 μg/kg Dex +选择性α$_2$B/C-AR拮抗剂ARC-239、50 μg/kg Dex +选择性α$_2$A-AR拮抗剂BRL-44408及等量生理盐水。观察肺组织损伤程度，测定TLR4和磷酸核因子（NF-κB p65）亚基以及炎性细胞因子的表达。结果发现OALT大鼠肺损伤组织学评分增加并且发生肺水肿，应用50 μg/kg DEX预处理可能通过抑制TLR4-NF-κB信号通路的激活而减轻OALT大鼠肺损伤。DEX的保护作用可被阿替咪唑或BRL-44408阻断，而ARC-239不能阻断，说明DEX的介导作用至少有部分是通过α$_2$A-AR起作用的。得出结论，DEX对OALT大鼠ALI具有保护作用，其机制与DEX抑制TLR4-NF-κB信号通路有关。Cui J等[29]用肺泡上皮细胞A549细胞系以胆红素培养（0～160 μm），通过免疫组织化学和流式细胞仪评估Dex对胆红素诱导肺泡上皮细胞损伤的保护作用，在体外和体内发现Dex可以抑制胆红素致肺泡上皮细胞的损伤。故对慢性肝病手术患者而言，Dex可能是一个很好的麻醉/镇静药选择。

（3）乌司他丁：乌司他丁（UTI）是一种从新鲜的人尿纯化的蛋白酶抑制剂，抗炎作用是其主要治疗效果。Luo等[30]观察UTI对大鼠自体原位肝移植（OALT）导致的ALI的影响，并探讨其机制。大鼠分为对照组（假手术组）、模型组（行OALT模型组）、低剂量乌司他丁治疗组（U1组，门静脉阻断后和肝再灌注开后静脉注射乌司他丁50 U/g）、大剂量乌司他丁治疗组（U2组，同样方式注射乌司他丁100 U/g）。OALT后8h测量肺组织病理参数、肺组织含水量、TNF-α、IL-1β、IL-6、MDA、SOD、RBCK1和PRX-2。发现模型组肺组织损伤严重，TNF-α、IL-1β、IL-6、MDA增加，SOD、RBCK1、PRX-2降低；U1组病理评分明显减少、肺水含量和TNF-α、IL-1β、IL-6、MDA的水平显著下降，恢复SOD活性和PRX-2、RBCK1的表达。与U1组相比，U2组保护效应更好。得出结论，UTI呈剂量依赖性地抑制OALT模型所导致的大鼠急性肺损伤，机制可能是通过上调ABCA1和PRX-2的表达，抑制OALT

引起的炎症反应和氧化应激，从而产生保护作用。

（4）苏拉明：苏拉明在抗炎、抗凋亡等免疫调节中的重要作用备受临床关注。韩亮等[31]观察苏拉明对脓毒症小鼠肺组织和循环炎症反应的抑制作用，探讨其相关分子生物学机制。方法：①体内实验：将24只雄性C57 BL/6小鼠分为苏拉明组和生理盐水组，苏拉明组给予苏拉明5 mg/kg静脉注射预处理，生理盐水对照组给予等容积0.9%氯化钠溶液，30 min后采用静脉注射LPS 5 mg/kg建立脓毒症小鼠模型，检测不同时间点肺组织和外周血TNF-α和IL-6水平。②体外实验：苏拉明或生理盐水预处理人单核细胞系THP-1细胞30 min后，用100 ng/ml LPS刺激建立脓毒症细胞模型，检测TNF-α、IL-6表达水平及NF-κB活性。发现苏拉明干预脓毒症小鼠模型作用24 h时，小鼠肺组织及外周血TNF-α和IL-6的水平降低；苏拉明预处理减少LPS刺激THP-1细胞后TNF-α和IL-6的表达水平，且减少LPS刺激30 min、60 min和90 min后THP-1细胞NF-κB的活化水平。研究认为，苏拉明可减轻小鼠全身及肺组织炎症反应，其炎症反应的调控可能与抑制脓毒症单核细胞的过度活化有关。

（5）前列地尔：前列地尔可降低血管通透性，稳定溶酶体膜，减轻肺间质水肿，促进肺损伤修复。吴进福等[32]*评价前列地尔对脓毒症大鼠急性肺损伤的影响。将SD大鼠分为3组：假手术组（S组）、急性肺损伤组（ALI组）和前列地尔组（Q组），采用盲肠结扎穿孔的方法制备脓毒症大鼠急性肺损伤模型。Q组于盲肠结扎穿孔术前30 min尾静脉注射前列地尔（10 μg/2 ml）2 ml/kg，S组和ALI组注射等容量生理盐水。术后24 h时检测血清TNF-α和IL-6浓度，观察左肺组织病理学，计算右肺W/D比，检测TNF-α mRNA和HMGB1的表达。结果显示，ALI组和Q组血清TNF-α和IL-6浓度升高，肺组织TNF-α mRNA和HMGB1 mRNA表达上调，肺W/D比值升高；与ALI组比较，Q组大鼠肺组织病理学损伤减轻，血清TNF-α和IL-6浓度降低，肺组织TNF-α mRNA和HMGB1 mRNA表达下调，肺W/D比降低。得出结论，前列地尔可减轻脓毒症大鼠的急性肺损伤，其机制与下调HMGB1表达、抑制炎性反应有关。

（6）帕瑞昔布：环氧合酶（COX）参与机体多种生理及病理生理过程，抑制COX-2可减弱促炎细胞因子和趋化因子。Li等[33]观察帕瑞昔布在胎粪导致ALI家兔模型中的作用。将24只家兔分为假实验组、对照组和帕瑞昔布组，对照组和帕瑞昔布组接受气管导管灌注胎粪悬液，然后静脉注射生理盐水或帕瑞昔布，机械通气4 h。记录气道压力、肺顺应性、PaO_2/FiO_2，评估肺组织的病理损伤程度和W/D比值，分析支气管肺泡灌洗液中性粒细胞百分比和总蛋白、TNF-α、IL-1β、前列腺素E_2、MDA、MPO活性及COX-2的表达。结果表明，帕瑞昔布组气道压力、肺顺应性、PaO_2/FiO_2比明显提高，肺W/D比值、支气管肺泡灌洗液总蛋白水平、中性粒细胞百分比、TNF-α、IL-1β、前列腺素E_2和MDA含量下降，COX-2的表达、MPO活性、肺损伤程度降低。研究认为，帕瑞昔布有效改善呼吸功能，减弱胎粪导致的ALI，其机制与前列腺素E_2和COX-2的抑制有关。

（7）布地奈德：糖皮质激素已被用于治疗ARDS，相较于全身性用药，雾化吸入糖皮质激素可达到更有效的局部抗炎作用并减少全身性的免疫抑制。Gao等[34]探讨雾化吸入布地奈德混悬液对内毒素介导的兔ARDS模型的影响。将24只白兔分为假手术组、对照组、布地奈德组，对照组和布地奈德组白兔均接受内毒素注射，诱发肺损伤。气管滴注布地奈德或生理盐水，机械通气 4 h 后自主呼吸恢复，监测气道峰压、顺应性和 PaO_2/FiO_2，7 日后检测 PaO_2/FiO_2 比值、肺组织湿干重 W/D 比值、总蛋白、中性白细胞弹性蛋白酶、血粒细胞和 BALF 中性白细胞的百分比，检测 BALF 中 TNF-α、IL-1β 和 IL-10 的含量，记录 3 组肺组织病理学损伤和 7 日存活率。结果显示，布地奈德使气道峰压下降，肺顺应性和 PaO_2/FiO_2 上升；布地奈德组肺组织 W/D 比值、总蛋白、中性白细胞弹性蛋白酶、血白细胞和 BALF 中性粒细胞的百分比下降；TNF-α、IL-1β 水平减少，IL-10 水平增加；布地奈德减轻肺损伤且提高了 7 日生存率。因此证明，布地奈德可改善呼吸功能，改善肺损伤和上皮细胞通透性，减少水肿，抑制内毒素所致兔 ARDS 模型中的局部炎症。该研究结果为肺部感染所致的 ARDS 提供了一个新的治疗策略，而 ARDS 患者雾化吸入布地奈德在临床上是可行的。

四、危重症相关动物模型及实验方法

本年度在危重症基础研究动物模型方面取得了较大的进展。Guo 等[35]*首次建立斑马鱼胚胎丙泊酚暴露模型，探讨胚胎期丙泊酚暴露对神经系统发育的影响及机制。将受精后 6~48 h 斑马鱼胚胎通过浸泡方式暴露于含不同含量丙泊酚（1、2、3 μg/ml）养鱼水中，丙泊酚暴露组胚胎孵化率显著下降，5 日幼鱼畸形率显著升高。研究还发现，丙泊酚可诱导受精后 36 h 胚胎和 3 日幼鱼细胞凋亡增多，并且在鞘磷脂蛋白（MBP）生成时期，抑制 *mbp* mRNA 和蛋白质的表达。结论认为，斑马鱼可作为探索丙泊酚神经毒性机制的新型动物模型。

在不断创建新动物模型的同时，也有研究者致力于改进传统模型，建立更稳定、安全的动物模型。Yang 等[36]比较了 2 种不同胆道结扎术建立肝肺综合征动物模型的方法，与在胆总管中部和胰管开口处前方结扎相比（n=40），在靠近肝胆管和胰管开口处前方结扎建立的肝肺综合征模型（n=40），其死亡率显著降低，术后出现并发症的风险降低。两组死亡率分别为 42.5% 和 77.5%（$P<0.05$）。结论认为，操作步骤的改良可有效提高肝肺综合征动物模型的成功率。

随着基因组学技术的发展，相关生物学技术也应用在危重症基础研究中。Ou 等[37]通过基因芯片技术，探讨烧伤后不同时期基因表达的变化。试验分为 4 组：对照组、早期组（烧伤后 1~3 日）、中期组（烧伤后 4~7 日）、晚期组（烧伤后 7 日以上）。通过基因芯片分析技术，发现在烧伤后早期、中期和晚期差异表达的基因分别为 727 DEGs、782 DEGs 和 445 DEGs。而 234 DEGs 在烧伤后的任何时期均存在差异性表达，其中包括编码促炎因子 IL-6、IL-8 的基因，以及与细胞增殖有关的基因。研究结论有助于了解烧伤后伤口愈合的进程。Long 等[38]采用基因克隆、扩增和生物信息学相关技术分析发现，SD 大鼠 *LOC339524* 基因长度为 831bp，可编码一种含 276 氨基酸的推导蛋白。对比氨基酸序列可见，此蛋白质与人类完全相同，在炎症反应中发挥重要的调节作用。由此可见，进一步探讨 SD 大鼠 *LOC339524* 基因的功能将为探索炎症应答反应机制提供新的更深入的研究数据。

五、危重症发生机制的研究

本年度脑损伤及脑功能保护机制方面的研究比较突出的成果是，在心肺复苏及脑出血后脑组织受损

伤机制方面。Geng 等[39]*研究了心搏骤停并心肺复苏后外源性 H_2S 气体对血-脑屏障、脑水含量、神经学结果以及生存率的影响。该研究建立大鼠电心室颤动心搏骤停模型 6 min 后进行心肺复苏，成功复苏大鼠实验组予以吸入含有 $80×10^{-6}H_2S$ 的 50% O_2 1h，而对照组仅吸入 50% O_2 1h，检测观察前述各项指标。结果显示，复苏成功后 24 h 吸入 $80×10^{-6}H_2S$ 实验组大鼠脑皮质和海马血脑屏障透过率明显降低。H_2S 也能减轻脑皮质和海马水肿，改善神经性，提高 14 日生存率。进一步研究发现 H_2S 能够减弱由于心搏骤停和心肺复苏引起的基质金属蛋白酶-9（MMP-9）增加反应，降低血管内皮生长因子（VEGF）表达，并且增加血管生成素-1（Ang-1）的表达。该研究结论认为，心肺复苏后立即吸入 $80×10^{-6}$ H_2S 可以降低大鼠的血-脑屏障透过率，缓解脑水肿并改善神经系统预后及 14 日存活率。其治疗效果可能与抑制 MMP-9 和 VEGF 表达并且增加 Ang-1 表达相关。虽然该研究没有进行抑制、敲除或沉默相应基因以进一步证实该结论，但该研究结果仍然为心搏骤停心肺复苏后的脑功能保护提供了美好的研究前景。在另一项研究中，Zhao 等[40]*研究了小鼠颅内出血模型的前列腺素 E_2 EP1 受体（EP1R）活动及其对脑损伤的抑制作用，并对其可能的机制进行了探讨。该研究在成功制作小鼠颅内出血模型后，采用组织形态学、磁共振成像、免疫荧光、细胞分子生物学以及小鼠行为学改变等手段来评价选择性 EP1R 激动剂 ONO-DI-004、拮抗剂 SC51089 和非特异性 Src 激酶抑制剂 PP2 的效果。结果发现，小鼠颅内出血后神经元和轴突表达 EP1R，而在星形细胞和小胶质细胞却不表达 EP1R。小鼠颅内出血后抑制 EP1R 可以缓解脑损伤、水肿、细胞死亡、神经退行性变、神经性炎症以及神经行为学缺陷，而激活 EP1R 则令情况恶化。抑制 EP1R 也可以降低氧化应激反应，减少脑白质损伤并改善脑功能。磁共振成像证实了其组织学变化结果。对其机制的研究发现，Src 激酶磷酸化及 MMP-9 活性在 EP1R 激活时增加，而在抑制 EP1R 后降低。从而证实 EP1R 通过 Src 激酶信号通路调控 MMP-9，进而导致颅内出血后毒性作用。该研究结论为，前列腺素 E_2 EP1R 激活在颅内出血后引起毒性作用，其机制与 Src 激酶和 MMP9 信号通路有关。根据该研究结果可以预测，抑制 EP1R 可能是一种新的改善颅内出血预后的治疗策略。

本年度关于心血管危重疾患机制的研究成果是脂联素和香豆雌酚心血管作用的分子机制研究。Li 等[41]*研究了脂联素（adiponectin，APN）对糖尿病大鼠心肌肥大的影响及其可能机制。研究者在使用链脲霉素诱导糖尿病大鼠模型成功 3 周后予以脂联素处理，1 周后检测大鼠左心室功能、心肌形态及心脏横切面积等项目。结果发现糖尿病可以导致心脏氧化应激反应升高，心肌细胞凋亡增加，心脏功能受损。糖尿病大鼠心肌 HO-1mRNA 及蛋白表达降低，且与婆罗门相关基因（Brahma-related gene 1，Brg1）、Nrf2 蛋白表达降低相关。所有上述改变均可以被 APN 减弱或预防。在应用诱导糖尿病大鼠原代心肌细胞和高糖培养基下生长的 H9C2 心肌细胞系进行的进一步实验中，脂联素可以逆转高糖引起的 HO-1、Brg1 和 Nrf2 蛋白表达降低反应，并缓解细胞氧化应激反应、减缓心肌细胞肥大及减少细胞凋亡。而应用 ZnPP（10μM）或者小干扰 RNA（siRNA）抑制 HO-1 后，则可以令脂联素上述的保护效应消失。此外，用 Nrf2 抑制剂四羟黄铜（木犀草素）或者 siRNA 抑制 Nrf2，或者用 siRNA 抑制 Brg1，均可以令脂联素诱导的 HO-1 细胞保护效应消失。因而得出结论：脂联素通过同时激活 Nrf2 和 Brg1 来减少 HO-1，从而降低糖尿病大鼠心肌氧化应激，改善心肌细胞肥大状态，预防左心室功能异常。由 Liu 等[42]*探讨了香豆雌酚（CMT）对雄性大鼠颈动脉压力感受器活性（CBA）的影响及其可能作用机制。该研究通过记录麻醉大鼠游离颈动脉窦神经传入放电来测量颈动脉压力感受器活性，应用 ELISA 和蛋白印迹法（Western blott）来测量蛋白表达水平。结果发现 CMT（1100 mmol/L）抑制 CBA，令颈动脉窦压力感受器功能曲线向右向下移位，颈动脉窦神经放电剂量依赖性下降。该效应不能被雌激素受体阻断剂 ICI 182780 阻断，却能被一氧化氮合成酶抑制剂 L-NAME 完全逆转。在颈动脉分叉处组织灌注 15 min 后 CMT 刺激 Ser^{1176}-eNOS（内皮一氧化氮合成酶）磷酸化呈剂量依赖模式，CMT 快速活化 eNOS 效应可以被高选择性蛋白激酶 A 抑制剂 H89 阻断，而阻断 PI3K 和 ERK 信号通路对 CMT 引起的 eNOS 活化无影响。该研究结论认为，香豆雌酚通过非基因机制 eNOS 和 NO 产物直接影响颈动脉压力感受器活性。香豆雌酚引起 eNOS 活动的细胞间信号通路依赖于 cAMP/PKA 通量，这可能是香豆雌酚心血管作用的分子机制。

本年度肝、肺等其他重要脏器危重疾患机制的研究成果有肝肺综合征（HPS）病理生理机制、肝肺综合征肺血管重建机制和肺纤维化机制等。Xu 等[43]研究了 HPS 大鼠血清对预计作用于促血管平滑肌细胞分化因子的小 RNA（miRNA）的作用，以探讨其上游调节信号通路。研究者用胆总管结扎大鼠 HPS 征模型血清处理肺动脉平滑肌细胞（PASMCs），结果发现 miR-9 表达明显升高，促血管平滑肌细胞分化因子表达相应地降低，其表型标志物 SM-α-actin 和平滑肌特异性肌凝蛋白多肽（SM-MHC）亦相应降低。miRNA 功能分析和荧光素酶检测报告证明，miR-9 通过直接与促血管平滑肌细胞分化因子 3′-非翻译区直接结合来有效调控其表达。miR-9 沉默和促血管平滑肌细胞分化因子过表达均可以有效减弱 HPS 大鼠血清诱导的 PASMCs 表型变化和增殖。研究结论认为 miR-9 是 PASMCs 内上调最明显的 miRNA，肝肺综合征大鼠血清诱导的肺动脉平滑肌细胞（PASMCs）表型修饰与增殖需要 miR-9，miR-9 可能是治疗肝肺综合征的新靶点。而该研究团队的 Gao 等[44]则关注了与 HPS 相关的肺血管重建机制研究。他们研究发现，HPS 大鼠血清在 PASMCs 介导了水通道蛋白-1（AQP1）超表达，且上调 PASMCs 迁移率。针对大鼠 AQP1 的 siRNA 沉默可以引起 AQP1 明显下调，进而引起 PASMC 迁移减少。此外，抑制 p38-MAPK 信号通路可以阻断依赖于 AQP1 的 PASMC 迁移。结论认为，HPS 大鼠 AQP1 通过 p38-MAPK 通路增强 PASMC 迁移，该研究可能为与 HPS 相关的肺血管重建的临床治疗提供了思路。在另一项研究中，Wang 等[45]研究了一种前溶解脂质介质 MaR1 是否能够抑制转化生长因子-$β_1$（TGF-$β_1$）诱导的离体上皮细胞间质转型（EMT）以及在体肺纤维化。研究者用不同剂量的 MaR1 处理小鼠 II 型肺泡上皮细胞 30 min 后再予以 TGF-β1 处理 48 h。在鞘内给予 C57BL/6 小鼠博来霉素 2 mg/kg，14 日后，每天腹腔内注射 MaR1，连续 7 日，在第 28 日收集样本检测。结果发现应用 MaR1（10 nmol/L）处理小鼠 II 型肺泡上皮细胞可以明显预防 TGF-$β_1$ 诱导的纤维黏连蛋白及肌动蛋白α（α-SMA）表达，并恢复 E-钙黏附素水平。在体给予 MaR1 可以明显提高生存率，减少肺结构受损，也降低吸入博来霉素后的胶原沉积率。支气管肺泡灌洗液 TGF-$β_1$ 浓度和肺组织纤维化标志物（纤维黏连蛋白及α-SMA）均因使用 MaR1 而被抑制。研究结论认为，MaR1 抑制 TGF-$β_1$ 诱导的 EMT 并缓解博来霉素诱导的肺纤维化，MaR1 可能是很有前景的缓解肺纤维化治疗策略。

本年度其他方面的优秀研究成果也很多，在此仅简述小部分。Gu 等[46]的研究将传统中草药银杏叶提取物（GBE）用于刺激人类骨髓间充质干细胞（BM-MSCs）增殖与骨生成分化。该研究显示以碱性磷酸酶和钙含量为指标来评价，当剂量在 25～75 mg/L 时 GBE 改善人 BM-MSCs 增殖和骨生成呈剂量依赖模式，而当剂量为 100 mg/L 或更高时，该效应减弱或被抑制。基因标志物骨桥蛋白（OPN）和胶原蛋白 I 剂量依赖性上调也进一步证实了 GBE 人 BM-MSCs 骨生成改善效应。骨保护素（OPG）表达升高和 NF-κB 配体（RANKL）受体激动子配体表达较少，提示 GBE 也抑制人 BM-MSCs 的破骨细胞生成。进一步研究发现 GBE 促骨生成时，BMP 信号通路的骨形态发生蛋白 4（BMP4）和成骨特异性转录因子-2（RUNX2）、Wnt β-连蛋白信号通路的 β-连蛋白和细胞周期蛋白 D1 均明显升高。同时采用信号抑制剂进行功能抑制试验证实 GBE 促骨生成时，BMP 和 Wnt/β-连蛋白信号通路是不可缺少的，提示银杏叶提取物通过上调 BMP 信号通路和 Wnt/β-连蛋白信号通路改善骨生成。该研究结论提示银杏叶提取物可以用于以人类骨髓间充质干细胞（BM-MSCs）为基础的细胞疗法以促进上调骨生成，这可能成为很有前景的治疗骨疾患的方法。Liu 等[47]的研究发现，NF-κB 通过结合并抑制 T 细胞活化 Cbl-b 启动子来下调 Cbl-b 水平，NF-κB 激活和 Cbl-b 水平下调这 2 个重要的 T 细胞活化事件可能相互触发，这种相互调节作用可能在同种异体移植物的排斥早期，T 细胞活化即刻形成的持续环路调节中起重要作用。Ruan 等[48]的研究发现，组织损伤后释放的 HMGB1 对导致 T 淋巴细胞反应和髓源细胞扩展抑制信号通路有促进作用。该研究提示，抗 HMGB1 抗体治疗策略可能是控制严重创伤致多器官衰竭综合征后感染的有效方法。

六、临床药物或疗法对危重症的影响

（一）临床药物对危重症的影响

本年度研究对危重症影响的临床药物主要有右美托咪定、吸入麻醉药、骨骼肌肉松弛药、非甾体类抗炎药等麻醉及麻醉辅助药、晶体液和血浆增量剂、胰蛋白酶抑制剂乌司他丁、抗胆碱药戊乙奎醚等。

何绮霞等[49]探讨右美托咪定对 LPS 诱导大鼠外周血中性粒细胞髓样细胞触发受体-1（TREM-1）mRNA 表达的影响。选择健康雄性 Wistar 大鼠 40 只，取外周血分离培养中性粒细胞，采用随机数字表法将其分为 4 组（$n=10$），A 组：阴性对照；B 组：中性粒细胞中加入 LPS；C 组：中性粒细胞中加入 LPS+右美托咪定；D 组：中性粒细胞中加入 LPS+右美托咪定。结果表明，右美托咪定可通过下调 TREM-1mRNA 表达，抑制 LPS 诱导大鼠外周血中性粒细胞 TNF-α、L-1β 和 IL-6 的生成及分泌。

吴晓静等[50]观察盐酸戊乙奎醚对胸部创伤-失血性休克复苏致大鼠急性肺损伤 Fas/FasL 表达的影响。采用 SPF 级健康雄性 SD 大鼠 30 只，随机分为假手术组、胸部撞击-失血性休克复苏组和盐酸戊乙奎醚组，发现盐酸戊乙奎醚组较胸部撞击-失血性休克复苏组 Fas、FasL 和 caspase-8 表达下调，凋亡指数降低，IL-6 和 IL-1β 含量下降，表明盐酸戊乙奎醚抑制胸部撞击-失血性休克复苏诱发的大鼠肺组织细胞凋亡的机制与抑制 Fas/FasL 表达有关。

谢欣怡等[51]探讨洛伐他丁对脓毒症急性肺损伤大鼠肺组织硫酸乙酰肝素蛋白聚糖（HSPG）及多配体蛋白聚糖-1（SDC-1）脱落的影响。选择健康雄性清洁级Wistar大鼠120只，随机分为假手术组（S组）、脓毒症组（CLP组）和洛伐他丁组（L组），每组40只。S组和L组连续5日，1次/日，腹腔注射洛伐他丁4 mg/kg，CLP组腹腔注射等容量CMC溶剂。第5日CLP组和L组采用盲肠结扎穿孔法制备脓毒症模型。术后24 h进行支气管肺灌洗，测定灌洗液中蛋白浓度、白细胞计数和中性粒细胞百分比；取血样用ELISA法测定血清HSPG及SDC-1浓度。取肺组织观察病理学结果，采用PCR法及Western blot法测定血清HSPG及SDC-1的mRNA及蛋白质表达，采用伊文思蓝（EB）法检测肺毛细血管通透性。结果表明，洛伐他丁减轻脓毒症大鼠急性肺损伤的机制可能与减少肺组织HSPG及SDC-1脱落，改善肺血管内皮功能有关。

Fu等[52]研究不同浓度异氟烷（ISO）预处理对LPS引起的ARDS幼年猪模型的呼吸力学、氧合及血流动力学的影响。将24只猪随机分为4组（$n=6$）：LPS组，静脉注射LPS 20 μg/kg诱导ARDS模型；0.5 ISO-LPS组、1.0 ISO-LPS组和1.3 ISO-LPS组，在快速注射LPS后分别给予0.5、1.0和1.3最低肺泡有效浓度（MAC）的ISO预处理30 min。ARDS建模成功后，监测呼吸、氧合和血流动力学的基础值，然后监测记录ARDS建模后0、1、2、3、4h的参数。结果发现用1.0MAC和1.3 MAC的ISO预处理对LPS诱导ARDS猪模型的呼吸、氧合和血流动力学有保护作用。

Xie等[53]探讨右美托咪定后处理对LPS诱发的星形胶质细胞炎症反应的影响。体外培养新生小鼠星形胶质细胞分为5组，C组：对照组，L组：星形胶质细胞用1 μg/ml LPS处理24 h，D1、D2、D3组：星形胶质细胞先用1 μg/ml LPS处理24 h，然后分别用低浓度（0.1 μmol/L），中浓度（1 μmol/L），高浓度（10 μmol/L）右美托咪定培养30 min。结果表明，中浓度和高浓度右美托咪定预处理后诱生型一氧化氮合酶mRNA、TNF-a mRNA和IL-1b mRNA的表达明显下调，一氧化氮、TNF-α和IL-1β的释放明显减少，从而抑制LPS诱发的星形胶质细胞炎性反应。

胡晓露等[54]探讨高渗盐水对脑出血大鼠血脑屏障通透性的影响。健康成年雄性SD大鼠60只，随机为4组（$n=15$）：假手术组（S组）、假手术+高渗氯化钠组（S+HS组）、脑出血组（ICH组）、脑出血+高渗氯化钠组（ICH+HS组）。采用脑内注入未抗凝的自体动脉血50 μl建立大鼠脑出血模型。术毕苏醒后神经功能缺损评分1~3分为模型制备成功的标准。于模型制备成功后48 h时，处死大鼠取脑组织，测定脑含水量，采用Western blot法测定闭合蛋白（occludin）表达水平。处死前静脉注射伊文思蓝（EB），处死后取脑组织，测定EB含量。与ICH组比较，ICH+HS组脑含水量和EB含量降低，闭合蛋白表达上调，表明高渗氯化钠可抑制脑出血大鼠血-脑屏障通透性升高，减轻脑水肿。

Li等[55]观察乌司他丁可否减少临床肝移植（OLT）术后急性肾损伤（AKI）、改善患者肾功能，并在大鼠自体原位肝移植（AOLT）模型中研究乌司他丁的潜在药理机制。60例OLT患者随机分为乌司他丁组（U组，$n=30$）及生理盐水组（C组，$n=30$），OLT术中随机接受生理盐水或乌司他丁治疗。动物实验中，将40只拟行AOLT术的大鼠分为对照组（C-R）、乌司他丁处理组、假手术组。临床研究结果发现，乌司他丁处理组OLT术后24 h内AKI发生率较低，血清C反应蛋白及尿$β_2$微球蛋白水平均降低，缩短了患者的ICU停留时间、机械通气时间缩短及血液透析率降低。大鼠AOLT模型中，乌司他丁可降低血清C反应蛋白及肌酐水平，TNF-α、IL-6、过氧化氢、氧自由基水平显著下降，超氧化激酶水平增高。结果表明乌司他丁通过抑制炎症及氧化来防止OLT术后AKI的发生。

Wang等[56]对比研究了生理盐水、高渗氯化钠（HTS）、羟乙基淀粉（HES）和高渗氯化钠羟乙基淀粉（HSH）4种不同液体小容量复苏治疗LPS介导的大鼠内毒素血症肾损伤效果。发现HES和HSH单次小容量复苏能改善内毒素血症所致肾损伤，HTS可短暂地延缓损伤，而生理盐水无保护作用。Lu等[57]*研究HES 130/0.4液体复苏在防止脓毒症家兔模型肠黏膜屏障功能失常中的作用。30只健康家兔随机分为正常对照组、脓毒症模型组、脓毒症+HES组。脓毒症模型组和脓毒症+HES组均通过改良升结肠持续引流腹膜炎模型（CASP）方法建立脓毒症模型。CASP后4h，用6% HES 130/0.4进行液体复苏。结果发现用6% HES 130/0.4进行体液复苏后，减轻了腹腔的病理学改变，改善了血气分析参数和炎症介质的含量，减少了血清D-乳酸浓度，并缓解了肠黏膜屏障损伤程度。表明6% HES 130/0.4液体复苏可防止脓毒症家兔的肠黏膜屏障失调，这可能与提高肠道氧代谢并减少炎症介质的释放有关。

Ji等[58]研究非甾体类抗炎药对大鼠结肠吻合创面愈合的影响。选择健康SD大鼠90只，随机分为6组（15只/组）：C组（对照组）、N组（假手术组）、M组（吗啡镇痛组）、F组（氟比洛芬酯镇痛组）、L组（氯诺昔康组）和P组（帕瑞昔布钠组）。腹部正中切口行直肠结肠端端吻合，术后3日分别给予生理盐水、吗啡、氟比洛芬酯、氯诺昔康或帕瑞昔布钠静脉注射，2次/日。检测血清学血管内皮生长因子（VEGF）、前列腺素E_2（PGE_2），胶原组织的主要成分羟脯氨酸（HYP）和C反应蛋白（CRP）及吻合口组织的HYP、PGE_2、VEGF含量。结果发现术后7日，F组、L组和P组血清VEGF、PGE-2、HYP、吻合口组织环氧合酶-2（COX-2）基因及蛋白表达明显低于C组，血清CRP明显高于C组。F组、L组的吻合口破裂压力明显低于C组。结论认为，术后使用非甾体类抗炎药通过调节VEGF、COX-2和胶原合成，可降低吻合口组织的强度，影响吻合口愈合过程。

Jiang等[59]探讨了顺式阿曲库铵是否可以减轻脓毒症所致的大鼠膈肌功能障碍。动物随机分为：对照组（大鼠行盲肠暴露假手术，但不结扎盲肠，也不穿孔）、CLP组[大鼠行盲肠结扎穿孔（CLP），持续输注0.9%氯化钠溶液]和Cis+CLP组（大鼠行CLP，持续输注顺式阿曲库铵）。手术后，对所有大鼠进行18 h机械通气。实验完成后分析膈肌收缩力和HMGB1蛋白的表达。发现顺式阿曲库铵减轻脓毒症引起的膈肌和血浆内炎症反应，保持膈肌的功能。表明早期输注顺式阿曲库铵能减轻脓毒症引起的膈肌功能障碍，这可能与其抗炎作用有关。

（二）临床疗法对危重症的影响

Wang等[60]评估大鼠在体心肌缺血-再灌注损伤模型中联合迷走神经刺激预处理（VSPerC）和肢体远端缺血预处理（LRIPerC）治疗，相对于单独的迷走神经刺激预处理或肢体远端缺血预处理，是否能够更好改善心肌保护作用。100只雄性SD大鼠随机分为5组：假手术组、缺血-再灌注组（IR）、VSPerC组、LRIPerC组和联合VSPerC与LRIPerC（COMPerC）组。观察血清酶标志物、炎性细胞因子、心肌炎性细胞因子和心肌梗死面积。COMPerC组较VSPerC和LRIPerC组心肌梗死面积显著减少。COMPerC组较VSPerC组缺血区再灌注120 min时血清ICAM-1水平，IL-1、心肌ICAM-1和TNF-α水平显著降低，但在非缺血区心肌IL-10水平显著增高。与LRIPerC组比较，COMPerC组缺血区再灌注30 min、60 min和120 min的血清TNF-α、IL-1、IL-6、ICAM-1水平，再灌注120 min HMGB1水平和心肌IL-1、IL-6、ICAM-1、TNF-α水平显著降低；而缺血区和非缺血区心肌IL-10水平明显增高。表明联合VSPerC与LRIPerC治疗与单独治疗相比可增强心肌保护作用。姚忠岩等[61]探讨高压氧预处理对窒息性心脏停搏复苏大鼠血浆蛋白质C活化的影响。将清洁级健康成年雄性SD大鼠105只，随机分为3组：心脏停搏组（CA组，$n=5$）、心脏停搏复苏组（CA/R组，$n=50$）和高压氧预处理组（H组，$n=50$）。采用呼气末夹闭气管窒息法建立大鼠心脏停搏复苏模型。H组给予连续3日高压氧预处理（纯氧舱压力2个绝对大气压力，稳压吸氧45 min，控制氧浓度＞95%后，20 min匀速降压至常压，1次/日）后制备心脏停搏复苏模型。CA组不进行复苏。CA/R组和H组于自主循环恢复后3 h、6 h、12 h和24 h时随机取5只大鼠，CA组于心脏停搏30 min时，经腹主动脉取血，采用ELISA法测定血浆活化蛋白质C(APC)浓度，记录窒息至心脏停搏时间、自主心率恢复时间和复苏成功情况。发现H组窒息至心脏停搏时间延长、自主心率恢复时间缩短、复苏成功率升高，自主循环恢复后各时点血浆APC浓度升高，表明高压氧预处理可促进窒息性心脏停搏大鼠复苏后血浆PC活化，有助于改善高凝状态。

已有关于高频振荡通气（HFOV）对早期血流动力学参数、血管外肺水（EVLW）、肺毛细血管通透性、肺内源性和外源性ARDS影响的研究。Li等[62]*观察12只健康幼猪麻醉插管以后中心静脉压和连续心排血量。通过生理盐水灌洗肺和静脉注射油酸分别建立内源性ARDS（ARDSp）和外源性ARDS（ARDSexp）模型。随后，幼猪接受HFOV 4 h。测量EVLW指数（EVLWI），EVLW/胸腔内血容量（ITBV）和肺血管通透性指数（PVPI）。发现ARDSp组和ARDSexp组的EVLWI和肺毛细血管通透性显著增加。给予HFOV 4 h后EVLW减少。ARDSexp组HFOV、PVPI先轻微上升，随后又下降，同时ARDSp组造模成功后未发现明显差异。研究认为，HFOV具体参数改变了肺循环系统的压力不平衡，继而通过压力信号转导至生物信号，影响肺液渗出和吸收的不平衡，这可减轻肺炎症反应，进一步改善氧合，促进损伤修复，最终改善ARDS患者的预后。

林洪启等[63]观察预吸氧对大鼠缺氧/复氧性脑损伤时脑皮质HO-1/NO通路的影响。在大鼠脑缺氧/复氧前30 min预吸氧30 min，测定大脑皮质HO-1蛋白表达、NO含量和超微结构的变化。结果表明预吸氧可加重缺氧/复氧性脑损伤，其机制与抑制HO-1蛋白表达及增加NO含量有关。

左友波等[64]评价极化液对内毒素血症大鼠肠损伤的影响。SD大鼠60只，随机分为2组（$n=30$）：内毒素血症组（LPS组）和极化液组（GIK）。腹腔注射LPS 8 mg/d，1次/日，共3次，制备内毒素血症模型。LPS组首次腹腔注射脂多糖2 h后静脉输注生理盐水4ml/(kg·h)；GIK组静脉输注极化液4ml/(kg·h)。发现制模后3日、5日，GIK组的TNF-α/IL-10和二胺氧化酶浓度及肠组织Chiu评分比LPS组低，表明极化液可减轻内毒素血症引起的大鼠肠损伤。

张赤等[65]观察电针足三里对烫伤后胞壁酰二肽诱导的大鼠脓毒症的影响。将健康雄性SD大鼠60

只随机分为6组（$n=10$）：对照组（C）、足三里组（E）、胞壁酰二肽组（MDP）、非经非穴组（NE）、α银环蛇毒素组（α-BGT）和烫伤组（S）。E、MDP、NE及α-BGT组予烫伤以后静脉注射MDP 5 mg/kg构建大鼠烫伤后脓毒症模型。C组尾静脉注射生理盐水1 ml。E组于双侧足三里穴电针刺激；NE组于双侧足三里穴旁5 mm处给予脉冲刺激；α-BGT组股静脉注射α-BGT 1.0 mg/kg后双侧足三里穴给予脉冲刺激，S组仅予烫伤处理。各组大鼠于电针后48 h，取腹主动脉血、肺组织，光镜下观察肺组织病理结果；电镜下观察肺组织超微结构的改变；检测大鼠腹主动脉血血气分析、血清TNF-α、γ-干扰素（IFN-γ）及HMGB1的含量。结果表明MDP可以加重烫伤后大鼠的急性肺损伤及酸中毒，电针足三里穴可减轻烫伤后MDP诱导的脓毒症致大鼠急性肺损伤，其机制可能与激活含胡亚基N型胆碱能受体（α7 nAChRs）介导的胆碱能抗炎通路有关。

陈勇等[66]评价颈交感神经干离断（TCST）对脓毒症大鼠凝血和纤溶功能的影响。选择SD大鼠72只，随机分为3组：假手术组（S组）、脓毒症组（CLP组）和脓毒症+TCST组（TCST组），每组24只。CLP组和TCST组采用CLP制备大鼠脓毒症模型，TCST组于CLP前行右侧TCST。评价指标有血浆TNF-α、凝血酶原时间（PT）、活化部分凝血激酶时间（APTT）、纤维蛋白原（Fib）、抗凝血酶-III（AT-III）、组织型纤溶酶原激活物（t-PA）、1型纤溶酶原激活物抑制物（PAI-1）、D-二聚体（D-dimer）和血小板计数（Plt）。发现TCST可改善脓毒症大鼠凝血和纤溶功能，其机制可能与抑制血浆TNF-α水平及减轻炎性反应有关。

单纯的神经干细胞移植对受损脊髓组织的修复作用并不理想，为了进一步提高移植细胞在体内的存活、增殖及定向分化为神经元的比例，必须进一步改善脊髓损伤区的微环境。刘建敏等[67]观察神经干细胞移植联合电针刺激对脊髓损伤大鼠后肢功能及电生理的影响。将脊髓损伤模型SD大鼠72只按随机数字表法分为4组：对照组尾静脉注入培养液，神经干细胞组经尾静脉注入等体积神经干细胞悬液，电针刺激组自模型完成6 h起采用督脉加体穴电针1周，联合组尾静脉注射神经干细胞后，同时采用督脉加体穴电针1周。分别于造模前，造模后1日、3日、1～4周通过BBB评分、斜板实验进行运动功能评定。造模后4周取材行病理切片苏木精-伊红染色，荧光显微镜观测CM-Dil标记的神经干细胞存活及分布情况，辣根过氧化物酶示踪观察神经纤维再生情况，运动诱发电位和体感诱发电位观察大鼠神经电生理恢复情况。结果表明，造模后2～4周大鼠下肢运动功能评价联合组优于神经干细胞组及电针刺激组，神经干细胞组和电针刺激组优于对照组。造模后4周，神经干细胞组和电针刺激组损伤区可见少量神经轴索样结构，脊髓空洞较小，联合组可见较多神经轴索样结构，未见脊髓空洞。造模后4周，CM-Dil阳性细胞和辣根过氧化物酶阳性神经纤维数：联合组＞神经干细胞组与电针刺激组＞对照组，各组之间差异有统计学意义（$P<0.05$）。运动诱发电位和体感诱发电位的潜伏期：联合组＜神经干细胞组与电针刺激组＜对照组，各组之间差异有统计学意义（$P<0.05$）；运动诱发电位和体感诱发电位的波幅：联合组＞神经干细胞组与电针刺激组＞对照组，各组之间差异有统计学意义（$P<0.05$）。结果提示神经干细胞移植的同时联合电针刺激能够促进脊髓损伤大鼠神经突触的再生，改善大鼠肢体运动功能及电生理功能。

（叶　靖　刘克玄　庞琼妮　唐　靖　高　鸿　刘艳秋　郭培培　赵振龙）

参考文献

[1] Li Y, Li Q, Chen H, et al. Hydrogen gas alleviates the intestinal injury caused by severe sepsis in mice by increasing the expression of heme oxygenase-1. Shock, 2015, 44 (1): 90-98.

[2] Chen H, Xie K, Han H, et al. Molecular hydrogen protects mice against polymicrobial sepsis by ameliorating endothelial dysfunction via an Nrf2/HO-1 signaling pathway. Int Immunopharmacol, 2015, 28 (1): 643-654.

[3] 曹新顺, 史佳, 余剑波, 等. 蛋白激酶Ca在电针减轻内毒素休克诱发兔急性肾损伤中的作用: 与Nrf2/HO-1通路的关系. 中华麻醉学杂志, 2015, 35 (6): 727-731.

[4] 刘国艳, 刘晓东, 余剑波, 等. PKCa-Nrf2-HO-1信号通路在内毒素休克诱发兔急性肺损伤中的作用. 中华麻醉学杂志, 2015, 35 (5): 620-623.

[5] 章静, 史佳, 余剑波, 等. PI3K/Akt/Nrf2信号通路在兔内毒素休克诱发急性肺损伤中的作用. 中华麻醉学杂志, 2015, 35 (10): 1257-1260.

[6] Liu S, Yu X, Hu B, et al. Salidroside rescued mice from experimental sepsis through anti-inflammatory and anti-apoptosis effects. J Surg Res, 2015, 195 (1): 277-283.

[7] Wei H, Cao X, Zeng Q, et al. Ghrelin inhibits proinflammatory responses and prevents cognitive impairment in septic rats. Crit Care Med, 2015, 43 (5): e143-e150.

[8] Ding X, Wang X, Zhao X, et al. RGD peptides protects against acute lung injury in septic mice through Wisp1-integrin β6 pathway inhibition. Shock, 2015, 43 (4): 352-360.

[9] Wu M, Gu JT, Yi B, et al. microRNA-23b regulates the expression of inflammato ry factors in vascular endothelial cells during sepsis. Exp Ther Med, 2015, 9 (4): 1125-1132.

[10] Xiao J, Tang J, Chen Q, et al. miR-429 regulates alveolar macrophage inflame matory cytokine production and is involved in LPS-induced acute lung injury. Biochem J, 2015, 471 (2): 281-291.

[11]* Sun X, Liang J, Yao X, et al. The activation of EGFR promotes myocardial tumor necrosis factor-α production and cardiac failure in endotoxemia. Oncotarget, 2015, 6 (34): 35478-35495.

[12] Zhang X, Li J, Li C, et al. HSPA12B attenuates acute lung injury during endotoxe mia in mice. Int Immunopharmacol, 2015, 29 (2): 599-606.

[13] Gu C, Liu M, Zhao T, et al. Recombinant human Annexin A5 can repair the disrupted cardiomyocyte adherens junctions in endotoxemia. Shock, 2015, 44 (1): 83-89.

[14] Zhan LY, Du L, Xia ZY, et al. Study of the expression of GABAA receptor in rats during acute lung injury caused by endotoxin. Genet Mol Res, 2015, 14 (4): 13312-13319.

[15] Huang L, Zheng M, Zhou Y, et al. Tanshinone IIA attenuates cardiac dysfunction in endotoxin-induced septic mice via inhibition of NADPH oxidase 2-related signaling pathway. Int Immunopharmacol, 2015, 28 (1): 444-449.

[16] Li Q, Yang S, Yang S, et al. Anti-inflammatory activity of phlomisoside F isolated from Phlomis younghusbandii

Mukerjee. Int Immunopharmacol, 2015, 28 (1): 724-730.

[17] Bao S, Zou Y, Wang B, et al. Ginsenoside Rg1 improves lipopolysaccharide-induced acute lung injury by inhibiting inflammatory responses and modulating infiltration of M_2 macrophages. Int Immunopharmacol, 2015, 28 (1): 429-434.

[18] 李宏宾，武宙阳，王广志，等. BML-111 对大鼠机械通气诱发肺损伤的影响. 中华麻醉学杂志, 2015, 35 (12): 1487-1490.

[19] Dai H, Pan L, Lin F. et al. Mechanical ventilation modulates Toll-like receptors 2, 4, and 9 on alveolar macrophages in a ventilator-induced lung injury model. J Thorac Dis, 2015, 7 (4): 616-624.

[20] 王颖，王丹，余剑波，等. 线粒体融合-分裂在大鼠内毒素性急性肺损伤中的作用. 中华麻醉学杂志, 2015, 35 (5): 604-607.

[21] 吕锐，吴艳，申江华，等. 15d-PGJ2 对大鼠内毒素性急性肺损伤的影响. 中华麻醉学杂志, 2015, 35 (9): 1128-1130.

[22] Hu R, Chen ZF, Yan J. Endoplasmic reticulum stress of neutrophils is required for ischemia/reperfusion-induced acute lung injury. J Immunol, 2015, 195 (10): 4802-4809.

[23] Yang W, Yue Z, Cui X, et al. Comparison of the effects of moderate and severe hypercapnic acidosis on ventilation-induced lung injury. BMC Anesthesiol, 2015, 15: 67.

[24] Wang HW, Liu M, Zhong TD, et al. Saikosaponin-d attenuates ventilator-induced lung injury in rats. Int J Clin Exp Med, 2015, 8 (9): 15137-15145.

[25] Xia YF, Zhang JH, Xu ZF. et al. Pycnogenol, a compound isolated from the bark of pinus maritime mill, attenuates ventilator-induced lung injury through inhibiting NF-κB-mediated inflammatory response. Int J Clin Exp Med, 2015, 8 (2): 1824-1833.

[26] Ma H, Feng X, Ding S. Hesperetin attenuates ventilator-induced acute lung injury through inhibition of NF-κB-mediated inflammation. Eur J Pharmacol, 2015, 769: 333-341.

[27] Dong WW, Liu YJ, Lv Z. et al. Lung endothelial barrier protection by resveratrol involves inhibition of HMGB1 release and HMGB1-induced mitochondrial oxidative damage via an Nrf2-dependent mechanism. Free Radic Biol Med, 2015, 88: 404-416.

[28] Chi X, Wei X, Gao W, et al. Dexmedetomidine ameliorates acute lung injury following orthotopic autologous liver transplantation in rats probably by inhibiting Toll-like receptor 4-nuclear factor kappa B signaling. J Transl Med, 2015, 13: 190.

[29] Cui J, Zhao HL, Yi B, et al. Dexmedetomidine attenuates bilirubin-induced lung alveolar epithelial cell death in vitro and in vivo. Crit Care Med, 2015, 43 (9): e356-e368.

[30] Luo GJ, Yao WF, He Y, et al. Ulinastatin prevents acute lung injury led by liver transplantation. J Surg Res, 2015, 193 (2): 841-848.

[31] 韩亮,侯金超,方向明. 苏拉明对脓毒症小鼠肺组织和循环炎症反应的抑制作用. 浙江大学学报（医学版）, 2015, 9: 553-558.

[32]* 吴进福,葛胜辉,姜丽华,等. 前列地尔对脓毒症大鼠急性肺损伤的影响. 中华麻醉学杂志, 2015, 35 (12): 1501-1503.

[33] Li AM, Zhang LN, Li WZ. Amelioration of meconium-induced acute lung injury by parecoxib in a rabbit model. Int J Clin Exp Med, 2015, 8 (5): 6804-6812.

[34] Gao W, Ju N. Budesonide inhalation ameliorates endotoxin-induced lung injury in rabbits. Exp Biol Med (Maywood), 2015, 240 (12): 1708-1716.

[35]* Guo P, Huang Z, Tao T, et al. Zebrafish as a model for studying the developmental neurotoxicity of propofol. J Appl Toxicol, 2015, 35 (12): 1511-1519.

[36] Yang Y, Chen B, Chen Y, et al. A comparison of two common bile duct ligation methods to establish hepatopulmonary syndrome animal models. Lab Anim, 2015, 49 (1): 71-79.

[37] Ou S, Liu GD, Tan Y, et al. A time course study about gene expression of post-thermal injury with DNA microarray. Int J Dermatol, 2015, 54 (7): 757-764.

[38] Long ZH, Li H, Chen F, et al. Cloning and sequence analysis of the LOC339524 gene in Sprague-Dawley rats. Genet Mol Res, 2015, 14 (4): 16577-16584.

[39]* Geng Y, Li E, Mu Q, et al. Hydrogen sulfide inhalation decreases early blood-brain barrier permeability and brain edema induced by cardiac arrest and resuscitation. J Cereb Blood Flow Metab, 2015, 35 (3): 494-500.

[40] Zhao X, Wu T, Chang CF, et al. Toxic role of prostaglandin E2 receptor EP1 after intracerebral hemorrhage in mice. Brain Behav Immun, 2015, 46: 293-310.

[41]* Li H, Yao W, Irwin MG, et al. Adiponectin ameliorates hyperglycemia-induced cardiac hypertrophy and dysfunction by concomitantly activating Nrf2 and Brg1. Free Radic Biol Med, 2015, 84: 311-321.

[42]* Liu H, Wang L, Ma H, et al. Coumestrol inhibits carotid sinus baroreceptor activity by cAMP/PKA dependent nitric oxide release in anesthetized male rats. Biochem Pharmacol, 2015, 93 (1): 42-48.

[43] Xu D, Gu JT, Yi B, et al. Requirement of miR-9-dependent regulation of Myocd in PASMCs phenotypic modulation and proliferation induced by hepatopulmonary syndrome rat serum. J Cell Mol Med, 2015, 19 (10): 2453-2461.

[44] Gao J, Chen L, Zeng J, et al. The involvement of aquaporin 1 in the hepatopulmonary syndrome rat serum-induced migration of pulmonary arterial smooth muscle cells via the p38-MAPK pathway. Mol Biosyst, 2015, 11 (11): 3040-3047.

[45] Wang Y, Li R, Chen L, et al. Maresin 1 inhibits epithelial-to-mesenchymal transition in vitro and attenuates bleomycin induced lung fibrosis in Vivo. Shock, 2015, 44 (5): 496-502.

[46] Gu Q, Chen C, Zhang Z, et al. Ginkgo biloba extract promotes osteogenic differentiation of human bone marrow mesenchymal stem cells in a pathway involving Wnt/beta-catenin signaling. Pharmacol Res, 2015, 97: 70-78.

[47] Liu Y, Li Y, Zhang L, et al. NF-kappaB downregulates Cbl-b through binding and suppressing Cbl-b promoter in T cell activation. J Immunol, 2015, 194 (8): 3778-3783.

[48] Ruan X, Darwiche SS, Cai C, et al. Anti-HMGB1 monoclonal antibody ameliorates immunosuppression after peripheral tissue trauma: attenuated T-lymphocyte response and increased splenic CD11b (+) Gr-1 (+) myeloid-derived suppressor cells require HMGB1. Mediators Inflamm, 2015, 2015: 458626.

[49] 何绮霞, 卢燕, 陈翠平, 等. 右美托咪定对脂多糖诱导大鼠外周血中性粒细胞 TREM-1 mRNA 表达的影响. 重庆医学, 2015, 44 (35): 4907-4909.

[50] 吴晓静, 高文蔚, 冷燕, 等. 盐酸戊乙奎醚对胸部创伤-失血性休克复苏致大鼠急性肺损伤时 Fas/FasL 表达的影响. 中华麻醉学杂志, 2015, 35 (9): 1138-1141.

[51] 谢欣怡, 鲍红光, 斯妍娜, 等. 探讨洛伐他丁对脓毒症急性肺损伤大鼠肺组织 HSPG 及 SDC-1 脱落的影响. 中华麻醉学杂志, 2015, 35 (2): 222-225.

[52] Fu H, Sun M, Miao C. Effects of different concentrations of isoflurane pretreatment on respiratory mechanics, oxygenation andhemodynamics in LPS-induced acute respiratory distresssyndrome model of juvenile piglets. Exp Lung Res, 2015, 41 (8): 415-421.

[53] Xie C, Wang Z, Tang J, et al. The effect of Dexmedetomidine post-treatment on the inflammatory response of astrocyte induced by lipopolysaccharide. Cell Biochem Biophys, 2015, 71 (1): 407-412.

[54] 胡晓露, 齐敦益. 高渗盐水对脑出血大鼠血脑屏障通透性的影响. 中华麻醉学杂志, 2015, 35 (8): 1014-1016.

[55] Li X, Li X, Chi X, et al. Ulinastatin ameliorates acute kidney injury following liver transplantation in rats and humans. Exp Ther Med, 2015, 9 (2): 411-416.

[56] Wang YL, Chen JH, Zhu QF, et al. In vivo Evaluation of the ameliorating effects of small-volume resuscitation with four different fluids on endotoxemia-induced kidney injury. Mediators Inflamm, 2015, 2015: 726243.

[57]* Lu WH, JinXJ, Jiang XG. et al. Resuscitation with hydroxyethyl starch 130/0.4 attenuates intestinal injury in a rabbit model of sepsis. Indian J Pharmacol, 2015, 47: 49-54.

[58] Ji C, XiongY, Pan X. et al. Effect of non-steroidal anti-inflammatory drugs on the increasing the incidence of colonic anastomosis in rats. Int J Clin Exp Pathol, 20158 (6): 6126-6134.

[59] Jiang J, Yang B, Han G, et al. Early administration of cisatracurium attenuates sepsis-induced diaphragm dysfunction in rats. Inflammation, 2015, 38 (1): 305-311.

[60] Wang Q, Liu GP, Xue FS, et al. Combined vagal stimulation and limb remote ischemic perconditioning eEnhances cardioprotection via an anti-inflammatory pathway. Inflammation, 2015, 38 (5): 1748-1760.

[61] 姚忠岩, 周晓云, 王超. 高压氧预处理对窒息性心脏停搏复苏大鼠血浆蛋白质 C 活化的影响. 中华麻醉学杂志, 2015, 35 (12): 1495-1497.

[62]* Li QJ, Yuan Y, Li YM, et al. Effect of high frequency oscillatory ventilation on EVLW and lung capillary permeability of piglets with acute respiratory distress syndrome caused by pulmonary and extrapulmonary insults. J

Huazhong Univ Sci Technol [Med Sci], 2015, 35（1）: 93-98.

[63] 林洪启, 贾东林. 预吸氧对大鼠缺氧/复氧性脑损伤脑皮质血红素氧合酶-1/一氧化氮通路的影响. 中华实验外科杂志, 2015, 32（11）: 2743-2745.

[64] 左友波, 杨宇焦, 塞顺海. 极化液对内毒素血症大鼠肠损伤的影响. 中华麻醉学杂志, 2015, 35（9）: 1150-1152.

[65] 张赤, 王焱林, 宋学敏, 等. 电针足三里对烫伤后胞壁酰二肽诱导的大鼠脓毒症的影响. 中华实验外科杂志, 2015, 32（3）: 483-485.

[66] 陈勇, 童希忠, 梁应平, 等. 颈交感神经干离断（TCST）对脓毒症大鼠凝血和纤溶功能的影响. 临床麻醉学杂志, 2015, 31（9）: 908-911.

[67] 刘建敏, 王福川, 周亚净, 等. 电针刺激对神经干细胞移植治疗脊髓损伤大鼠后肢功能的影响. 中国组织工程研究, 2015, 19（50）: 8132-8138.

第二节 危重症医学临床研究

本年度中国麻醉学者共完成危重症临床论著33篇，其中发表在中文核心期刊的论著为21篇，发表在 PubMed 收录的论著为12篇。

一、ICU 镇静及谵妄

丙泊酚、咪达唑仑及右美托咪定一直是 ICU 内患者常用的镇静药物。上述药物的药理特点不同，其对不同疾病和人群的镇静作用也存在一定差异。本年度有数篇文献对手术及 ICU 机械通气患者镇静药物的选择和应用进行了探讨。马红等[1]探讨了丙泊酚联合咪达唑仑在先天性心脏病患儿术后镇静中的应用。研究纳入了58例先天性心脏病患儿，并分为对照组和试验组，每组各29例。试验组予以咪达唑仑0.2 μg/（kg·min），连续给药至拔管后1 h，丙泊酚10 μg/（kg·min）连续给药至拔管后1h；对照组术后使用咪达唑仑1 μg/（kg·min），连续给药至拔管后1h。结果显示，试验组患儿的拔管时间显著低于对照组，试验组患儿在 ICU 的停留时间缩短，但两组患儿苏醒后谵妄发生率的差异无统计学意义。寿琼华等[2]比较了右美托咪定对心脏手术患儿术后躁动不安、谵妄的预防作用。研究选择进行心脏手术的患儿80例，随机分为试验组和对照组，每组40例。试验组术前10min 内通过静脉输注右美托咪定0.6 μg/kg，并在术中持续输注射0.4 μg/（kg·h）的右美托咪定；对照组则输注相同剂量的生理盐水。结果显示，试验组患儿术后镇静-躁动评分、谵妄发病率显著降低。

Chen 等[3]*通过 Meta 分析评估了 α_2 激动剂与传统镇静药物用于接受机械通气的危重症患者长时间镇静（超过24 h）的安全性和效能。该研究共纳入7项 RCT，共计1624例成人患者。Meta 分析结果显示，与传统镇静药物（丙泊酚、咪达唑仑和劳拉西泮）比较，右美托咪定可降低机械通气持续时间和 ICU 停留时间，但无证据表明右美托咪定可降低或增加发生谵妄的风险。在所有不良反应中，心动过缓发生率最高，右美托咪定导致的心动过缓发生率增加了一倍。最后，尚无证据表明右美托咪定可影响患者的病死率。

二、液体治疗

赵延华等[4]*探讨了无肝期前输注羟乙基淀粉（130/0.4）对原位肝移植术后急性肺损伤的影响。研究纳入90例ASA Ⅱ～Ⅳ级晚期肝病患者并随机分为3组，分别于麻醉诱导后无肝期前经中心静脉以10 ml/（kg·h）的速度输注羟乙基淀粉（130/0.4）溶液（H组）、琥珀酰明胶溶液（S组）、0.9%氯化钠溶液（生理盐水）（N组），剂量为20 ml/kg。结果显示，H组患者术后呼吸支持时间、ICU停留时间显著短于S组和N组，H组术后急性肺损伤发生率为16.7%，而S组和N组分别为39.3%和48.3%，差异有统计学意义（$P<0.05$）。然而，3组患者在住院时间、术后28日生存率上差异无统计学意义。

王会东等[5]*探讨了麻醉期间目标导向液体治疗对肺叶切除术后急性肺损伤的影响。研究选择了80例行胸腔镜下右肺下叶切除术患者，随机分为对照组（C组，40例）和目标导向组（G组，40例）。结果显示，G组术中HR、MAP和CI与C组比较，差异均无统计学意义。G组术中输液量、术后液体输入的正平衡量显著小于C组。G组患者术后ICU停留时间和氧合指数显著优于C组，急性肺损伤等肺部相关并发症的发生率显著低于C组。

He等[6]*通过Meta分析方法，探讨了羟乙基淀粉（HES）与其他液体（生理盐水、明胶、血浆、白蛋白溶液和晶体溶液）在重症医学中心内非脓毒症患者中的使用情况。研究通过在PubMed、OvidSP、Embase和Cochrane Library等数据库中进行搜索，共纳入22项随机对照试验（RCT），包含6064例非脓毒症ICU患者。分析结果显示，与其他液体（明胶、白蛋白溶液和晶体溶液）相比，输注6% HES并不会降低患者总体死亡率；在肾替代治疗（RRT）使用概率、失血量、红细胞输注量方面也无显著差异。然而，与晶体输注组比较发现，输注6% HES组患者在ICU首日内所接受的液体输注总量更少。总之，该研究最主要的发现在于输注6% HES并没有降低ICU内非脓毒症患者总体病死率和RRT使用概率。值得注意的是，鉴于研究样本量较小，可能使研究结果的价值有限。

高丽雯等[7]*通过Meta分析方法研究了6%HES对器官移植患者术后肾功能的影响。通过检索PubMed、Medline、Embase、Web of Science、Cochrane Library和Springerlink数据库中正式发表的英文文献，选取相关文献并摘录相关数据，对器官移植患者术中应用6% HES后，术后血清肌酐（SCr）水平恢复及透析发生率进行荟萃分析。研究共纳入6篇研究，有关术后第1日与第2日SCr变化的文献4篇（$n=257$），有关术后透析发生率的文献5篇（$n=442$）。Meta分析结果显示，6% HES组术后SCr恢复较慢，术中使用6% HES有不利于患者术后肾功能恢复的趋势；术中使用6% HES会增加术后透析治疗的风险。

三、机械通气

田勇刚等[8]*研究了右美托咪定对重症监护病房机械通气患者的临床疗效。研究纳入手术后需气管插管机械通气的 ICU 患者 58 例，随机分为试验组和对照组，每组各 29 例。试验组静脉注射右美托咪定 0.5 μg/(kg·min)，并以 0.2 μg/(kg·min) 的速度静脉泵注。对照组静脉泵注咪达唑仑负荷剂量 0.06 mg/(kg·min)，以 0.4 mg/(kg·min) 的速度输注维持镇静。结果表明，镇静前两组患者各时间点 MAP、呼吸频率、心率和 SpO_2 的比较，差异无统计意义；试验组镇静后各时间点脑电双频指数（BIS）值和 Ramsay 评分与对照组比较，差异无统计学意义，但试验组患者谵妄、心动过缓和低血压发生率显著低于对照组；试验组患者机械通气时间显著缩短。总之，这一研究认为右美托咪定在 ICU 机械通气患者术后的镇静中具有良好的效果，不良反应轻，术后并发症少。

胡安民等[9]通过系统评价的方法，研究了乌司他丁对体外循环（CPB）患者术后 ICU 停留时间和机械通气时间的影响。通过检索国内外文献数据库，共搜集乌司他丁对体外循环患者术后 ICU 停留时间和机械通气时间影响的随 RCT。研究共纳入 7 个 RCT，包括 299 例患者。Meta 分析结果显示，乌司他丁组并不缩短患者 ICU 停留时间，但能显著减少术后机械通气时间。亚组分析结果显示，在 CPB 时间＞100 min 亚组，乌司他丁组术后机械通气时间明显短于生理盐水组；而在 CPB 时间＜100 min 亚组，两组患者术后机械通气时间无差异。总之，与生理盐水相比，乌司他丁能够减少长时间体外循环后患者的术后机械通气时间，但不能减少 ICU 停留时间。然而，受纳入研究数量和质量限制，上述结论仍需开展更多高质量 RCT 予以验证。

四、器官保护

通过临床麻醉常用药物或手段，对大手术等创伤、应激后全身脏器功能是否产生保护保作用，一直是本领域的研究热点。

（一）肺保护

本年度有 2 篇文献对右美托咪定在急性肺损伤防治中的作用进行了探讨。刘燕飞等[10]研究了右美托咪定对肺叶切除术患者围术期血液单核细胞 TLR2 和 TLR4 表达的影响。研究纳入择期全身麻醉下行肺叶切除术患者 50 例，随机分为对照组（C 组）和右美托咪定组（D 组），每组各 25 例。D 组于麻醉诱导前 10 min 经静脉输注右美托咪定 1.0 μg/kg，继以 0.3 μg/(kg·min) 的速率输注至术毕前 30 min；C 组给予等容量的生理盐水。结果表明，与 C 组比较，D 组静脉血单核细胞 TLR2 和 TLR4 表达下调，氧合指数升高，术后肺部并发症发生率显著降低。研究提示，右美托咪定可减轻肺叶切除术患者急性肺损伤，其机制可能与下调围术期血液单核细胞 TLR2 和 TLR4 的表达有关。魏红芳等[11]探讨了右美托咪定在脓毒症患者全麻时是否产生肺保护作用。研究纳入 50 例全身麻醉下行急诊手术的脓毒症患者，年龄 50～64 岁，体重 50～75 kg，ASA 分级Ⅲ或Ⅳ级。患者随机分为对照组（C 组）和右美托咪定组（D 组），每组各 25 例。D 组常规麻醉诱导前 10 min 经静脉输注右美托咪定 1.0 μg/kg，随后以 0.4 μg/（kg·min）速率静脉输注 2 h，C 组给予等容量生理盐水，术中其他处理措施一致。结果表明，D 组氧合指数升高，血清降钙素原、TNF-α 和 IL-6 的浓度降低，肺功能改善率显著升高。该研究结论认为，常规麻醉诱导前静脉输注右美托咪定 1.0 μg/kg，随后以 0.4 μg/（kg·min）速率输注 2 h 对脓毒症患者全麻时具有肺保护作用。

郝涌刚等[12]探讨了持续气道正压（CPAP）对胸腹腔镜联合食管癌根治术后肺损伤的影响。研究纳入择期行胸腹腔镜联合食管癌根治术患者 50 例，入组患者 ASA 评分 II～III 级，年龄 40～75 岁，体重指数（BMI）18～27 kg/m^2，患者随机分为对照组和 CPAP 组，每组各 25 例。对照组患者单肺通气时萎陷侧肺及气道向大气开放；CPAP 组患者单肺通气时向萎陷侧肺持续输送纯氧维持萎陷侧肺及气道压力为 6 cm H$_2$O。分别于 T$_1$（麻醉开始前）、T$_2$（单肺通气结束时）和 T$_3$（术后 24 h）抽取患者的静脉血 3 ml，ELISA 法检测血清晚期糖基化代谢产物（sRAGE）和 KL-6 水平。结果表明，单肺通气时萎陷侧肺保持持续气道正压能减轻胸腹腔镜联合食管癌根治术所致肺损伤，表现为 CPAP 组氧合指数在各时间点显著高于对照组，CPAP 可显著降低 T$_3$ 时点 sRAGE 和 KL-6 水平。

Liu 等[13]*研究了肝移植期间呼出气冷凝液（EBC）炎症及氧化应激因子浓度改变及其与术后 ARDS 的关系。研究纳入 28 例原位肝移植（OLT）患者，分别在 OLT 术前以及无肝期结束后 2 h 和 4 h 从 EBC 和血清样本中测定氧化应激因子（超氧化物歧化酶 SOD、MDA、H$_2$O$_2$、NO 及 8-异前列腺素 F$_{2α}$）水平，以及炎症因子（TNF-α、IL-8、IL-10）水平。研究显示，18 例患者 OLT 后发生 ARDS。ARDS 患者 TNF-α、IL-8、MDA、NO、H$_2$O$_2$ 以及 8-异前列腺素 F$_{2α}$ 水平显著高于对照组。ARDS 患者 IL-10 和 SOD 水平显著低于对照组。总之，血清炎症及氧化应激因子水平与 EBC 水平紧密相关。该研究认为，EBC 分析是一种无创的检测肺部炎症和氧化应激因子的方法，其临床价值有待进一步研究以明确。

（二）心搏骤停和心肌保护

韩春姬[14]研究了全身麻醉吸入 N$_2$O 对缺血性心脏病史老年患者术后心肌功能的影响。研究纳入 668 例 ASAII～III级、有缺血性心脏病史的老年患者（近期病情稳定、EF≥50%），在常规全身麻醉后，N$_2$O 组（333 例）给予 N$_2$O 吸入，非 N$_2$O 组（335 例）只吸入氧气。所有患者术后第 1、3、5、7 日分别抽血测定肌钙蛋白及超声下监测左心室射血分数。结果显示，N$_2$O 干预下的全身麻醉可能增加有缺血性心脏病史的老年患者肌钙蛋白升高及左心室射血分数的降低的风险，从而导致心肌细胞的损伤。

马辉等[15]探讨了磷酸肌酸钠在心肺脑复苏中对心肌的保护作用及其对抢救成功率的影响。研究选取心搏骤停患者 80 例，随机分为试验组和对照组，每组各 40 例。试验组抢救的同时给予磷酸肌酸钠 2 g，对照组则未予处理。结果显示，试验组抢救成功率和心电图 ST 段抬高<0.2 mV 的比例显著高于对照组；试验组抢救成功患者 CK-MB 和 LDH 水平显著低于对照组。研究提示，在心肺复苏中应用磷酸肌酸钠能提高抢救成功率，改善心肌缺血症状，保护心脑组织缺血-再灌注损伤。

Gao 等[16]通过 Meta 分析研究了亚低温用于心搏骤停患者的有效性和安全性。选取 Cochrane 图书馆、

PubMed、Embase、中国知网、万方数据库自成立之日起至 2014 年 10 月的所有相关研究。随后，根据预定义的入选和排除标准进行筛选。对这些研究进行数据提取，并对纳入的研究进行质量评价。结果显示：6 项 RCT 共纳入 531 例患者，其中治疗组 273 例，对照组 258 例。Meta 分析表明，心搏骤停后采用亚低温治疗与常温治疗相比可显著提高生存率和 6 个月后神经功能恢复情况。然而，在存活至出院的患者中其生存率无差异，神经功能恢复良好且均无不良事件发生。总之，亚低温治疗能改善心搏骤停患者 6 个月后的生存率和神经功能。

高质量的胸外心脏按压（理想的按压深度、频率，胸廓充分复位以及按压的连贯性等）对于心脏和脑的复苏质量至关重要。机械胸外心脏按压设备可提供高质量的按压效果，而且与人工按压相比，也避免了按压不连贯和长时间按压导致的疲劳等问题。Tang 等[17]*通过 Meta 分析的方法，对机械胸外心脏按压和人工胸外心脏按压在院外心搏骤停（OHCA）中的应用进行了比较。研究通过检索 PubMed、Embase、Cochrane Central Register of Controlled Trials 和 ClinicalTrials.gov 等数据库，最终纳入 5 项 RCT 共计 12 510 例患者。结果显示，与人工胸外心脏按压相比，在治愈出院且神经系统功能恢复良好、恢复自主循环功能或获得长时间生存期 3 个指标上，机械胸外心脏按压组患者并未获得显著改善。意外的是，院外接受机械胸外心脏按压的患者到院时的死亡率和出院前的死亡率均较高。综上所述，研究认为在院外推广使用机械胸外心脏按压设备的观点并不值得推荐。

五、其他

（一）ICU 血管活性药物使用

Pei 等[18]完成了一项中国 ICU 内血管活性药物的全国性调查。研究者向中国大陆的 31 个省、自治区、直辖市多家 ICU 内医师发放问卷，就血管活性药物的选择、血管收缩药物和正性肌力药物使用时的管理、血管活性药物应用时的监护策略等进行了调查。结果显示，586 份有效回复问卷代表了来自全国 130 个城市、278 家医院的 284 个 ICU 单元，其中内科 ICU 24 个，外科 ICU 52 个，急诊 ICU 52 个，综合 ICU 156 个。关于血管收缩剂的使用，在处理感染性休克时，选择去甲肾上腺素的受访者占 70.8%，显著高于处理低血容量性休克（22.7%）和心源性休克（18.9%）时；选择多巴胺的比例为：低血容量性休克（73.4%）、心源性休克（68.3%）、感染性休克（27.6%）；选择肾上腺素的比例为：心源性休克（6.5%）、低血容量性休克（1.4%）、感染性休克（0.9%）。关于正性肌力药的使用，全部受访者在处理感染性休克和心源性休克时都会选择正性肌力药物，而在低血容量性休克时，有 54.7% 的受访者会使用；选择多巴酚丁胺在感染性休克、低血容量性休克和心源性休克中分别占 84.1%、64.5% 和 60.6%。血管扩张药物会用于心源性休克（67.1%）、感染性休克（32.3%）和低血容量性休克（6.5%）患者。与非教学医院的医师相比，工作在教学医院的医师应用血管活性药物时更加恰当。结论认为，全国范围内的 ICU 中，血管活性药物的应用存在较大差异，这种差异来自于不同的休克类型和医院类型。

（二）胃黏膜内pH（pHi）与危重患者治疗

Zhang等[19]通过系统回顾和Meta分析的方法，探讨了胃黏膜内pH（pHi）在指导危重患者中的应用。既往认为，较低的pHi以及胃黏膜和动脉PCO_2差值的增加反映了内脏血流灌注不足，是预后不良的较好指标。基于使pHi或PCO_2差值正常化可以改善危重患者结局的理论，研究者通过检索PubMed、Embase、Cochrane图书馆和ClinicalTrials.gov中的RCT报告，结果表明，pHi指导的治疗与对照组相比显著减少了总病死率，但排除正常pHi入选患者后，该治疗益处则不存在。此外，pHi指导治疗未使患者ICU治疗时间、住院时间和气管插管天数显著缩短。总之，pHi指导的治疗可减少总体病死率，但该结论的得出主要依赖于正常pHi患者的纳入，也可推论这类患者对于该方法指导的治疗更加敏感。

（薄禄龙　邓小明）

参考文献

[1] 马红，张丽萍，郑晓燕，等．丙泊酚联合咪达唑仑在先天性心脏病患儿术后的镇静研究．中国临床药理学杂志，2015（24）：2378-2380．

[2] 寿琼华，解雅英，冯春生．比较右旋美托嘧啶对心脏手术患者术后躁动不安、谵妄的预防作用．陕西医学杂志，2015（12）：1590-1591．

[3]* Chen K, Lu Z, Yi C X, et al. Alpha-2 agonists for long-term sedation during mechanical ventilation in critically ill patients. Cochrane Database Syste Rev, 2015, 1: CD010269-CD010269.

[4]* 赵延华，何征宇，陈湧鸣，等．无肝期前输注羟乙基淀粉（130/0.4）溶液对原位肝移植术后急性肺损伤的影响．实用医学杂志，2015，31（21）：3502-3505．

[5]* 王会东，冀晋杰，徐学敏，等．麻醉期间目标导向液体治疗对肺叶切除术后急性肺损伤的影响．解放军医学院学报，2015，36（11）：1109-1112．

[6]* He B, Xu B, Xu X, et al. Hydroxyethyl starch versus other fluids for non-septic patients in the intensive care unit: a meta-analysis of randomized controlled trials. Critical Care, 2015, 19（1）: 1-11.

[7]* 高丽雯，刘存明．羟乙基淀粉对器官移植患者术后肾功能影响的Meta分析．江苏医药，2015，41（9）：1038-1041．

[8]* 田勇刚，乔鲁军，宋秀梅．右美托咪定对重症监护病房机械通气患者的临床疗效．中国临床药理学杂志，2015，31（21）：2096-2098．

[9] 胡安民，喻洁，刘进，等．乌司他丁对体外循环患者术后ICU停留时间和机械通气时间影响的系统评价．中国循证医学杂志，2015，15（8）：974-979．

[10] 刘燕飞，丛丽，时飞，等．右美托咪定对肺叶切除术患者围术期血液单核细胞TLR2和TLR4表达的影响．中华麻醉学杂志，2015，35（9）：1044-1046．

[11] 魏红芳，陈永学，王飞，等．右美托咪定对脓毒症患者全麻时肺保护作用．中华麻醉学杂志，2015，35（2）：

200-203.

[12] 郝涌刚, 王萍, 刘丹彦. 持续气道正压对胸腹腔镜联合食管癌根治术后肺损伤的影响. 第三军医大学学报, 2015, 27 (23): 2378-2381.

[13] Liu D, Luo G, Luo C, et al. Changes in the concentrations of mediators of inflammation and oxidative stress in exhaled breath condensate during liver transplantation and their relations with postoperative ARDS. Respiratory Care, 2015, 60 (5): 679-688.

[14] 韩春姬. 全麻吸入N20对缺血性心脏病史老年患者术后心肌功能的影响. 武警后勤学院学报: (医学版), 2015, 10: 792-794.

[15] 马辉, 王英, 徐伟乐. 心肺复苏中应用磷酸肌酸钠效果观察. 河北医科大学学报, 2015, 36 (11): 1289-1291.

[16] Gao Y, Hui K L, Wang Y J, et al. Efficacy of Mild Hypothermia for the treatment of patients with cardiac arrest. Chin Med J (Engl), 2015, 128 (11): 1536-1542.

[17]* Tang L, Gu W J, Wang F. Mechanical versus manual chest compressions for out-of-hospital cardiac arrest: a meta-analysis of randomized controlled trials. Scientific Reports, 2015, 5: 15635.

[18]* Pei XB, Ma PL, Li JG, et al. extensive variability in vasoactive agent therapy: a nationwide survey in Chinese intensive care units. Chin Med J (Engl), 2015, 128 (8): 1014-1020.

[19]* Zhang X, Xuan W, Yin P, et al. Gastric tonometry guided therapy in critical care patients: a systematic review and meta-analysis. Crit Care, 2015, 19 (1): 22.

第六章 疼痛基础与临床研究进展

第一节 急性疼痛的基础与临床

一、基础研究

神经病理性疼痛（NP）是一种因躯体感觉系统的损害或疾病导致的疼痛，发病率较高，严重影响患者的生活质量。NP发病机制复杂，主要涉及外周敏化、中枢敏化、脊髓胶质细胞的活化、离子通道的改变等因素。2015年在SCI收录杂志上发表的关于NP的基础研究仍围绕上述内容展开。国内发表基础研究的相关文章不多，主要集中在信号通道、核团以及生物模型的建立方面。

（一）中枢和外周敏化研究

Guan等[1]探讨了细胞表面趋化因子受体3（CXCR3）诱导骨癌痛的分子机制。接种Walker-256乳腺癌细胞至大鼠胫骨构建骨癌痛（BCP）模型，发现活化的CXCR3可诱导Akt和ERK1/2的磷酸化（呈时间依赖性），而阻断pAkt或者pERK1/2可预防或逆转BCP大鼠的机械性痛觉异常。进一步研究还证实在BCP模型中，PI3K/Akt和Raf/MEK/ERK信号之间存在着交互激活。其结论认为在BCP模型中，活化的CXCR3可通过Akt和ERK 1/2酶介导大鼠的异常机械性疼痛，而PI3K/Akt和Raf/MEK/ERK信号的"相互作用"可能也参与了该病理过程。Zhang等[2]观察了下丘脑室旁核（PVN）区域脊髓Toll样受体4（TLR4）诱导的小胶质细胞和神经元活化对内脏痛敏感形成的影响。通过新生期予以结直肠扩张（CRD）刺激形成成年个体内脏痛敏感模型后，发现PVN区域中c-fos、促肾上腺皮质激素（CRF）的mRNA和蛋白质表达增加，其效应可被利多卡因和CRF-siRNA所抑制，证实PVN CRF神经元参与了内脏痛敏感性的形成。另外，在动物模型中也可观察到Iba-1（小胶质细胞的标记物）、TLR4/MyD88/NF-κB信号通路的激活以及肿瘤坏死因子α（TNF-α）、白细胞介素-1β（IL-1β）等炎性因子的活化导致的小胶质细胞兴奋，且其兴奋效应可被而米诺环素（一种非选择性的小胶质细胞抑制剂）所阻断。以上结果表明，CRDs刺激促进了神经-胶质细胞和CRF神经元的活化，触发了内脏高敏反应和疼痛的发生，其分子机制可能与TLR4信号传递和促炎性细胞因子TNF-α和IL-1β活化相关。Chen等[3]拟通过移植大鼠自体子宫组织构建子宫内膜异位症累及坐骨神经的动物模型。结果显示受累坐骨神经出现肿胀和受损的症状。术后2周内逐渐出现机械性和冷超敏反应以及移植侧肢体的异常疼痛，2~5周后以上症状到达高峰，7周后缓解。在第3周可观察到移植物和受累神经的炎性改变，7周后炎症消退。体内纤维（C-纤维）记录实验则显示自发性活动增加。几种促炎性细胞因子包括IL-18、血管内皮细胞生长因子（VEGF）、趋化因子（fractalkine）和巨噬细胞炎性蛋白-1α（MIP-1α）表达增加，可见生长相关蛋白 43（GAP43，再生神经纤维的标记蛋白）出现在坐骨神经和移植物周围。该研究成功构建了子宫内膜异位累及坐骨神经的 NP 模型。Wang 等[4]研究了脂多糖（LPS）引起炎性介质释放诱发炎性疼痛的过程中 Rho/Rho 激酶信号通路（ROCK）的变化。将 LPS 注射至小鼠的前爪，可引起炎性相关的细胞因子 TNF-α 和 IL-1β 在脊髓背角的表达上调，并导致下游与 GTP 结合的 RhoA、ROCK2 和 c-fos 的表达增加，但这种改变可被鞘内注射 Rho 抑制剂（C3 exoenzyme）或 ROCK 抑制剂（Y27632）所阻断。以上结果表明 Rho/ROCK 信号途径参与了 LPS 导致的炎性痛发生过程，与促痛介质 TNF-α 和 IL-1β 导致的疼痛觉过敏信号通路一致。

蛋白激酶 Mζ（PKMζ）是晚期长时程增强导致中枢敏化的重要底物，术后持续性疼痛（PPSP）的发生机制是否与 PKMζ 诱导患者形成的术前疼痛有关尚不清楚。An 等[5]*在建立大鼠足底切口疼痛模型前，连续 6 日向大鼠足底注射卡拉胶作为原始刺激，以此诱导产生术前持续的伤害性刺激。观察动物模型在 PKMζ 的抑制剂 ZIP、Scr-ZIP 或蛋白激酶 PKCs 的抑制剂 NPC-15437 的干预下，其生物学行为的改变和 PKMζ/PKCs 表达水平的变化。结论认为 PKCs 可单独诱发持续疼痛，PKMζ 则参与了突触可塑性的记忆过程和外周炎性刺激诱发的 PPSP。Zhou 等[6]观察了在 EphB 受体/配体导致脊髓伤害性刺激发生过程中[环氧合酶-2（COX-2），ephrinB/EphB 下游的效应因子]的变化。鞘内注射 ephrinB2-Fc 可引起热痛觉过敏和机械性异常疼痛，以及 COX-2 mRNA 和蛋白质的高表达，而抑制 COX-2 则可防止或逆转鞘内注射 ephrinB2-Fc 引起的动物行为学改变。鞘内注射 EphB 受体的抑制剂 EphB2-Fc 则可减轻弗氏完全佐剂（FCA）诱导的炎性疼痛，并抑制 COX-2 mRNA 和蛋白的表达。进一步研究还证明，U0126（一种促细胞分裂蛋白/细胞外信号调控酶的抑制剂）也可抑制鞘内注射 ephrinB1-Fc 导致的 ERK 活化和 COX-2 mRNA 和蛋白质的表达。以上结果表明，在 ephrinBs/EphBs 信号导致的脊髓伤害性刺激传递过程中，COX-2 发挥着重要作用。Su 等[7]构建了 3 种疼痛模型：切割痛模型（PI）、FCA 诱发的持续但可逆转的炎性疼痛模型和神经损伤（SNI）引起的慢性 NP 模型，在 3 种模型中均可观察到动物情绪抑制时伴有感觉的异常性疼痛。研究结果发现伏隔核（NAc）区 GluA1 的表达在 3 种动物模型中并不一致：在 PI 动物模型中无明显改变；在 CFA 动物模型中 GluA1 的表达在术后 7 日上调，同时伴随缺乏 GluA2 亚基的 AMPA 受体形成，当疼痛症状缓解后，GluA1 亚基的表达又回至基线水平；在 SNI 动物模型中（持续疼痛超过 14 日），GluA1 表达增加，而阻断 NAc 区缺乏 GluA2 亚基的 AMPA 受体活性，可缓解情绪抑制的症状。以上结果表明，短期和持续的疼痛均可导致情绪抑制，而在持续性疼痛状态下，NAc 区 GluA1 亚基的表达上调可能是缓解情绪抑制的自我保护。

刘玥等[8]评价脊髓蛋白激酶 C（PKC）在瑞芬太尼诱发切口痛大鼠痛觉过敏中的作用及其与含 R1 亚基 NMDA 受体（NR1）磷酸化的关系。选取 60 只体重 SPF 级健康成年雄性 SD 大鼠 220～250 g，随机分为 5 组（$n=12$）：对照组（C 组）、切口痛组（Ⅰ组）、瑞芬太尼组（R 组）、Gt7874+切口痛组（G 组）和 G67874+瑞芬太尼组（G+R 组）。除 C 组外，均做右足底切口痛模型，R 组和 G+R 组切皮同时经皮下输注瑞芬太尼（0.04 mg/kg，1mg 溶于 40 ml 生理盐水中）30min，G 组和 G+R 组术前 30 min 鞘内注射 PKC 抑制剂 Gt7874 10 μl（12.5 nmol 溶于 10 μl 10%二甲基亚砜中），余组鞘内注射 10%二甲基亚砜 10 μl。于术前 24 h、术后 2 h、6 h、24 h 和 48 h（$T_{0～4}$）时测定术侧足底机械缩足反应阈（MWT）和热缩足潜伏期（TWL），于术后 24h 各组随机取 3 只大鼠取 $L_{3～5}$ 节段右侧脊髓背角，采用 Western blot 法检测磷酸化 NR1（p-NR1）的表达水平。结果表明，脊髓 PKC 参与了瑞芬太尼诱发切口痛大鼠痛觉过敏的过程，与降低脊髓背角 NR1 磷酸化水平有关。

周亚兰等[9]*评价了脊髓 IL-12 在大鼠关节炎性痛维持中的作用。选取成年雄性 SD 大鼠，体重 200～300 g，6～8 周龄，随机分为 4 组：正常对照组（C 组，n=6）、关节炎性痛组（AP 组，n=9）、磷酸盐缓冲液组（PBS 组，n=6）和 IL-12 抗体组（抗体组，n=6）。采用左踝关节腔内注射完全弗氏佐剂 50μl 的方法制备大鼠关节炎性疼痛模型。IL-12 抗体组于造模后第 9 日鞘内注射 20 μl 羊抗大鼠 IL-12 抗体 1.50 μg，PBS 组给予 0.01mol/L PBS 20 μl。分别于造模前（基础状态）及造模后第 9、10 日时测定 MWT，于最后一次痛阈测定结束后处死大鼠，取 $L_{4～6}$ 节段脊髓，采用免疫荧光法测定脊髓背角 IL-12 表达，另外 AP 组还测定 IL-12 与星形胶质细胞标志物胶质纤维酸性蛋白共表达情况。结果表明，脊髓 IL-12 参与了大鼠关节炎性疼痛的维持。

周俊等[10]评价了鞘内注射 TRESK 基因重组腺病毒对神经病理性疼痛大鼠脊髓趋化因子介导炎性反应的影响。选取健康雄性 SD 大鼠 36 只，体重 200～250 g，随机分为 6 组（每组 n=6）：对照组（C 组）、假手术组（S 组）、神经病理性疼痛组（NP 组）、TRESK 过表达腺病毒组（TRESK 组）、阴性腺病毒组（Virus 组）和生理盐水组（NS 组）。采用坐骨神经分支选择性损伤法制备大鼠神经病理性疼痛模型。TRESK 组、NS 组和 Virus 组于造模成功后即刻分别鞘内注射 pAd/CMV/V5-DEST-TRESK 25 μl（109 U/ml）、阴性腺病毒 25 μl 和生理盐水 25 μl。于造模前 1 日（T_0）和造模后 1 日、3 日、7 日和 14 日（$T_{1～4}$）时测定 MWT 和 TWL。于 T_3 时测定痛阈后处死大鼠取脊髓，采用 PCR 法检测单核细胞趋化因子-1（MCP-1）、巨噬细胞炎性蛋白-2（MIP-2）、TNF-α、IL-1β 和 IL-6 的 mRNA 的表达。结果显示，鞘内注射 TRESK 基因重组腺病毒减轻大鼠神经病理性疼痛的机制与抑制脊髓趋化因子介导的炎性反应有关。

武广函等[11]评价了盐酸氯胺酮对神经病理性痛大鼠脊髓背角 NADPH 氧化酶 2（NOX2）表达的影响。选取健康雄性 SD 大鼠 36 只，6 周龄，体重 180～220 g，随机分为 3 组（n=12）：假手术组（S 组）、神经病理性疼痛组（NP 组）和氯胺酮组（K 组）。采用坐骨神经慢性压迫法制备大鼠神经病理性疼痛模型。术后 3 日开始 K 组每天腹腔注射盐酸氯胺酮注射液 10 mg/kg 至术后 21 日；S 组和 NP 组注射等容量生理盐水；分别于术前 1 日、术后 3 日、7 日、14 日和 21 日时测定 MWT 和 TWL，于术后 7 日痛阈测定结束后，每组处死 3 只大鼠，取 $L_{4～5}$ 脊髓背角，采用 Western blot 法测定 NOX2 蛋白表达、RT-PCR 法测定 NOX2 mRNA 表达。结果表明，盐酸氯胺酮减轻大鼠神经病理性疼痛的机制与其下调脊髓背角 NOX2 表达有关。

孙彩霞等[12]探讨了脊髓背角 IL-17 在神经病理性疼痛大鼠星形胶质细胞活化中的作用。选取在体实验成年健康 SPF 级雄性 SD 大鼠 64 只，6～8 周龄，体重 180～200g，随机分为 3 组：对照组（C 组，n=16）、假手术组（S 组，n=24）和神经病理性疼痛组（NP 组，n=24）。采用切断 L_5 脊神经的方法制备神经病理性疼痛模型。于模型制备前、模型制备后 1 日、3 日、5 日、7 日、10 日时测定机械痛阈，于模型制备后 7 日和 14 日，采用 qRT-PCR 法测定脊髓背角 IL-17、IL-6、IL-1β、TNF-α 的 mRNA 表达水平。于模型制备 7 日，测定脊髓背角星形胶质细胞的活化水平。离体实验随机将原代培养的乳鼠星形胶质细胞分为 4 组：空白对照组（C 组，$n=22$）、10 ng/ml IL-17 组（I10 组，$n=18$）、50 ng/ml IL-17 组（I50 组，$n=18$）和 100 ng/ml IL-17 组（I10 组，$n=22$）。I100 组、I50 组和 I100 组分别用含上述 3 种浓度 IL-17 的培养基进行孵育，于孵育或培养 24 h、48 h、72 h 时，采用 MTT 法检测星形胶质细胞的增殖水平。采用 qRT-PCR 法检测 IL-6、IL-1β、TNF-α 的 mRNA 表达水平。结果提示，脊髓背角 IL-17 表达上调可能参与了大鼠神经病理性疼痛的维持，其机制与促进星形胶质细胞活化，诱发中枢炎性反应有关。

李德东等[13]探讨了富氢液对糖尿病大鼠周围神经病变血红素加氧酶 1（HO-1）表达的影响。选取健康雄性 SD 大鼠 36 只，体重 180～200 g，随机分为 3 组（$n=12$）：健康对照组（C 组）、糖尿病神经病变组（DPN 组）和富氢液组（HRS 组）。DPN 组与 HRS 组大鼠采用腹腔注射 1% 链脲佐菌素（STZ）65 mg/kg 的方法制备糖尿病模型。HRS 组于注射 STZ 14 日后腹腔注射富氢液 5 ml/（kg·d），连续 14 日，C 组和 DPN 组注射等容量生理盐水。分别于 STZ 注射前 2 日（T_0，C 组注射生理盐水）、注射后 7 日（T_1）、14 日（T_2）、21 日（T_3）和 28 日（T_4）测定机械刺激缩足阈值（PWT）和热刺激缩足阈值（PWL），观察 3 组大鼠疼痛行为学变化；在 T_4 时测定右后肢运动神经传导速度（MNCV）和神经传导潜伏期。测定结束后，采用 HE 染色观察 3 组大鼠坐骨神经损伤情况，采用免疫组化法与 Western blot 法检测 HO-1 在坐骨神经中的表达，同时检测 MDA 含量和过氧化氢酶（CTA）活性。结果表明：富氢液可能通过上调 HO-1 表达，产生抗氧化作用对糖尿病大鼠周围神经损伤发挥保护作用。

（二）信号通路研究

李晓悦等[14]评价了脊髓单磷酸腺苷激活蛋白激酶（AMPK）信号通路在右美托咪定减轻大鼠神经病理性疼痛中的作用。选取清洁级健康成年雄性 SD 大鼠 120 只，体重 180～220 g，随机分为 4 组（$n=30$）：假手术组（S 组），仅分离坐骨神经但不结扎；神经病理性疼痛组（NP 组），采用结扎坐骨神经的方法制备大鼠神经病理性疼痛模型；右美托咪定组（Dex 组），于结扎坐骨神经后每天腹腔注射右美托咪定 50 μg/kg；AMPK 抑制剂组（AI 组），结扎坐骨神经前腹腔注射 AMPK 抑制剂 Com-pound C 20 mg/kg，其余处理同 Dex 组。S 组和 NP 组注射等容量生理盐水，于坐骨神经结扎前 1 日、结扎后 2 日、8 日和 14 日（$T_{0\sim3}$）时测定大鼠 MWT 和 TWL。结果表明：脊髓 AMPK 信号通路参与了右美托咪定减轻大鼠神经病理性疼痛的过程。

王存金等[15]评价了脊髓 RhoA/ROCK 信号通路在脂多糖致大鼠炎性疼痛形成中的作用。选取清洁级成年雄性 SD 大鼠 52 只，体重 180～220 g，采用随机数字表法分为 4 组（$n=13$）：生理盐水组（NS 组）、炎性疼痛组（IP 组）、RhoA 抑制剂 C3 exoenzyme 组（LC 组）和 ROCK 抑制剂 Y27632 组（LY 组）。采用足底注射脂多糖 25 μl（300 ng）的方法制备大鼠炎性疼痛模型，NS 组注射等容量生理盐水；LC 组和 LY 组分别在足底注射脂多糖前 30 min 鞘内注射 C3 exoenzyme 10 pg 和 Y27632 10 nmol。于足底注射脂多糖前（T_0）、注射后 1 h、3 h、5 h、12 h 和 24 h（$T_{1\sim5}$）时测定大鼠机械痛阈和热痛阈，于 T_3 时痛阈测定后取大鼠 $L_{4、5}$ 脊髓背角，采用 RT-PCR 法测定 TNF-α 和 IL-1β 的 mRNA 表达。结果显示，脊髓 RhoA/ROCK 信号通路参与了脂多糖致大鼠炎性疼痛形成的过程。

胡涵等[16]*评价了脊髓单核细胞趋化蛋白-1（MCP-1）-细胞外信号调节激酶（ERK）-驱动蛋白超家族 17（KIF17）/含 2B 亚基的 N-甲基-D-天冬氨酸受体（NR2B）信号通路在大鼠 2 型糖尿病神经痛维持中的作用。高脂高糖喂养 6 周龄雄性 SD 大鼠，体重 120～160 g，8 周诱发胰岛素抵抗，单次腹腔注射 1%链脲佐菌素（STZ）35 mg/kg，3 日后空腹血糖≥16.7 mmol/L 为 2 型糖尿病模型制备成功。注射 STZ 14 日时，MWT 和 TWL 下降至基础值的 85%以下为 2 型糖尿病神经痛模型制备成功。随机将 2 型糖尿病神经痛大鼠分为 4 组（n=36）：2 型糖尿病神经痛组（DNP 组）、2 型糖尿病神经痛+MCP-1 中和抗体组（DM 组）、2 型糖尿病神经痛+ERK 抑制剂 U0126 组（DE 组）和 2 型糖尿病神经痛+5%二甲基亚砜组（DD 组）。DM 组、DE 组和 DD 组分别于注射 STZ 14 日时鞘内注射 0.1 ng/μl MCP-1 中和抗体、0.5 μg/μl U0126 和 5%二甲基亚砜各 10 μl，1 次/日，连续注射 14 日。取 36 只大鼠喂以普通饲料作为正常对照组（C 组）。分别于注射 STZ 前及鞘内给药 1 日、3 日、7 日、14 日（$T_{0\sim4}$）时测定 MWT 和 TWL；并于 $T_{1\sim4}$ 时测定痛阈后，每组处死 9 只大鼠，取脊髓组织，采用 Western blot 法测定磷酸化 ERK（p-ERK）、KIF-17 和磷酸化 NR2B（p-NR2B）的表达水平。结果提示，脊髓 MCP-1-ERK-KIF17/NR2B 信号通路参与了大鼠 2 型糖尿病神经痛的维持。

（三）脊髓胶质细胞的活化

Chen 等[17]研究了姜黄素在关节炎性疼痛中的镇痛和抗炎效果。结果发现，在 CFA 诱导关节炎形成的前后，姜黄素（灌胃给药途径）存在剂量依赖性的缓解 CFA 诱导的机械性触诱发痛和热痛觉过敏现象，但对关节的肿胀并无效果；而鞘内姜黄素注射不仅可逆转 CFA 诱导的胶质细胞活化和炎性介质的产生（IL-1β、MCP-1 和 MIP-1α），而且对胶质细胞内 LPS 诱导产生的 IL-1β、TNF-α、MCP-1 和 MIP-1α 也有抑制作用。结论认为，鞘内注射姜黄素可通过抑制胶质细胞的活化和脊髓炎性介质的释放缓解关节炎性疼痛。Tang 等[18]对坐骨神经部分结扎动物模型（SNL）中丹参酮 II 磺酸钠（TIIAS）的镇痛效果及机制进行了研究。通过构建 SNL 动物模型，观察 TIIAS 作用前后动物行为学的变化、星型胶质细胞的形态学变化、pJNK 及脊髓促炎细胞因子和 MCP-1 的表达。结果表明，TIIAS 不仅可上调 NP 的缩足反应阈值（PWT），抑制星型胶质细胞的活化和 IL-1β 与 TNF-α 的表达，同时也抑制 JNK 的磷酸化和 MCP-1 的释放。结论认为，JNK/MCP-1 信号通路和星型胶质细胞的抑制是 TIIAS 的发挥镇痛效果主要途径。Zhao 等[19]观察了高压氧治疗（HBO）对不同阶段慢性缩窄性神经损伤（CCI）的疗效，并探讨其可能的机制。将 40 只成年 SD 鼠随机分为 5 组（n=8）：对照组、CCI 组、HBO1 治疗组、HBO2 治疗组和 HBO3 治疗组。构建 CCI NP 模型，于术后第 1 日、6 日和 11 日开始 HBO 治疗，持续 5 日，于不同时间点检测 P2X4R、caspase-3 的表达以及动物行为学的变化，以及细胞凋亡、组织细胞超微结构的改变。结论认为，HBO 对不同时段的 CCI 均可产生镇痛效应，但机制相异。早期 HBO 治疗的镇痛机制可能与 P2X4R 表达的抑制相关，晚期则主要与细胞凋亡的抑制相关。Chen 等[20]推测电针（EA）的镇痛效应可能与其抑制神经损伤后 IFN-γ 的释放以及小胶质细胞嘌呤型受体 P2X4 的表达水平有关。构建 CCI 动物模型后，通过体内、体外实验检测 IFN-γ 和 P2X4R 的表达水平以及 EA 对动物模型疼痛阈值的影响。结果表明，EA 下调 P2X4R 和 IFN-γ 的表达，抑制 IFN-γ 导致的 P2X4R（+）小胶质细胞活化，上调 PWT，但镇痛效果较鞘内注射 IFN-γ 产生的镇痛效果弱；结果表明 EA 缓解外周神经异常性疼痛的机制可能与其抑制 IFN-γ 的释放和下调小胶质细胞 P2X4R 受体的表达相关。Yao 等[21]发现在 SNL 动物模型中，星型胶质细胞分泌的 IL-17A 在术后的第 1 日、3 日、7 日、14 日表达上调，对其在 NP 发生过程中的作用机制不清。在构建 SNL 动物模型 7 日后，重组 IL-17A（rIL-17A）鞘内注射导致痛觉敏化，而敲除 IL-17A 或通过中和 IL-17A 的单克隆抗体（IL-17A mAb）处理则可缓解痛觉过敏，引起 p-CaMKII 和 p-CREB 表达下调。另外，CaMKII 的阻断剂（KN93）可抑制 p-CREB 的表达，并缓解 SNL 动物模型和 rIL-17A 诱导的痛觉过敏。以上结果表明，IL-17A 通过介导 CaMKII/CREB 信号途径调控着 NP 的发生过程。

王芬等[22]探讨了鞘内注射重组大鼠脂质运载蛋白-2（LCN2）对大鼠吗啡镇痛效能的影响及其其分子机制。选取健康雄性 SD 大鼠 32 只，体重 150～180g，随机将鞘内置管成功的大鼠分为 4 组（$n=8$）：Ⅰ组为对照组：鞘内注射 MES 缓冲液 10 μl，Ⅱ组、Ⅲ组和Ⅳ组分别鞘内注射 10 μl 含 LCN2 蛋白 0.02 μg、0.2 μg、2 μg 的 MES 溶液，每日 1 次，连续 5 日。分别在鞘内给药前和给药后第 6 日、7 日、8 日皮下注射吗啡 10 mg/kg，吗啡注射前和注射后 45 min 测定大鼠热辐射缩足潜伏期（PWTL），并计算最大抗伤害效应百分比（MPE%）。第 8 日作行为学测试结束后处死动物，取脊髓腰膨大，采用 Western blot 法检测磷酸化 p38 丝裂原活化蛋白激酶（p-p38 MAPK）的表达；采用免疫组织化学法检测星型胶质细胞标志物胶质纤维酸性蛋白（GFAP）的表达。结果表明，大鼠连续 5 日鞘内注射 LCN2 蛋白 0.2 μg、2μg 能够诱导热痛敏并导致吗啡镇痛效能下降，其机制可能与活化脊髓内星型胶质细胞和 p38 MAPK 有关。

（四）离子通道的改变

Li 等[23]观察了外周神经损伤引起 DRG 髓样锌指蛋白（MZF1）表达上调与 NP 的关系。结果发现 MZF1-siRNA 可缓解 CCI 模型导致的机械、冷和热痛超敏反应，但并不影响动物模型的运动功能和对机械、热和冷刺激的基本反应。而表达完整 MZF1 基因的腺病毒 5 可诱导动物模型出现对机械触诱发痛、冷和热痛刺激的变态反应。结论认为，MZF1 不仅可抑制 CCI 模型中 Kv1.2 mRNA 和蛋白的表达及 Kv 的电流强度，也可激活 DRG Kv1.2 基因的长链非编码 RNA（DRG Kv1.2AS RNA）的表达，引起神经元兴奋，表明 MZF1 可能是导致内源性 NP 发生的触点。Shen 等[24]研究前扣带皮质区（ACC）调控型的 T 型钙离子通道（TCC）的活化对 NP 的影响。结果表明，在大鼠 CCI 动物模型中，Cav3.2 的表达上调，TCC 电流强度增强；TCC 抑制剂可抑制 CCI 动物模型中 ACC 神经元微型兴奋性突触后电流频率和神经元的代谢率，缓解机械和热痛过敏。结论认为，调控型的 TCC 可通过抑制 ACC 的神经元活性而缓解 NP。

杨颖聪等[25]*探讨脊髓 HCN 通道在右美托咪定抗伤害效应中的作用。选取在体实验雄性 C57BL/6J 野生型和 HCN1 基因敲除（HCN1-/-）小鼠各 30 只，体重 19～25 g，2～3 月龄，采用随机数字表法分为 5 组（n=6）：对照组（C 组）、右美托咪定 10 μg/kg 组（Dex10 组）、右美托咪定 20 μg/kg 组（Dex20 组）、右美托咪定 30 μg/kg 组（Dex30 组）、右美托咪定 40 μg/kg 组（Dex40 组）。不同剂量右美托咪定组按要求分别腹腔注射右美托咪定 10、20、30 和 40 μg/kg，C 组腹腔注射等容量的生理盐水，于右美托咪定给药前及给药后 15、30、45、60、75、90、105 和 120 min 时测定热辐射甩尾潜伏期，计算最大抗伤害效应百分比（MPE%）。离体实验将 HCN1、HCN2 质粒连同绿色荧光质粒通过脂质体 2000 转染至 HEK293 细胞，转染后 24～48 h 时采用全细胞膜片钳记录 HCN1、HCN2 通道电流，破膜后记录 HCN 通道电流作为基础值。用含 0.1、1.0、10.0 μmol/L 右美托咪定的细胞外液灌流，各浓度灌流 5 min 后记录 HCN 电流，洗脱后进行下一浓度测定。计算电流抑制率，记录 HCN 通道半激活电压（$V_{1/2}$）和曲线斜率，计算给药前后半激活电压差（$\Delta V_{1/2}$）。结果提示，右美托咪定的抗伤害效应可能与抑制脊髓 HCN 通道开放有关。

（五）阿片类药物诱发的痛觉过敏及耐受的研究

Li 等[26]研究了 DRG CCL3 和 CCR5（CCR3 的主要受体）的活化对瑞芬太尼导致痛觉过敏的影响。结果表明，瑞芬太尼静脉输注能明显缩短缩爪反应潜伏期（PWL）和降低 PWT，导致 DRG CCL3 和 CCR5 的表达上调；鞘内注射 CCL3 的中和抗体和马纳维诺可明显抑制瑞芬太尼导致的热和机械痛觉敏化。结论认为，DRG CCL3 和 CCR5 的活化是瑞芬太尼导致痛觉过敏的机制之一。Xu 等[27]*通过一系列的体内、外实验观察了 TGF-β 激活酶 1（TAK1）在吗啡耐受形成过程的变化。结果表明，TAK1 表达于神经元，鞘内注射吗啡可上调 TAK1 的蛋白表达和磷酸化水平，而鞘内注射 TAK1 选择性的抑制剂（5Z-7-oxozeaenol，OZ）则可缓解吗啡耐受及 TAK1 表达上调，并抑制 P38 和 JNK 的表达。结论认为 TAK1 的活化在吗啡耐受过程中具有重要意义，抑制 TAK1 的活性可缓解吗啡耐受。Shu 等[28]研究过氧亚硝酸盐是否通过二价金属转运体（DMT1）介导的铁离子蓄积的方式参与瑞芬太尼导致的术后痛觉过敏。结果表明，瑞芬太尼可导致大鼠的热痛觉和机械性痛觉过敏，3-硝基酪氨酸、氮化锰超氧化物歧化酶、DMT1（-）IRE 以及铁离子的浓度在瑞芬太尼诱导出现的痛觉过敏模型中均明显升高，DMT1（+）IRE 的表达无差异。富氢盐水硝化过氧亚硝酸盐可明显缓解痛觉过敏以及抑制 DMT1（-）IRE 介导的铁离子聚集，而铁离子螯合剂也可呈剂量依赖性的缓解痛觉过敏。结论认为，过氧亚硝酸盐激活 DMT1（-）IRE 引起的铁离子聚集与瑞芬太尼引起的术后痛觉过敏有关。

黄晓玲等[29]评价了右美托咪定对瑞芬太尼诱发切口痛大鼠痛觉过敏时脊髓 p38 丝裂原活化蛋白激酶（p38MAPK）表达的影响。选取健康雄性 SD 大鼠 48 只，6 周龄，体重 220～250 g，随机分为 4 组（n=12）：对照组（C 组）、切口痛组（IP 组）、切口痛+瑞芬太尼组（IP+R 组）和切口痛+瑞芬太尼+右美托咪定组（IP+R+D 组）。切口痛模型制备成功后，IP+R 组尾静脉输注瑞芬太尼 1.0 μg/kg；IP+R+D 组尾静脉输注瑞芬太尼 1.0 μg/kg，同时颈静脉输注右美托咪定 10 μg/kg；C 组和 IP 组尾静脉和颈静脉输注等容量生理盐水，各组输注时间均为4h。分别于术前24h（T_0）和药物输注结束后4 h、6 h、24 h和48 h（$T_{1\sim4}$）时，测定机械缩足反应阈（MWT）。于T_4痛阈测定结束后，采用免疫组化法测定脊髓p38MAPK的表达水平。结果表明，右美托咪定减轻瑞芬太尼诱发切口痛大鼠痛觉过敏的机制与下调脊髓p38MAPK的表达有关。

尹平平等[30]*探讨了中央杏仁核细胞外信号调节激酶（ERK）在芬太尼诱发大鼠痛觉过敏中的作用。选取清洁级健康雄性SD大鼠32只，体重60～100 g，随机分为4组（n=8）：对照组（C组）皮下注射生理盐水，6.5 h后于中央杏仁核导管注射DMSO；芬太尼诱发痛觉过敏组（H组）皮下注射芬太尼制备模型，6.5 h后中央杏仁核导管注射DMSO；ERK1抑制剂U0124组（U1组）制备模型，6.5 h后于中央杏仁核导管注射U0124 1.5 nmol；ERK1/2抑制剂U0126组（U2组）制备模型，6.5 h后于中央杏仁核导管注射U0126 1.5 nmol。于注射芬太尼前、注射后6.5 h和导管内给药后30 min（$T_{0\sim2}$）时测定机械痛阈和热痛阈，随后C组和H组处死大鼠，取中央杏仁核组织采用Western blot法检测磷酸化ERK1/2（p-ERK1/2）的表达。结果表明，中央杏仁核ERK2激活参与了芬太尼诱发大鼠痛觉过敏的形成过程。

赵元等[31]*评价了瑞芬太尼诱发切口痛大鼠痛觉过敏时脊髓磷酸化蛋白激酶Mζ（p-PKMζ）表达的变化。选取清洁级健康雄性SD大鼠32只，2～3月龄，体重240～260 g，随机分为对照组（C组）、瑞芬太尼组（R组）、切口痛组（I组）和切口痛+瑞芬太尼组（I+R组），每组8只。R组尾静脉输注瑞芬太尼1 μg/（kg·min），60 min；I组制备大鼠切口痛模型，尾静脉输注等容量生理盐水；I+R组制备大鼠切口痛模型，尾静脉输注瑞芬太尼1μg/（kg·min），60 min；C组尾静脉输注等容量生理盐水。于输注瑞芬太尼前24 h、输注停止后2、6、24和48h（$T_{0\sim4}$）分别测定MWT和TWL，痛阈测定结束后处死大鼠，取脊髓$L_{4\sim6}$节段，采用Western blot法检测脊髓PKMζ及p-PKMζ的表达，计算p-PKMζ/PKMζ比值。结果提示，瑞芬太尼诱发切口痛大鼠痛觉过敏的形成可能与脊髓p-PKMζ表达上调有关。

李岳振等[32]探讨了吗啡耐受过程中Let-7c和μ型阿片受体（MOR）的具体变化及Let-7c对MOR影响的研究。通过吗啡体外刺激SH-SY5Y细胞后提取其总蛋白和总RNA，Western blot检测MOR的改变情况，RT-qPCR方法检测该过程中Let-7c的改变情况，分析MOR在吗啡和Let-7抑制剂（Anti-Let-7c）联合作用下的变化情况，并使用双荧光素酶报告系统对Let-7c与MOR结合位点进行验证。结果表明，吗啡能降低MOR在SH-SY5Y细胞的表达，Let-7c为吗啡降低MOR表达的上游分子信号，抑制Let-7c后能减少MOR丢失，从而提高镇痛疗效。

（六）瘙痒及基因单核苷酸多态性（SNPs）与疼痛关系的研究

Liu等[33]研究缓激肽B1受体（B1R）是否参与了变态接触性皮炎导致的瘙痒过程。构建二苯环丙烯酮（DCP）慢性炎症动物模型（具有难以治愈的瘙痒症状）后，发现皮肤组织中B1R mRNA和蛋白的表达增加，预防性使用B1R拮抗剂R892可明显抑制自发性搔挠的形成,证实角质细胞中B1R是PAR2导致瘙痒的关键介质。以上结果表明，在DCP诱导的慢性炎症动物模型中，皮肤角质细胞内的B1R表达上调可能是引起顽固性瘙痒重要因素。Duan等[34]*调查了普通人群中SCN9基因SNPs与个体疼痛敏感变异间的关系。对309例健康中国女大学生的SCN9A SNPs进行检测分析后，发现28个SNPs可能与个体的基础疼痛有关。其中，4个SNPs（rs6746030，rs7595255，rs12622743和rs11898284）和10个tag SNPs与痛觉的表型相关，对痛觉表现出不同的敏感性。在所有的SNPs中，rs16851778与极低的疼痛敏感性相关，其结果在260接受妇产科手术的年轻女性中得到了证实。以上结果表明，SCN9A基因的SNPs与疼痛敏感性相关。

（七）癫痫的发病机制研究

Zhang等[35]*研究了在内嗅皮质（EC）中mGluRs对癫痫发生和传播的调节功能。在内侧EC中通过荷防己毒素或持续无Mg^{2+}细胞外液灌洗等方法诱发癫痫样活动后，发现Ⅱ组mGluRs的选择性激动剂（LY354740）可导致癫痫样活动的爆发抑制，其机制可能与K^+电导的活化和Na^+通透性通道的抑制导致EC神经元的超极化有关；LY354740诱导的EC神经元超极化呈现G蛋白依赖性，并不依赖腺苷酸环化酶和蛋白激酶A，但Gβγ亚基参与了Ⅱ组mGluRs抑制神经元兴奋和癫痫活动的过程，表明Ⅱ组mGluRs参与了癫痫的发生和传播。

（八）急性疼痛基础研究

周海娇等[36]评价了脊髓c-Jun氨基末端调节激酶（JNK）信号通路在大鼠切口痛中的作用。选取成年雄性SD大鼠63只，体重200～250 g，随机分为3组（n=21）：切口痛组（IP组）、二甲基亚砜组（DMSO组）和JNK抑制剂SP6000125组（SP组）。造模前30 min时于DMSO组鞘内注射10%二甲基亚砜10 µl，SP组鞘内注射SP600125 25µg（溶于10 µl 10%二甲基亚砜中）。每组取6只大鼠，分别于造模前24 h和造模后2 h、6 h、24 h、48 h、72 h时，测定MWT和TWL。分别于造模前24 h和造模后6h、24h、48h、72h时，取脊髓组织，采用免疫荧光法测定磷酸化JNK（p-JNK）的表达。结果显示，脊髓JNK信号通路参与了大鼠切口痛的形成和维持。

陈敏敏等[37]探讨了p38MAPK信号通路在地佐辛减轻大鼠切口痛中的作用。将32只体重250～300 g，雄性SD大鼠随机均分为4组：假手术组（S组）、切口痛组（I组）、地佐辛0.1mg/kg预处理组（DL组）和地佐辛0.2mg/kg预处理组（DH组）。S组：仅给予麻醉；I组、DL组、DH组建立切口痛模型，其中DL组和DH组在建立模型前30min通过腹腔注射0.1 mg/kg和0.2 mg/kg的地佐辛，I组建立模型前30 min于腹腔注射同容积的生理盐水。按Brennan法制成大鼠切口痛模型，以von Frey细丝法、热辐射法观察大鼠术前30 min，术后4 h、8 h、24 h MWT和辐射热刺激缩足反应潜伏期（WTL）。术后24 h取相应节段脊髓，并以Western blot法检测脊髓pp38MAPK蛋白表达。结果提示，术前腹腔注射地佐辛的抗伤害作用可能与抑制脊髓p-p38MAPK表达有关。

（九）动物模型建立

杨曦等[38]利用恒温电热仪建立大鼠烫伤痛模型。选取清洁级健康雄性SD大鼠36只，体重200～250 g，随机分为4组（n=9）：对照组（C组）、烫伤5 s组（S5组）、烫伤10 s组（S10组）和烫伤15 s

组（S15 组），S5 组、S10 组和 S15 组分别接触恒温电热仪热板（85℃）5s、10s、15s，C 组接触热板（室温）10s，分别于处理前 1 日（T_0），处理后 1 日、3 日、5 日、7 日和 14 日（$T_{1\sim5}$）时测定机械痛阈和热痛阈，于处理即刻及处理后 24h 时观察并记录大鼠的全身状况、创面色泽及边缘形状，于处理后 24 h 时随机处死 3 只大鼠，取足底皮肤行病理学检查。结果提示，可以利用恒温电热仪 85℃烫伤 10 s 成功建立大鼠烫伤痛模型。

（十）核团研究

尹玉洁等[39]研究了加巴喷丁对神经病理性疼痛（neuropathic pain，NP）诱发的大鼠焦虑样行为和杏仁体基底外侧核（basolateral nucleus of the amygdale，BLA）N-甲基-D-天门冬氨酸（N-Methyl-D-Aspartate，NMDA）受体 2B 亚基（NR2B）表达的影响。选择 30 只健康的 3 月龄雄性 Wistar 大鼠，体重 250～280 g，随机分为 3 组（n=10）：假手术组（S 组）、神经病理性疼痛模型组（NP 组）和加巴喷丁组（G 组）。神经病理性疼痛模型采用右侧坐骨神经慢性压迫损伤（chronic constriction injury，CCI）的方法制备。G 组于 CCI 后 3 日开始腹腔注射加巴喷丁 100 mg/kg，1 次/日。分别于术后 3 日、7 日、10 日和 14 日测右侧后爪 MWT 和 TWL。术后第 14 日，通过高架十字迷宫测试神经病理性疼痛对大鼠情绪的影响，计算开放臂进入次数百分比和开放臂停留时间百分比，然后取大鼠 BLA 组织用 RT-PCR、Western blot 和免疫荧光方法检测 NR2B mRNA 和蛋白质表达。结果提示，加巴喷丁具有治疗神经病理性疼痛的作用，可反转后者导致的焦虑样反应并使杏仁体的 NR2B 表达下调。

（十一）糖皮质激素受体与疼痛的关系

刘瑞杰等[40]探索了坐骨神经分支选择性损伤（spared nerve injury，SNI）模型中糖皮质激素受体（glucocorticoid receptor，GR）激动剂地塞米松对大鼠疼痛敏感性的影响。取成年雄性 SD 大鼠 24 只，随机均分为 4 组：假手术组（Sham 组）、SNI+地塞米松组（SD 组）、SNI+GR 拮抗剂（RU）组（SR 组）和 SNI+生理盐水组（SNI+NS 组，SS 组）。用 Von Frey 纤维丝测定 4 组大鼠 50%缩足阈值（50%mechanical withdrawal threshold，50%MWT）的变化；SD 组和 SR 组均于术后 8 日鞘内注射地塞米松（2 μg，0.05 mg/ml，每日 1 次）和 RU（2 μg，0.025 mg/ml，每日 2 次），连续注射 4 日，术后 13 日取材，并利用免疫荧光染色检测各组脊髓中 GR 的表达变化情况。结果显示，脊髓 GR 参与调节 SNI 所致的神经病理性痛，鞘内注射 Dex 能缓解 SNI 大鼠的机械疼痛敏感性。

（十二）高压氧与疼痛的关系

赵柏松等[41]探讨了高压氧对神经病理性痛大鼠神经组织不规则趋化因子（FKN）表达的影响。选取健康雄性 SD 大鼠 32 只，体重 250～280 g，10～12 周龄，采用随机数字表法，将其分为 4 组（n=8）：对照组（C 组）、假手术组（S 组）、神经病理性疼痛组（NP 组）和高压氧组（H 组）。采用 CCI 法制备神经病理性痛模型，H 组于 CCI 后 1 日开始行高压氧治疗：将大鼠置于高压氧舱内，以 10 kPa/min 的速率向舱内匀速加压直至 2 个标准大气压并维持 60 min，然后以 10 kPa/min 的速率匀速减压至正常大气压，1次/日，连续5日，于CCI前1日、CCI后3日、5日、7日和14日时，测定MWT和TWL。于CCI后3日和7日测定痛阈后，处死大鼠取坐骨神经和腰段脊髓组织，Western blot法测定坐骨神经和脊髓FNK的表达。结果表明，高压氧减轻大鼠神经病理性疼痛的机制与抑制神经组织FKN过表达有关。

（十三）罗哌卡因作用机制

陈旦等[42]评价了鞘内注射酰胺类局麻药罗哌卡因对神经病理性痛大鼠脊髓组蛋白去乙酰化酶1（HDAC1）和HDAC2表达的影响。选取成年雄性SD大鼠，体重220~250 g，取鞘内置管成功的大鼠30只，采用随机数字法分为3组（n=10）：假手术（S组）、神经病理性疼痛组（NP组）和神经病理性疼痛+罗哌卡因组（R组），采用坐骨神经慢性压迫性损伤（CCI）法制备大鼠神经病理性疼痛模型。CCI术后第7日起，R组鞘内注射0.25%罗哌卡因20 μl，S组和CCI组鞘内注射生理盐水20 μl，1次/日，连续7日，分别于CCI术前1日（T_0）和CCI术后3日、7日、10日、14日、17日和21日（$T_{1~6}$）时，测定MWT和TWL，于T_4时痛阈测定结束后，每组取3只大鼠，采用Western blot法检测脊髓HDAC1和HDAC2的表达水平。结果提示，鞘内注射罗哌卡因减轻大鼠神经病理性疼痛的机制可能与抑制脊髓HDAC1和HDAC2表达上调有关。

二、急性疼痛临床研究

2015年度术后镇痛的研究较为关注围术期不同因素对术后镇痛药物用量、镇痛效果的影响。Yu等[43]选择215例行胸外科手术且术后接受了患者自控镇痛（PCA）治疗的男性患者作为研究对象（不吸烟者112例，吸烟者103例），调查尼古丁对行胸外科手术的患者其术后使用阿片类镇痛药物的影响。尼古丁依赖的评价标准主要基于尼古丁依赖问卷（Fagerstrom Test of Nicotine Dependence Questionnaires, FTND）。将患者分为2组：低剂量的尼古丁依赖组（LD组，58例，FTND积分＜6），高剂量的尼古丁依赖组（HD组，45例，FTND积分≥6分）。每2 h进行一次术后疼痛评分（NRS，数字评定量表），在术后24 h和48 h对自控使用的舒芬太尼的用量进行统计。结果显示，HD组的NRS评分和舒芬太尼用量明显高于非吸烟组和LD组；FTND评分与舒芬太尼的用量呈明显的正相关；术后并发症如恶心、呕吐、镇静状态、呼吸抑制并没有明显的差异。以上结果表明，术前尼古丁依赖增加术后疼痛的敏感性和阿片类镇痛药的用量。Xiao等[44]研究了术中使用低剂量纳洛酮对预防大剂量瑞芬太尼导致的急性阿片耐受以及阿片相关的不良反应的影响。将72例接受开放结直肠癌手术的患者根据术中瑞芬太尼的使用剂量随机分为3组：小剂量组，瑞芬太尼0.1 μg/（kg·min）；大剂量组，瑞芬太尼0.30 μg/（kg·min）；大剂量瑞芬太尼联合低剂量纳洛酮[0.25 μg/（kg·h）]联合组，分析术后吗啡的用量、术后疼痛积分、阿片相关的不良反应发生率、肠道功能恢复的时间以及住院时间的差异。结果表明，在术后24 h内，大剂量组吗啡类镇痛药用量[（28±12）mg]明显高于低剂量组[（17±12）mg]和联合组[（18±9）mg]（$P<0.001$），联合组肠道功能恢复的时间（$P<0.05$）以及住院的平均时间（$P<0.001$）也较其他两组短。

以上结果表明,纳洛酮静脉输注可预防术后急性阿片类药物的耐受,快速恢复肠道功能和缩短住院时间。

刘孝文等[45]比较了靶控输注瑞芬太尼和舒芬太尼复合丙泊酚用于局部麻醉患者镇静镇痛术的效应。选择拟行择期整形外科手术的ASA I 或 II 级患者60例,随机分为2组(n=30):瑞芬太尼组(R组)和舒芬太尼组(S组)。R组靶控输注丙泊酚(初始靶浓度1.0μg/ml)和瑞芬太尼(初始靶浓度1.0ng/ml),S组靶控输注丙泊酚(初始靶浓度1.0μg/ml)和舒芬太尼(初始靶浓度0.1ng/ml),术中维持改良OAA/S评分2或3分,记录疼痛反应、低氧血症、呼吸过缓和(或)暂停的发生情况,计算丙泊酚总用量。结果显示,靶控输注瑞芬太尼复合丙泊酚用于局部麻醉患者镇痛镇静术的效应与靶控输注舒芬太尼复合丙泊酚的效应相似。

曾思等[46]评价了地塞米松局部注射对硬膜外分娩镇痛后腰背痛的预防效果。选择拟行硬膜外分娩镇痛的初产妇200例,ASA分级I或II级,随机分为2组(n=100):对照组(C组)和地塞米松组(D组),D组于硬膜外刺点周围注射利多卡因4 ml和地塞米松1ml(5mg)的混合液,C组于硬膜外穿刺点周围注射利多卡因4 ml和生理盐水1 ml的混合液,局部注射后行硬膜外穿刺,根据硬膜外穿刺结果各组再分为单次穿刺亚组和重复穿刺亚组,即C组(Cs亚组和Cr亚组)和D组(Ds亚组和Dr亚组)。术后随访,记录分娩镇痛后72 h内腰背痛的发生情况。结果表明,D组腰背痛的发生率降低,疼痛程度减轻;Ds亚组、Dr亚组腰背痛发生率降低。提示,地塞米松5 mg局部注射有助于减轻硬膜外分娩镇痛后腰背痛。

朱娟等[47]评估了静脉输注利多卡因对腹腔镜全子宫切除术后疼痛及早期康复的影响。选择96例择期行腹腔镜全子宫切除术的患者,随机分为研究组和对照组,每组48例。研究组麻醉诱导时静脉给予2%利多卡因1.5mg/kg,随后连续静脉输注利多卡因2 mg/(kg·h)直至手术结束;对照组以生理盐水代替利多卡因。记录术后6 h、12 h、24 h和48 h静息与咳嗽状态下疼痛视觉模拟评分(visual anglogue scale, VAS),48h内吗啡累积使用量,术后肛门首次排气时间,术后第3~5日每天6min步行测试距离,以及术后恶心、呕吐、眩晕等不良反应情况。结果显示,静脉输注利多卡因可以减轻腹腔镜全子宫切除术后疼痛,减少吗啡用量,促进患者早期康复。

朱蓓蓓等[48]探讨了预先静脉注射氟哌利多对妇科腹腔镜手术术后的镇痛效果及舒适度的影响。选择ASA分级I～II级择期行妇科腹腔镜手术患者46例,随机分成2组(n=23):氟哌利多组(D组,手术切皮前静脉注射氟派利多2.5mg)和对照组(C组,手术切皮前静脉注射生理盐水2ml)。记录两组患者一般情况、手术时间,记录入手术室、诱导后、入麻醉后监测治疗室(post-anesthesia care unit, PACU)时、苏醒时、气管拔管后及离开PACU时患者的平均动脉压(mean arterial pressure, MAP)、心率(heart rate, HR),术后送入PACU观察停止麻醉后患者睁眼时间、拔管时间;记录拔管后即时及拔管后30 min时Ramsay镇静评分及改良Aldrete评分,拔管后30 min、1 h及术后6 h、24 h NRS评分及不良反应发生率。结果表明,预先静脉给予氟哌利多有良好的术后镇痛效果,同时可降低术后恶心、呕吐的发生率,提高患者舒适度。

高业刚等[49]探讨了单次不同剂量地塞米松对股骨颈骨折空心钉内固定术后镇痛的影响。选择择期行股骨颈骨折空心钉内固定术的患者78例，随机均分为3组：地塞米松5mg组（D5组）、地塞米松10 mg组（D10组）和对照组（C组）。D5组和D10组于麻醉诱导前分别静注地塞米松5 mg和10 mg，C组于麻醉诱导前静注同等容积生理盐水。手术结束后患者自控静脉镇痛（PCIA）。记录3组患者术后6 h、12 h、24 h、48 h、72 h的VAS评分，术后24 h及48 h吗啡累计用量以及恶心、呕吐、嗜睡等不良反应发生情况。结果表明，麻醉诱导前静脉注射10 mg地塞米松能改善股骨颈骨折空心钉内固定术后疼痛，并能减少术后吗啡用量，不增加不良反应。

黄舜等[50]评价了不同频率经皮穴位电刺激对胸腔镜肺叶切除术中患者阿片类药物的减少作用。将择期全身麻醉下行胸腔镜肺叶切除术患者80例，ASA分级Ⅰ～Ⅲ级，随机分为4组（n=20）：对照组（Con组），只贴电极片，假刺激穴位；2/100 Hz组、2 Hz组和100 Hz组，电刺激列缺+曲池+内关+合谷穴，从麻醉诱导前30 min至术毕持续按照各自频率电刺激相应穴位，强度以患者能耐受的最大电流为宜。麻醉过程中维持BIS值40～60。瑞芬太尼起始效应室靶浓度1ng/ml，切皮时调至4 ng/ml，根据镇痛伤害感受指数（ANI）值调整瑞芬太尼靶浓度和舒芬太尼用量，维持ANI值50～70。记录术中瑞芬太尼（将术中舒芬太尼用量等效转换成瑞芬太尼用量）用量，计算每分钟每公斤体重药物用量。结果表明，2/100 Hz经皮电刺激列缺+曲池+内关+合谷穴对胸腔镜肺叶切除术中患者阿片类药物有明显减少作用，而2和100 Hz相同穴位的经皮电刺激无此作用。

刘俊霞等[51]研究了基于快速康复外科理念的多模式镇痛在患儿先天性髋关节脱位手术治疗中的应用。选择择期行髋关节脱位手术患儿90例，年龄1～7岁，随机分为三组，每组30例。A组采用静脉-吸入复合全身麻醉；B组采用静脉-吸入复合全身麻醉联合骶管阻滞，即麻醉诱导后骶管注射0.25%罗哌卡因1ml/kg；C组在B组的基础上于手术前15 min予以乙酰氨基酚30～35 mg/kg纳肛。3组患儿术后均采用舒芬太尼患者自控静脉镇痛（PCIA）。分别记录患儿术后苏醒即刻、4 h、8 h、12 h、24 h、36 h、48 h的FLACC疼痛评分和Ramsay镇静评分，以及苏醒即刻PAED躁动评分。结果显示，骶管阻滞、肛塞对乙酰氨基酚联合PCIA用于患儿先天性髋关节脱位矫正术，可增强术后镇痛效果，减少苏醒期躁动的发生，利于快速康复。

李孝红等[52]比较了不同间隔时间行规律硬膜外给药复合PCEA用于分娩镇痛的效果。选择拟行硬膜外分娩镇痛的产妇90例，按不同间隔时间行规律硬膜外给药并随机分为3组：LA30组间隔时间30 min，每次给予单次剂量5 ml；LA60组间隔时间60 min，每次给予单次剂量10 ml；LA90组间隔时间90 min，每次给予单次剂量15 ml。单次剂量及PCEA药液均为0.08%罗哌卡因+舒芬太尼0.4 μg/ml。分别观察从镇痛前即刻至产后1 h每小时产妇宫缩痛VAS评分、下肢运动改良Bromage评分（MBS），硬膜外感觉阻滞水平，并记录麻醉药物用量、产程时间及分娩方式。结果显示，间隔时间60 min规律给予单次剂量10 ml复合PCEA行硬膜外分娩镇痛效果确切，并减少麻醉药物用量。

魏滨等[53]评价镇痛/伤害性刺激指数（ANI）作为一种全新的反映伤害性刺激的监测指标在全身麻醉期间不同强度伤害性刺激下的变化及其相关性。选择拟行择期全身麻醉下腰椎后路椎板切除减压植骨内固定术的成年患者37例，ASA Ⅰ或Ⅱ级。采用丙泊酚及瑞芬太尼双靶控输注行麻醉诱导和维持，维持 BIS 在 40~60。记录特定时点（麻醉诱导后无刺激点、切皮、神经根牵拉）的 SBP、HR 和 ANI 等相关数据。结果显示，在全身麻醉下腰椎后路手术中，ANI 能够较为准确可靠地反映伤害性刺激强度的变化，且与伤害性刺激强度具备很好的相关性。

李俊等[54]研究了术前心理干预联合静脉镇痛对小儿漏斗胸矫正术后镇痛效果的影响。选择 40 例漏斗胸矫正术小儿，随机分为 2 组（每组 20 例）：心理干预组（Ⅰ组），术前给予小儿心理干预；对照组（Ⅱ组），常规行围术期准备。2 组于手术结束前 30 min 启用电子自控镇痛泵，持续泵入芬太尼量为 5 μg/（kg·d），2 ml/h，锁定时间为 15min，输注 48 h，分别于术后 1 h、6 h、12 h、24 h、36 h 及 48 h 记录 Ramsay 镇静评分、疼痛评分，同时记录术后镇痛泵按压次数及相关不良反应。结果显示，术前心理干预可提高小儿漏斗胸矫正术后镇痛效果，增强患儿对术后疼痛的耐受性，促进顺利康复。

刘冬华等[55]评估了急性疼痛服务组织（APS）全程干预对患者术后静脉自控镇痛效果的影响。采用回顾性分析方法，纳入实施 PCIA 的胸腹部手术患者 393 例，将术前、术后当日、术后次日接受 APS 全程干预的 PCIA 患者 204 例作为试验组，将接受常规术前、术后查房干预，未能进行术后当日查房干预的 189 例患者作为对照组，通过术后镇痛数据库和手术麻醉系统提取患者的一般情况、手术麻醉、术后镇痛、患者满意度等相关资料，进行统计分析。结果指出，APS 小组对 PCIA 患者实施全程干预不仅可以降低镇痛不全发生率，减轻 PCIA 患者术后 24 h 内的疼痛，提高患者的舒适度和满意度，而且可以减少镇痛药物的使用量。

王恒跃等[56]评估了术前定量测定患者对舒芬太尼的敏感程度用于预测术后镇痛药物需要量的准确性。选择择期全身麻醉下行直肠癌经腹前切除术男性患者 50 例，美国麻醉医师协会（ASA）分级Ⅰ~Ⅱ级，在安静的环境下，PainVision 测量患者的基础痛阈（pain threshold，PT）、耐痛阈（pain tolerance threshold，PTT）。面罩吸氧 3min 后，靶控输注给药舒芬太尼效应室达到目标浓度后测量 PT、PTT。诱导后气管插管，静脉-吸入复合全身麻醉。术毕接静脉镇痛泵。术后 24h 内观察患者疼痛情况、镇痛泵有效按压次数和舒芬太尼消耗的总量。结果指出，PainVision 可以定量评估患者对舒芬太尼的敏感性，给药后患者耐痛阈的增幅可作为术后患者镇痛药物需要量的主要预测指标。

李振杰等[57]探讨了腹腔镜胆囊切除术后实施膨肺策略对患者上腹痛、肩痛及切口痛的影响。选取拟行腹腔镜胆囊切除术 138 例患者，随机分为干预组（$n=67$）和对照组（$n=71$）。干预组在术后实施连续 5 次不超过 40 cmH$_2$O 的人工正压通气，每次持续时间为 5 s，促使腹腔内的 CO_2 排出；对照组术后腹腔内的 CO_2 通过腹壁孔道被动排除。在术后 6 h、12 h、24 h 及 48 h 评估上腹痛、肩痛及切口疼痛发生率，并通过视觉模拟评分法（visual analogue scale，VAS）评分确定疼痛严重程度。结果表明，膨肺可降低腹腔镜胆囊切除术后患者上腹痛和肩痛的发生率和严重程度，但其对切口痛的缓解无效。

关于罗哌卡因在产科硬膜外镇痛的应用、儿科疼痛评分检验和麻醉转归的研究内容各 1 篇。罗哌卡因具有心脏毒性小，低浓度时运动感觉神经阻滞分离明显等特点，是分娩镇痛的首选药。Wang 等[58]*观察了罗哌卡因与罗哌卡因联合舒芬太尼在初产妇硬膜外镇痛中的效果和安全性。将 481 例需要硬膜外镇痛初产妇随机分为 2 组：单用药物组（0.125%罗哌卡因）和联合用药组（0.125%罗哌卡因和 0.3 μg/ml

舒芬太尼）。给予试验剂量后，单次注入 10 ml 硬膜外镇痛药，分娩过程中间断注射 10~15 ml 上述镇痛药至硬膜外。镇痛效果通过 NRS 疼痛评分测量，同时观察产妇和婴儿的生理特征变化。得出结论认为，单用药物组可产生与联合用药组相似的镇痛效果（ΔNRS=0.2），且单用药物组具有不良反应小，费用低以及新生儿 1 min 后的 Apgar 评分≤7 分的风险低等优势。区域麻醉和镇痛（RA）可对肿瘤患者的预后产生影响。Sun 等[59]系统回顾了 RA 与肿瘤患者术后生存率和复发相关的文献，并对其进行 Meta 分析。所筛选的文献应包含比较 RA 和 GA（全身麻醉）对肿瘤患者术后复发和生存率影响的比较，终止时间截至 2014 年 12 月。共有 20 篇文献被纳入该研究。Meta 分析结果表明，RA 可提高肿瘤患者术后的存活率，但并不能减少术后的复发率。Ge 等[60]通过贝叶斯隐类模型评估了 FLACC（面部表情、腿的动作、活动度、哭闹和可安慰性）和 NIPS（新生儿疼痛评估量表）这两种目前适用于婴儿的疼痛评分方法在临床诊断中的价值以及它们之间的差异性。结果表明，在某些特定的前提下，FLACC 的敏感度和特异性分别为 89.94%（95% CI：78.48%~96.83%）和 87.82%（95% CI：78.6%~95.23%），NIPs 则分别为 85.94%（95% CI：72.15%~95.6%）和 92.61%（95% CI：84.05%~97.52%）。McNemar's 检测的结果显示这两种方法在敏感度和特异性方面没有明显的差异。以上结果说明 FLACC 和 NIPs 对婴幼儿疼痛评估均有较好的敏感度和特异性，两者方法的敏感度和特异性并不存在差异。

关于罗哌卡因浓度与镇痛效果之间关系的研究。张睿等[61]探讨了不同浓度罗哌卡因肋间神经阻滞在开胸手术后早期的镇痛效果。选择 120 例择期开胸手术患者，随机均分为 4 组：0.25%（L25 组）、0.50%（L50 组）、0.75%罗哌卡因肋间神经阻滞组（L75 组）和空白对照组（C 组），关胸前分别行肋间神经阻滞，每一肋间给药 4 ml，拔出气管导管后行 PCIA 镇痛。记录拔管后即刻、2 h、6 h 及 24 h 的 VAS 疼痛评分，以及 PCIA 用量和不良反应。结果表明，0.75%罗哌卡因肋间神经阻滞可在拔管后 24 h 内为开胸手术患者提供良好的镇痛效果。

董彦等[62]比较了应用超声实施腹横肌平面阻滞时，不同浓度罗哌卡因用于剖宫产术后镇痛效果。选择行剖宫产术产妇 120 例，随机分为 3 组（n=40）：0.25%罗哌卡因组（Ⅰ组）、0.20%罗哌卡因组（Ⅱ组）和 0.15%罗哌卡因组（Ⅲ组），术毕接静脉自控镇痛泵，并分别于超声引导下行双侧腹横肌平面阻滞，罗哌卡因浓度按上述分组情况选择，总量为 1.5 mg/kg。维持 VAS 评分≤3 分，术后 48 h 时记录镇痛泵按压次数、补救情况、并发症的发生情况等。结果发现，超声引导实施腹横肌平面阻滞时，未发现严重并发症，0.25%罗哌卡因剖宫产术后镇痛效果更佳。

伊军等[63]研究了超声引导下连续胫神经阻滞时 0.2%罗哌卡因半数有效背景量。选择 22 例 ASA Ⅰ或Ⅱ级择期行跟骨手术患者，采用超声引导技术行腘窝后入路连续胫神经阻滞，序贯法给药，0.2%罗哌卡因起始背景量为 5 ml/h，如术后 24 h、48 h 患者胫神经区域感觉完全阻滞，则下一例背景量减少 0.5 ml/h；如阻滞效果不完善，则下一例背景量增加 0.5 ml/h。结果显示，0.2%罗哌卡因用于超声引导下腘窝后入路连续胫神经阻滞镇痛时，背景量 ED_{50} 为 2.6 ml/h。

神经阻滞技术在术后镇痛的应用。彭周全等[64]*探讨了术前股神经阻滞用于全身麻醉下全膝关节置换术老年患者超前镇痛的效果。选择择期行全膝关节置换术的患者 60 例，随机分为 3 组（n=20）：对照组（Ⅰ组）、术前股神经阻滞组（Ⅱ组）和术后股神经阻滞（Ⅲ组）。Ⅰ组不实施神经阻滞，Ⅱ组和Ⅲ组分别于麻醉诱导前即刻或手术结束即刻实施超声引导单次股神经阻滞，术后3组患者均常规使用舒芬太尼静脉镇痛泵，持续至术后2日，维持VAS评分≤3分，补救药物为氟比洛芬酯，术后24h随访记录舒芬太尼用量、补救情况和不良反应的发生情况。结果显示，股神经阻滞组舒芬太尼用量明显降低，术前阻滞组较术后阻滞组，舒芬太尼用量、镇痛补救率及恶心、呕吐的发生率均明显降低。提示，术前实施超声引导股神经阻滞对全身麻醉下行全膝关节置换术老年患者具有良好的超前镇痛效应。

朱雁铃等[65]探讨了全身麻醉复合胸椎旁阻滞对单孔胸腔镜手术术后疼痛及快速康复的影响。选择择期行单孔胸腔镜手术的患者30例，男20例，女10例，随机分为2组（n=15）：C组采用单纯全凭静脉麻醉；T组于麻醉诱导前实施超声引导单次椎旁神经阻滞，术中行全凭静脉麻醉（total intravenous anesthesia, TIVA）；两组患者术后均不采用镇痛装置，若静息时疼痛VAS评分＞4分，应用地佐辛补救，地佐辛每日极限量120 mg。记录术后1 h、4 h、8 h、12 h的Ramsay镇静评分，术前1日及术后4 h、8 h、12 h、24 h的机械痛阈值，术后第1次疼痛反馈时间，术后24 h内地佐辛用量及不良反应情况，第1次下床活动时间和术后住院时间。结果显示，全身麻醉复合单次胸椎旁阻滞可有效缓解单孔胸腔镜手术患者术后的切口疼痛，减少术后24 h内阿片类药物用量，降低不良反应发生率，有利于术后早期下床活动，缩短患者住院时间。

付群等[66]探讨了超声引导腹横肌平面阻滞联合喉罩全身麻醉在老年患者下腹部手术中的应用。选取拟行腹股沟疝修补术或阑尾切除术老年患者40例，年龄＞65岁，随机均分为腹横肌平面阻滞（TAPB）组（T组）和对照组（C组）。置入喉罩后，在超声引导下行手术侧TAPB，分别注入0.375%罗哌卡因15 ml（T组）或等容量生理盐水（C组）。记录麻醉药用量、苏醒时间、拔喉罩时间以及术后2 h、6 h、12 h、24 h、48 h的VAS评分。结果提示，TAPB联合喉罩全身麻醉用于老年患者下腹部手术可减少麻醉药用量，缩短恢复时间，降低VAS评分。

卢静等[67]*探讨了超声引导下单次胸椎旁阻滞（TPVB）联合持续TPVB在肺癌开胸肺叶切除术后的镇痛效果。60例行开胸肺叶切除术患者，随机分为2组（n=30），单次TPVB+持续TPVB（SC组）和单次TPVB+PCIA组（SP组）。两组术前均给予0.5%罗哌卡因20 ml行单次TPVB，SC组术中以0.2%罗哌卡因5ml/h持续泵注行TPVB，SP组术后行舒芬太尼PCIA。记录术后1 h、6 h、12 h、18 h、24 h、48 h的VAS评分，患者满意度及不良反应发生情况。结果显示，与单次TPVB联合PCIA相比，超声引导下单次TPVB联合持续TPVB在开胸肺叶切除术后镇痛效果更好，不良反应更轻，患者满意度更高。

王韦玮等[68]研究了超声引导肋间神经阻滞在单侧乳房肿块切除术中的应用。选取60例择期拟行单侧乳房肿块切除术女性患者，随机分为超声引导组（U组）和传统定位组（N组），均行肋间神经阻滞，使用0.25%左布比卡因20 ml。记录阻滞操作时间、阻滞起效时间、阻滞完善时间、手术开始切皮时VAS评分、镇痛维持时间、手术中牵拉深部组织时VAS评分、镇痛不全比例和相关并发症发作情况。结果显示，U组操作时间明显延长，阻滞起效时间明显缩短，手术开始切皮时VAS评分明显降低，阻滞完善时间明显缩短，镇痛维持时间明显延长，术中牵拉深部组织时VAS评分明显降低，镇痛不全及并发症发生率明显减少。该研究提示，超声引导实施肋间神经阻滞在单侧乳房肿块切除术中的麻醉效果明显优于传统定位。

章艳君等[69]*探讨了超声引导腹横肌平面阻滞用于患儿腹股沟斜疝疝囊高位结扎术后镇痛的临床效果。选取了择期行单侧腹股沟斜疝的患儿50例，年龄1～3岁，随机将患儿均分为全身麻醉超声引导下腹横肌平面阻滞组（TAP组）和对照组（仅全身麻醉）。TAP组术前在超声引导下行腹横肌平面阻滞，注入0.25%左布比卡因0.3 ml/kg，对照组给予等容量生理盐水。记录术后拔除喉罩时间、麻醉后监测治疗室（PACU）停留时间、PACU期间躁动发生情况、躁动程度。记录术后1 h、4 h、8 h、12 h、16 h和24 h患儿FLACC评分，相关不良反应的发生情况。结果显示，TAP组患儿躁动发生率、PAED评分均明显降低，术后1 h、4 h、8 h和12 h的FLACC评分均明显降低，术后镇痛效果至少维持12 h，并且可以预防七氟烷麻醉苏醒期躁动的发生。

王皓等[70]研究了髂筋膜间隙阻滞复合髂腹下-髂腹股沟神经阻滞在患儿髋脱位手术术后早期镇痛的效果。选择首次行单侧发育性髋脱位手术患儿40例，年龄2～6岁，随机均分为2组：F组采用髂筋膜间隙阻滞复合髂腹下-髂腹股沟神经阻滞，C组行单纯髂筋膜间隙阻滞，神经阻滞均在超声引导下进行。记录送入PACU即刻及术后1 h、2 h、4 h、6 h FLACC评分，手术时间，PACU停留时间及芬太尼使用例数，术后不良反应发生情况。结果显示，F组FLACC评分明显降低，PACU停留时间明显缩短。提示，髂筋膜间隙阻滞复合髂腹下-髂腹股沟神经阻滞用于患儿髋脱位手术，术后早期镇痛效果更好。

廖小卒等[71]探讨了腹横肌平面（transverse abdominis plane，TAP）阻滞对老年患者腹腔镜腹股沟疝修补术术后镇痛效果的影响。选择行腹腔镜腹股沟疝修补术的老年患者40例，随机分为观察组（A组）和对照组（B组），每组20例。全身麻醉诱导后，于超声引导下实施患侧TAP阻滞，A组注射0.25%罗哌卡因1.5 mg/kg，B组注入等量生理盐水。术后两组患者均给予帕瑞昔布钠及静脉自控镇痛。观察患者术后2 h、6 h、12 h、24 h静息时的VAS评分，统计患者24 h内镇痛泵按压次数及患者头晕、恶心、呕吐发生例数。结果显示，A组术后2 h、6 h、12 h镇痛效果较好。A组术后镇痛泵按压次数、术后不良反应发生率明显少于B组。提示，超声引导TAP阻滞能改善老年患者腹腔镜腹股沟疝修补术术后疼痛，减少阿片类药物的应用及减轻不良反应。

陈明兵等[72]比较了患者仰卧位时超声引导下前入路与侧入路坐骨神经阻滞的临床效果。选择择期下肢远端手术患者60例，随机分为前入路进针组（A组）和侧入路进针组（B组），每组各30例。所有患者均先成功阻滞股神经。记录超声识别坐骨神经所用时间及穿刺所用时间，测量坐骨神经距体表的距离和穿刺针进针深度，评估阻滞完成后30 min坐骨神经感觉和运动阻滞效果、术中麻醉效果及镇痛持续时间。结果显示：A组患者超声识别坐骨神经用时较少，坐骨神经距体表较近，穿刺成功所用时间较多，进针深度较长。该研究提示，前入路进针有利于超声更快识别坐骨神经，侧入路进针能更快地到达坐骨神经。

朱晨等[73]*评估了超声引导下胸椎旁阻滞联合全凭静脉麻醉（TIVA）用于乳腺癌改良根治术对术后疼痛的影响。选取60例行乳腺癌根治术女性患者，随机分为2组，每组30例。静吸复合麻醉组行静吸复合全身麻醉，胸椎旁阻滞组行超声引导下多平面胸椎旁阻滞联合 TIVA。两组术后镇痛均采用 PCIA。记录不同时刻患者的心率、血压、脉搏氧饱和度（SpO_2）、呼气末二氧化碳（$PetCO_2$）和脑电双频指数（BIS），并在术后对患者进行 VAS 评分。记录术中舒芬太尼用量、PACU 停留时间、PCIA 舒芬太尼用量、PCIA 按压次数及术后麻醉相关并发症情况。结果显示，超声引导下胸椎旁阻滞可安全有效的应用于乳腺癌改良根治术，不仅可以有效减少围术期阿片类药物的用量，降低 PACU 停留时间，而且能改善术后急性疼痛，有利于患者术后恢复。

王立萍等[74]探讨膈神经阻滞对开胸术后术侧肩部疼痛的影响。选择择期全身麻醉下肺叶切除术患者 70 例，随机分为 2 组：罗哌卡因组（R 组）和对照组（C 组）。关闭胸腔前进行膈神经阻滞，分别给予 0.25%罗哌卡因 8 ml（R 组）或生理盐水 8ml（C 组），术毕均行 PCIA。记录术后 2 h、4 h、8 h、12 h、24 h 和 48 h VAS 疼痛评分，术后术侧肩痛情况，术后 24 h 内舒芬太尼的使用量、需补救镇痛药情况。结果表明，膈神经阻滞可以降低术后术侧肩痛的发生率，明显减少术后 24 h 内舒芬太尼总用量。

张高峰等[75]*探讨神经刺激仪引导下连续股神经阻滞（continuous femoral nerve block，CFNB）镇痛或静脉镇痛对全膝关节置换术（total knee arthroplasty，TKA）后患者镇痛效果及炎性反应的影响。选择择期行单侧全膝关节置换术患者 60 例，ASA Ⅰ或Ⅱ级，随机均分为 2 组：PCIA 组和患者自控股神经镇痛组（PCNA 组）。PCIA 组：术后持续输注芬太尼镇痛；PCNA 组：在神经刺激仪引导下行股神经置管，术后连续股神经阻滞镇痛。分别于术前、术毕及术后 6 h、12 h、24 h 和 48 h 时采集股静脉血，检测 IL-6 及 IL-10 水平。观察并记录术后 2 h、12 h、24 h、36 h、48 h 静止时和术后 24 h、48 h、72 h 运动时 VAS 评分。记录尿潴留、低氧血症（$SpO_2<90\%$）、恶心、呕吐、嗜睡不良反应发生情况及追加哌替啶例数。结果表明：神经刺激仪引导下连续股神经阻滞镇痛效果良好，不良反应轻，可以减轻 TKA 术后患者机体炎性反应。

薛杭等[76]探讨了超声引导下髂腹下及髂腹股沟神经阻滞用于小儿腹股沟手术术后镇痛效果。选择择期行单侧腹股沟疝、鞘膜积液、隐睾手术，年龄 2～4 岁，ASA 分级Ⅰ级的患儿 80 例。随机分成试验组和对照组，每组 40 例，试验组于常规全身麻醉后行超声引导下髂腹下及髂腹股沟神经阻滞，对照组行常规全身麻醉，不予组滞。分别观察记录患儿的基础情绪，入室、切皮、缝皮时心率、血压，手术时间，苏醒时间，PACU 留观时间，m-CHEOPS 疼痛评分、PAED 评分，PACU 给药人数，术后恶心、呕吐情况及家长满意度。结果表明，超声引导下髂腹下及髂腹股沟神经阻滞在小儿腹股沟手术术后具有安全、有效的镇痛效果，是小儿腹股沟手术术后镇痛较佳选择。

李静等[77]*研究了全膝关节置换术中应用股神经-坐骨神经联合阻滞对术中止血带反应、镇静镇痛药用量及术后疼痛的影响。选择全膝置换术患者 60 例，随机分成股神经阻滞组（F 组）和股神经-坐骨神经联合阻滞组（SF 组），每组 30 例。记录使用止血带充气即刻，充气后 30 min、60 min、90 min、松止血带时及拔管后各组患者平均动脉压、心率变化情况；计算术中麻醉药丙泊酚、瑞芬太尼的累计用量；记录拔管后疼痛评分及疼痛部位。结果表明，股神经-坐骨神经联合阻滞应用于全膝关节置换术，能明显抑制止血带反应，血流动力学稳定，减少麻醉药物用量，同时有效缓解术后疼痛。

高友光等[78]比较了超声引导下股神经阻滞复合喉罩全身麻醉与单纯喉罩全身麻醉以及连续硬膜外麻醉对大隐静脉高位结扎加点式剥脱术患者术后镇痛和早期下床活动的影响。选取择期拟行单侧大隐静脉高位结扎加点式剥脱术患者 60 例。随机分为 3 组（n=20）：硬膜外阻滞组（A 组）、单纯喉罩全身麻醉组（B 组）和超声引导下股神经阻滞复合喉罩全身麻醉组（C 组）。记录术后 1 h 和 3 h VAS 评分，记录患者术后首次下床活动时间，记录术后 24h 内麻醉并发症，并在出院前随访患者，记录患者对此次麻醉的满意度评价。结果表明，大隐静脉高位结扎加点式剥脱术选择超声引导下股神经阻滞复合喉罩全身麻醉，有利于下肢静脉曲张患者术后早期下床活动，并且术后早期镇痛效果良好，患者满意度高。

谭振等[79]*对比了多模式镇痛下收肌管阻滞与股神经阻滞对全膝关节置换术（TKA）术后初期镇痛及早期康复的影响。将 80 例拟行初次单侧 TKA 手术的患者随机分为收肌管阻滞组与股神经阻滞组。均于术前 3 日给予塞来昔布口服（200 mg，2 次/日）。术前 30 min，收肌管阻滞组行术侧收肌管阻滞（5g/L 罗哌卡因 20 ml+0.1mg 肾上腺素）；股神经阻滞组行股神经阻滞（3 g/L 罗哌卡因 30 ml+0.1mg 肾上腺素）。假体安放完毕后均行局部浸润镇痛（2.5 g/L 罗哌卡因 20 ml+0.1mg 肾上腺素），术后口服双氯酚酸钠、盐酸羟考酮缓释片及肌内注射帕瑞昔布直至出院。观察两组患者术后 2 h、6 h、12 h、24 h、48 h、72 h 静息与活动状态下 NRS 评分及股四头肌肌力；术后第 1 日、2 日、3 日、14 日的膝关节活动度、住院天数、术后补救药物用量及相关不良反应发生率。结果显示，多模式镇痛下收肌管阻滞对 TKA 术后初期镇痛的效果与多模式镇痛下股神经阻滞相当。但与股神经阻滞相比，收肌管阻滞更有利于患者术后早期康复。

周蓉等[80]探讨连续胸椎旁神经阻滞复合全身麻醉在单肺通气肺叶切除手术的临床应用价值。选取 60 例 ASA I 或 II 级单肺通气肺叶切除手术患者，随机分为 2 组：试验组（P 组），全身麻醉复合胸椎旁神经阻滞置管术后镇痛；对照组（C 组）全身麻醉复合胸段硬膜外麻醉置管术后镇痛。观察两组区域阻滞前，阻滞后 15 min，侧卧位双肺通气 5 min，单肺通气 15 min、30 min、45 min 各时点平均动脉压（MAP）、心率（HR），并测定动脉及混合静脉血血气，计算肺内分流率（Qs/Qt）；比较两组术后 2 h、6 h、12 h、24 h、48 h 动脉血氧和二氧化碳的变化，以及静息和咳嗽状态下 VAS 评分。结果表明，连续胸椎旁神经阻滞用于单肺通气手术对血流动力学影响小，镇痛效果确切，术中对肺内分流影响与硬膜外阻滞相当，减轻术后运动性疼痛，改善术后氧合，有临床应用价值。

李凯等[81]对比了后路及肋缘下腹横肌平面（TAP）阻滞对全身麻醉下行开腹胃癌根治术后静脉镇痛效果的影响。选取 40 例 ASA I～II 级择期胃癌根治术的患者，术后随机分为 2 组：在超声引导下，后路组（P 组）在肋骨下缘与髂嵴间的腋中线行 TAP 阻滞；肋缘下组（S 组）沿肋缘在剑突与髂嵴连线行 TAP。分别给予 20 ml 0.375%罗哌卡因，复合患者自控静脉镇痛（PCIA）。记录术后 2 h、6 h、12 h、24 hVAS 评分、24 h 内 PCIA 的首次按压时间、按压次数、舒芬太尼消耗量及相关不良反应事件发生率。结果显示，经肋缘下 TAP 阻滞较后路 TAP 阻滞，感觉阻滞部位更高，范围更广，作为胃癌根治术等上腹部手术的术后静脉镇痛的辅助方式更有优势。

王宁等[82]研究了超声引导下髂筋膜间隙阻滞两种穿刺方式对神经阻滞成功率及全髋关节置换术后

镇痛效果的影响。选择择期行全髋关节置换术的患者60例，诱导前行超声引导下髂筋膜间隙阻滞。根据超声探头平行还是垂直于腹股沟韧带放置，将患者随机分为平行组与垂直组。2组患者均给予等容量1%罗哌卡因+1%利多卡因共30 ml，术后均采用静脉自控镇痛。记录30 min内股神经、股外侧皮神经支配区域感觉阻滞起效情况，阻滞后4 h、8 h、12 h、24 h、36 h、48 h患者静息状态疼痛评分，首次使用PCA时间，术后各时间点累计舒芬太尼用量，各种不良反应发生率。结果表明，探头垂直于腹股沟韧带平面内进针比探头平行于腹股沟韧带进针对股外侧皮神经能产生更好的阻滞效果，可降低术后舒芬太尼用量，可能更适用于全髋关节置换术后镇痛。

王芸等[83]*探讨了全身麻醉复合肋间神经阻滞是否可减轻乳腺癌改良根治术后急性疼痛。选择择期行乳腺癌改良根治术的患者96例，随机分为单纯全身麻醉组（G组）和全身麻醉复合肋间神经阻滞组（C组）。G组直接行全身麻醉；C组则于麻醉诱导前在超声辅助下经腋中线入路行肋间神经阻滞，当神经阻滞起效后再行全身麻醉。术中血压或心率大于基础值20%时追加舒芬太尼10μg。苏醒期追加舒芬太尼直至VAS评分为0。记录术中及术后舒芬太尼用量和患者术后2 h、12 h和24 h静息时痛觉VAS评分以及术后2 h、24 h恶心、呕吐的发生率。结果显示，与单纯全身麻醉相比，全身麻醉复合肋间神经阻滞可显著减少术中及术后阿片类药物用量，减轻乳腺癌改良根治术患者术后急性疼痛的程度，降低术后恶心、呕吐的发生率。超声辅助下进行肋间神经阻滞可提高操作的安全性和准确性，提高患者的满意度。

任力等[84]探讨了两种镇痛方式对全膝关节置换术（TKA）后镇痛效果及关节功能的影响。将280例ASA分级Ⅰ～Ⅲ级患者随机分为连续股神经阻滞（CFNB）组（$n=140$）和静脉自控镇痛（PCIA）组（$n=140$）。分别观察两组患者术后24 h、48 h、72 h，出院时，术后3个月、6个月、12个月时运动及静息状态下的NRS评分，记录术后3个月、6个月、12个月中重度疼痛的发生情况及患者关节弯曲度和WOMAC评分，并记录补救药物使用情况及镇痛相关的不良事件。结果显示，CFNB可减轻TKA术后疼痛且不良反应轻，能够有效地提高TKA术后早、中期膝关节活动度，提高患者生活质量。

马宁等[85]*评价了连续股神经阻滞联合浸润麻醉用于全膝关节置换术患者术后镇痛的效果。将择期拟行单侧全膝关节置换术患者90例，ASA分级Ⅰ～Ⅲ级，随机分为3组（$n=30$）：连续股神经阻滞+浸润麻醉组（A组）、连续股神经阻滞组（B组）、连续股神经阻滞+单次坐骨神经阻滞组（C组）。3组麻醉诱导前均放置股神经阻滞导管，之后C组行单次坐骨神经阻滞；A组在关节囊后部注射混合药物20 ml，左、右侧副韧带及切口处注射混合药物20 ml，混合药物为罗哌卡因2.5 mg/ml，芬太尼2.5μg/ml，甲泼尼龙琥珀酸钠1mg/ml；B组依照上述方法注射生理盐水40 ml。术后行PCA，镇痛药物为0.2%罗哌卡因250 ml，持续48 h。必要时口服曲马多维持VAS评分≤5分。记录术后4 h、8 h、12 h、24 h、48 h时记录静态VAS评分，术后8 h、12 h、24 h、48 h时动态VAS评分，术后48 h内曲马多用量，术后12 h、24 h、48 h时患肢运动功能，拔除股神经阻滞导管后72 h时评价患肢感觉和运动功能，置管处渗血（液）情况和不良反应的发生情况。结果显示，连续股神经阻滞联合浸润麻醉可为全膝关节置换术患者提供更加充分的术后镇痛效果，且不影响感觉和运动功能恢复，安全性较好。

张东等[86]评价胆囊三角区浸润麻醉对腹腔镜胆囊切除术患者术后镇痛效果的影响。选择择期行腹腔镜胆囊切除术患者140例，ASA分级Ⅰ或Ⅱ级，随机分为2组（n=70）：对照组（A组）和胆囊三角区浸润麻醉组（B组）。B组于胆囊分离前在胆囊三角区注射1%罗哌卡因10 ml，A组给予等容量生理盐水；两组于手术结束前10 min连接PCIA泵，持续镇痛48 h，维持VAS评分<4分，必要时静脉注射曲马多1.5 mg/kg，记录PCIA药液消耗量以及曲马多使用情况，穿刺相关胆囊三角区重要结构损伤、局麻药中毒、恶心和呕吐等不良反应的发生情况，术后排气时间。结果表明，胆囊三角区浸润麻醉可减少PCIA药液消耗量、曲马多使用率及其用量，进而优化腹腔镜胆囊切除术患者术后镇痛的效果。

右美托咪定在术后镇痛的应用。杨海扣等[87]评价了右美托咪定混合利多卡因骶管阻滞用于小儿围术期镇痛管理的效果。选择拟行单侧疝囊高位结扎术的患儿30例，年龄2～6岁，体重8～23 kg，随机分为利多卡因组（L组）和右美托咪定混合利多卡因组（DL组），每组15例。L组骶管注射1%利多卡因1ml/kg，DL组骶管注射1%利多卡因1ml/kg混合右美托咪定1μg/kg。FLACC评分≥4分时口服布洛芬混悬液10 mg/kg。记录术后8 h内布洛芬使用情况，骶管阻滞起效时间和镇痛持续时间，不良反应的发生情况。结果表明，骶管注射右美托咪定1μg/kg可显著缩短骶管阻滞起效时间，延长镇痛持续时间，降低布洛芬使用率，进而优化小儿围术期镇痛管理的效果。

田立东等[88]*评价布托啡诺复合右美托咪定对瑞芬太尼诱发术后痛觉过敏的影响。选择择期行妇科腹腔镜手术患者120例，ASA分级Ⅰ或Ⅱ级，随机分为4组（n=30）：对照组（C组）、布托啡诺组（B组）、右美托咪定组（D组）和右美托咪定+布托啡诺组（B+D组）。C组切皮前即刻给予等容量生理盐水；D组于麻醉诱导前10 min时静脉输注右美托咪定1.0 μg/kg，然后以0.7 μg/（kg·h）的速率静脉输注至术毕；B组切皮前即刻静脉注射布托啡诺20 μg/kg；B+D组于麻醉诱导前10 min时静脉输注右美托咪定0.5 μg/kg，然后以0.5 μg/（kg·h）的速率静脉输注至术毕，切皮前即刻静脉注射布托啡诺15μg/kg。术中维持BIS值40～60，术后采用舒芬太尼行PCIA，维持VAS评分≤3分，分别于术后30和60 min、6 h、12 h、24 h和48 h时，记录舒芬太尼用量，和术中不良反应的发生情况。结果表明，布托啡诺复合右美托咪定减轻瑞芬太尼诱发术后痛觉过敏的效果优于两者单独应用。

李新宇等[89]评价了右美托咪定混合罗哌卡因骶管阻滞用于小儿围术期镇痛管理的效果。选择择期拟行尿道下裂手术患儿60例，年龄1～5岁，ASA分级Ⅰ或Ⅱ级，随机分为2组（n=30）：罗哌卡因组（R组）和右美托咪定+罗哌卡因组（DR组）。R组骶管注射0.25%罗哌卡因1ml/kg；DR组骶管注射0.25%罗哌卡因1ml/kg与右美托咪定2μg/kg混合液，于术后24h内采用FLACC评分法评价镇痛效果，采用改良Bromage评分法评价运动阻滞程度，记录镇痛时间（骶管阻滞起效至术后首次使用补救镇痛药物的时间）及不良反应发生情况。结果表明，骶管注射右美托咪定2 μg/kg可显著优化罗哌卡因骶管阻滞用于小儿围术期的镇痛效果。

孙维国等[90]评价了右美托咪定混合地佐辛和左布比卡因用于剖宫产术后患者自控硬膜外镇痛（PCEA）的效果。选取择期硬膜外麻醉下行剖宫产术患者300例，ASAⅠ或Ⅱ级。随机分为3组（n=100）：术后行PCEA：吗啡和左布比卡因组（ML组）、地佐辛和左布比卡因组（DL组）和右美托咪定+地佐辛+左布比卡因组（DDL组）。于手术结束前10 min经硬膜外导管给予负荷剂量后连接PCEA泵至术后42 h，维持VAS评分≤3分和（或）视觉模拟疲劳评分≤2分，当PCEA失败时，硬膜外注射吗啡2mg进行补救镇痛。分别于术后4 h、8 h、24 h、42 h时记录改良Bromage评分和Ramsay评分，并评估患者镇痛满意度。记录硬膜外镇痛有关不良反应发生情况。结果表明，右美托咪定混合地佐辛和左布比卡因用于剖宫产术后PCEA的效果好，镇痛满意度高、不良反应轻。

陈毅斯等[91]*探讨了右美托咪定复合罗哌卡因行胸椎旁神经阻滞（TPVB）应用于单侧开胸手术的安全性及术后镇痛效果。选择40例单侧开胸食管癌手术患者，随机分为2组，（n=20）：罗哌卡因组（R组）和右美托咪定+罗哌卡因组（D组）全身麻醉诱导前行开胸肋间TPVB，R组注入0.5%罗哌卡因15ml，D组注入含有右美托咪定0.75μg/kg的0.5%罗哌卡因15 ml，30 min后开始全身麻醉诱导。术后行椎旁自控镇痛。记录注药前，注药后5 min、10 min、15 min、20 min、30 min，气管插管前，气管插管后的MAP、HR、BIS以及椎旁阻滞起效时间、阻滞平面宽度及并发症等。记录术后24 h追加吗啡、咪达唑仑次数、呕吐及患者镇痛满意度等。结果表明，右美托咪定复合罗哌卡因诱导前行TPVB，术后右美托咪定及罗哌卡因持续TPVB，可安全用于单侧开胸手术和术后镇痛，较单用罗哌卡因TPVB具有明显的优势。

雷鹏飞等[92]探讨了右美托咪定复合吗啡PCIA用于开胸手术术后镇痛对机体免疫细胞的影响。选择拟行开胸手术的患者112例，ASA Ⅰ或Ⅱ级，随机分为复合组和吗啡组，复合组51例，吗啡组61例，术毕苏醒、气管导管拔除后，主诉疼痛者（VAS评分＞4分）行PCIA。PCIA给药方案：复合组患者给予含1.0μg/kg右美托咪定和0.48 mg/kg吗啡的药液150 ml，吗啡组患者则给予含0.48 mg/kg吗啡的药液150 ml，维持术后疼痛VAS评分≤3分。分别于麻醉诱导前、气管导管拔除即刻，术后12 h、24 h、48 h、72 h及术后7日，检测外周血中$CD3^+$、$CD4^+$、$CD8^+$淋巴细胞亚群及NK细胞含量，计算$CD4^+/CD8^+$值，记录吗啡用量，术后7日患者不良反应发生情况。结果表明右美托咪定复合吗啡PCIA用于开胸手术术后镇痛可有效减少吗啡用量，降低镇痛时不良反应发生，改善患者细胞免疫功能。

张学俊等[93]研究了联合应用右美托咪定（Dex）和舒芬太尼对腹腔镜子宫全切患者术后患者自控静脉镇痛（PCIA）效果的影响。选择ASA分级Ⅰ～Ⅱ级择期行腹腔镜子宫全切术患者75例，术后随机分为3组：低剂量舒芬太尼组（S1组）、高剂量舒芬太尼组（S2组）和Dex联合舒芬太尼组（DS组），每组25例。3组患者术后PCIA泵（200 ml）设置均为：背景剂量，1ml/h。S1组，舒芬太尼0.02 μg/（kg·h）；S2组，舒芬太尼0.04 μg/（kg·h）；DS组，Dex和舒芬太尼均为0.02 μg/（kg·h）；单次剂量1ml，锁定时间8 min。分别记录术后1 h、4 h、8 h、12 h、24 h、48 h、72 h VAS评分、Ramsay镇静评分、PCIA有效按压/总按压次数和术后72h舒芬太尼消耗量。观察患者术后72 h不良反应和患者满意度。结果表明，对于联合应用Dex和舒芬太尼效果较单纯应用舒芬太尼优，且并发症减少，可以安全有效地应用于腹腔镜子宫全切患者术后镇痛。

汪涛等[94]评价了硬膜外注射右美托咪定、芬太尼复合罗哌卡因用于下肢手术的镇痛效果。将ASA分级Ⅰ～Ⅱ级患者100例随机分为两组（每组50例）：罗哌卡因+右美托咪定组（RD组）和罗哌卡因+

芬太尼组（RF组）。除记录循环、呼吸指标及镇静评级外，硬膜外给药后痛觉消失时间、最高感觉阻滞平面、完全运动阻滞时间、感觉阻滞消退两个节段的时间、首次追加镇痛药物的时间及不良反应的发生情况等。结果表明，硬膜外注射右美托咪定用于下肢手术镇痛，可提供较为稳定的血流动力学，感觉神经阻滞起效快，术后镇痛时间延长，药物用量少，镇静效果良好。

卞新荣等[95]探讨了盐酸右美托咪定辅助舒芬太尼应用于腹腔镜全子宫切除术后患者自控静脉镇痛（PCIA）的效果。选择40例择期全身麻醉下行腹腔镜全子宫切除术患者，ASA Ⅰ~Ⅱ级。随机分为2组，每组20例，对照组PCIA给予生理盐水+枸橼酸舒芬太尼0.04 μg/（kg·h）+托烷司琼4 mg稀释至100 ml；试验组PCIA给予盐酸右美托咪定0.08 μg/（kg·h）+枸橼酸舒芬太尼0.02 μg/（kg·h）+托烷司琼4 mg稀释至100ml。记录术后1 h、4 h、8 h、24 h、48 h各时点VAS评分，Ramsay镇静评分及不良反应发生情况。结果显示，右美托咪定作为一种术后辅助镇痛镇静药可用于术后镇痛，能适度镇静，并能减少芬太尼类药物的用量，降低不良反应发生率。

刘清仁等[96]探讨了右美托咪定超前镇痛与辅助术后镇痛对曲马多在妇科腹式手术术后镇痛效果的影响。将90例择期全麻下行妇科腹式手术，ASA分级Ⅰ~Ⅱ级患者，随机均分3组，T组：曲马多15 mg/kg+格拉司琼3 mg稀释到100 ml；TD1组：诱导前10 min泵注右美托咪定1 μg/kg，之后以0.5 μg/（kg·h）的速率泵注至手术结束，镇痛泵配置同T组；TD2组：曲马多15 mg/kg，右美托咪定4 μg/kg+格拉司琼3 mg稀释至100 ml。3组设定持续剂量1.5ml/h，单次自控剂量1ml，锁定时间10 min。采用VAS及Ramsay评分分别评价3组术后4 h、8 h、12 h、24 h、48 h疼痛程度和镇静程度，记录术后48 h患者自控镇痛（PCA）按压次数、曲马多用量以及不良反应发生情况。结果表明，右美托咪定超前镇痛和辅助术后镇痛均可增强曲马多在妇科腹式手术术后PCA效果，同时减少曲马多用量及恶心、呕吐的发生率。相比而言，右美托咪定辅助用于术后镇痛的效果更佳。

田海涛等[97]探讨了右美托咪定联合舒芬太尼应用于肺叶切除患者术后48 h患者自控静脉镇痛（PCIA）的效果。将80例患者随机分为两组（n=40）：对照组（A组）采用舒芬太尼0.04 μg/（kg·h），观察组（B组）采用舒芬太尼0.03 μg/（kg·h）+右美托咪定0.07 μg/（kg·h），术后皆经静脉持续镇痛48 h。观察患者术后对应时间点VAS评分、Ramsay镇静评分、不良反应发生率。结果显示，右美托咪定[0.07 μg/（kg·h）]可明显提高舒芬太尼应用于肺叶切除患者术后PCIA镇痛、镇静效果，并减少其用量，从而减少相关不良反应的发生，增加患者满意度。

羟考酮、氢吗啡酮、帕瑞昔布钠应用于术后镇痛的临床研究。张云霄等[98]*比较了羟考酮与舒芬太尼用于胸腔镜肺癌根治术后患者静脉镇痛效果。选择期行胸腔镜肺癌根治术的ASA Ⅰ或Ⅱ级患者154例，随机分为2组：舒芬太尼组（S组，n=76）和羟考酮组（O组，n=78）。两组均接受静吸复合麻醉，术后当VAS评分≥4分时，两组分别静脉注射舒芬太尼5 μg或羟考酮2 mg，必要时重复给药，直至VAS评分≤3分，随后行PCIA镇痛至术后48 h，S组PCIA泵药液配方为托烷司琼20 mg+舒芬太尼200 μg；O组PCIA泵药液配方为托烷司琼20 mg+羟考酮50 mg。两组均用生理盐水稀释至100 ml，维持VAS评分≤3分，当VAS评分≥4分时，肌内注射吗啡10 mg补救镇痛，记录补救镇痛情况、患者镇痛满意度及镇痛有关不良事件的发生情况。结果表明，羟考酮用于胸腔镜肺癌根治术后患者静脉镇痛时可达到与舒芬太尼相似的镇痛效果，且恶心和呕吐发生率较低。

陈玮等[99]评估了羟考酮用于腹腔镜手术后患者自控静脉镇痛（PCIA）的效果。选择择期全身麻醉下腹腔镜手术患者40例，ASA I或II级，随机分为羟考酮组（A组）和芬太尼组（B组），每组20例。手术结束前A组给予羟考酮0.03 mg/kg，B组给予芬太尼2 μg/kg。两组患者入PACU后启动镇痛泵行PCIA。分别在术后3 h、6 h、12 h、24 h、48 h采用数字评分法（NRS）评估患者活动时、静息时的疼痛程度及内脏痛情况，记录不良反应情况。结果表明，羟考酮PCIA能安全有效地抑制腹腔镜手术术后疼痛，在缓解腹腔内脏痛方面优于芬太尼。

柏刚等[100]探讨了羟考酮对肱骨骨折术后镇痛的影响。选择择期喉罩插管全麻复合臂丛阻滞麻醉下肱骨骨折切开复位内固定术患者60例，男46例，女14例，随机均分为羟考酮组（O组）和吗啡组（M组）。分别于麻醉前、术后1 h、3 h、24 h和48 h抽取外周静脉血，应用酶联免疫吸附试验（ELISA）检测血清IL-2水平，记录MAP、SpO_2、VAS评分及不良反应。结果表明，吗啡、羟考酮均可有效减轻术后疼痛。与吗啡抑制IL-2分泌相反，羟考酮可显著增加肱骨内固定手术患者术后IL-2的分泌。

胡建等[101]*探讨了羟考酮术前给药对腹腔镜胆囊切除术（LC）后疼痛及炎性细胞因子的影响。将80例择期行LC患者，男45例，女35例，ASA I或II级，随机分为4组，每组20例，分别于手术开始前10 min静脉注射：O1组羟考酮0.1 mg/kg，O2组羟考酮0.15 mg/kg，O3组羟考酮0.2 mg/kg，以上各组药物稀释至2ml；C组生理盐水2ml。采用VAS评分和Ramsay镇静评分对患者术后1 h、2 h、4 h、8 h、12 h、24 h进行疼痛和镇静程度评分，于麻醉前、术后4、12、24 h测定血清中IL-6和IL-10水平，并记录不良反应发生情况。结果表明，LC术前静脉注射羟考酮0.15 mg/kg可有效缓解术后疼痛且不良反应轻，同时能调节细胞因子水平，维持促炎与抗炎细胞因子平衡。

张英等[102]*评价了氢吗啡酮用于老年患者髋关节置换术后自控静脉镇痛的效果。选择择期全麻下行单侧髋关节置换术ASA I或II级老年患者70例，年龄65～75岁，随机分为氢吗啡酮镇痛组（H组）和芬太尼镇痛组（F组），每组35例，手术缝皮开始时，H组静脉注射负荷剂量氢吗啡酮20 μg/kg后连接自控静脉镇痛泵，药液为氢吗啡酮0.25 mg/kg+托烷司琼10 mg+120 ml生理盐水；F组于相同时点静脉注射负荷剂量芬太尼1μg/kg后连接自控静脉镇痛泵，药液为芬太尼25 μg/kg+托烷司琼10 mg+120 ml生理盐水中，静脉注射曲马多0.5mg/kg进行补救镇痛，维持VAS评分≤3分。记录术后24 h和48 h时Ramsay评分、镇痛泵按压次数和曲马多给药次数，术后48h内不良反应的发生情况，镇痛总体满意度。结果显示，氢吗啡酮用于老年患者髋关节置换术后自控静脉镇痛效果与舒芬太尼类似，但不良反应轻，患者满意度高。

何国栋等[103]研究了帕瑞昔布钠预防性镇痛在腹腔镜妇科手术中的临床效果。将60例择期行妇科腹腔镜手术患者随机分为3组：对照组（C组）、帕瑞昔布钠超前镇痛组（P1组）和帕瑞昔布钠预防性镇痛组（P2组），每组20例。C组诱导前30 min静脉注入生理盐水2 ml，P1组手术开始前30 min静脉注入帕瑞昔布钠40 mg，P2组手术结束前30 min静脉注射帕瑞昔布钠40 mg。记录患者术前、术后

10 min 及术后 6 h、12 h、24 h、48 h 的 VAS 评分，记录 3 组患者术毕至术后 6 h、6～12 h、12～24 h、术后 24～48 h 4 个时间段镇痛药需求例数，观察各组苏醒期躁动、嗜睡、术后恶心呕吐、咽喉部疼痛等不良反应发生情况。结果提示，帕瑞昔布钠预防性镇痛可明显减轻妇科腹腔镜手术术后疼痛，不良反应轻，且镇痛效果优于超前镇痛。

特殊患者的疼痛学研究。赵泽宇等[104]评价了脑瘫因素对患儿术后疼痛敏感性的影响。选择择期行下腹部及下肢手术脑瘫患儿 25 例，为脑瘫组（P 组），另选取非脑瘫患儿 25 例为对照组（C 组），ASA 分级 I 或 II 级，年龄 3～7 岁。术后 2h 时采用行为学评分法：哭泣、呼吸、循环、表情、睡眠评分法（CRIES 评分法）评价疼痛程度。于术前、术后 2 h、术后 24 h 时采集外周静脉血样，采用放射免疫法测定血浆 β-内啡肽浓度，采用高效液相色谱法测定血浆儿茶酚胺（以肾上腺素计）浓度。结果显示，P 组术后 CRIES 评分升高，术前和术后血浆β-内啡肽浓度降低，术后血浆儿茶酚胺浓度升高。提示脑瘫患儿术后疼痛敏感性升高。

刘志永等[105]*研究了帕金森病患者行下腹部手术术后镇痛效果。选择在全身麻醉下行开放性下腹部手术的帕金森病患者 21 例（PD 组）和在全身麻醉下行开放性下腹部手术的非帕金森病患者 27 例（NP 组），于术前 24 h 分别采用汉密尔顿抑郁量表（HAMD-17）和 VAS 评分测评患者抑郁和疼痛水平。两组均采用全凭静脉麻醉，术毕前 10 min 静脉注射芬太尼 2 μg/kg、托烷司琼 2 mg。PCIA 泵配方为舒芬太尼 200 μg+地佐辛 15 mg+托烷司琼 6mg，使用生理盐水稀释成 150 ml，参数设置为背景剂量 2 ml/h，冲击剂量 0.5 ml，锁定 15 min。记录术后 4 h、24 h、48 h 静息状态的 VAS、Ramsay 评分和 PCIA 泵按压次数及术后 48h HAMD-17 评分。结果表明，帕金森病患者行下腹部手术术后疼痛、镇静程度、抑郁水平均高于非帕金森病患者，且镇痛不良反应亦多于非帕金森病患者。

叶虹等[106]观察了低龄儿童（1～6 岁）开颅术后的疼痛现状，并探讨影响其术后疼痛的相关因素。纳入 108 例择期开颅肿瘤切除术 1～6 岁患儿，ASA 分级 I～II 级。测量和记录每例患儿的人口统计学资料、手术变量及术后疼痛及相关变量，术后分别采用儿童疼痛行为量表（FLACC）评分和 Wong-Baker 面部表情量表（WBFS）评分两种方法进行疼痛评分。结果表明，大部分低龄儿童在行开颅肿瘤切除术后 48h 内经历了中到重度的疼痛，尤其是某些 1～2 岁小儿。在可以控制的因素中手术，手术结束前镇痛药的使用，术后及时得到父母的安抚与关怀，术后使用静脉镇痛泵等可以明显减轻患儿的术后疼痛。

高贤伟等[107]探讨了布托啡诺对癫痫患者颅内电极埋置术后镇痛的影响。选择行择期颅内电极埋置手术的癫痫患者 100 例 ASA I 或 II 级，随机均分为 5 组。分别于术毕前 30 min 肌内注射生理盐水（C 组），布托啡诺 0.5mg（B1 组）、1mg（B2 组）、2 mg（B3 组）、4 mg（B4 组），采用 VAS 记录术后 0 h、0.5 h、1 h、2 h、4 h、8 h、24 h 疼痛程度，并计算布托啡诺的半数有效镇痛剂量（AD_{50}）。记录术后首次自主呼吸时间、睁眼时间、气管导管拔除时间、拔管时镇静-躁动（SAS）评分、拔管后 15min 的 Ramsay 镇静评分以及术后 24 h 内的不良反应。结果显示，术毕 30 min 前单次剂量布托啡诺肌内注射可安全地用于癫痫患者颅内电极埋置术的术后镇痛，减轻患者麻醉恢复期因疼痛应激引起的躁动，其 AD_{50} 为 1.448 mg。

阿片类药物复合局麻药应用于术后镇痛的研究。李平等[108]应用Meta分析方法评价不同浓度布比卡因复合舒芬太尼或芬太尼用于硬膜外分娩镇痛时对产妇和新生儿的影响。通过检索1970年至2015年5月的PubMed、Embase、WOK、CNKI、CBM和万方数据库，纳入所有关于不同浓度布比卡因用于分娩镇痛的随机对照试验。按照Cochrane协作网偏倚风险评估标准对纳入研究的方法学质量进行评价，并采用RevMan 5.0软件进行Meta分析。将布比卡因浓度≤0.1%定义为低浓度组，布比卡因浓度>0.1%为高浓度组。结果表明，低浓度布比卡因复合舒芬太尼或芬太尼用于硬膜外分娩镇痛可降低器械助产率，提高自然分娩率，但皮肤瘙痒发生率增加。

胡振伐等[109]研究了使用罗哌卡因复合舒芬太尼行蛛网膜下腔阻滞（腰麻）-硬膜外阻滞联合麻醉（combined spinal-epidural anesthesia，CSEA）用于分娩镇痛的临床效果。选择初产妇120例，随机分为对照组和镇痛组，每组60例。对照组采用常规产科护理及处理的自然分娩方式，镇痛组在对照组护理、处理的基础上，采用CSEA分娩镇痛的方式。对两组产妇的镇痛效果、产程时间、产后出血量、分娩方式及新生儿Apgar评分进行对比观察，观察镇痛组的不良反应。结果表明，罗哌卡因复合舒芬太尼CSEA用于分娩镇痛能减轻产妇在分娩过程中的疼痛，缩短第一产程，降低剖宫产率，且对新生儿无损害，值得临床上广泛应用。

蒋焕伟等[110]探讨硬膜外罗哌卡因复合舒芬太尼或芬太尼用于潜伏期分娩镇痛的镇痛效果。选择自愿要求分娩镇痛的初产妇120例，随机均分为罗哌卡因+舒芬太尼0.5 μg/ml组（S组）和罗哌卡因+芬太尼1.5 μg/ml组（F组）。潜伏期宫口开大2 cm，规律宫缩时开始硬膜外分娩镇痛，背景输注速率10 ml/h，单次PCA剂量5 ml，锁定时间30 min。观察记录各时点疼痛VAS评分、产程时间、分娩方式、新生儿Apgar评分、产后出血量、缩宫素使用情况、产妇满意度及不良反应等。结果表明，舒芬太尼复合罗哌卡因用于潜伏期硬膜外分娩镇痛安全有效，不良反应轻。

王伟等[111]探讨罗哌卡因复合布托啡诺用于剖宫产产妇术后镇痛时罗哌卡因最佳有效浓度范围。选取剖宫产产妇120例，随机分为3组。均行蛛网膜下腔阻滞-硬膜外阻滞联合麻醉，术后A、B、C组分别给予罗哌卡因1.19、2.38、3.57 g/L复合布托啡诺60 mg/L镇痛。采用视觉模拟评分（VAS）法进行镇痛评分，采用BCS评分法进行舒适度评价，同时观察不良反应。结果表明，行剖宫产术时蛛网膜下腔阻滞-硬膜外阻滞联合麻醉后采用罗哌卡因2.38～3.57 g/L复合布托啡诺60 mg/L行术后镇痛效果较好，且不良反应轻。

巫绍汝等[112]采用Meta分析比较芬太尼与舒芬太尼应用于椎管内分娩镇痛的效果。通过检索PubMed、Embase、Cochrane Library、OVID/Medline，收集比较芬太尼与舒芬太尼用于椎管内分娩镇痛效果的临床随机对照研究。采用Cochrane系统评价方法评价所纳入文献的质量，并提取相关资料，评价指标包括分娩方式、不良反应、首次给药镇痛作用持续时间、布比卡因用量、脐动脉pH、出生1min时新生儿Apgar评分>7分的人数、分娩时间、患者满意度。采用RevMan5.1软件进行Meta分析。结果指出，与芬太尼比较，舒芬太尼除显著延长首次给药作用时间外，其余指标一致，两者均可提供较好的分娩镇痛效果。

彭亮明等[113]探讨了氢吗啡酮复合左布比卡因在小儿骶管麻醉中的应用效果。选取拟择期行腹股沟斜疝或鞘膜积液手术的患儿50例。随机分成C组（应用0.20%左布比卡因）和H组（应用0.20%左布比卡因复合10 mg/kg氢吗啡酮混合液），每组各25例。比较并记录两组患儿苏醒时间，镇痛时间，运动阻滞、瘙痒、躁动发生情况，苏醒期恶心、呕吐、呼吸抑制等并发症的发生情况，CHEOPS疼痛评分。结果显示，骶管氢吗啡酮能够安全应用于小儿骶管麻醉及术后镇痛，延长左布比卡因镇痛持续时间，且不影响术后运动阻滞功能，无明显不良反应。

地佐辛的临床应用。吴耀华等[114]采用Meta分析方法比较地佐辛与舒芬太尼用于术后患者硬膜外自控镇痛的效果及安全性。该分析检索PubMed、Embase、Cochrane Library、ISI Web of Knowledge、中国生物医学文献数据库、中文科技期刊全文数据库、中国期刊全文数据库及万方数据库中地佐辛和舒芬太尼用于术后患者硬膜外自控镇痛的随机对照研究，检索时间均从建库至2014年4月，按照纳入标准筛选文献、提取资料，按照Cochrane系统评价员手册5.1.0推荐的相关标准，对纳入文献的质量进行评价，采用RevMan 5.1进行Meta分析。Meta分析结果表明，地佐辛用于术后患者硬膜外自控镇痛的效果及安全性优于舒芬太尼，不良反应（恶心、呕吐、皮肤瘙痒、尿潴留和嗜睡）发生率低。

邓巧荣等[115]探讨了术毕前应用地佐辛对妇科腹腔镜手术患者术后复苏的影响及对术后疼痛的干预效果。选择2013年6月至2014年6月择期接受妇科腹腔镜手术患者120例，将患者随机均分为地佐辛组和对照组，观察并记录患者诱导前、注药后10 min、缝皮结束时、吸痰时、拔管时、拔管后10 min、拔管后30 min的平均动脉压和心率。记录患者苏醒期躁动-镇静评分（RASS）和VAS评分。观察患者呼吸抑制、恶心、呕吐、眩晕、嗜睡等不良反应的发生情况。结果表明，术毕前应用地佐辛对妇科腹腔镜手术镇痛可达到满意的镇痛效果，术后苏醒迅速、平稳，作用时间长，不良反应轻。

辜晓岚等[116]研究了地佐辛用于妇科恶性肿瘤手术患者术后镇痛的效果及对血浆儿茶酚胺和免疫功能的影响。选择择期行妇科恶性肿瘤手术患者60例，随机均分为地佐辛组（D组）和芬太尼组（F组），采用全凭静脉麻醉，术毕使用患者自控静脉镇痛（PCIA），D组PCIA配方为地佐辛0.8 mg/kg加托烷司琼6 mg加生理盐水配至100 ml，F组PCIA配方为芬太尼0.01mg/kg加托烷司琼6 mg加生理盐水配至100 ml。记录患者的收缩压、舒张压、心率、脉搏血氧饱和度及静息时和活动时VAS疼痛评分、Ramsay镇静评分及恶心、呕吐、低血压、呼吸抑制等不良反应发生情况。于术前、术毕、术后24 h和48 h抽取静脉血4 ml，其中2 ml采用ELISA法测定血浆肾上腺素（E）、去甲肾上腺素（NE）、多巴胺（DOP）水平，剩余2 ml采用流式细胞仪测定$CD3^+$、$CD4^+$、$CD8^+$、$CD4^+/CD8^+$及NK细胞活性。结果表明，地佐辛用于妇科恶性肿瘤术后镇痛安全有效，镇痛效果优于芬太尼，术后应激反应较轻，细胞免疫功能恢复更快。

夏中元等[117]系统地评价了地佐辛联合舒芬太尼与单独舒芬太尼用于术后患者自控静脉镇痛（PCIA）的临床效果及不良反应。通过计算机检索Cochrane Library、PubMed、Embase、CBM、Ovid、Science Direct、ProQuest、Springer、CNKI、万方和维普等数据库从建库至2014年6月文献，在按纳入和排除标准进行资料提取和文献质量评价后，采用RevMan5.1版软件进行Meta分析。Meta分析结果表明，地佐辛联合舒芬太尼镇痛效果明显且不良反应少，能在一定程度上改善患者免疫功能。

姜雅各等[118]探讨了术中静脉注射地佐辛对单侧膝关节镜手术患者术后疼痛的影响。随机将60例ASA I～II级择期行单侧膝关节镜手术的患者分为3组：试验组1组（D1组）、试验组2组（D2组）和对照组（C组），每组20例。所有患者均采用气管内插管全身麻醉，且术后均未应用自控镇痛装置。D1组患者切皮前5 min静脉注射地佐辛0.1mg/kg，D2组患者切皮前5 min及手术结束即刻分别静脉注射地佐辛0.1mg/kg，C组患者不予处理。记录患者术后4 h、8 h、12 h、24 h、48 h VAS评分，观察术后48h内其他镇痛药的使用情况以及恶心、呕吐、呼吸抑制等不良反应的发生率。结果显示，术中静脉注射地佐辛可减轻膝关节镜手术患者的术后疼痛，且不增加不良反应的发生率。

焦亮等[119]探讨了地佐辛与异丙嗪联合用于游离腓骨瓣颌骨重建术后镇痛镇静的可行性。将择期行游离腓骨瓣颌骨重建术的患者60例，随机分为对照组（C）、舒芬太尼组（S）和地佐辛+异丙嗪组（DY），每组各20例。术毕前1h双盲法分别静注生理盐水、舒芬太尼0.1μg/kg、地佐辛0.1mg/kg+异丙嗪0.5mg/kg。手术结束时再给药一次，剂量相同。记录术毕0.5 h、2 h、6 h、12 h、24 h患者心率、平均动脉压、动脉血CO_2分压、疼痛视觉模拟评分及躁动-镇静评分。结果显示，地佐辛与异丙嗪联合应用，有助于增强镇痛、镇静作用，减轻呼吸抑制，用于游离腓骨瓣颌骨重建术后镇痛、镇静是可行的。

向志雄等[120]探讨了地佐辛对妇科腹腔镜手术患者术后疼痛的影响。选取行腹腔镜下妇科手术的患者108例，随机分为观察组和对照组，每组54例。观察组：术毕前30～40 min静脉注射0.1mg/kg的地佐辛；对照组：术毕前30～40 min对其静脉注射同容量的生理盐水。对比两组患者术后不同时间点的视觉模拟评分（VAS）、舒适度（BCS评分）、镇静效果（Ramsay评分）、术后不良反应发生情况。结果提示，术前使用地佐辛能够有效缓解妇科腹腔镜手术患者术后24h内患者的疼痛，具有较好的镇痛和镇静效果，能增加患者术后的舒适度，有效降低术后不良反应的发生率。

曲马多与术后镇痛关系的研究。蒋文旭等[121]*探讨了曲马多不同给药方案对患儿扁桃体切除术后48h内疼痛和躁动的影响。选择择期扁桃体切除术患儿212例，年龄3～6岁，ASA I或II级，随机分为7组，每组31例，每组曲马多泵注浓度不同，设置一组作为空白对照，输注生理盐水。手术结束时均采用1%利多卡因1ml于双侧扁桃体窝内局部注射。记录拔管时间、清醒时间以及清醒后10 min、30 min、60 min、120 min的Ramsay评分，术后10 min、30 min、60 min、120 min和4 h、8 h、24 h、32 h、48 h的FLACC镇痛评分，以及4 h、8 h、12 h、24 h、32 h、40 h、48 h的PCIA每时间段自控按压次数，呕吐发生次数，及以上各时间段的曲马多用量。结果表明，曲马多2 mg/kg+0.1 mg/（kg·h）泵注在较短时间内达到比较良好的镇痛效果，并且术后躁动发生更少，不影响拔管时间与苏醒时间，是3～6岁患儿扁桃体切除术后48h内比较理想的镇痛方式。

郭珊娜等[122]比较了舒芬太尼配伍曲马多用于女性腹腔镜胆囊切除术和妇科腹腔镜手术术后自控静脉镇痛的效果。通过回顾性分析2011年1月至2012年7月行腹腔镜下胆囊切除术和妇科腹腔镜手术（腹腔镜下卵巢囊肿剥除术或子宫肌瘤切除术）的645例女性患者的临床资料，将其中使用舒芬太尼配伍曲马多PCIA的患者207例按手术类型分为2组：腹腔镜胆囊切除术组（n=77）和妇科腹腔镜手术组（n=130）；分别比较两组术后 4～6 h、8～12 h、18～24 h 视觉模拟评分（VAS）以及术后 PCIA 有效按压次数，药物总消耗量及不良反应发生情况。结果显示，舒芬太尼配伍曲马多用于两种手术 PCIA 时，腹腔镜胆囊切除术术后镇痛药物需要量更高，妇科腹腔镜手术术后眩晕的发生率更高。

（梅　伟　张志发　李　健）

参考文献

[1] Guan XH, Fu QC, ShI D, et al. Activation of spinal chemokine receptor CXCR3 mediates bone cancer pain through an Akt-ERK crosstalk pathway in rats. Exp Neurol, 2015, 263: 39-49.

[2] Zhang G, Yu L, Chen ZY, et al. Activation of corticotropin-releasing factor neurons and microglia in paraventricular nucleus precipitates visceral hypersensitivity induced by colorectal distension in rats Brain Behav Immun, 2016, 55: 93-104.

[3] Chen S, Xie W, Strong JA, et al. Sciatic endometriosis induces mechanical hypersensitivity, segmental nerve damage, and robust local inflammation in rats. Eur J Pain, 2016, 20 (7): 1044-1057.

[4] Wang C, Song S, Zhang Y, et al. Inhibition of the Rho/Rho kinase pathway prevents lipopolysaccharide-induced hyperalgesia and the release of TNF-alpha and IL-1beta in the mouse spinal cord. Sci Rep, 2015, 5: 14553.

[5] An K, Zhen C, Liu ZH, et al. Spinal protein kinase Mzeta contributes to the maintenance of peripheral inflammation-primed persistent nociceptive sensitization after plantar incision. Eur J Pain, 2015, 19 (1): 39-47.

[6] Zhou X L, Wang Y, Zhang CJ, et al. COX-2 is required for the modulation of spinal nociceptive information related to ephrinB/EphB signalling. Eur J Pain, 2015, 19 (9): 1277-1287.

[7] Su C, D'Amour J, Lee M, et al. Persistent pain alters AMPA receptor subunit levels in the nucleus accumbens. Mol Brain, 2015, 8: 46.

[8] 刘玥, 周瑜, 陆翠娥, 等. 脊髓蛋白激酶 C 在瑞芬太尼诱发切口痛大鼠痛觉过敏中的作用：与 NR1 磷酸化的关系. 中华麻醉学杂志, 2015, 35 (10): 1182-1185.

[9]* 周亚兰, 李号令, 李卉, 等. 脊髓 IL-12 在大鼠关节炎性痛维持中的作用. 中华麻醉学杂志, 2015, 35 (8): 976-978.

[10] 周俊, 王汉兵, 仲吉英, 等. 鞘内注射 TRESK 基因重组腺病毒对神经病理性痛大鼠脊髓趋化因子介导炎性反应的影响. 中华麻醉学杂志, 2015, 35 (5): 567-570.

[11] 武广函, 张蕊, 梁映霞, 等. 氯胺酮对神经病理性痛大鼠脊髓背角 NOX2 表达的影响. 中华麻醉学杂志, 2015, 35 (6): 721-723.

[12] 孙彩霞, 袁雯, 李春叶, 等. 脊髓背角 IL-17 在神经病理性痛大鼠星形胶质细胞活化中的作用. 中华麻醉学杂志, 2015, 35 (3): 320-325.

[13] 李德东, 李波, 孙岳枫, 等. 富氢液对糖尿病大鼠周围神经病变血红素氧合酶 1 表达的影响. 临床麻醉学杂志, 2015, 31 (11): 1095-1098.

[14] 李晓悦，袁峰，杨现会，等．脊髓 AMPK 信号通路在右美托咪定减轻大鼠神经病理性痛中的作用．中华麻醉学杂志，2015，35（10）：1238-1240．

[15] 王存金，孔双明，高巨，等．脊髓 RhoA/ROCK 信号通路在脂多糖致大鼠炎性痛形成中的作用．中华麻醉学杂志，2015，35（8）：969-971．

[16]* 胡涵，赵佳伊，曹红，等．脊髓 MCP-1-ERK-KIF17/NR2B 信号通路在大鼠 2 型糖尿病神经痛维持中的作用．中华麻醉学杂志，2015，35（5）：563-566．

[17] Chen JJ，Dai L，Zhao LX，et al. Intrathecal curcumin attenuates pain hypersensitivity and decreases spinal neuroinflammation in rat model of monoarthritis. Sci Rep，2015，5：10278.

[18] Tang J，Zhu C，LI ZH，et al. Inhibition of the spinal astrocytic JNK/MCP-1 pathway activation correlates with the analgesic effects of tanshinone IIA sulfonate in neuropathic pain. J Neuroinflammation，2015，12：57.

[19] Zhao BS，Song XR，Hu PY，et al. Hyperbaric oxygen treatment at various stages following chronic constriction injury produces different antinociceptive effects via regulation of P2X4R expression and apoptosis. PLoS One，2015，10（3）：e0120122.

[20] Chen XM，Xu J，Song JG，et al. Electroacupuncture inhibits excessive interferon-gamma evoked up-regulation of P2X4 receptor in spinal microglia in a CCI rat model for neuropathic pain. Br J Anaesth，2015，114（1）：150-157.

[21] Yao CY，Weng ZL，Zhang JC，et al. Interleukin-17A acts to maintain neuropathic pain through activation of CaMKII/CREB signaling in spinal neurons. Mol Neurobiol，2016，53（6）：3914-3926.

[22] 王芬，谢滔，江姿潞，等．鞘内注射重组大鼠脂质运载蛋白-2 对大鼠吗啡镇痛效能的影响．临床麻醉学杂志，2015，31（9）：896-900．

[23] Li Z，Gu X，Sun L，et al. Dorsal root ganglion myeloid zinc finger protein 1 contributes to neuropathic pain after peripheral nerve trauma. Pain，2015，156（4）：711-721.

[24] Shen FY，Chen ZY，Zhong W，et al. Alleviation of neuropathic pain by regulating T-type calcium channels in rat anterior cingulate cortex. Mol Pain，2015，11：7.

[25]* 杨颖聪，陈向东，夏中元．脊髓 HCN 通道在右美托咪定抗伤害效应中的作用：在体和离体实验．中华麻醉学杂志，2015，35（9）：1096-1100．

[26] Li N，Zhang L，Shu R，et al. Involvment of CCL3/CCR5 Signaling in Dorsal Root Ganglion in Remifentanil-induced Hyperalgesia in Rats. Clin J Pain，2016，32（8）：702-710.

[27]* Xu H，Xu T，Ma X，et al. Involvement of neuronal TGF-beta activated kinase 1 in the development of tolerance to morphine-induced antinociception in rat spinal cord. Br J Pharmacol，2015，172（11）：2892-2904.

[28] Shu RC，Zhang LL，Wang CY，et al. Spinal peroxynitrite contributes to remifentanil-induced postoperative hyperalgesia via enhancement of divalent metal transporter 1 without iron-responsive element-mediated iron accumulation in rats. Anesthesiology，2015，122（4）：908-920.

[29] 黄晓玲，蔡水文，邹毅，等．右美托咪定对瑞芬太尼诱发切口痛大鼠痛觉过敏时脊髓 p38 MAPK 表达的影响．中华麻醉学杂志，2015，35（12）：1460-1462．

[30]* 尹平平, 葛胜辉, 罗放. 中央杏仁核细胞外信号调节激酶在芬太尼诱发大鼠痛觉过敏中的作用. 中华麻醉学杂志, 2015, 35 (10): 1186-1188.

[31]* 赵亓, 张麟临, 舒瑞辰, 等. 瑞芬太尼诱发切口痛大鼠痛觉过敏时脊髓磷酸化PKMζ表达的变化. 中华麻醉学杂志, 2015, 35 (9): 1087-1089.

[32] 李岳振, 陈勇, 王文军, 等. 吗啡耐受过程中Let-7c和μ型阿片受体的作用研究. 临床麻醉学杂志, 2015, 31 (7): 689-692.

[33] Liu Y, Liu J, Li M, et al. The effect of kinin B1 receptor on chronic itching sensitization. Mol Pain, 2015, 11 (1): 70.

[34]* Duan G, Guo S, Zhang Y, et al. The effect of SCN9A variation on basal pain sensitivity in the general population: an experimental study in young women. J Pain, 2015, 16 (10): 971-980.

[35]* Zhang H, Cilz NI, Yang C, et al. Depression of neuronal excitability and epileptic activities by group II metabotropic glutamate receptors in the medial entorhinal cortex. Hippocampus, 2015, 25 (11): 1299-1313.

[36] 周海娇, 刘鹏, 石翊飒, 等. 脊髓JNK信号通路在大鼠切口痛中的作用. 中华麻醉学杂志, 2015, 35 (12): 1463-1465.

[37] 陈敏敏, 罗丰, 梁岳龙. p38MAPK信号通路在地佐辛减轻大鼠切口痛中的作用. 临床麻醉学杂志, 2015, 31 (1): 70-73.

[38] 杨曦, 刘岳鹏, 刘苏, 等. 大鼠烫伤痛模型的建立: 恒温电热仪. 中华麻醉学杂志, 2015, 35 (9): 1084-1086.

[39] 尹玉洁, 于剑锋. 加巴喷丁对神经病理性疼痛大鼠焦虑样行为和杏仁体基底外侧核NR2B表达的影响. 临床麻醉学杂志, 2015, 31 (5): 485-489.

[40] 刘瑞杰, 邵金平, 任秀花, 等. 鞘内注射地塞米松缓解坐骨神经分支选择性损伤大鼠神经病理性痛. 临床麻醉学杂志, 2015, 31 (3): 286-289.

[41] 赵柏松, 潘永英, 宋兴荣. 高压氧对神经病理性痛大鼠神经组织不规则趋化因子表达的影响. 中华麻醉学杂志, 2015, 35 (9): 1090-1092.

[42] 陈旦, 翁莹琪, 欧阳碧函, 等. 鞘内注射罗哌卡因对神经病理性痛大鼠脊髓HDAC1和HDAC2表达的影响. 中华麻醉学杂志, 2015, 35 (9): 1093-1095.

[43] Yu A, Cai X, Zhang Z, et al. Effect of nicotine dependence on opioid requirements of patients after thoracic surgery. Acta Anaesthesiol Scand, 2015, 59 (1): 115-122.

[44] Xiao Y, Wu L, Zhou Q, et al. A randomized clinical trial of the effects of ultra-low-dose naloxone infusion on postoperative opioid requirements and recovery. Acta Anaesthesiol Scand, 2015, 59 (9): 1194-1203.

[45] 刘孝文, 邓晓明, 温超, 等. 靶控输注瑞芬太尼和舒芬太尼复合异丙酚用于局部麻醉患者镇静镇痛术效应的比较. 中华麻醉学杂志, 2015, 35 (12): 1473-1475.

[46] 曾思, 冯涛, 苏文杰, 等. 地塞米松局部注射对硬膜外分娩镇痛后腰背痛的预防效果. 中华麻醉学杂志, 2015, 35 (6): 711-713.

[47] 朱娟, 姚凤珍, 邹蓉. 静脉输注利多卡因对腹腔镜全子宫切除术后疼痛及早期康复的影响. 临床麻醉学杂

志，2015，31（12）：1162-1164.

[48] 朱蓓蓓，夏小萍，顾小萍，等．氟哌利多预先给药对妇科腹腔镜手术术后镇痛及舒适度的影响．国际麻醉学与复苏杂志，2015，36（5）：408-411.

[49] 高业刚，何永凤，郭锡恩．单次不同剂量地塞米松对股骨颈骨折空心钉内固定术后镇痛的影响．临床麻醉学杂志，2015，31（7）：655-657.

[50] 黄舜，彭文平，田雪，等．不同频率经皮穴位电刺激对胸腔镜肺叶切除术中患者阿片类药物的节俭作用．中华麻醉学杂志，2015，35（3）：340-343.

[51] 刘俊霞，孙盈盈，李元海．多模式镇痛在患儿先天性髋关节脱位矫正术快速康复中的应用．临床麻醉学杂志，2015，31（8）：759-762.

[52] 李孝红，冯善武．不同间隔时间行规律硬膜外给药复合 PCEA 用于分娩镇痛的比较．临床麻醉学杂志，2015，31（8）：773-776.

[53] 魏滨，易端，郭向阳，等．全麻期间不同强度伤害性刺激下镇痛/伤害性刺激指数的变化及其相关性分析．临床麻醉学杂志，2015，31（7）：631-633.

[54] 李俊，王子申，马骏．术前心理干预对小儿漏斗胸矫正术后镇痛效应的影响．国际麻醉学与复苏杂志，2015，36（12）：1089-1091.

[55] 刘冬华，陈雪莉，于爱兰，等．急性疼痛服务组织全程干预对患者术后静脉自控镇痛效果的影响．国际麻醉学与复苏杂志，2015，36（10）：900-903，915.

[56] 王恒跃，陈辉，许华，等．术前定量测定舒芬太尼敏感性用于预测术后镇痛药物需要量．国际麻醉学与复苏杂志，2015，36（3）：239-242.

[57] 李振杰，刘虎．膨肺对腹腔镜胆囊切除术后疼痛的影响．医学研究生学报，2015，28（7）：741-744.

[58]* Wang X, Xu S, Qin X, et al. Comparison Between the Use of Ropivacaine Alone and Ropivacaine With Sufentanil in Epidural Labor Analgesia. Medicine (Baltimore), 2015, 94（43）: e1882.

[59] Sun Y, Li T, Gan TJ. The Effects of Perioperative Regional Anesthesia and Analgesia on Cancer Recurrence and Survival After Oncology Surgery: A Systematic Review and Meta-Analysis. Reg Anesth Pain Med, 2015, 40（5）: 589-598.

[60] Ge X, Tao JR, Wang J, et al. Bayesian estimation on diagnostic performance of Face, Legs, Activity, Cry, and Consolability and Neonatal Infant Pain Scale for infant pain assessment in the absence of a gold standard. Paediatr Anaesth, 2015, 25（8）: 834-839.

[61] 张睿，史敏科，王小雨，等．不同浓度罗哌卡因肋间神经阻滞在开胸手术后早期镇痛中的应用．临床麻醉学杂志，2015，31（4）：323-325.

[62] 董彦，张庆，黄帆．超声引导下不同浓度罗哌卡因腹横肌平面阻滞用于剖宫产术后镇痛的效果．中华麻醉学杂志，2015，35（12）：1449-1451.

[63] 伊军，林惠华，杨庆国．超声引导下连续胫神经阻滞时 0.2%罗哌卡因半数有效背景量．临床麻醉学杂志，2015，31（8）：753-755.

[64]* 彭周全, 张卫, 马艳丽, 等. 术前股神经阻滞用于全麻下全膝关节置换术老年患者超前镇痛的效果. 中华麻醉学杂志, 2015, 35 (3): 314-316.

[65] 朱雁铃, 彭捷, 吴友平, 等. 全麻复合胸椎旁阻滞对单孔胸腔镜手术术后疼痛及快速康复的影响. 临床麻醉学杂志, 2015, 31 (12): 1153-1156.

[66] 付群, 阮加萍, 李青, 等. 超声引导下腹横肌平面阻滞联合喉罩全麻在老年患者下腹部手术中的应用. 临床麻醉学杂志, 2015, 31 (8): 747-749.

[67] 卢静, 蔡兵, 兰志勋, 等. 单次胸椎旁阻滞联合持续胸椎旁阻滞在开胸肺叶切除术后的镇痛效果. 临床麻醉学杂志, 2015, 31 (8): 756-758.

[68] 王韦玮, 周卫东, 王玺. 超声引导下肋间神经阻滞在单侧乳房肿块切除术中的应用. 临床麻醉学杂志, 2015, 31 (8): 763-765.

[69]* 章艳君, 刘金柱, 张文静, 等. 超声引导腹横肌平面阻滞用于患儿疝囊高位结扎术后镇痛. 临床麻醉学杂志, 2015, 31 (6): 565-568.

[70] 王皓, 赵平, 赵广翊, 等. 髂筋膜间隙阻滞复合髂腹下-髂腹股沟神经阻滞在患儿髋脱位术后早期镇痛的效果. 临床麻醉学杂志, 2015, 31 (4): 361-364.

[71] 廖小卒, 程周, 凌泉, 等. 腹横肌平面阻滞对老年患者腹腔镜腹股沟疝修补术术后镇痛效果的影响. 国际麻醉学与复苏杂志, 2015, 36 (8): 696-698, 701.

[72] 陈明兵, 李新华, 梅伟, 等. 仰卧位超声引导前入路与侧入路坐骨神经阻滞的临床效果比较. 临床外科杂志, 2015, 23 (6): 457-459.

[73] 朱晨, 秦再生, 陶涛. 超声引导下间隔平面胸椎旁阻滞联合 TIVA 应用于乳腺癌改良根治术对术后疼痛的影响. 第三军医大学学报, 2015, 37 (18): 1875-1880.

[74] 王立萍, 梁洁, 杨光, 等. 膈神经阻滞对开胸术后术侧肩部疼痛的影响. 临床麻醉学杂志, 2015, 31 (8): 750-752.

[75]* 张高峰, 陈斐, 孙立新, 等. 不同镇痛方式对全膝关节置换术后镇痛效果及炎性反应的影响. 临床麻醉学杂志, 2015, 31 (3): 234-237.

[76] 薛杭, 周静, 王菲菲, 等. 超声引导下髂腹股沟及髂腹下神经阻滞用于小儿腹股沟手术围术期镇痛效果的临床研究. 实用医学杂志, 2015, 31 (24): 4058-4061.

[77]* 李静, 董补怀, 吴续才, 等. 股神经-坐骨神经联合阻滞在全膝关节置换术中对止血带反应及术后疼痛的影响. 中国医学科学院学报, 2015, 37 (6): 641-644.

[78] 高友光, 林献忠, 林财珠, 等. 超声引导下股神经阻滞复合喉罩全身麻醉对下肢静脉曲张手术后镇痛和早期下肢运动的影响. 中华实验外科杂志, 2015, 32 (12): 3157-3159.

[79]* 谭振, 康鹏德, 裴福兴, 等. 多模式镇痛下收肌管与股神经阻滞在全膝关节置换术后初期镇痛及早期康复中的作用. 中华骨科杂志, 2015, 35 (9): 9149-920.

[80] 周蓉, 严敏, 万政佐, 等. 连续胸椎旁神经阻滞在单肺通气肺叶切除手术的应用. 中国临床药理学与治疗学, 2015, 20 (6): 669-672.

[81] 李凯, 朱志华, 高明, 等. 后路与肋缘下腹横平面阻滞对术后镇痛的对比. 中华实验外科杂志, 2015, 32 (8): 2019-2021.

[82] 王宁, 李民, 魏越, 等. 超声引导髂筋膜间隙阻滞两种穿刺方式对全髋关节置换术后镇痛效果影响的随机对照研究. 中华医学杂志, 2015, 95 (28): 2277-2281.

[83]* 王芸, 缪长虹, 许平波. 全麻复合肋间神经阻滞对乳腺癌改良根治术后镇痛效果的影响. 中国癌症杂志, 2015, 25 (7): 544-548.

[84] 任力, 彭丽桦, 秦珮珮, 等. 两种镇痛方式对全膝关节置换术后疼痛及关节功能影响的随机对照研究. 中华外科杂志, 2015, 53 (7): 522-527.

[85]* 马宁, 李露, 杨庆国, 等. 连续股神经阻滞联合浸润麻醉用于全膝关节置换术患者术后镇痛的效果. 中华麻醉学杂志, 2015, 35 (5): 555-559.

[86] 张东, 彭丽桦, 金菊英, 等. 胆囊三角区浸润麻醉对腹腔镜胆囊切除术后镇痛效果的影响: 随机-对照-双盲-临床研究. 中华麻醉学杂志, 2015, 35 (2): 175-177.

[87] 杨海扣, 拾翠翠, 崔恩慧, 等. 右美托咪定混合利多卡因骶管阻滞用于小儿围术期镇痛管理的评价. 中华麻醉学杂志, 2015, 35 (5): 590-592.

[88]* 田立东, 张麟临, 刘继强, 等. 布托啡诺复合右美托咪定对瑞芬太尼诱发术后痛觉过敏的影响. 中华麻醉学杂志, 2015, 35 (4): 401-404.

[89] 李新宇, 张莉, 崔云凤, 等. 右美托咪定混合罗哌卡因骶管阻滞用于小儿围术期镇痛管理的评价. 中华麻醉学杂志, 2015, 35 (2): 194-196.

[90] 孙维国, 周立平, 李永乐, 等. 右美托咪定混合地佐辛和左布比卡因用于剖宫产术后病人自控硬膜外镇痛的效果. 中华麻醉学杂志, 2015, 35 (7): 811-814.

[91]* 陈毅斯, 刘奕, 李法印, 等. 右美托咪定复合罗哌卡因胸椎旁神经阻滞在单侧开胸手术后的镇痛效果. 临床麻醉学杂志, 2015, 31 (8): 783-785.

[92] 雷鹏飞, 高杉, 杜增利. 右美托咪定复合吗啡 PCIA 用于开胸手术术后镇痛对机体免疫细胞的影响. 临床麻醉学杂志, 2015, 31 (10): 945-948.

[93] 张学俊, 任春光, 张宗旺. 联合应用右美托咪定和舒芬太尼对腹腔镜子宫全切患者术后镇痛的影响. 国际麻醉学与复苏杂志, 2015, 36 (8): 691-695.

[94] 汪涛, 王志春, 朱安祥, 等. 硬膜外注射右美托咪定、芬太尼用于下肢手术镇痛的效果评价. 国际麻醉学与复苏杂志, 2015, 36 (4): 310-314.

[95] 卞新荣, 齐敦益, 刘金东, 等. 盐酸右美托咪定辅助舒芬太尼在腹腔镜全子宫切除术后镇痛中的应用. 徐州医学院学报, 2015, 35 (3): 191-192.

[96] 刘清仁, 季永, 王亚军, 等. 右美托咪定超前镇痛与术后镇痛对曲马多术后镇痛效果的影响. 南京医科大学学报 (自然科学版), 2015, 35 (9): 1313-1316.

[97] 田海涛, 李海鸥, 王士雷, 等. 右美托咪定联合舒芬太尼应用于肺叶切除术后镇痛. 国际麻醉学与复苏杂志, 2015, 36 (10): 888-891.

[98] 张云霄，陈冀衡，范志毅，等. 羟考酮与舒芬太尼用于胸腔镜肺癌根治术后病人静脉镇痛效果的比较. 中华麻醉学杂志，2015，35（10）：1228-1230.

[99] 陈玮，李燕尧，李琦，等. 羟考酮用于腹腔镜手术后患者自控静脉镇痛的临床效果. 临床麻醉学杂志，2015，31（12）：1180-1182.

[100] 柏刚，郭绍明，李锋. 羟考酮对肱骨骨折术后镇痛的影响. 临床麻醉学杂志，2015，31（5）：469-471.

[101]* 胡建，许建峰，刘耿，等. 不同剂量羟考酮术前用药对腹腔镜胆囊切除术后疼痛及炎症细胞因子的影响. 临床麻醉学杂志，2015，31（10）：941-944.

[102]* 张英，陈齐，綦欣竹，等. 氢吗啡酮用于老年患者髋关节置换术后自控静脉镇痛的效果. 中华麻醉学杂志，2015，35（8）：963-965.

[103] 何国栋，周日永，朱天琦，等. 帕瑞昔布钠预防性镇痛应用于腹腔镜妇科手术的疗效. 中国临床药学杂志，2015，24（2）：77-80.

[104] 赵泽宇，张蓉，程庆，等. 脑瘫因素对患儿术后疼痛敏感性的影响. 中华麻醉学杂志，2015，35（12）：1480-1482.

[105] 刘志永，丁翠青，解立刚，等. 帕金森病患者行下腹部手术术后镇痛效果的临床观察. 临床麻醉学杂志，2015，31（11）：1083-1086.

[106] 叶虹，谢思宁，李锦，等. 低龄儿童颅脑手术术后疼痛情况的评估. 国际麻醉学与复苏杂志，2015，36（7）：605-609.

[107] 高贤伟，吴黄辉，魏大岫，等. 布托啡诺对癫痫患者颅内电极埋置术后镇痛的影响. 临床麻醉学杂志，2015，31（9）：870-873.

[108] 李平，罗林丽，林雪梅，等. 不同浓度布比卡因复合舒芬太尼或芬太尼用于硬膜外分娩镇痛的Meta分析. 临床麻醉学杂志，2015，31（8）：737-742.

[109] 胡振伐，费宏亮，黎荣福. 罗哌卡因复合舒芬太尼腰麻-硬膜外联合阻滞麻醉在分娩镇痛中的临床应用. 国际麻醉学与复苏杂志，2015，36（7）：599-601，617.

[110] 蒋焕伟，徐世元，方曼菁. 硬膜外罗哌卡因复合舒芬太尼或芬太尼用于潜伏期分娩镇痛. 临床麻醉学杂志，2015，31（3）：221-223.

[111] 王伟，王士雷，于晓波. 不同浓度甲磺酸罗哌卡因复合布托啡诺用于剖宫产产妇术后镇痛的效果. 青岛大学医学院学报，2015，51（6）：707-708，711.

[112] 巫绍汝，嵇富海，成浩，等. 芬太尼与舒芬太尼用于椎管内分娩镇痛效果的比较：Meta分析. 国际麻醉学与复苏杂志，2015，36（7）：593-548.

[113] 彭亮明，佘应军，赵晴，等. 氢吗啡酮复合左布比卡因在小儿骶管麻醉中的应用. 临床小儿外科杂志，2015，14（3）：234-236，246.

[114] 吴耀华，胡亮，郝泉水，等. 地佐辛与舒芬太尼用于术后病人硬膜外自控镇痛效果及安全性的比较：meta分析. 中华麻醉学杂志，2015，35（6）：714-717.

[115] 邓巧荣，张建辉，卢锡华，等. 术毕前应用地佐辛对妇科腹腔镜手术患者术后复苏的影响及对术后疼痛的干预效果. 临床麻醉学杂志，2015，31（7）：665-667.

[116] 辜晓岚,李彭依,顾连兵. 地佐辛术后镇痛对妇科恶性肿瘤患者血浆儿茶酚胺及免疫功能的影响. 临床麻醉学杂志,2015,31(9):837-841.

[117] 夏中元,唐哨群,刘菊英. 地佐辛联合舒芬太尼用于全麻术后患者静脉自控镇痛的临床效果及安全性:Meta分析. 国际麻醉学与复苏杂志,2015,36(5):417-424.

[118] 姜雅各,王婧娴,陈静,等. 地佐辛对单侧膝关节镜手术患者术后疼痛的影响. 广西医科大学学报,2015,32(5):722-724.

[119] 焦亮,刘瑞昌. 地佐辛与异丙嗪联合用于颌骨重建术后镇痛的研究. 中国疼痛医学杂志,2015,21(12):919-922.

[120] 向志雄,李熊刚,罗艳. 地佐辛对妇科腹腔镜手术患者术后疼痛的影响. 医学临床研究,2015,32(6):1045-1047.

[121] 蒋文旭,费建,王俊林,等. 曲马多减轻患儿扁桃体切除术后疼痛和减少术后躁动的效果. 临床麻醉学杂志,2015,31(10):984-988.

[122] 郭珊娜,段光友,王金韬,等. 舒芬太尼配伍曲马多用于女性腹腔镜胆囊切除术和妇科腹腔镜手术术后自控静脉镇痛效果的比较. 中华外科杂志,2015,53(2):150-154.

第二节 慢性疼痛的基础与临床

税敏等[1]采用横断面研究对871例门诊患者疼痛现状进行分析。其中以疼痛为主诉就诊者共239例,疼痛高发科室以外科为主,骨科患者疼痛发病率最高。女性、离异、有手术史者慢性疼痛患病率较高。随着患者年龄增加、文化程度及经济收入的降低,总体疼痛发病率及慢性疼痛发病率均增加。在疼痛诊疗中应重视性别、年龄、婚姻状况、文化程度、经济收入等相关因素对疼痛的影响,制订个体化治疗方案。此外,在疼痛的评估方面,Wong等[2]评价了中文版疼痛治疗满意度评分(ChPTSS)在华裔人群中的可靠性及有效性。研究选取了201例华裔慢性疼痛患者,进行ChPTSS问卷调查,结果显示,所有ChPTSS评分内部一致性良好,且评分与心理健康生活质量问卷(mental health quality life,QoL)及疼痛致残率评分(pain disability)相符度很高,说明ChPTSS可以预测患者心理健康生活质量和身体残疾程度。

一、带状疱疹后神经痛

带状疱疹后神经痛(PHN)仍然是慢性疼痛临床诊疗的研究热点方向。杨静等[3]回顾性分析2013—2014年解放军总医院麻醉手术中心疼痛治疗科就诊的39例带状疱疹后遗痛患者的资料。研究发现,皮损及疼痛主要分布在胸肋及腰背部(74.4%)。患者入院时疼痛VAS为(6.9±0.8)分,经系统药物联合神经阻滞等综合治疗后,39例患者出院时VAS降至(2.9±0.7)分。长期随访发现疼痛缓解率≥90%的患者占21%，疼痛缓解率≥50%的患者占56%，老年人是带状疱疹后神经痛的高危人群，药物治疗联合神经阻滞对PHN患者具有良好的疗效。

关于PHN的药物治疗方面，多项研究均围绕改善或优化加巴喷丁的治疗效果而设计开展的。黄建平等[4]在加巴喷丁与曲马多联合用药缓解老年患者PHN的研究中发现，加巴喷丁与曲马多联合用药对患者疼痛的缓解率为59.94%，临床治疗总有效率为95.29%，且不增加不良反应的发生率。何颖等[5]观察了加巴喷丁联合小剂量丁丙诺啡透皮贴治疗老年患者PHN的效果，选择PHN患者60例，对照组单独应用加巴喷丁，试验组联合应用加巴喷丁和丁丙诺啡透皮贴（5 mg，每7日贴敷一次）治疗。结果发现，治疗4周、8周后试验组VAS评分明显低于对照组，且试验组加巴喷丁用量更小，不良反应发生率更低。费勇等[6]评价了背根神经节脉冲射频联合加巴喷丁对老年患者PHN的治疗效果和免疫功能的影响。将46例患者随机分为胸段背根神经节脉冲射频联合加巴喷丁组和单纯加巴喷丁组。结果发现两组患者治疗后VAS评分、匹茨堡睡眠质量指数量表（PSQI）评分均降低，且联合组降低程度更为明显。对两组进行T淋巴细胞亚群检测后发现，治疗后两组$CD3^+$、$CD4^+$水平及$CD4^+/CD8^+$的比值与治疗前相比，差异均有统计学意义，说明背根神经节脉冲射频刺激联合加巴喷丁可有效缓解老年PHN患者的疼痛程度，改善睡眠质量并提高其免疫功能。在PHN的其他药物治疗方面，曾黎明等[7]研究了普瑞巴林联合盐酸羟考酮控释片治疗PHN的效果。研究选取带状疱疹后遗神经痛患者90例，所有患者VAS＞5分、神经痛持续时间超过4周。对照组单纯口服盐酸羟考酮控释片，根据症状调整剂量。治疗组在对照组基础上增加口服普瑞巴林，初始剂量75mg/d，2次/日，同样根据症状调整剂量。2组患者的VAS评分、睡眠评分均有明显下降，但联合治疗组更为明显，说明联合药物治疗对患者的疼痛和睡眠质量均有明显的改善。

此外，多项研究证实椎旁神经阻滞对急性期和慢性期PHN也具有显著的疗效。郭耀耀等[8]探讨了干扰素α-2b（IFNα-2b）用于椎旁神经阻滞治疗急性期带状疱疹患者的临床疗效及对疱疹后神经痛的预防效果。将60例急性期带状疱疹患者随机分为干扰素组和对照组，接受椎旁神经阻滞治疗，干扰素组在椎旁神经阻滞药物中加用IFNα-2b。研究结果发现，干扰素组患者治疗效果优于对照组并且治疗次数减少，患者自评结果也优于对照组。干扰素组治疗后4周和12周PHN发生率均低于对照组。两组患者治疗后各时间点外周血$CD3^+$、$CD4^+$、$CD4^+/CD8^+$比值均较治疗前显著升高，$CD8^+$水平显著降低，IgG水平显著升高，且干扰素组改善更为明显。上述结果提示IFNα-2b可以有效增强椎旁神经阻滞的临床疗效，并可显著改善患者的免疫功能。戈晓东等[9]对42例亚急性期PHN患者的研究发现，椎旁神经阻滞联合药物治疗可以显著缩短PHN的持续时间，提高患者睡眠质量，并有助于预防PHN。卢重让等[10]比较了传统椎旁神经阻滞与椎旁神经阻滞联合臭氧治疗中老年胸腰部PHN的效果。选择66例药物治疗效果不佳的PHN患者，随机分组后分别进行传统椎旁神经阻滞联合激素治疗和椎旁神经阻滞联合臭氧治疗。结果发现，联合臭氧组PHN患者局部皮损及疼痛的改善程度显著优于传统治疗组。张广建等[11]提出背根节脉冲射频联合椎旁神经阻滞治疗PHN效果更佳。背根神经节脉冲射频联合椎旁神经阻滞治疗后1日和7日的VAS评分显著低于单纯背根节脉冲射频组，30日和90日的VAS评分显著低于单纯椎旁神经阻滞组，提示该联合疗法可以更有效的缓解 PHN。

对于 PHN 的治疗，目前仍然主张采用多方案联合治疗。朱家军等[12]对 445 例 PHN 患者分别应用多种联合治疗方案。具体治疗方案包括：①口服阿片类止痛类药物，如羟考酮、曲马多；②口服抗惊厥药，如卡马西平、普瑞巴林、加巴喷丁；③椎旁神经阻滞及痛点注射；④口服三环类抗抑药，如阿米替林；⑤心理治疗；⑥加强全身营养，预防和治疗并发症。结果发现，随着治疗方案不断深入，患者疼痛评分逐渐减轻，有效率达 100%，其中优良率占 85%。患者入院第 3 日、第 5 日及出院时 VAS 评分较入院时显著降低。

二、癌症疼痛

癌症疼痛的治疗同样包括药物治疗和微创介入治疗两大方面。Geng 等[13]Meta 分析了伊班膦酸盐治疗多发性骨髓瘤或转移性骨痛的随机临床研究，文章检索了 2015 年 3 月之前收录在 PubMed、Embase 及 Cochrane Library 数据库中的相关临床研究，经过筛选选取了 10 项随机对照研究，共 3474 例患者，其中 6 项为伊班膦酸盐与安慰剂之间的比较。研究发现伊班膦酸盐可降低患者骨骼相关事件的发生率与骨痛评分。伊班膦酸盐组腹痛发生率较安慰剂组更高，腹泻、恶心、肾功能不全等并发症的发生率与安慰剂组比较，差异均无统计学意义；而其余 4 项比较伊班膦酸盐与唑来膦酸的研究发现，两种药物在骨骼相关事件、恶心、颌骨坏死、乏力的发生率均相当，而伊班膦酸盐导致肾不良事件的概率显著低于唑来膦酸。王敬[14]比较了氢吗啡酮与硫酸吗啡控释片对中重度癌症疼痛的治疗效果、不良反应及患者生存质量。研究共纳入中、重度癌症疼痛（VAS≥4 分）患者 85 例。试验组使用氢吗啡酮静脉注射配合镇痛泵给药，对照组采用硫酸吗啡控释片口服，疗程均为 14 日。研究发现两组治疗总有效率的差异无统计学意义，试验组瘙痒、便秘和呕吐发生率均低于对照组，提示氢吗啡酮对于中重度癌症疼痛患者的镇痛疗效确切，不良反应轻，并有利于改善患者的生命质量。

椎管内应用阿片类药物是癌症疼痛的重要治疗方式之一。He 等[15]探讨了硬膜外患者自控镇痛对晚期肿瘤患者生活质量及疼痛评分的影响。研究选取 50 例晚期肿瘤且需要镇痛药物治疗的患者，随机分为硬膜外自控镇痛组（26 例）与静脉自控镇痛组（24 例），结果发现硬膜外镇痛可以显著降低疼痛评分，并降低恶心呕吐的发生率。但两者对于心力衰竭发作，以及呼吸、脉搏、血压、氧饱和度等参数的变化无差异。马光慧[16]评估了氯胺酮对硬膜外持续泵入舒芬太尼治疗癌症疼痛的效果。选择三阶梯药物治疗效果不佳的晚期肿瘤患者 42 例，随机分为 2 组，均接受硬膜外镇痛，对照组硬膜外药物包括 0.1%罗哌卡因和 0.2 μg/ml 舒芬太尼，试验组硬膜外药物包括 0.1%罗哌卡因、0.2 μg/ml 舒芬太尼和 0.1mg/ml 氯胺酮。结果发现两组患者治疗后各时间点 VAS 评分均显著降低，但组间差异均无统计学意义。试验组舒芬太尼用量，以及恶心、呕吐、皮肤瘙痒等并发症发生率均显著低于对照组，提示氯胺酮可以有效辅助舒芬太尼硬膜外镇痛效果，不良反应发生率更低，具有一定的推广价值。对于癌症疼痛的微创介入治疗方面，Peng 等[17]探讨了脊髓刺激疗法与传统疼痛治疗药物对于癌症相关性疼痛镇痛效果的差异，文章通过检索 Cochrane 图书馆、Medline、Embase 及 CBM 等数据库 2014 年 10 月前的相关文章，汇总分析后发现疼痛缓解率可达 76%，治疗后 1 个月及 12 个月患者 VAS 评分及镇痛药物用量均显著下降。但其主要不良反应包括植入部位感染、脑脊液漏、电极置入部位疼痛、电极游走以及治疗系统失灵。

三、术后慢性疼痛

金菊英等[18]对 3110 例外科手术患者术后进行为期半年的随访，发现术后 6 个月手术后慢性疼痛（CPSP）的发生率为 29.6%，其中轻度疼痛占 71.3%，中度疼痛占 24.6%，重度疼痛占 4.1%，20.8% 的患者使用镇痛药物。通过多元回归分析明确 CPSP 的危险因素包括女性、体重指数较高、无配偶、吸烟史、饮酒史、术前手术部位疼痛、腹股沟疝修补术、手术时间较长、术后 48h 内平均静息和运动疼痛评分较高、切口感染和术后住院日较长等。提示 CPSP 的发生率较高且围术期多种危险因素与 CPSP 发生有关。Liu 等[19]评估 1152 例 CPSP 患者组织蛋白酶 G（CTSG）基因多态性与手术后慢性疼痛发生风险的关系。证实 CTSG 基因隐性纯合子患者的 CPSP 发生率较低。因此，CTSG 可能成为预测 CPSP 发生的潜在标志物并有望成为 CPSP 治疗的新靶点。

四、三叉神经痛

2015 年度关于三叉神经痛的临床研究均与射频治疗有关。Luo 等[20]研究了 CT 引导下脉冲射频治疗难治性眶下神经痛的有效性和安全性。研究纳入了 36 例保守治疗无效的眶下神经痛患者，进行非毁损性脉冲射频治疗，术后随访 2 年。所有患者术后 1 个月、3 个月、6 个月、1 年和 2 年的总体有效率分别为 69%、69%、64%、50% 和 50%。樊肖冲等[21]研究了 CT 引导下经圆孔入路射频治疗三叉神经上颌支痛的效果。选择原发性三叉神经上颌支痛患者 60 例，随机均分为两组，分别采用经圆孔入路（A 组）和传统 Hartel 入路（B 组）射频热凝术治疗。研究发现 A 组手术时间短，穿刺微调次数少，头痛、咀嚼肌无力、舌体麻木等并发症的发生率更低。习建华等[22]评价了神经导航辅助下经圆孔入路穿刺射频术治疗原发性三叉神经痛的疗效。统计 48 例患者穿刺成功率和术后并发症，并记录术后 1 日、7 日、1 个月、6 个月、12 个月的治疗有效率。所有患者均在神经导航的引导下穿刺成功，无三叉神经 V_2 支分布区麻木，3 例患者出现颊部血肿，经压迫止血好转；13 例患者术中发生心血管抑制反应，8 例出现术后恶心、呕吐症状，对症处理后好转。术后 1 日、7 日、1 个月、6 个月、12 个月的治疗有效率分别为 100%、97.9%、95.8%、93.8%、91.6%，各时间点的 VAS 评分较术前明显减轻。曹莹等[23]观察了半月神经节射频热凝术对 129 例三叉神经痛患者中复发型三叉神经痛的疗效。在数字减影血管造影（DSA）引导下行半月神经节射频热凝术，结果发现，非复发组与复发组入院时及术后 3 日疼痛评分、疗效评价及并发症发生率等差异均无统计学意义。

五、糖尿病周围神经痛

何颖等[24]观察加巴喷丁联合小剂量丁丙诺啡透皮贴治疗糖尿病周围神经痛的效果。选择 60 例糖尿病周围神经痛患者，随机分为2组：对照组单独应用加巴喷丁，试验组联合应用加巴喷丁和丁丙诺啡透皮贴，观察治疗前、后疼痛，睡眠和不良反应发生情况。结果发现，试验组加巴喷丁的用量明显减少，头晕、嗜睡的发生率明显低于对照组。徐洪刚等[25]评价了盐酸羟考酮控释片复合加巴喷丁治疗老年糖尿病周围神经痛的效应。盐酸羟考酮控释片复合加巴喷丁治疗（P组）与盐酸羟考酮控释片单独治疗组（G组）随机对照相比较的研究发现：治疗4周后两组患者疼痛均明显缓解，P组疼痛缓解明显优于G组，羟考酮控释片剂量低于G组，且生活质量评分优于G组，但治疗2周的头晕发生率高于G组。数据均可说明联合用药可有效缓解患者疼痛，明显改善生活质量。

六、其他类型慢性疼痛

Yang等[26]探讨了脉冲射频在治疗慢性偏头痛方面的有效性及安全性，研究采用随机对照双盲的方法选取40例患慢性偏头痛的患者，评价应用脉冲射频照射颈2～3神经根后中间支对于患者头痛程度、持续时间、偏头痛致残程度评估问卷（Migraine Disability Assessment Questionaire，MIDAS）评分以及阿司匹林需求量的差异，治疗后每2周随访患者至治疗后6个月。结果发现脉冲射频治疗组患者头痛程度、持续时间、评分及阿司匹林需求量都显著低于对照组及试验组术前基础水平，且随访期间未发生严重并发症。

针对慢性颈部疼痛的治疗，Xie等[27]探究了斜方肌肌内神经支配区域（IZ）注射利多卡因治疗肌筋膜触发点（MTrPs）所致慢性颈部疼痛的效果。通过改良Sihler's神经染色技术绘图发现斜方肌内神经成"树枝"状分布，并于肌腹中部相互连接形成一"S"形IZ带，分别选取位于IZ带内中上部和下部的两点定为E点和F点。选择120名肌筋膜疼痛综合征（MPS）患者，随机分为5组：第1组在MTrPs处注射0.9%氯化钠溶液，第2组在MTrPs处注射0.5%利多卡因，第3组在E点注射0.9%氯化钠溶液，第4组在E点注射0.5%利多卡因，第5组在E和F点分别注射0.5%利多卡因，每个注射点注射剂量为4 ml，连续注射4周，每周1次，结果发现治疗6个月后，第4和5组患者颈部疼痛程度和发作频率显著低于1、2、3组，且第5组效果更好。证明IZ区域利多卡因注射镇痛效果优于MTrPs注射，且多点注射效果更佳。

（赵　晶　申　乐）

参考文献

[1] 税敏，彭丽桦，闵苏. 871例门诊患者疼痛现状及其相关分析. 重庆医学，2015，44（20）：2812-2814.

[2] Wong WS, Chen PP, Chow YF, et al. The reliability and validity of the cantonese version of the pain treatment satisfaction scale （ChPTSS） in a sample of chinese patients with chronic pain. Pain Med, 2015, 16 (12): 2316-2323.

[3] 杨静，刘智慧，赵国利，等. 老年患者带状疱疹后遗痛的临床特点和综合治疗. 中华老年多器官疾病杂志，2015，14（6）：406-409.

[4] 黄建平，林蕾，曹庆华. 加巴喷丁与曲马多联用缓解老年患者带状疱疹后遗神经疼痛临床研究. 实用药物与临床，2015，18（9）：1045-1048.

[5] 何颖，刘妍，万成福，等. 加巴喷丁联合小剂量丁丙诺菲透皮贴治疗老年带状疱疹后神经疼痛的临床观察，实用药物与临床，2015，18（10）：1171-1173.

[6] 费勇，姚明，黄兵，等. 背根神经节脉冲射频联合加巴喷丁对老年PHN患者免疫功能的影响. 中华医学杂志，2015，95（28）：2319-2321.

[7] 曾黎明，李君. 普瑞巴林联合盐酸羟考酮控释片治疗带状疱疹后神经痛的效果分析. 山西医药杂志，2015，44（24）：2905-2907.

[8] 郭耀耀，薛朝霞，南静静，等. 干扰素α-2b用于椎旁神经阻滞预防带状疱疹后神经痛的疗效评价. 中国疼痛医学杂志，2015，21（11）：830-833.

[9] 戈晓东，吴安石. 神经阻滞对亚急性期带状疱疹神经痛的治疗作用. 北京医学，2015，37（8）：759-762.

[10] 卢重让，祁文秀. 椎旁阻滞联合臭氧与传统椎旁阻滞对中老年人胸腰部带状疱疹后遗痛的疗效比较. 中国药物与临床，2015，15（6）：821-853.

[11] 张广建，梁哲龙，李仁淑，等. 背根节脉冲射频联合神经阻滞有效治疗带状疱疹后神经痛. 中国疼痛医学杂志，2015，21（4）：303-305.

[12] 朱家军，刘金东. 445例带状疱疹后遗神经痛联合治疗的临床观察. 实用临床医药杂志，2015，19（21）：198-199.

[13] Geng CJ，Liang Q，Zhong JH，et al. Ibandronate to treat skeletal-related events and bone pain in metastatic bone disease or multiple myeloma: a meta-analysis of randomised clinical trials. BMJ Open，2014，5（6）：e007258.

[14] 王敬. 氢吗啡酮对中重度癌症疼痛患者镇痛效果及生命质量影响的临床研究. 中国医师进修杂志，2015，38（10）：766-768.

[15] He Q H，Liu Q L，Li Z，et al. Impact of epidural analgesia on quality of life and pain in advanced cancer patients. Pain Management Nursing Official Journal of the American Society of Pain Management Nurses，2014，16（3）：307-313.

[16] 马光慧. 氯胺酮辅助舒芬太尼硬膜外镇痛用于癌痛患者的疗效观察. 中国药物与临床，2015，15（3）：391-392.

[17] Peng L，Min S，Zhou Z，et al. Spinal cord stimulation for cancer-related pain in adults. Cochrane Database of Syst Rev，2013，2（2）：729-739.

[18] 金菊英，彭丽桦，杜洵松，等. 手术后慢性疼痛的流行病学调查和危险因素分析. 中国疼痛医学杂志，2015，21（7）：505-512.

[19] Liu X，Tian Y，Meng Z，et al. Up-regulation of cathepsin g in the development of chronic postsurgical pain: an experimental and clinical genetic study. Anesthesiology，2015，123（4）：838-850.

[20] Luo F，Lu J，Shen Y，et al. effectiveness and safety of pulsed radiofrequency treatment guided by computed tomography for refractory neuralgia of infraorbital nerve: a pilot study. Pain Physician，2015，18（5）：E795-E804.

[21] 樊肖冲, 马民玉, 李志松, 等. CT引导下圆孔入路穿刺射治疗三叉神经上颌支痛. 中华实验外科杂志, 2015, 32 (7): 1740-1742.

[22] 习建华, 丁卫华, 孙建良, 等. 神经导航下经皮圆孔穿刺射频治疗三叉神经痛的临床应用. 中国疼痛医学杂志, 2015, 21 (10): 797-798.

[23] 曹莹, 李宁怡, 任益民. 半月神经节射频热凝对复发型三叉神经痛的疗效. 贵阳医学院学报, 2015, 40 (10): 1087-1089.

[24] 何颖, 万成福, 宋涛. 加巴喷丁联合小剂量丁丙诺菲透皮贴治疗糖尿病周围神经痛的临床观察. 中国医师杂志, 2015, 17 (10): 1465-1466.

[25] 徐洪刚, 吴媛媛, 王昊. 盐酸羟考酮控释片复合加巴喷丁治疗老年糖尿病性神经痛的效应观察. 医学与哲学, 2015, 36 (4): 32-34.

[26] Yang Y, Huang X, Fan Y, et al. Efficacy of pulsed radiofrequency on cervical 2-3 posterior medial branches in treating chronic migraine: a randomized, controlled, and double-blind trial. Evidbased Compl Alt, 2015, 2015: 1-7.

[27] Xie P, Qin B, Yang F, et al. Lidocaine injection in the intramuscular innervation zone can effectively treat chronic neck pain caused by MTrPs in the trapezius muscle. Pain Physician, 2015, 18 (5): e815-e826.

第三节 超声在疼痛治疗中的作用

超声在临床麻醉中的应用日益广泛。在急慢性疼痛治疗中的应用主要为超声引导下的定位。陈红芽等[1]*探讨了超声引导腹横肌平面阻滞（TAP）在剖宫产术后镇痛中的作用。选择60例ASA Ⅰ~Ⅱ级择期行剖宫产术的产妇，随机分为TAP阻滞组（T组，n=30）和对照组（C组，n=30）。两组产妇均予以蛛网膜下腔麻醉（0.5%布比卡因等比重液7.5 mg），硬膜外导管向头侧置入3 cm，术毕两组产妇均连接硬膜外镇痛泵（罗哌卡因200 mg+舒芬太尼100 μg+氟哌利多5 mg溶于0.9%氯化钠注射液200 ml中；背景剂量为1ml/h，单次剂量2 ml/次，锁定时间10 min）。手术结束后，T组产妇行双侧TAP阻滞。于术后4 h、6 h、8 h、24 h及48 h进行视觉模拟评分（VAS）、镇静评分，并观察恶心、呕吐、瘙痒及呼吸抑制的情况；记录各时点产妇按压镇痛泵的累计有效次数、累计总次数，术后镇痛用药量和满意度评分。结论认为超声引导TAP阻滞在剖宫产术后具有明显的辅助镇痛作用。

袁嫕等[2]研究了超声引导锁骨下臂丛神经阻滞用于患者肘关节松解术后镇痛的效果。研究纳入肘关节松解术患者80例，随机分为2组（n=40）：腋路臂丛神经阻滞组（A组）和锁骨下臂丛神经阻滞组（Ⅰ组）。两组患者分别于术前在超声引导下将导管留置在臂丛神经周围。术后苏醒后经导管注射0.2%罗哌卡因镇痛。记录置管时间、阻滞成功情况、置管时中重度疼痛和高度置管阻力的发生情况、置管过程中神经异感和血管损伤的发生情况。记录术后24 h、48 h和72 h功能锻炼时的疼痛数字分级（NRS）评分。记录术后72 h时肘关节活动范围，活动范围改善满意度、活动范围完全改善的发生情况及有关不良反应和局麻药有关不良反应的率。结论是自控锁骨下臂丛神经阻滞可安全、有效地用于患者肘关节松解术后镇痛，其效果优于自控腋路臂丛神经阻滞。

陶岩等[3]研究了超声引导下收肌管阻滞（ACB）与股神经阻滞（FNB）用于半月板切除术后镇痛效果的比较。研究纳入择期行半月板切除手术患者40例，随机分为2组（$n=20$）：ACB和FNB组。两组在连续硬膜外麻醉下完成手术。麻醉前在超声引导下行ACB和FNB，用药为0.5%罗哌卡因20ml。记录术后2 h、6 h、12 h、24 h静息下、主动运动（直腿抬高）和被动运动（被动膝关节屈曲60°）时VAS评分、股四头肌肌力分级、用药不良反应和使用镇痛药的情况。结论认为，FNB和ACB都可以提供良好的术后早期镇痛，但是ACB患者的股四头肌肌力在术后早期明显高于FNB患者，有利于早期功能锻炼。 汪莉等[4]研究了超声引导下腹横肌平面阻滞用于患儿腹股沟区手术后的镇痛效果。研究纳入择期行单侧腹股沟斜疝疝囊高扎术或精索鞘状突高扎术的患儿64例，随机分为2组（$n=32$）：静脉镇痛组（VA组）和腹横肌平面阻滞组（TAP组）。2组全身麻醉后吸入2%～3%七氟烷维持麻醉。TAP组麻醉诱导后，在超声引导下行患侧腹横肌平面阻滞（0.2%罗哌卡因1ml/kg）。VA组术后以0.35 μg/（kg·h）的速率静脉输注芬太尼镇痛至术后24 h，采用FLACC评分评估疼痛程度，当FLACC评分≥5分时，静脉注射芬太尼0.25 μg/kg补救镇痛。记录腹横肌平面阻滞有关不良事件的发生情况；记录拔除喉罩时间，芬太尼用量，恶心、呕吐、呼吸抑制和苏醒期躁动的发生情况。得出结论，0.2%罗哌卡因1ml/kg行腹横肌平面阻滞用于患儿腹股沟区术后镇痛的效果好，且安全性良好。

朱雁铃等[5]研究了全身麻醉复合超声引导下单次胸椎旁阻滞对单孔胸腔镜手术患者术后疼痛和快速康复的影响。研究纳入择期行单孔胸腔镜手术的患者30例，随机将患者分为2组（$n=15$）：C组采用单纯全凭静脉麻醉，T组于麻醉诱导前采用超声引导下单次胸椎旁神经阻滞，术中行全凭静脉麻醉。两组患者术后若静息时VAS评分>4分，则予单次剂量地佐辛5~20 mg，一天最多不超过120mg。记录术后1 h、4 h、8 h、12 h的Ramsay镇静评分，术前1日及术后4 h、8 h、12 h、24 h的机械痛阈值，术后第一次疼痛反馈时间，术后24 h内地佐辛用量及不良反应情况，第一次下床活动时间和术后住院时间。得出结论，全身麻醉复合单次胸椎旁阻滞可有效缓解单孔胸腔镜手术患者术后的切口疼痛，减少术后24 h内阿片类药物用量，降低不良反应发生，有利于术后早期下床活动，缩短患者住院时间。

Pi等[6]观察了超声引导下脊神经后根脉冲射频治疗带状疱疹后的背痛。该研究选择了128例带状疱疹后急性疼痛的患者。随机分为A组（口服加巴喷丁+塞来昔布+阿米替林）和B组（除A组药物外，加用超声引导下射频处理脊神经后根）。观察患者的VAS评分、睡眠质量评分和吗啡消耗量。同时记录不良反应。结果显示，两组患者治疗后的疼痛评分均明显下降，但射频治疗组的疼痛评分下降更多。射频治疗组的睡眠质量优于A组，吗啡消耗量小于A组。射频治疗组中，无误穿腹腔、血管等不良反应。结果表明，超声引导下脊神经后根脉冲射频治疗带状疱疹后的背痛疗效确切，能明显降低吗啡消耗量，同时无明显不良反应。Pei等[7]*分析比较了在乳腺癌手术中两种麻醉方法在麻醉药用量方面的区别，以及对术后疼痛的影响。将247例择期行乳腺癌手术的女性患者，随机分为2组：PPA组（$n=121$）接受超声引导下胸椎旁阻滞后行丙泊酚靶控全身麻醉，GA组（$n=126$）接受丙泊酚+芬太尼诱导，七氟烷+芬太尼维持麻醉。观察术中七氟烷、芬太尼、丙泊酚的用量，术后2 h VAS疼痛评分，术中麻黄碱用量，手术结束时患者的中心温度、时间权重的平均动脉压、时间权重的心率，术后恶心、呕吐等不良反应发生情况。与 GA 组相比，PPA 组术中七氟烷、芬太尼用量减少，而丙泊酚用量明显增多，术后 2hVAS 评分降低；PPA 组患者术后发生恶心、呕吐者减少，但两组术中的麻黄碱用量并无显著区别。结论认为，在乳腺癌手术中，超声引导下胸椎旁阻滞合并丙泊酚靶控全身麻醉可以减少术中吸入麻醉药和阿片类药物的用量，降低术后疼痛程度。

（伊　军　张　伟　王　庚）

参考文献

[1]* 陈红芽，徐铭军. 超声引导下腹横肌平面阻滞在剖宫产术后镇痛中的应用. 北京医学，2015，37（8）：752.

[2] 袁嫕，刘莹，刘雪冰，等. 自控锁骨下臂丛神经阻滞用于患者肘关节松解术后镇痛的效果. 中华麻醉学杂志，2015，35（11）：1296.

[3] 陶岩，周海滨，张伟，等. 收肌管阻滞与股神经阻滞用于半月板切除术后镇痛效果的比较. 国际麻醉学与复苏杂志，2015，36（3）：231.

[4] 汪莉，刘玉华，冯春，等. 腹横肌平面阻滞用于患儿腹股沟区术后镇痛的效果. 中华麻醉学杂志，2015，35（11）：1304.

[5] 朱雁铃，彭捷，吴友平，等. 全麻复合胸椎旁阻滞对单孔胸腔镜手术术后疼痛及快速康复的影响. 临床麻醉学杂志，2015，31（12）：1153.

[6] Pi ZB，Lin H，He GD，et. al. Randomized and controlled prospective trials of Ultrasound-guided spinal nerve posterior ramus pulsed radiofrequency treatment for lower back post-herpetic neuralgia. Clin Ter，2015，166（5）：301-305.

[7]* Pei L，Zhou Y，Tan G，et. al. ultrasound-assisted thoracic paravertebral block reduces intraoperative opioid requirement and improves analgesia after breast cancer surgery：a randomized，controlled，single-center trial. PLoS One，2015，10（11）：e0142249.

第七章　中国麻醉学研究精选文摘与评述

第一节　麻醉药物研究进展

文选 1

【题目】右美托咪定对脓毒症患者全麻时肺保护作用

【来源】中华麻醉学杂志，2015，35（2）：200-203

【文摘】魏红芳等探讨了右美托咪定对脓毒症患者全身麻醉时肺保护作用。选择脓毒症患者 50 例，拟在全身麻醉下行急诊手术，年龄 50～64 岁，体重 50～75 kg，ASA 分级Ⅲ或Ⅳ级。采用随机数字表法，将患者分为 2 组（n=25）：对照组（C 组）和右美托咪定组（D 组）。D 组常规麻醉诱导前 10 min 经静脉输注右美托咪定 1.0 μg/kg，随后以 0.4 μg/（kg·h）速率静脉输注 2 h，C 组给予等容量 0.9%氯化钠溶液。常规麻醉诱导后气管插管并机械通气。麻醉维持：静脉输注瑞芬太尼 0.08～0.20 μg/（kg·min）、丙泊酚（别名异丙酚）2～5 mg/（kg·h），间断静脉注射顺阿曲库铵 0.05 mg/kg，维持脑电双频指数（BIS）值 40～60。分别于切皮前即刻、切皮开始后 2 h、术后 24 h 时采集桡动脉血样和颈内静脉血样，进行动脉血气分析，计算氧合指数，测定静脉血血清降钙素原、TNF-α 和 IL-6 的浓度。结果显示与 C 组比较，D 组氧合指数升高，血清降钙素原、TNF-α 和 IL-6 的浓度降低，肺功能改善率升高（$P<0.05$）。结论是常规麻醉诱导前静脉输注右美托咪定 1.0 μg/kg，随后以 0.4 μg/（kg·h）速率输注 2 h，在脓毒症患者全身麻醉时具有肺保护作用。

（菅敏钰）

【评述】脓毒症是急症手术中常见的危重症，易诱发多器官功能障碍综合征，其中肺是较早出现损伤的器官，炎性反应是主要病理生理机制。因此，该类患者的麻醉选择既要保证手术的需要，还要起到肺保护作用。右美托咪定可以降低交感神经张力，间接升高了副交感神经张力，可激活胆碱能抗炎通路。该研究表明，TNF-α 和 IL-6 是激活炎性级联反应的主要初级细胞因子，在使用右美托咪定后均有降低；脓毒症和细菌感染患者血清降钙素原（PCT）水平明显升高，其水平可反映脓毒症的严重程度及预后，使用右美托咪定 24 h 后 PCT 水平明显降低。该研究提示常规麻醉诱导前静脉输注右美托咪定 1.0 μg/kg，随后以 0.4 μg/（kg·h）速率输注 2h 对脓毒症患者全身麻醉时具有肺保护作用，其机制可能与抑制全身炎性反应和肺组织炎性反应有关。但是，右美托咪定是否降低脓毒症患者肺部并发症的发生，需要进一步临床转归研究证实。

（韩如泉）

文选 2

【题目】围术期或 ICU 住院期间使用右美托咪定镇静对患者认知功能的影响——一项 Meta 分析（Neurocognitive dysfunction risk alleviation with the use of dexmedetomidine in perioperative conditions or as ICU sedation: a meta-analysis）

【来源】Medicine（Baltimore），2015，94（14）：e597

【文摘】Li 等系统回顾分析了围术期或在重症监护室（ICU）住院期间使用右美托咪定镇静对患者认知功能的影响，通过检索 EBSCO、Embase、Google Scholar、Ovid SP、PubMed、Scopus 和 Web of Science 等数据库，最终纳入了 20 项研究，共计 2612 例患者。研究者设定右美托咪定初始剂量为（0.68±0.27）μg/kg，维持剂量为（0.54±0.32）μg/kg。与 0.9%氯化钠溶液组和其他对照组相比，右美托咪定组患者术后/麻醉后认知功能障碍的概率明显降低。在随后进行的亚组分析中，对于 ICU 使用的认知功能障碍量表单独分析显示，右美托咪定组与对照组比较，差异无统计学意义[RD：-0.10（-0.22，0.02）；P=0.1），右美托咪定组与咪达唑仑单独比较，差异亦无统计学意义[RD：-0.26（-0.60，0.07）；P=0.12）]。其研究结论为，围术期或术后 ICU 滞留期间使用右美托咪定可以减少认知功能障碍的发生。神经功能评分使用的量表、药物之间的相互作用以及临床试验的异质性可能对研究的结果产生影响。

（菅敏钰）

【评述】术后认知功能障碍的危险因素包括高龄、教育程度低、围术期苯二氮䓬类药物的使用及手术时间和手术类型等，严重影响患者的术后康复。右美托咪定是一种高选择性的 α_2 受体激动剂，具有镇静、抗焦虑及一定的镇痛作用，呼吸抑制作用小。与传统镇静药相比，右美托咪定具有独特的作用机制，因为它不作用于 γ-氨基丁酸受体。此外，右美托咪定缺乏抗胆碱活性和促进自然睡眠模式，因此围术期使用右美托咪定具有抗谵妄的作用。该研究通过对 20 项随机对照试验（RCT）的系统评价证实，围术期或术后 ICU 滞留期间使用右美托咪定可以减少认知功能障碍的发生。研究主要的缺陷在于不同临床研究及所使用的方法学的异质性，可能对结果存在一定影响。

（韩如泉）

文选 3

【题目】瑞芬太尼及右美托咪定在改良型清醒纤支镜气管插管中镇静作用的比较（Comparison between remifentanil and dexmedetomidine for sedation during modified awake fiberoptic intubation）

【来源】Exp Ther Med，2015，9（4）：1259-1264

【文摘】Liu 等纳入 90 例 ASA 分级 Ⅰ～Ⅱ级且术前评估为困难气道的成年患者，对瑞芬太尼和右美托咪定在改良型清醒纤维支气管镜气管插管中的镇静效果进行了比较。研究使用随机双盲对照法将患者分为瑞芬太尼组及右美托咪定组。2 组均使用 2%的利多卡因进行表面麻醉。评估的主要指标是反映插管和插管后情况的分级评分，其他评估项目包括气道梗阻情况、血流动力学变化、气管插管耗时、顺行性遗忘情况及患者满意度。全部 90 例患者均顺利插管。插管舒适度评分和气道事件发生率在 2 组间的差异无统计学意义，平均动脉压和心率在两组间的差异亦无统计学意义。然而瑞芬太尼组呛咳更少，插管耗时也更短。因此，在困难气道的处理中，改良型清醒纤维支气管镜插管方法是一种有效的管理方法，而右美托咪定和瑞芬太尼作为辅助药物其效用基本相同。

（菅敏钰）

【评述】在困难气道的管理中，过去经常使用的是环甲膜注射和局部麻醉下行纤维支气管镜插管，但对某些患者来说这些方式有一定局限性，目前的改良型清醒纤维支气管镜气管插管术大多复合使用静脉输注右美托咪定或瑞芬太尼以提供更完善的镇静效果。瑞芬太尼的优点在于它是一种超短效的阿片类药物，作用时间短，在插管过程中可以预防呛咳反射，还可以减轻患者的心血管反应。右美托咪定的优点在于其同时具有镇静、镇痛作用，不抑制呼吸，广泛应用于局部麻醉镇静和 ICU 机械通气患者的镇静。该研究证实，在改良型清醒纤维支气管镜插管时，右美托咪定和瑞芬太尼均可以提供满意的插管条件，有助于提高患者的舒适度。但是插管过程中可能出现短暂的心血管反应，而且术后有可能会出现知晓，应该引起临床工作者的注意。

（韩如泉）

文选 4

【题目】围术期应用右美托咪定作为全麻辅助药物的抗炎效果——一项 Meta 分析（Anti-inflammatory effects of perioperative dexmedetomidine administered as an adjunct to general anesthesia： a Meta-analysis）

【来源】Sci Rep，2015，5：12342

【文摘】Li 等回顾性分析了围术期使用右美托咪定对血浆抗炎因子的影响。通过检索多个电子数据库的相关文献，统计、解释加权平均数的差异从而分析其统计异质性。共纳入 15 篇研究共 641 例患者。与对照组相比，右美托咪定可以显著减少 IL-6、IL-8 和 TNF-α 的水平[术后即刻：IL-6：95%CI：-25.14（-35.29，-15.00），P＜0.00001；IL-8：95%CI：-5.69（-10.77，-0.60），P＜0.04；TNF-α：95%CI：-20.30（-30.93，-9.67），P＜0.0002。术后 1 日：IL-6：95%CI：-41.55（-57.41，-25.70），P＜0.00001；IL-8：95%CI：-6.46（-10.83，-2.08），P＜0.005；TNF-α：95%CI：-14.67（-22.61，-6.73），P＜0.0003]。术后 1 日 IL-10 的水平明显增加[8.33（3.31，13.36）；P=0.001]。亚组分析显示，差异亦无统计学意义。结论是，围术期辅助使用右美托咪定可以明显减少血浆 IL-6、IL-8 和 TNF-α 水平。

（菅敏钰）

【评述】术后伤口愈合的过程中炎症反应具有十分重要的作用，可以预防感染及促进细胞功能重塑；但是炎症反应过度可能会导致器官功能障碍，影响术后恢复，因此术后炎症因子的平衡对于术后康复至关重要。麻醉药物可以减少术后并发症的发生，降低病死率，右美托咪定可以降低患者的血压和心率，并且对呼吸功能和血氧水平没有影响，对心、脑、肾等重要器官都具有作用。该研究证实，围术期辅助使用右美托咪定作用全身麻醉辅助药物还可以明显减轻炎症反应，在术后 24 h 内降低血浆 IL-6、IL-8 和 TNF-α 水平。目前还需更多研究证实右美托咪定对 IL-1、IL-2、IL-4、IL-10、IL-18 和 CRP 的影响。

（韩如泉）

文选 5

【题目】 经腹结肠切除术中使用右美托咪定对患者术后恢复及镇痛的影响（Intraoperative dexmedetomidine promotes postoperative analgesia and recovery in patients after abdominal colectomy: a CONSORT-prospective, randomized, controlled clinical trial）

【来源】 Medicine（Baltimore），2015，94（43）：e1727

【文摘】 Ge 等探讨了在经腹结肠切除术中使用右美托咪定对患者术后恢复及镇痛的影响。选择 67 例全身麻醉下择期行经腹结肠切除术的患者随机分为 2 组：PRD（丙泊酚/瑞芬太尼/右美托咪定）组与 PRS（丙泊酚/瑞芬太尼/0.9%氯化钠溶液）组。术中观察到 PRD 组患者 BIS 值低于 PDS 组，提示 PRD 组患者气管导管拔出后镇痛更充分、镇静评分更高。术后第 1 天，PRD 组患者自控镇痛（PCA）所需吗啡量、视觉模拟评分（VAS 评分）低于 PRS 组；术后 3 天通过"40 项术后恢复质量调查"、FFS 评分，发现 PRD 组患者术后恢复优于 PRS 组。研究结果提示，经腹结肠切除术中使用右美托咪定 0.4 μg/（kg·h）可以提高以吗啡为基础的 PCA 镇痛效果，加快术后患者的恢复。　　　　（菅敏钰）

【评述】 腹部外科手术后疼痛和营养不良是术后恢复时间延长的两个重要原因，以阿片类药物为基础的 PCA 常用于术后镇痛，但是其存在一定的不良反应，包括恶心、呕吐、瘙痒等，因此应该尽量减少术后阿片类药物的用量。麻醉方案对手术导致的疼痛和应激反应存在一定的影响，研究表明术中使用右美托咪定可以提高局部麻醉药的镇痛效果，在术后 24 h 以后仍存在一定的镇痛作用。本研究证实，经腹结肠切除术中使用右美托咪定 0.4μg/（kg·h）作为全身麻醉辅助药，有助于维持术中血流动力学稳定，并且可以提高以吗啡为基础的 PCA 镇痛效果，从而降低阿片类药物的用量，减轻阿片类药物导致的不良反应，加快患者的术后恢复。　　　　（韩如泉）

文选 6

【题目】 小儿泌尿外科手术中单次剂量依托咪酯与异丙酚对皮质醇分泌水平的影响（The effects of single-dose etomidate versus propofol on cortisol levels in pediatric patients undergoing urologic surgery: a randomized controlled trial）

【来源】 Anesth Analg，2015，121（6）：1580-1585

【文摘】 Du 等采用了前瞻性随机双盲对照研究，观察小儿泌尿外科手术中单次剂量依托咪酯与丙泊酚对皮质醇分泌水平的影响。研究选择 ASA Ⅰ级行泌尿外科手术的小儿患者（年龄 3~12 岁）80 例及健康小儿志愿者 11 例，术前 1 天 11 例健康志愿者和 15 例患者从 7：00~21：00 每小时均检测皮质醇分泌水平。将纳入研究者随机分配到依托咪酯组与丙泊酚组，依托咪酯组（$n=38$）以依托咪酯 0.3 mg/kg、咪达唑仑 0.1 mg/kg、芬太尼 2 μg/kg、罗库溴铵 0.6 mg/kg 麻醉诱导，丙泊酚组（$n=39$）以丙泊酚 2 mg/kg、咪达唑仑 0.1 mg/kg、芬太尼 2 μg/kg、罗库溴铵 0.6 mg/kg 麻醉诱导，持续评估患者术后 2 日皮质醇分泌水平。结果发现与丙泊酚相比，诱导剂量依托咪酯会抑制泌尿外科手术后儿童皮质醇分泌水平，且抑制作用约持续 24 h，但患者临床转归 2 组之间的差异无统计学意义（$P>0.070$）。

（菅敏钰）

【评述】 全身麻醉药对儿童患者下丘脑-垂体-肾上腺轴和皮质醇释放的影响鲜有文献报道，依托咪酯常作为全身麻醉的诱导用药，可以剂量依赖性地抑制 11β-羟化酶的活性，后者是皮质类固醇和盐皮质激素合成的重要因素，因此可能对肾上腺皮质的功能产生抑制；而丙泊酚对肾上腺皮质功能没有影响。该研究比较了健康儿童志愿者和使用依托咪酯或丙泊酚进行全身麻醉行泌尿外科手术的儿童皮质醇的分泌水平，结果发现与丙泊酚相比，诱导剂量依托咪酯会抑制儿童泌尿外科手术后皮质醇分泌水平，且抑制作用约持续 24 h。还研究还比较了 2 组患者术中的血流动力学指标、非预防性抗生素的使用率、血管活性药物的使用率以及住院时间，发现 2 组患者之间的转归没有差异。

（韩如泉）

文选 7

【题目】 复合丙泊酚时舒芬太尼抑制双腔支气管导管插管反应的半数有效剂量

【来源】 中华麻醉学杂志，2015，12（16）：1470-1472

【文摘】 彭文平等探讨了复合丙泊酚时舒芬太尼抑制双腔支气管导管插管反应的半数有效剂量。择期拟行单肺通气的全身麻醉胸科手术患者，ASA 分级 I 或 II 级，年龄 45～64 岁，体重指数<30kg/m^2，Mallampati 气道分级 I 或 II 级。静脉注射舒芬太尼，初始剂量为 0.6μg/kg，然后缓慢静脉注射丙泊酚 1mg/kg，直至患者意识消失后，静脉注射顺式阿曲库铵 0.3mg/kg，间断静脉注射丙泊酚 0～1.5mg/kg，维持 BIS 值 45～55。给予骨骼肌松弛药后 3 min 后行双腔支气管导管插管。采用改良序贯法确定舒芬太尼的剂量，若发生气管插管反应，则下一例患者增加 0.1μg/kg，否则降低 0.1μg/kg，直至出现 6 个阳性反应和阴性反应交替的波形，结束试验。气管插管反应的标准：气管插管后 5min 内平均动脉压（MAP）升高超过基础值的 20%和（或）心率（HR）>90 次/分。结果表明，复合丙泊酚时舒芬太尼抑制双腔支气管导管插管反应的半数有效剂量（ED$_{50}$）为 0.464（0.309～0.580）μg/kg。

（菅敏钰）

【评述】 全身麻醉诱导时气管插管可引起患者血中儿茶酚胺水平增加，血流动力学波动，而双腔支气管导管因管径粗、插管位置深，气管插管时患者血流动力学波动更剧烈。舒芬太尼是一种强效的阿片类镇痛药，安全性高，可有效地抑制单腔气管导管插管时血流动力学反应。舒芬太尼抑制双腔支气管导管插管反应的量效关系尚未确定。该研究采用了序贯法，确定了复合丙泊酚时舒芬太尼抑制双腔支气管导管插管反应的 ED$_{50}$ 为 0.464（0.309～0.580）μg/kg，高于既往研究中舒芬太尼抑制单腔气管导管插管反应的适宜剂量 0.1～0.3μg/kg，可以为临床用药提供参考。

（韩如泉）

文选 8

【题目】 地佐辛可以剂量依赖性的减轻芬太尼导致的咳嗽反应——一项随机临床对照试验（Dezocine attenuates fentanyl-induced cough in a dose-dependent manner-a randomized controlled trial）

【来源】 Int J Clin Exp Med，2015，8（4）：6091-6096

【文摘】 Xu 等研究全身麻醉诱导前注射不同剂量地佐辛对芬太尼诱发咳嗽反应的抑制作用。400 例 ASA Ⅰ 或 Ⅱ 级患者随机分为 4 组（n=100）。注射 3 μg/kg 芬太尼前，4 组患者分别静脉滴注安慰剂（0.9% 氯化钠溶液）（group Ⅰ）或地佐辛 0.025 mg/kg（group Ⅱ）、0.05 mg/kg（group Ⅲ）、0.1 mg/kg（group Ⅳ），记录诱导后 2 min 内的咳嗽反应。结果显示，group Ⅰ 咳嗽发生率为 40%，group Ⅱ 为 12%，group Ⅲ 为 4%，group Ⅳ 为 0。与 group Ⅱ、group Ⅲ 和 group Ⅳ 相比，group Ⅰ 咳嗽发生率明显增加（$P<0.05$），group Ⅳ 的咳嗽发生率最低（$P<0.05$）。结论是芬太尼诱导前静脉给予地佐辛可降低咳嗽反应的发生率，且这种抑制作用呈剂量依赖性。

（菅敏钰）

【评述】 芬太尼具有起效快、作用时间短、镇痛效果好、心血管稳定性强和低组胺释放等优点，广泛应用于临床麻醉。但是，在全身麻醉诱导期间单次给予芬太尼后常见咳嗽反应的报道。尽管大部分咳嗽反应都属于一过性，对患者没有严重损伤，但是对于颅内动脉瘤、颅脑外伤、开放性眼外伤和饱胃的患者，由于咳嗽反应可以引起颅内压、眼内压和腹压的升高，应该尽量避免咳嗽反应的发生。芬太尼与 μ 受体结合紧密，对 κ 受体结合较少，因此咳嗽反应可能是由 μ 受体引起的。地佐辛是 κ 受体激动剂，也是 μ 受体拮抗剂，广泛应用于各种疼痛的治疗。该研究表明芬太尼诱导前静脉给予地佐辛可降低咳嗽反应的发生率，且这种抑制作用呈剂量依赖性，抑制咳嗽反应的地佐辛最佳剂量为 0.1mg/kg。

（韩如泉）

文选 9

【题目】 吸入低剂量七氟烷促进新生大鼠的海马神经发生及提高学习能力（Low-dose sevoflurane promotes hippocampal neurogenesis and facilitates the development of dentate gyrus-dependent learning in neonatal rat）

【来源】 ASN Neuro，2015，7（2）

【文摘】 Chen 等研究了新生大鼠持续吸入低剂量的 1.8% 七氟烷 6h 后，对脑内海马神经发生的影响，以及依赖于海马齿状回结构的学习能力是否也有改变。新生 SD 大鼠（P4～P6）随机分为 2 组，七氟烷组持续 6 h 吸入 1.8% 七氟烷+70% 氧气+30% 空气，对照组持续 6 h 吸入 70% 氧气+30% 空气。为研究 1.8% 七氟烷对海马神经元增殖能力的影响，在上述麻醉处理后 24 h，腹膜内单次注射 300 mg/kg 的 5-溴脱氧尿嘧啶核苷（BrdU），24 h 后通过免疫组化方法检测海马神经元的增殖。为研究 1.8% 七氟烷对海马新生神经元的存活是否有影响，在麻醉处理前 24h，腹膜内单次注射 300 mg/kg 的 BrdU，4 周后通过免疫组化方法检测海马新生神经元的存活。在 P14～P16 时，运用膜片钳技术（全细胞记录）比较七氟烷组和对照组大鼠海马区神经发生和新生神经元存活情况。在麻醉处理后 4 周、7 周时，对大鼠分别行 Morris 水迷宫和惊恐情景辨别学习检测来评估低剂量七氟烷对新生大鼠空间学习以及情景模式分辨能力的影响。结果显示，与对照组相比，新生 SD 大鼠持续 6h 吸入 1.8% 七氟烷后，促进了海马的神经发生、提高了海马新生神经元的存活率；同时在 Morris 水迷宫和惊恐情景辨别学习中，七氟烷组大鼠的学习能力表现更好。该研究结果提示吸入亚麻醉剂量浓度的七氟烷可能通过促进新生大鼠的脑内海马神经发生，提高了大鼠依赖于脑内海马-齿状回结构的学习记忆功能。

（邓 萌）

【评述】近年来，在许多幼年动物模型（啮齿类动物、非人类灵长类动物）中发现全身麻醉药物诱导了脑内广泛的神经元凋亡。在肯定这种脑神经毒性的同时，很多研究都提出这种神经毒性是剂量依赖性的；甚至有研究指出是治疗-强度-依赖的双重作用，正如一枚硬币的两个方面，即低剂量时促进神经发生、高剂量时诱导神经元凋亡。该研究就验证了低剂量的七氟烷可促进新生大鼠海马的神经发生并伴随相应的学习能力提高。有关吸入麻醉药物的神经保护作用其实更多见于脑缺血-再灌注损伤的研究中。但吸入麻醉药所诱导的脑神经元细胞的死亡，是不同于缺血-缺氧脑损伤或卒中所引起的神经元细胞的死亡。后者观察到的脑神经元细胞死亡，是一个包括细胞能量衰竭、细胞肿胀、细胞膜破裂、细胞内容物外溢以及伴随周围脑组织炎症损害的病理过程。因此，吸入全身麻醉药的机制研究，吸入全身麻醉药对幼年、成年、老年大脑的毒性研究以及对脏器缺血-缺氧再灌注损伤的保护性研究，仍是麻醉专业的研究热点。而该文对于这些问题的进一步深入研究提供了很好的数据。

（王英伟）

文选 10

【题目】异氟烷可逆性破坏老年大鼠血脑屏障（BBB）的完整性和改变紧密连接蛋白的表达（Isoflurane anesthesia results in reversible ultrastructure and occludin tight junction protein expression changes in hippocampal blood-brain barrier in aged rats）

【来源】Neurosci Lett，2015，587：51-56

【文摘】Cao 等借助动物实验探究吸入麻醉药异氟烷后老年大鼠术后认知功能障碍（POCD）的可能机制。20 月龄的 SD 老年大鼠随机分入异氟烷组和对照组，其中异氟烷组持续 4h 吸入 1.4%异氟烷，用透射电镜分别在大鼠吸入七氟烷过程中的 30min、1h、2h、4h 以及停止吸入七氟烷后的 24、48、72h 观察海马 CA1 区血-脑屏障（BBB）超微结构的变化；同时在上述各时间点检测海马组织内荧光素钠的含量，以及免疫组织化学染色检测海马组织切片内 IgG 的表达来反映 BBB 渗透性的增强程度；在持续吸入 1.4%异氟烷 4h 后即刻及 72h 后，用 Western blotting 法测定紧密连接蛋白（occluding）的表达水平；在持续 4h 吸入 1.4%异氟烷后 24 h，行水迷宫实验来检测依赖于海马结构的空间学习、记忆功能。结果显示：老年大鼠持续 4 h 吸入 1.4%异氟烷后即刻，海马 CA1 区 BBB 超微结构的完整性破坏、BBB 功能的破坏（荧光素钠、IgG 通过 BBB 泄露至脑组织中）和紧密连接蛋白水平的下降均达到高峰，且与对照组比较，差异有统计学意义；上述变化在随后的 24、48 和 72 h 逐步恢复且差异无统计学意义。接受异氟烷处理后 24h，大鼠在水迷宫实验中表现出明显的认知功能缺陷。结论表明，紧密连接蛋白的表达水平下调可能参与了老年大鼠吸入异氟烷后海马结构 BBB 破坏的形成，最终引起海马相关的认知功能的受损。

（邓 萌）

【评述】POCD 是老年患者接受手术麻醉后常见的并发症，严重影响老年患者的生活质量，也对社会和家庭造成一定的负担。目前，POCD 的机制研究已成为麻醉药物脑毒性的一个研究方向，迄今为止也提出了不少观点,包括内质网应激学说、抑制 PI3K-AMPAR GluA2/激活 MEF2-Arc 信号通路、calcineurin/NFAT 信号通路等。很多这样观点的提出、研究的展开,都来源于一些起步更早的神经系统退行性疾病机制研究的结果,因为它们似乎具有共同的病理生理改变——神经元的凋亡。该研究从吸入麻醉药对 BBB 完整性影响的角度出发,提出并验证了该假设。当然,提出这样的观点是来源于既往对认知功能损害的疾病研究基础,但还是很好地丰富了 POCD 机制研究的范畴。如果该研究对老年大鼠吸入异氟烷后神经认知功能检测(水迷宫实验)能再多选择一个远期时间点,可能会更加完整和更有意义。

(王英伟)

文选 11

【题目】 阻塞性黄疸因素对患儿七氟醚麻醉恢复的影响

【来源】 中华麻醉学杂志,2015,35(5):584-586

【文摘】 胡璟等探讨阻塞性黄疸因素对患儿七氟烷麻醉恢复的影响。选择择期行 Kasai 手术的胆道闭锁患儿 42 例(阻塞性黄疸组,OJ 组),非黄疸患儿 38 例(对照组,C 组)。患儿月龄 1~4 个月,足月儿,体重 3.2~8.0 kg。术中吸入 2%~4%七氟烷维持麻醉,关腹膜时吸入 4%七氟烷至术毕。记录停止吸入七氟烷至 BIS 值恢复至 60、70、80、90 的时间(T_{60}、T_{70}、T_{80}、T_{90}),记录停止吸入七氟烷至潮气量恢复至 6ml/kg、肌力恢复至Ⅲ级(能抬手离开床面)、无刺激下自主睁眼、拔除气管插管的时间和相应时点的 BIS 值(T_{TV}、T_M、T_{EYE}、T_{EX} 和 BIS_{TV}、BIS_M、BIS_{EYE}、BIS_{EX}),记录入室 BIS 值(BIS_1)和术毕 BIS 值(BIS_2),以及麻醉恢复期最高 BIS 值(BIS_{MAX})。记录麻醉苏醒延迟(全身麻醉结束后 90min 患儿意识仍未恢复)的发生情况。结果显示,OJ 组有 3 例患儿低血压伴心动过缓和低体温、1 例低血压伴低体温、3 例低体温,C 组有 2 例骨骼肌松弛不满意、1 例拔管时发生喉痉挛。排除后 2 组均有 35 例完成本研究。2 组均未发生麻醉苏醒延迟。2 组患儿年龄、性别构成比、体重、身高、手术时间、麻醉时间、关腹至术毕时间、七氟烷用量和关腹至术毕七氟烷用量比较,差异均无统计学意义($P>0.05$)。与 C 组比较,OJ 组 T_{EYE} 和 T_{EX} 延长($P<0.05$),T_{60}、T_{70}、T_{80}、T_{90}、T_{TV}、T_M 的差异均无统计学意义($P>0.05$)。2 组患儿 BIS_1、BIS_{TV}、BIS_M、BIS_{EYE}、BIS_{EX}、BIS_{MAX} 比较,差异均无统计学意义($P>0.05$)。OJ 组 BIS_2 较 C 组降低($P<0.05$)。结论认为,单纯七氟烷吸入麻醉时,虽然 OJ 组 T_{EYE} 和 T_{EX} 均较 C 组延长,但延长时间不足 2min,且均未发生麻醉苏醒延迟,故无临床意义。

(邓 萌)

【评述】 既往已有研究表明,阻塞性黄疸可引起成年患者七氟烷麻醉恢复延长。胆道闭锁是小儿阻塞性黄疸的常见病因之一,且常需要接受手术治疗。而目前七氟烷是儿科麻醉中最常用的全身麻醉维持药物,因此探讨阻塞性黄疸对患儿七氟烷麻醉恢复的影响,对提高此类患儿麻醉恢复期安全管理很重要。该研究纳入的病例数较多,且观察指标的设计很详尽,因此其结果和结论可信度高,虽然 BIS 值在小婴儿中的准确性仍有争议,但本研究仍不失具有相当的临床应用价值。

(王英伟)

文选 12

【题目】 非心脏手术全麻患者术中知晓发生情况的调查与分析

【来源】 国际麻醉学与复苏杂志，2015，36（1）：19-22

【文摘】 毛仲炫等调查非心脏手术全身麻醉患者术中知晓的发生率，分析其发生的可能原因和相关因素，探讨预防术中知晓的策略。随机选择非心脏手术全身麻醉患者1000例，ASA分级Ⅰ～Ⅴ级，年龄16～84岁，均未给予神经电生理监测。术后第1日和第3日随访患者，调查全身麻醉术中知晓的发生情况，采用Mashour分级方法对患者术中知晓进行如下分级：0级，无知晓；1级，仅存在听觉感知；2级，触觉感知（如手术操作、气管插管）；3级，痛觉感知；4级，麻痹（如不能动、说话或呼吸）；5级，麻痹和痛觉感知。结果显示：2组患者性别构成比较，差异有统计学意义（$P<0.05$）。2组患者年龄、体重和ASA分级构成比较，差异均无统计学意义（$P>0.05$）。1000例患者中，发生术中知晓者16例（1.6%），其中Mashour 3级以上（含3级）者12例。静吸复合维持麻醉患者术中知晓发生率为0.7%，而全凭静脉恒速给药方式输注丙泊酚维持麻醉患者术中知晓率高达5.1%（$P<0.05$）。术中知晓多发生在妇科腹腔镜手术，同时可散发于多种择期手术中。Logistic 回归分析结果显示，女性（$OR=5.262$）和术中血压下降（$OR=5.324$）是全身麻醉患者术中知晓的可能相关因素，而吸入麻醉维持（$OR=0.168$）是其可能保护因素。结论认为，与静吸复合麻醉比较，全凭恒速给药方式输注丙泊酚维持麻醉患者术中知晓发生率较高。

（邓 萌）

【评述】 该文是针对非心脏手术全身麻醉患者展开的一项术中知晓发生情况的调查分析。术中知晓是一种很不愉快的体验，对患者的心理、生理造成创伤，也是麻醉医师最为关注的问题之一。该研究对术中知晓的评估方法和对所获得信息的统计分析方法得当，对术中知晓的分析结果与国内、外的调查结果也基本一致。确实在手术即将结束时，虽然有充分镇痛，但麻醉医师往往为了追求苏醒快而过早减浅麻醉，这都可能导致患者的术中知晓。该研究再一次提示全凭静脉麻醉术中知晓问题应引起重视，应当采取相应的预防措施。

（王英伟）

文选 13

【题目】 不同浓度七氟醚对脊髓手术中躯体感觉诱发电位的影响

【来源】 中华医学杂志，2015，10（8）：753-756

【文摘】 王丽薇等评价七氟烷在不同呼气末浓度下对脊髓手术中躯体感觉诱发电位（SSEPs）监测的影响。选择年龄18～65岁，ASA Ⅰ～Ⅱ级，需择期行脊髓肿瘤切除手术患者32例。常规麻醉诱导后，对七氟烷呼气末浓度分别为0、0.5%、1.0%、1.5%时的SSEPs波幅和潜伏期进行测量和比较。全身麻醉期间瑞芬太尼的输注速度维持在0.2 μg/（kg·min），适当调整丙泊酚泵注速度维持BIS在30～50。术中根据需要使用麻黄碱、尼卡地平等血管活性药物，维持动脉血压（ABP）和心率（HR）在诱导前基础水平 20%以内，维持 PetCO$_2$ 值在 30～40，术中保温，维持体温在 36～37℃。结果：32 例患者全部可以在七氟烷吸入麻醉下完成监测；七氟烷可以使 SSEPs 波幅下降、潜伏期延长、并呈剂量依赖性；SSEPs 信号有显著的个体差异，在全凭静脉麻醉状态下，基线波幅有很大的差距，为 0.42～9.87 μV，属于偏态分布。因此提出结论，应该在测定基础状态 SSEPs 波幅之后决定是否可以使用七氟烷。

（邓 萌）

【评述】 SSEPs 是术中脊髓电生理监测的最早形式，它对脊髓后束感觉神经传导通路的监测有特异性，目前多与监测运动神经传导通路的运动诱发电位（MEPs）联合应用，进行脊髓功能完整性的术中评价。当波幅降低大于 50%或潜伏期延长大于 10%时，提示感觉神经通路有损害。通常在 SSEPs 消失前，脊髓能耐受缺血约 20 min。过去的观点认为吸入麻醉药物对 SSEPs 监测的抑制作用使其不能在这类手术中应用，而长期以来以丙泊酚和阿片类药物联合应用为主的全凭静脉麻醉被认为是最适合的麻醉方法。但随着更多的临床实践，这一旧观点也面临着新的问题。这也正是该研究想要探讨的问题。该研究设计合理，讨论部分逻辑性强，得出的结论对临床指导意义大，否定了既往一概而论的麻醉选择方案。

（王英伟）

文选 14

【题目】 行腹腔镜下胃肠肿瘤手术老年患者间断与持续静脉注射顺阿曲库铵的药效学比较

【来源】 上海医学，2015，38（6）：500-502

【文摘】 冉国等比较了 2 种不同给药方式对顺式阿曲库铵肌肉松弛效应的影响。研究纳入在全身麻醉下行腹腔镜胃肠肿瘤手术的老年患者 60 例，随机分为静脉间断推注给药组和静脉持续输注给药组，每组 30 例。麻醉诱导时给予顺式阿曲库铵 0.1mg/kg，术中持续监测骨骼肌松弛情况，当 T$_1$ 恢复至 10%时，间断给药组患者静脉注射顺阿曲库铵 0.03 mg/kg，持续给药组患者则泵注顺阿曲库铵 1.4 μg/（kg·min），均于腹肌缝合完毕后停止用药。2 组患者均自然苏醒，不给予药物拮抗骨骼肌松弛残余作用。监测指标包括手术时间、麻醉诱导后 T$_1$ 首次恢复到 10%的时间（10%时间）、停止给药至四个成串刺激（TOF）恢复到 70%的时间、TOF 从 70%恢复至 90%的时间（90%时间）、恢复指数（TOF 从 25%恢复至 75%的时间）和骨骼肌松弛药总用药量。结果发现 2 组患者的 10%时间、90%时间的差异均无统计学意义。持续给药组的 70%时间明显短于间断给药组（$P<0.01$），恢复指数和总用药量均明显低于间断给药组（$P<0.05$）。研究结果表明，与间断静脉注射相比，持续静脉输注顺式阿曲库铵能减少骨骼肌松弛药的用量，且恢复时间显著缩短，有利于术后骨骼肌松弛作用的自然逆转。

（凌晓敏）

【评述】 在现代临床麻醉实践中，非去极化神经肌肉阻滞药已得到广泛应用。顺式阿曲库铵主要经 Hofmann 方式消除，不依赖肝、肾代谢，非常适用于老年患者。目前临床上的给药方式多为间断静脉注射，但在时间较长的手术中，依据经验间断给药不易达到稳定的血药浓度，产生的骨骼肌松弛效应亦不稳定。理论上，顺式阿曲库铵有较快的消除半衰期和血浆清除率，这一药代动力学特点适合长时间持续静脉输注的给药方式。本研究在术中持续监测神经肌肉功能的基础上，比较了传统的间断推注与持续静脉注射顺式阿曲库铵对骨骼肌松弛效应的影响，得出持续输注可以减少老年患者顺式阿曲库铵的用量并缩短术后骨骼

肌松弛残余持续时间的结论,为临床麻醉中老年患者的安全用药提供了理论依据。　　　　　　(仓　静)

文选 15

【题目】静脉输注利多卡因联合七氟醚对非体外循环冠状动脉旁路移植术(OPCABG)患者的心肌保护作用

【来源】中华麻醉学杂志,2015,35(2):149-153

【文摘】刘扬等探讨了静脉输注利多卡因和(或)吸入七氟烷是否对行 OPCABG 的患者具有积极的心肌保护作用。该研究将 100 例纽约心脏病协会(NYHA)Ⅰ~Ⅱ级、ASA Ⅱ~Ⅲ级行 OPCABG 的患者随机分为 4 组,分别为:对照组(C 组)、利多卡因组(L 组)、七氟烷组(S 组)和七氟烷+利多卡因组(SL 组)。其中 L 组和 SL 组于气管插管后静脉注射利多卡因 1.5 mg/kg 负荷量,随后持续静脉输注利多卡因 2 mg/min 至术毕;S 组和 SL 组于气管插管后吸入七氟烷(呼气末浓度 2.2%~2.5%)至术毕。观察目标为麻醉诱导后手术前、切皮、离断乳内动脉后即刻、冠状动脉近端血管吻合完毕、术毕、术后 24h 时共 6 个时间点的静脉血样中血浆肌酸激酶(CK)、肌酸激酶同工酶(CK-MB)和心肌肌钙蛋白 I(cTnI)水平。并且于应用利多卡因的 2 组中随机抽取 10 例患者监测利多卡因药物浓度,同时记录术中及术后 24h 内利多卡因相关心律失常的发生情况。该研究经比较得出,3 个试验组血浆 CK、CK-MB 和 cTnI 的水平均较对照组有所降低($P<0.05$ 或 0.01);与 L 组比较,SL 组血浆 CK-MB 和 cTnI 的水平降低($P<0.05$ 或 $P<0.01$);与 S 组比较,SL 组血浆 CK、CK-MB 和 cTnI 的水平降低($P<0.05$)。应用利多卡因的 2 组监测到血浆利多卡因浓度明显低于中毒剂量,未观察到相关不良事件。因此,研究认为静脉输注利多卡因(气管插管后静脉注射 1.5 mg/kg,随后以 2 mg/min 持续输注)联合七氟烷(呼气末浓度 2.2%~2.5%)对 OPCABG 患者的心肌保护作用强于两者单独应用。　　(彭　云)

【评述】利多卡因不仅是临床常用的局部麻醉药,同时其作为传统抗心律失常药也在心脏疾病麻醉领域发挥着重要作用。既往已有一些研究表明,利多卡因具有膜稳定、清除自由基和抑制炎性因子产生、抑制中性粒细胞和内皮细胞黏附分子表达及抗细胞凋亡等作用,因此静脉输注利多卡因可能减轻 OPCABG 患者的心肌损伤。本研究中利多卡因的输注贯穿了整个 OPCABG 手术期,通过观察不同时间点心肌酶的变化肯定了利多卡因对心肌的保护作用。但是对于利多卡因主要通过何种机制、作用于心肌损伤的何种时期尚未做出具体研究和讨论。并且术中利多卡因的输注采用统一标准,未进行不同浓度的分组研究,所以无法得出最适宜的治疗剂量。鉴于有研究认为超过临床剂量的较高浓度利多卡因可能阻断七氟烷对心肌的保护作用,而本研究中使用的利多卡因浓度处在安全范围内,未造成不良反应,并且观察到该剂量的利多卡因和七氟烷联合使用可能发挥更好的心肌保护作用,优于两者单独使用。该药物配伍和剂量选择为临床应用提供了参考。(王　庚)

文选 16

【题目】静脉注射利多卡因对老年患者脊柱术后认知障碍(POCD)的神经保护作用(Neuroprotective effects of intravenous lidocaine on early postoperative cognitive dysfunction in elderly patients following spine surgery）

【来源】Med Sci Monit，2015，21：1402-1407

【文摘】Chen 等研究了接受脊柱手术的老年患者术中静脉应用利多卡因是否对 POCD 有一定改善，并试图阐释其可能的机制。该研究将 80 例老年患者随机分为 2 组：0.9%氯化钠溶液组（对照组）和利多卡因组（试验组）。其中试验组于麻醉诱导后静脉给予利多卡因 1mg/kg 负荷量，随后持续泵注利多卡因 1.5 mg/（kg·h）直至手术结束。2 组患者在术前和术后 3 日使用简易精神状态检查量表（MMSE）评估认知功能。同时，于术前（T_1）、术毕（T_2）及术后 3 日（T_3）采集血样检测血清 IL-6、TNF-α、丙二醛（MDA）、S100β 和神经元特异性烯醇化酶（NSE）水平。研究显示，2 组患者在 T_1 时 MMSE 评分的差异无统计学意义，而对照组术后评分较术前明显下降（$P<0.05$），且利多卡因组 T_3 时评分明显高于对照组（$P<0.05$）。血清检测方面，T_2 和 T_3 的血样结果提示利多卡因抑制了 IL-6、S100β 和 NSE 的上调，T_3 时试验组 MDA 水平也较对照组低，而 2 组 TNF-α 水平的差异无统计学意义。因此该研究认为，术中静脉给予利多卡因可能起到神经保护的作用，对行非心脏手术的老年患者 POCD 有一定治疗意义。并且该机制中可能涉及 IL-6、S100β、MDA 和 NSE 等因子的参与。

（彭 云）

【评述】老年患者即使行非心脏手术，发生 POCD 的概率也可能高达 25%。既往已有一些动物实验显示利多卡因能够透过血-脑屏障，稳定神经细胞膜，抑制炎性递质，从而保证了脑血流供应和降低脑代谢，具有脑保护的作用，但目前相关临床试验例数仍偏少。本研究旨在探讨利多卡因对老年患者 POCD 的影响，并得出术后早期利多卡因组的认知评分显著高于对照组的结论。对比国外报道提示不同剂量的利多卡因可能造成不同的转归，而本研究利多卡因的剂量单一，但在此剂量下应用利多卡因还是可以带来收益，未来的研究可以着眼于此，继续探索合适的治疗剂量。此外，本研究通过检测几个代表性的实验室指标，如反映组织损伤炎性反应的 IL-6、反映脂质过氧化的 MDA，以及反映神经损伤的指标 S100β 和 NSE 等，提示利多卡因可能通过抑制炎性反应、氧化应激等机制减少神经损伤，为利多卡因的脑保护作用提供了理论支持。

（王 庚）

文选 17

【题目】联合应用重比重和轻比重罗哌卡因可显著改善剖宫产手术脊髓麻醉的血流动力学指标：一项前瞻、双盲、随机、对照研究（Combined use of hyperbaric and hypobaric ropivacaine significantly improves hemodynamic characteristics in spinal anesthesia for caesarean section： a prospective, double-blind, randomized, controlled study）

【来源】PLoS One，2015，10（6）：e0132082

【文摘】Quan 等观察了蛛网膜下腔阻滞中联合应用重比重（4 mg）和轻比重（6 mg）罗哌卡因是否比单纯应用重比重局部麻醉药带来更小的血流动力学波动。136 例择期行剖宫产手术的患者被随机分为

2 组：2 组均于 $L_{2\sim3}$ 间隙行蛛网膜下腔阻滞，其中 A 组给予 0.5%重比重罗哌卡因 0.8 ml（含芬太尼 4μg、4%葡萄糖）+0.5%轻比重罗哌卡因 1.2 ml（含芬太尼 6μg、无菌蒸馏水）；B 组给予 0.5%重比重罗哌卡因 0.8 ml（含芬太尼 4μg、4%葡萄糖）+0.5%重比重罗哌卡因 1.2 ml（含芬太尼 6μg、4%葡萄糖）。随后记录血流动力学参数、最高麻醉平面、达到 T_8 平面所用时间、麻醉相关并发症等。记录新生儿 Apgar 评分并采集脐带血行血气分析。蛛网膜下腔阻滞给药和数据记录分别由 2 名麻醉医师负责，以保证试验的双盲性。结果发现，A 组最高感觉阻滞平面低于 B 组（分别为 $T_6\sim T_7$，$T_2\sim T_4$，$P<0.001$），并且 A 组需要更长的时间达到 T_8 感觉平面麻醉[分别为（8±1.3）min，（5±1）min，$P<0.001$]。两组蛛网膜下腔阻滞镇痛效果及持续时间相仿，但是 A 组低血压、恶心、呕吐的发生率显著降低。2 组新生儿窒息评分的差异无统计学意义，但 A 组脐带血 pH 显著高于 B 组。结论认为，联合使用不同比重的罗哌卡因行蛛网膜下腔阻滞既能达到良好的镇痛效果和合适的作用时间，维持血流动力学稳定，又能减少并发症，是一种较重比重蛛网膜下腔阻滞药更好的选择。

（彭　云）

【评述】罗哌卡因作为新型酰胺类局部麻醉药，因其作用时间长、神经心脏毒性小等优点，常被配为不同比重、不同浓度广泛应用在剖宫产手术麻醉中。该研究考虑到产妇腰椎形态及椎管内容量的特殊生理改变，设计了重比重复合轻比重局部麻醉药的给药方式，假设给药后重比重局部麻醉药向平卧位时位置较低的胸段扩散，轻比重局部麻醉药向位置相对较高的腰段扩散。这样相较于全部使用重比重局部麻醉药，不仅能达到满意的麻醉效果，且麻醉平面更加可控，循环更加稳定，并发症更少。该试验结果一定程度上证明了该假设的合理性。同时，试验显示该种给药方式减缓了麻醉起效的速度，约为 8min，这恰好为产科医师术前准备提供了较充裕的时间。总体来说该研究提出的给药方式和剂量有一定优势，值得临床推广。

（王　庚）

文选 18

【题目】不同浓度罗哌卡因肋间神经阻滞在开胸手术后早期镇痛中的应用

【来源】临床麻醉学杂志，2015，31（4）：323-325

【文摘】张睿等探讨了不同浓度罗哌卡因行肋间神经阻滞在开胸术后早期的镇痛效果。120 例择期行开胸手术的患者，ASA II～III级，随机均分为 4 组：分别为 0.25%、0.50%、0.75%罗哌卡因肋间神经阻滞组和0.9%氯化钠溶液对照组（C 组）。每组均于关胸前行肋间神经阻滞，每一肋间给药 4 ml 共 20 ml，阻滞范围覆盖手术切口上、下肋间隙及引流管位置。患者拔出气管导管后接静脉镇痛泵行术后静脉自控镇痛（PCIA），PCIA 配方和设置各组统一，24 h 内不追加其他镇痛方式。观察目标为拔管后即刻、2 h、6 h 及 24 h 的 VAS 疼痛评分，PCIA 用量和不良反应。结果显示，在肋间神经阻滞与 PCIA 相结合的镇痛模式下，0.25%、0.5%、0.75%罗哌卡因均可在 24 h 内为静息状态的患者提供良好的镇痛效果，VAS 评分较对照组显著降低（$P<0.05$）。此外，在咳嗽状态下，0.5%罗哌卡因可在 6 h 内为患者提供良好的镇痛效果，0.75%罗哌卡因可在 24 h 内为患者提供良好的镇痛效果，且 PCIA 用量明显少于其他 3 组

（$P<0.05$）。4 组患者各时间点恶心、呕吐、皮肤瘙痒、呼吸抑制等不良反应的发生率间差异无统计学意义。因此，0.75%罗哌卡因肋间神经阻滞可以在 24 h 内维持镇痛所需的血药浓度，且不会带来局部麻醉药所致的神经系统并发症及心血管毒性反应，减少 PCIA 用量，不增加阿片类药物所致不良反应，是开胸手术后理想的早期镇痛方案。

（彭　云）

【评述】近年来罗哌卡因肋间神经阻滞在开胸术后镇痛的应用增多，满意的术后镇痛有助于患者早期咳嗽排痰，减少肺部感染、肺不张等并发症的发生，促进术后康复。但罗哌卡因用于肋间神经阻滞的最佳浓度和容量尚未达成共识。该研究比较了 3 种不同浓度罗哌卡因行肋间神经阻滞，得出 0.75%罗哌卡因 20ml 的镇痛效果更佳，持续时间更久，减少了阿片类药物用量，未增加局部麻醉药相关不良反应，可作为胸科术后镇痛的理想选择。同时，该研究采用区域麻醉和静脉自控的多模式镇痛：罗哌卡因直接阻断痛觉在脊髓水平的上行传导通路，阿片类药物与中枢阿片受体结合产生拟下行性疼痛调节作用，两者通过不同机制发挥协同或相加作用，并使不良反应降到最轻，符合临床镇痛技术的发展方向。

（王　庚）

第二节　麻醉方法研究进展

文选 19

【题目】中指长度公式计算气管插管深度增加儿童气管导管位置满意率（Middle finger length-based tracheal intubation depth improves the rate of appropriate tube placement in children）

【来源】Pediatr Anesth，2015，25（11）：1132-1138

【文摘】Zhou 等比较以患儿年龄判断气管导管插管深度和以患儿中指长度计算气管导管插管深度的差异，评价将儿童中指长度的 3 倍作为气管导管插管深度预测值的价值。研究选取 84 例年龄 4～14 岁的儿童患者，麻醉后置入纤维支气管镜，分别测量上切牙到声门和气管隆嵴的距离，然后插入合适型号（年龄/4+3.5）带套囊的气管导管；分别根据年龄公式（年龄/2+12）和中指长度公式[中指长度（cm）×3]）计算气管导管插管深度，并与作者设定的气管导管深度合适与最佳标准作比较。导管位置合适的标准是气管导管套囊上缘到声门的距离>0.5cm 且导管尖端到隆突的距离>0.5 cm；位置最佳的标准是套囊上缘到声门的距离和导管尖端到隆嵴的距离相等。如果套囊上缘到声门的距离<0.5 cm，则认为插管过浅；如果导管尖端到隆嵴的距离<0.5 cm 或插入支气管，则认为插管过深。根据测量所得的上切牙到声门的距离、上切牙到气管隆嵴的距离、气管导管套囊的上缘到导管尖端的距离计算出每位患儿气管导管的最佳放置深度。分别根据每位患儿的年龄和中指长度计算气管插管深度的理论数值，并结合患儿实际测得的上切牙到声门的距离、上切牙到气管隆嵴的距离、气管导管套囊的上缘到导管尖端的距离，得出 2 种方法下套囊上缘到声门的距离及导管尖端到隆嵴的距离，进而判断插管深度是否合适。结果显示，根据中指长度公式计算气管导管插管深度所获得的导管位置合适比例高于按照年龄公式计算所获得的

结果（88.37% vs 66.28%，P=0.001）；中指长度公式发生插管过浅的比例较低（4.65% vs 32.56%，P<0.001）；2种方法发生插管过深的比例间差异无统计学意义（6.97% vs 1.16%，P=0.054）；根据中指长度公式计算气管导管插管深度与导管位置合适百分比的相关系数高于根据年龄公式计算的结果（0.883 vs 0.845）。结论认为，以儿童中指长度的3倍作为气管导管插管深度的计算方法能够增加气管导管置入合适位置的比例。

（李双双）

【评述】 关于儿童插管深度，以往的研究热点是按照实际体重、减脂体重和年龄展开，而按照中指长度来推测的方式比较新颖。文中比较了按照年龄计算和按照中指解剖学长度的3倍计算所得出的2种气管导管插入深度的比例，发现按照年龄公式更容易发生插管过浅的情况，而按照中指长度计算所得的插管深度相对更为合理。该研究的局限性在于探讨的是4~14岁的儿童，能否扩展到低龄婴幼儿和成人还需探讨。

（张　旭）

文选 20

【题目】 超声法测量颈前软组织厚度对肥胖患者困难喉镜显露的预测价值

【来源】 中华麻醉学杂志，2015，35（1）：99-101

【文摘】 金梅等比较改良 Mallampati 分级评估（M法）和超声颈前软组织厚度测量评估（U法）预测肥胖患者困难喉镜显露的价值。该研究选取拟于气管插管全身麻醉下择期手术的患者96例，体重指数≥28 kg/m²，年龄22~60岁，性别不限，ASA分级Ⅰ或Ⅱ级。麻醉前分别行M法和U法测量。超声测量时将探头垂直中线置于甲状软骨处皮肤表面，由甲状软骨上切迹向环甲膜方向逐渐下移，直至可获得清晰声带水平的横截面图像。随机选择3张超声扫描图像，分别测量皮肤表面至声带前连合的距离，取其平均值作为颈前软组织厚度。以改良Mallampati分级Ⅲ/Ⅳ级或颈前软组织厚度>20 mm作为阳性预测标准，认为患者将出现喉镜显露困难。Cormack-Lehane喉镜显露分级Ⅲ和Ⅳ级或无法置入喉镜片时定义为困难喉镜显露。结果显示，困难喉镜显露患者22例，颈前软组织厚度（23.0±3.0）mm，明显厚于非困难喉镜显露患者的（16.9±2.2）mm（P<0.05）。U法预测困难喉镜显露的敏感度、特异度和准确性分别为91%、92%和92%，M法预测困难喉镜显露的敏感度、特异度和准确性分别为77%、81%和80%，差异均有统计学意义（P<0.05）。U法预测不同性别和年龄患者困难喉镜显露情况各指标比较差异均无统计学意义（P>0.05）。研究结论认为，超声法测量颈前软组织厚度大于20 mm可准确地预测肥胖患者困难喉镜显露，为肥胖患者气道评估提供了新的方法。作者同时指出，造成困难气道的相关因素很多，多种方法的综合评估和辅助工具的充分准备是减少气道意外的根本措施。

（李双双）

【评述】 该研究的亮点是将超声所测的颈前软组织厚度作为困难气道的评价指标，并将其在肥胖患者所测得的数据与临床上常用评估手段Mallampati分级进行比较，评价前者的准确性。临床上评价困难气道的方法繁多，如Wilson分级等，最终的金标准是Cormack-Lehane喉镜显露分级，如何通过无创手段发现可能的困难气道，提高诊断性试验的准确性，是临床亟待解决的问题。该研究的缺陷在于没有计算样

本量大小，在一般资料比较中未进一步比较门齿、张口度情况等插管相关影响因素。 （张　旭）

文选 21

【题目】气管导管远端采样用于新生儿监测 $PetCO_2$ 的可靠性

【来源】中华麻醉学杂志，2015，35（4）：450-452

【文摘】金自瑛等通过改变呼气末二氧化碳分压（$PetCO_2$）的常规采样位置，评价气管导管远端采样用于监测新生儿 $PetCO_2$ 的可靠性。该研究选取择期全身麻醉下行腹部手术的足月新生儿 50 例，日龄 1~28 日，体重 2.55~4.00kg，ASA 分级 I 或 II 级，采用随机数字表法分为 2 组（n=25）：气管导管近端采样组（P 组）和气管导管远端采样组（D 组）。利用外径为 1mm 的硬膜外导管，一端连接二氧化碳采样管，另一端伸入气管导管至其远端侧孔处。气管插管后连接麻醉机行定容控制通气模式，潮气量 8~10 ml/kg，吸呼比 1.0：（1.5~2.0），通气频率 22~30 次/分，采用 Datex-Ohmeda S/5 多功能监测仪气体监测模块、旁气流法连续监测 $PetCO_2$。机械通气 15min 时抽取桡动脉血样行血气分析，记录动脉血二氧化碳分压（$PaCO_2$），同时记录 $PetCO_2$。结果显示，2 组患儿体重和性别构成的比较差异均无统计学意义；远端采样组患儿 PetCO2 明显低于 $PaCO_2$（P<0.01）；2 组患儿 $PaCO_2$ 比较，差异无统计学意义（P>0.05）；远端采样组患儿 $PetCO_2$ 高于近端采样组（P<0.01）。近端采样组患儿 $PetCO_2$ 与 $PaCO_2$ 一致性差（Kappa 值为 0.25，P<0.05）；远端采样组患儿 $PetCO_2$ 与 $PaCO_2$ 存在一致性（Kappa 值为 0.68，P<0.01）；远端采样组 Kappa 值高于近端采样组（P<0.01）。研究结论认为，采样管置入后新生儿机械通气的呼吸力学无明显变化，没有增加吸气峰压。与气管导管近端采样相比，气管导管远端采样监测新生儿 $PetCO_2$ 可作为调整呼吸机参数的参考依据，便于及时改换通气模式和调整通气参数，应用于新生儿机械通气时更为可靠。 （李双双）

【评述】如何精确测量新生儿呼气末二氧化碳分压，是对麻醉呼吸环路监测设备提出的挑战。该研究分别比较了近端或远端放置采样管测量 $PetCO_2$ 的差异，并与金标准 $PaCO_2$ 的一致性进行评价，从而得出在气管导管远端采样监测新生儿 $PetCO_2$ 可靠性更高，可以依此为依据调节麻醉机的呼吸参数。 （张　旭）

文选 22

【题目】喉罩控制通气在婴幼儿气管狭窄手术中的应用

【来源】临床麻醉学杂志，2015，31（9）：920-921

【文摘】刘国亮等观察了七氟烷吸入诱导、全凭静脉维持麻醉下采用喉罩控制通气行纤维支气管镜治疗婴幼儿气管狭窄的临床效果。该研究选取需要纤维支气管镜治疗气管狭窄的患儿 20 例，月龄 6~12 个月，体重（8.5±1.6）kg，ASA III 级。给予 6%七氟烷、氧气 6 L/min 吸入，约 5min 待睫毛反射消失后插入 1.5 号喉罩（去掉喉罩前端的隔栏），无通气障碍后再静脉推注芬太尼 2 μg/kg、罗库溴铵 0.6 mg/kg，连接四通接头行麻醉机控制呼吸，设置潮气量（V_T）10 ml/kg，呼吸频率（RR）20~25 次/分，吸呼比（I：E）=1:2。麻醉维持：泵注丙泊酚 10 mg/（kg·h），瑞芬太尼 0.3 μg/（kg·min）。记录插入喉罩前（T_0）、插入喉罩时（T_1）、纤维支气管镜插入时（T_2）、纤维支气管镜插入后 15 min（T_3）、纤维支气管镜拔出时（T_4）、喉罩拔出时（T_5）的 HR、MAP、血氧饱和度（SpO_2）、$PetCO_2$ 及气道压力（Paw）值变化，记录患儿手术时间、苏醒时间及并发症的发生情况。结果显示，患儿气管狭窄的程度：Ⅰ级 7 例，Ⅱ级 13 例，所有患儿均顺利完成手术，手术时间（32.8±7.4）min，苏醒时间（8.4±2.5）min，术中未发生严重不良反应。有 4 例患儿需要暂停手术以纠正低氧状态。患儿不同时点 HR、MAP 差异均无统计学意义；T_3 时 $PetCO_2$ 明显升高、SpO_2 明显降低，并且 T_2、T_3 时 Paw 值均明显高于 T_1 时（$P<0.05$）；T_5 时 $PetCO_2$ 及 T_4、T_5 时 Paw 值均明显低于 T_1 时（$P<0.05$）。$T_1\sim T_3$ 时Ⅱ级气管狭窄患儿 $PetCO_2$ 均明显高于Ⅰ级时（$P<0.05$）；T_0、T_3 时Ⅱ级气管狭窄患儿 SpO_2 均明显低于Ⅰ级时（$P<0.05$）。结论认为，七氟烷吸入诱导、全凭静脉维持麻醉过程中，采用喉罩控制通气，能够顺利完成纤维支气管镜治疗婴幼儿气管狭窄的手术，方法安全可靠，值得推荐。

(李双双)

【评述】该研究探讨的是婴幼儿气道狭窄手术中合理的通气方式。作者在喉罩通气情况下放置纤维支气管镜，按照气管狭窄轻重程度分为 2 组，按照不同操作时间点分别比较循环通气监测参数（HR、MAP、$PetCO_2$、SPO_2 和 Paw），得出气管狭窄严重组在纤维支气管镜插入后 15 min 时出现低氧血症和高二氧化碳潴留，但在拔除喉罩后 2 组与术前比较及组间比较差异均无统计学意义。说明喉罩控制通气结合纤维支气管镜治疗可以安全用于婴幼儿气管狭窄患者，值得向同行推荐。

(张 旭)

文选 23

【题目】喉罩联合支气管封堵器全麻在胸腔镜单肺通气中的应用
【来源】临床麻醉学杂志，2015，31（11）：1128-1129

【文摘】贺定辉等探讨全身麻醉过程中采用喉罩联合支气管封堵器在胸腔镜单肺通气手术中的安全性和优势，并与传统的气管导管联合支气管封堵器进行比较。该研究选取胸外科择期手术患者 42 例，ASA Ⅰ或Ⅱ级，年龄 16~73 岁，性别不限。随机分为观察组（A 组）和对照组（B 组）。A 组插入喉罩后通气顺畅，气密性>21mmHg（1mmHg=0.133kPa），然后在纤维支气管镜引导下插入支气管封堵器入目标支气管。B 组患者插入 8 号加强型气管导管后在纤维支气管镜引导下插入支气管封堵器入目标支气管。2 组插管成功后，双肺通气时 V_T 8~10ml/kg，RR 10~13 次/分；单肺通气时 V_T 6~8 ml/kg，RR 12~14 次/分。观察记录 2 组完成单肺通气的插管时间、麻醉时间、拔管时间、术后清醒时间、开始进食时间；单肺通气时 $PetCO_2$、吸气峰压（P_{max}）的最高值；记录拔管时呛咳、胃肠道不适、咽喉疼痛等不良反应的发生情况。结果显示，2 组性别、年龄、体重指数、术前第一秒用力呼气量（FEV_1）的差异均无统计学意义。B 组拔管时间、麻醉时间、术后清醒时间和进食时间明显长于 A 组（$P<0.01$）；单肺通气时 B 组 P_{max} 最高值明显高于 A 组（$P<0.01$），但在正常范围内；2 组插管时间、$PetCO_2$ 最高值的差异均无统计学意义。B 组拔管时呛咳、咽喉痛的发生率明显高于 A 组（$P<0.01$ 或<0.05）。A 组 1 例患者因体位变化造成气道漏气而改用 B 组麻醉的方法完成手术。结论认为，喉罩联合支气管

封堵器全身麻醉行单肺通气技术创伤小，患者依从性好，气道并发症少，患者的术后恢复情况明显优于气管插管联合封堵器使用的全身麻醉患者。 (李双双)

【评述】尽管喉罩在临床上使用广泛、优点明确，但在胸外科单肺通气中曾经被视为相对禁忌证。此文立意新颖，将喉罩联合封堵器安全用于临床，且与常规的气道插管比较其呼吸参数（$PetCO_2$ 差异无统计学意义，P_{max} 较低）、拔管呛咳程度（发生率低）以及术后恢复情况（胃肠道不适 2 组接近，咽喉痛发生率低），因此得出喉罩联合封堵器用于单肺通气优于传统的气管插管下使用封堵器行单肺通气方法。结果可信，研究设计合理。缺点是没有对样本量进行估算，没有比较 2 组患者的术中氧合情况，胃肠胀气情况以主诉为主，缺乏客观评价。 (张　旭)

文选 24

【题目】喉罩放置对于右颈内静脉最佳穿刺点及穿刺成功率的影响（Effect of laryngeal mask airway placement on the optimal site and success rate of venipuncture via the right internal jugular vein）

【来源】Int J Clin Exp Med，2015，8（8）：13179-13186

【文摘】喉罩放置以后将会改变颈总动脉和右侧颈内静脉的相对位置，从而影响右侧颈内静脉的穿刺。Liu 等探讨了放置 2 种型号的 Supreme 喉罩以后对右颈内静脉穿刺位点的影响。该研究选取 46 例拟行肾移植手术的患者，随机分为放置 3 号喉罩组（A 组）和 4 号喉罩组（B 组），选择前路法、中路法、后路法中任意一个方法进行右侧颈内静脉的穿刺。分别应用超声记录置入喉罩前及置入喉罩后右侧颈总动脉的直径以及颈总动脉和颈内静脉的重叠指数，并比较了右侧颈内静脉在 3 个位点的穿刺成功率。研究结果显示，整个研究过程中 2 组患者的呼吸未受到喉罩型号的影响。放置 3 号 Supreme 喉罩以后，从前路和中路测量颈总动脉和颈内静脉的重叠指数均明显增加（$P<0.05$）。而放置 4 号 Supreme 喉罩以后，从中路和后路测量颈总动脉的直径均减小（$P<0.05$），从前路、中路、后路测量颈总动脉和颈内静脉的重叠指数均明显增加（$P<0.05$）。3 号喉罩组颈内静脉穿刺成功率高于 4 号喉罩组，而且误穿动脉的概率也较低。结论认为，放置 3 号 Supreme 喉罩对颈总动脉和颈内静脉的重叠指数影响小，发生误穿动脉的概率也较低，尤其是在后路法穿刺时这种优势更为明显。 (李双双)

【评述】以往有过放置双管喉罩后发生深静脉穿刺困难的病例报道，目前临床常采用超声引导行颈内静脉穿刺，该文出发点立足于喉罩的放置对颈内动静脉解剖位置情况的改变，分别比较 3 种入路情况下，使用超声测量动、静脉影像重叠发生的情况和深静脉穿刺针误穿动脉的概率。选用 2 款成人用喉罩（3、4 号 Supreme 喉罩）对临床常用的 3 个入路行颈内静脉穿刺的干扰程度，借用的是超声影像测量动脉直径和动静脉重叠指数，得出小号（3 号）喉罩对动、静脉重叠干扰小（尤其是后入路行穿刺时），后入路位置距离喉罩较远，发生刺穿动脉的概率亦小。 (张　旭)

文选 25

【题目】治疗性高碳酸血症对肺叶切除术患者单肺通气时炎症反应的影响（Effect of therapeutic hypercapnia on inflammatory responses to one-lung ventilation in lobectomy patients）

【来源】Anesthesiology，2015，122（6）：1235-1252

【文摘】Gao 等探讨治疗性高碳酸血症对单肺通气后肺损伤的影响。50 例单肺通气肺叶切除患者，随机分为 2 组：空气组和二氧化碳组（二氧化碳分压分别为 35～45mmHg 和 60～70mmHg），两组患者均接受静脉麻醉。研究的主要指标为支气管肺泡灌洗液（BALF）中的肿瘤坏死因子的水平，次要指标为血清细胞因子的水平。结果显示：两组患者一般情况及术后疼痛 VAS 评分的差异均无统计学意义；二氧化碳组患者 BALF 中的肿瘤坏死因子水平低于空气组[51.1（42.8～76.6）vs 71.2（44.8～92.7）；$P=0.034$]；二氧化碳组患者血清和 BALF 中 IL-1、IL-6 和 IL-8 的水平均较空气组低，而血清 IL-10 却较空气组高；二氧化碳组患者 BALF 中细胞总量、中性粒细胞数量及蛋白水平均低于空气组；二氧化碳组患者的峰值压力（22.2±2.9 vs 29.8±4.6）和平台压力（20.5±2.4 vs 27.1±2.9）均低于空气组，而肺顺应性（46.6±5.8 vs 38.9±6.5）高于空气组；二氧化碳组患者的氧合指数较空气组高；二氧化碳组中，10 例患者出现轻度血压和心率升高。结论认为，静脉麻醉下，单肺通气持续吸入二氧化碳能够改善肺叶切除患者单肺通气相关的肺部和全身炎症反应，改善呼吸功能，因而推断治疗性高碳酸血症可能加快单肺通气患者恢复，并减少临床潜在并发症的发生。　　　　　　（邹　最）

【评述】单肺通气诱发的急性肺损伤与局部及全身炎症反应密切相关。治疗性高碳酸血症是保护急性肺损伤的主要策略之一。本研究以吸入空气为对照，探讨了吸入高浓度二氧化碳对单肺通气后肺损伤的影响，得出了治疗性高碳酸血症可降低单肺通气肺叶切除患者的炎症反应，改善患者呼吸功能的结论。该研究从治疗性高碳酸血症治疗单肺通气急性肺损伤的新视角出发，得出的结论有助于临床医师选择有效的治疗方案，以加快单肺通气肺叶切除患者的康复，并减少临床相关并发症的发生率。　　（袁红斌）

文选 26

【题目】依托咪酯麻醉与丙泊酚麻醉相比在 ERCP 中能够引起较稳定血流动力学反应：一项随机临床试验（Etomidate anesthesia during ERCP caused more stable haemodynamicresponsescompared with propofol：a randomized clinical trial）

【来源】Int J Med Sci，2015，12（7）：559-565

【文摘】Song 等比较依托咪酯和丙泊酚对血流动力学的影响，设计依托咪酯麻醉与丙泊酚麻醉在经内镜逆行胰胆管造影术（ERCP）中能够引起较稳定的血流动力学应答。其主要目的是对比依托咪酯和丙泊酚在 ERCP 中血流动力学影响，次要目的是对比患者的生存率。试验选择 80 例 ERCP 患者，并随机分为依托咪酯组和丙泊酚组。依托咪酯组患者在 ERCP 过程中全程接受依托咪酯诱导及维持，丙泊酚组患者在 ERCP 过程中也同样全程接受丙泊酚诱导及维持。全程监测并记录心血管参数和血流动力变化过程时间。结果显示：平均动脉压变化到基线水平分别是（-8.4±7.8）%和（-14.4±9.4）%（$P=0.002$），这说明平均动脉压在丙泊酚组下降程度比依托咪酯组明显（$P<0.05$），而依托咪酯组和丙泊酚组的心率变化分别是（1.8±16.6）%和（2.4±16.3）%（$P=0.874$），说明两者对心率影响的差异无统计学意义。另外，2组的 ERCP 手术过程时间以及恢复时间相似，而且 2 组的生存率间差异亦无统计学意义（$P=0.942$）。所以结论认为，依托咪酯对行 ERCP 患者进行麻醉维持，能够维持血流动力学更加稳定。 （邹　最）

【评述】麻醉维持并保持术中患者生命体征平稳是作为麻醉医师应尽的职责，同时也是麻醉的重点和难点所在。由于麻醉药物种类繁多，使用组合也多种多样并有着显著的个体差异，所以保护患者在术中血流动力学稳定尤其重要。本研究选取 80 例 ERCP 患者，并随机分为依托咪酯组和丙泊酚组。依托咪酯组患者在 ERCP 过程中全程接受依托咪酯诱导以及维持，丙泊酚组患者在 ERCP 过程中也同样全程接受丙泊酚诱导以及维持。全程监测并记录心血管参数和血流动力变化过程时间，得出依托咪酯麻醉与丙泊酚麻醉相比，在 ERCP 中能够维持较稳定的血流动力学应答。本研究从血流动力学的新视角出发，得出的结论有助于临床医师选择更有效的预防方案。 （袁红斌）

文选 27

【题目】BIS 指导的丙泊酚靶控输注闭环控制系统比开环控制系统更好：一项评价 CONCERT-CT 闭环系统的随机，对照，多中心临床试验（Closed-loop control better than open-loop control of propofol TCI guided by BIS: a randomized, controlled, multicenter clinical trial to evaluate the CONCERT-CL closed-loop system）

【来源】PLoS One, 2015, 10 (4): e0123862

【文摘】Liu 等研究比较丙泊酚闭环输注与开环输注系统在外科手术中的麻醉效果，探讨闭环输注系统在临床中应用的优势。该研究采用随机、对照、多中心临床试验，将来自 3 个医疗中心的 180 例接受丙泊酚和瑞芬太尼全程靶控输注（TCI）静脉麻醉的外科患者随机分为丙泊酚闭环组和丙泊酚开环组。闭环组应用丙泊酚闭环输注系统，开环组应用丙泊酚开环输注系统进行静脉麻醉维持。主要结局指标为 BIS 值在 40~60 的总体评分（GS），次要指标为麻醉药用量和拔管时间。闭环组和开环组最终分别纳入 89 和 86 例患者。结果显示，各组患者一般情况、手术类型、麻醉用药（包括丙泊酚、瑞芬太尼、咪达唑仑、血管活性药物等）剂量、诱导时间和拔管时间的差异均无统计学意义。闭环组 GS 评分（22.21±8.50）分，低于开环组的（27.19±15.26）分（$P=0.009$）。相比开环组的（79.92±13.17）%，患者在适宜的麻醉深度（BIS 值在 40~60）所占的时间比重在闭环组[（84.11±9.50）%]中更高（$P=0.016$）。闭环组的丙泊酚输注校对频率为（31.55±9.46）次/h，比开环组[（6.84±6.21）次/小时]更高（$P=0.000$）。结论认为，与开环输注系统相比，丙泊酚闭环输注系统可以更好地自动调节丙泊酚靶控输注，保持患者 BIS 值在合适的范围，并且减少麻醉师工作量。 （邹　最）

【评述】闭环输注系统是传统靶控输注的延伸与发展，由于其在减少用药误差、维持麻醉稳定方面的巨大优势，受到广泛关注。本研究以 BIS 作为反馈信息，比较了丙泊酚闭环输注与开环输注系统在外科手术中的麻醉效果，得出了闭环输注系统可以更好地调节丙泊酚靶控输注，保持 BIS 值在合适的范围并减少麻醉师工作量的结论。本研究以设计严密的随机、对照、多中心研究对闭环输注系统进行综合评价，得出的结论更加明确闭环输注系统的优势，不仅可以安全有效维持合适的麻醉深度而且减少了麻醉医师的工作量。随着检测手段的完善与调控模块的发展，相信该系统会有更广阔的发展空间。　　　　（袁红斌）

文选 28

【题目】腹腔镜手术中不同通气模式对肺功能的影响

【来源】临床麻醉学杂志，2015，31（7）：658-660

【文摘】洪庆雄等对比观测 2 种通气模式对腹腔镜手术患者肺功能的影响。将 60 例拟行腹腔镜结直肠癌根治术的患者随机分为 2 组，RM 组为肺复张通气组、C 组为常规通气策略组。RM 组通气策略：V_T 6 ml/kg，RR 20 次/分，I:E=1:2，吸入氧浓度为 100%，气腹建立后每 30min 行 RM 一次，具体为：将呼气末正压（PEEP）由 0 调至 5 cmH$_2$O（1cmH$_2$O=0.098 kPa）通气 10 次，再调至 10 cmH$_2$O 通气 10 次；最后调至 20 cmH$_2$O 通气 1min 后回调至 0。C 组常规通气策略：V_T 10 ml/kg，RR 10 次/分，I:E=1:2 直到术毕。分别在麻醉诱导前（T_1）、麻醉诱导后插管前（T_2）、气管插管后即刻（T_3）、切皮前（即气腹前）（T_4）、气腹 30min（T_5）、60 min（T_6）、90 min（T_7）、120 min（T_8）、缝合切口时（T_9）及术毕（T_{10}）时记录 HR、MAP、中心静脉压（CVP），在 T_4~T_9 时记录肺顺应性（C）。在 T_4 和 T_8 时检测动脉血氧分压（PaO$_2$）和 PaCO$_2$ 的变化。结果 2 组性别构成、年龄、身高、体重、手术时间、术中出血量、尿量及 T_1~T_9 等一般资料间差异无统计学意义。与 T_4 时比较，T_8 时 RM 组 PaO$_2$、PaCO$_2$ 明显升高（$P<0.01$）；C 组 PaO$_2$ 明显降低，但 PaCO$_2$ 明显升高（$P<0.01$）；且 T_8 时 RM 组 PaO$_2$、PaCO$_2$ 均明显高于 C 组（$P<0.01$）。与 T_4 时比较，T_5~T_8 时 RM 和 C 组肺顺应性（C）明显降低（$P<0.01$），T_9 时 RM 组肺顺应性明显升高，C 组肺顺应性明显降低（$P<0.01$）。结论认为，腹腔镜结直肠手术中采用小潮气量合并肺复张的通气策略有利于增加肺顺应性和氧合作用。　　　　（邹　最）

【评述】腹腔镜中所需气腹易导致肺不张和肺容量减小，调节机械通气参数可以在一定程度上避免高碳酸血症和低氧血症发生，但仍有导致肺损伤的可能。该研究从实际应用角度探讨合适的通气模式，得出采用小潮气量合并定时逐步肺复张的通气策略以增加肺顺应性和氧合作用。国内已有相关研究对比术中和术后分别采用不同机械通气模式对老年人腹腔镜手术后肺功能的影响，结论显示腹腔镜手术术后应用持续气道正压模式通气能改善老年人的肺氧合功能，加快肺功能的恢复，减少术后肺部并发症的发生，这种通气模式尤其适用于术前伴有肺部疾病的老年手术患者。　　　　（袁红斌）

文选 29

【题目】尼卡地平对非心肺转流冠状动脉旁路移植术患者术中血流动力学和氧代谢的影响

【来源】临床麻醉学杂志，2015，31（6）：530-533

【文摘】战珑等研究尼卡地平对非心肺转流冠状动脉旁路移植术（OPCABG）患者术中血流动力学和氧代谢的影响。将79例拟行OPCABG患者随机分为2组，N组近端血管吻合前持续泵注尼卡地平0.5μg/（kg·h），G组泵注硝酸甘油0.5μg/（kg·h）。记录麻醉前和用药后10 min、30 min、60 min、90 min时的氧代谢、血流动力学等指标变化情况，包括混合静脉血氧饱和度（SvO_2）、MAP、PaO_2、心排血量（CO）、心率（HR）和肺血管阻力、体循环血管阻力、心指数（CI）、氧摄取率、乳酸等。结果发现2组患者在用药后60 min及90 min氧耗明显降低，乳酸浓度明显升高，而尼卡地平组更低；2组在用药后肺血管和体循环阻力均明显降低，且尼卡地平组更低。研究结果表明，尼卡地平可有效改善OPCABG患者术中氧代谢并维持血流动力学稳定。

（邹　最）

【评述】OPCABG极易出现血流动力学和氧代谢的紊乱。尼卡地平通过抑制Ca^{2+}流入血管平滑肌细胞而发挥血管扩张作用，而且能抑制磷酸二酯酶，使脑、冠状动脉及肾血流量增加，起到降压作用。本研究从药物应用理论出发，得出的结论有助于临床医师选择有效的方案。

（袁红斌）

文选30

【题目】右美托咪定对非体外循环冠状动脉旁路移植术患者血流动力学及应激反应的影响

【来源】国际麻醉学与复苏杂志，2015，36（8）：673-677

【文摘】张子斌等研究探讨了右美托咪定持续输注在非体外循环冠状动脉旁路移植术（OPCABG）中对患者血流动力学及应激的影响。将60例行OPCABG的患者随机分为右美托咪定组和对照组，每组30例。右美托咪定组于麻醉诱导前静脉泵注0.5 μg/kg的负荷剂量，10 min泵注完成后随即在麻醉诱导的同时以0.5 μg/（kg·h）的速率泵注至术毕；对照组以同样的方式泵注等量0.9%氯化钠溶液。分别于泵注药物前（T_0）、泵注完负荷量药物即刻（T_1）、气管插管时（T_2）、锯胸骨时（T_3）、吻合前降支时（T_4）、吻合右冠状动脉或后降支时（L）、吻合回旋支或对角支时（T_6）、吻合近端时（T_7）、吻合血管完毕后10min（T_8）、手术结束时（T_9）、拔出气管导管时（T_{10}）记录各项血流动力学参数，并记录术中窦性心动过缓、窦性心动过速、低血压和高血压的发生次数。结果显示，与T_0时比较，对照组T_2～T_8、T_{10}时心率均明显增快（$P<0.05$）；T_2、T_3、T_{10}时平均动脉压明显升高，而T_4～T_7时平均动脉压明显降低（$P<0.05$）；T_3～T_8时平均肺动脉压、肺循环阻力指数、体循环阻力指数明显升高（$P<0.05$）。右美托咪定组T_1～T_{10}时心率明显减慢（$P<0.05$），T_1～T_3、T_9、T_{10}时平均动脉压明显降低（$P<0.05$）；T_1～T_{10}时肺循环阻力指数（PVRI）、外周血管阻力指数（SVRI）明显降低（$P<0.05$）；T_7～T_8时心指数、左心每搏做功指数、右心每搏做功指数明显增高（$P<0.05$）；术中窦性心动过速、高血压发生率明显降低（$P<0.05$）。结论认为，术中持续泵注右美托咪定能稳定OPCABG患者围术期血流动力学和应激激素水平，减轻应激反应，降低术中不良事件发生率。

（邹　最）

【评述】OPCABG应用广泛且非常成熟，它能够有效改善心肌缺血，完全实现再血管化，提高患者生存率和降低心脏事件的发生率。但由于体外循环打乱了正常的生理状态，破坏了机体微循环，可引起一系列的并发症。本研究以右美托咪定作为研究药物，评价其对OPCABG患者血流动力学和应激的影响。得出了术中持续泵注右美托咪定能稳定OPCABG围术期血流动力学和应激激素水平，减轻应激反应，降低术中不良事件发生率。本研究从临床应用的角度出发，有利于患者手术平稳及早期康复。 （袁红斌）

文选31

【题目】控制性低中心静脉压对脊柱手术患者血管外肺水和失血量的影响

【来源】临床麻醉学杂志，2015，31（5）：427-431

【文摘】张俊杰等研究比较控制性低中心静脉压（CLCVP）和传统麻醉方法在脊柱手术中对血管外肺水和失血量的影响。将36例接受全身麻醉下腰椎后椎管路减压植骨融合术的患者随机分为CLCVP组和对照组。CLCVP组采用控制输液及持续泵注硝酸甘油的方法使CVP维持在2~4 cmH$_2$O，植骨融合后使CVP恢复至6~12 cmH$_2$O，对照组则常规输液，CVP保持在6~12 cmH$_2$O。主要结局指标为麻醉诱导后仰卧位，降压前俯卧位，CLCVP后30 min、60 min、90 min，手术结束时各时间点血管外肺水指数（EVLWI）及失血量，次要指标为各血流动力学参数及术中液体出入量、输血量。两组患者各时间点EVLWI、CI间差异均无统计学意义（$P>0.05$），SVRI和血容量指数（ITBVI）在俯卧位时较对照组降低，手术结束后两组间差异均无统计学意义；而CLCVP组失血量[（442±110）ml]明显少于对照组[（594±190）ml]（$P<0.05$），CLCVP组尿量[（359±175）ml]较对照组[（658±273）ml]减少（$P<0.05$），但总尿量仍大于1ml/（kg·h）。结论认为，限制液体输注联合静脉泵注硝酸甘油行控制性低中心静脉压（2~4 cmH$_2$O）的方法对脊柱手术患者的血流动力学无不良干扰，较为安全，且明显减少术中失血量与血制品需要量，减轻患者损伤。 （邹 最）

【评述】控制性低中心静脉压技术在临床上由于其避免容量超负荷、有效减少术中出血、几乎不影响肝肾功能等优点常用于肝叶切除的手术，用于其他外科手术的报道较为少见。本研究随机对照设计严谨，弥补控制性低中心静脉压在除肝叶手术外领域应用的空白，结果提示控制性低中心静脉压可以减轻脊柱手术患者术中失血，并避免容量超负荷，有利于该策略在临床的推广。对于术后患者的恢复和肝肾功能的影响本研究则未涉及，是为缺憾，相信未来会有更多与该技术相关的临床应用研究。 （袁红斌）

文选32

【题目】高渗氯化钠羟乙基淀粉40注射液对中重度创伤性脑损伤手术患者的脑保护作用

【来源】临床麻醉学杂志，2015，31（9）：842-845

【文摘】高礼等探讨高渗氯化钠羟乙基淀粉40注射液（HSH40）对中、重度创伤性脑损伤（TBI）手术患者的脑保护作用。将择期脑外伤手术患者60例随机均分为HSH40组和甘露醇组，打开硬脑膜前

30 min 分别输注 HSH 405 ml/kg 和甘露醇 5 ml/kg。记录液体输注前（T_0）和输注结束后 30（T_1）、60（T_2）、120 min（T_3）的动脉血氧分压（PaO_2）、血氧饱和度（SaO_2）、动脉血红蛋白含量（Hba）、颈内静脉球氧分压（$PjvO_2$）、颈内静脉球氧饱和度（$SjvO_2$）、颈内静脉球血红蛋白含量（Hbv）。根据 Fick 公式计算动脉血氧含量（CaO_2）、颈内静脉血氧含量（$CjvO_2$）、脑动脉-颈内静脉球氧含量差（$Ca\text{-}jvDO_2$），并计算脑氧摄取率（$CERO_2$）；于手术前（a1）、液体输注结束后即刻（a2）、术后 2 h（a3）、1 日（a4）抽取外周静脉血，检测神经损伤标志物 S100β蛋白含量；采用 GOS 量表和 Barthel 指数评定患者神经功能预后。结果发现与 T_0 时比较，T_2、T_3 时两组 $SjvO_2$ 明显升高、T_1～T_3 时 2 组 $Ca\text{-}jvDO_2$ 和 HSH40 组 $CERO_2$ 明显降低（$P<0.05$）。与甘露醇组比较，T_2、T_3 时 HSH40 组 $SjvO_2$ 明显升高（$P<0.05$）；T_1～T_3 时 $Ca\text{-}jvDO_2$ 和 $CERO_2$ 明显降低（$P<0.05$）。a3 时甘露醇组和 a4 时 2 组 S100β蛋白含量明显高于 a1 时（$P<0.01$），且 a3 时 HSH40 组 S100β蛋白含量明显低于甘露醇组（$P<0.05$），HSH40 组 Barthel 指数评定完全自理和轻度缺陷患者 18 例（60%），明显高于甘露醇组的 12 例（40%），差异有统计学意义（$P<0.05$）。中、重度缺陷患者 12 例（40%），明显低于甘露醇组的 18 例（60%），差异有统计学意义（$P<0.05$）。该研究认为，HSH40 注射液和甘露醇均可减少创伤性脑损伤手术患者的脑组织耗氧和 S100β蛋白含量，改善 GOS 评分及 Barthel 指数，两者均有脑保护作用，且前者保护作用更为显著。　　　（邹　最）

【评述】HSH40 是 4.2%氯化钠和 7.6%羟乙基淀粉组成的高渗晶胶混合液，其晶体渗透压高，能利用渗透压梯度，将肿胀的细胞内液和组织间液转移至血管内，并且使脑组织脱水，以自体输液的形式扩充血容量，进一步减轻脑水肿，起到显著的脑保护作用。本研究通过比较 HSH40 组和甘露醇组对重度创伤性脑损伤手术患者的脑保护作用，证实两者均有脑保护作用，且前者保护作用更为显著。本研究通过随机对照试验，明确 HSH40 在脑保护方面的优势，相信 HSH40 将在临床上得到更广泛的应用。　　　（袁红斌）

文选 33

【题目】目标导向液体治疗对胃肠道肿瘤手术老年患者术后康复的影响

【来源】中华麻醉学杂志，2015，35（4）：453-456

【文摘】赵国良等研究比较了目标导向液体治疗与常规液体治疗在老年患者胃肠道肿瘤围术期应用，探讨目标导向液体治疗对术后康复的影响。该研究将 100 例年龄 65～90 岁，体重 40～80 kg，ASA Ⅱ级或Ⅲ级，择期行胃肠道肿瘤根治术的患者随机分为两组：目标导向液体治疗组（G 组）和常规液体治疗组（C 组）。G 组术中维持的主要生理指标包括心指数（CI）、每搏量变异度（SVV）、平均动脉压（MAP）和每搏量指数（SVI），其范围分别是 2.5～4.0 L/(min·m^2)、2%～13%、65～110 mmHg 和 35～47 ml/m^2；C 组术中主要维持 MAP 和 CVP，范围是 60～110 mmHg 和 6～12 cmH$_2$O。术中补液主要是晶体液和胶体液，分别为复方电解质液和 130/0.4 羟乙基淀粉溶液。两组对比结果显示：G 组术中晶体液用量、胶体液用量、总输液量和尿量减少，但血管活性药物使用率却相对升高；在术后住院时间、总住院时间和肛门首次排气时间方面，G 组均短于 C 组，进而 G 组总医疗费用降低，术后手术相关并发症、肺部并发症及心血管并发症的发生率均低于 C 组（$P<0.05$ 或 0.01）。与常规液体治疗相比，基于 FloTrac/Vigileo 监测系统的目标导向液体治疗可显著促进老年患者胃肠道手术后康复，这对于围术期液体管理有一定的指导意义。

（邹　最）

【评述】目标导向液体疗法是在快速监测系统的指导下，根据患者相应的生理状况进行合适的补液策略，其优势在于按需补液，使患者达到最理想的状态。当今医疗界，常规的补液治疗已远远满足不了临床需求。本研究在 FloTrac/Vigileo 监测系统的指导下，以 CI、SVV、MAP、SVI 和 CVP 作为主要反馈信息，比较了目标导向液体治疗和常规液体治疗对老年患者胃肠道肿瘤手术后康复的影响。通过细致、严密的试验设计，得出目标导向液体疗法在补液量、住院时间及并发症发生率方面都优于对照组，显著促进老年患者胃肠道手术后的康复。本研究以全新的视角、全面的观察指标为我们提供了目标导向液体疗法术中应用的疗效，对将来围术期液体管理有一定的指导意义。

（袁红斌）

文选 34

【题目】腹腔内热灌注对腹腔镜胃癌根治术患者凝血功能的影响

【来源】中华麻醉学杂志，2015，35（11）：1328-1330

【文摘】李璐等探讨腹腔内热灌注对腹腔镜胃癌根治术患者凝血功能的影响。40 例择期行腹腔镜胃癌根治术患者随机分为腹腔内热灌注组（HIP 组）和对照组（C 组）。根治性手术操作结束后停用所有药物，HIP 组将患者腹部腹腔内热灌注管道与机器相连，用 42℃生理盐水冲洗腹腔 1h；期间静脉注射丙泊酚 100mg，维持 BIS 值 40～60。C 组并不进行热灌注。分别于麻醉诱导前即刻（T_0）、腹腔内热灌注前即刻（T_1）、腹腔内热灌注 1h（T_2）时取静脉血样，应用检测血栓弹力图，记录 R、K、α 角及最大幅度（MA），比较两组患者的凝血功能。结果各组患者的一般情况、术中液体出入量、手术时间差异均无统计学意义。与 C 组比较，HIP 组 T_0 和 T_1 时 R、K、α 角及 MA 差异无统计学意义（P 均>0.05），而 T_2 时 R、K 升高，α 角和 MA 降低（P 均<0.05）。结论认为腹腔内热灌注可以改善腹腔镜胃癌根治术患者的凝血功能。（邹　最）

【评述】维持良好的凝血功能对于手术患者极为重要。胃癌患者术毕腹腔内热灌注可以清除术后残存的游离肿瘤细胞，同时肿瘤细胞在一定高温的条件下可发生不可逆的坏死，从而改善患者的预后。然而，腹腔内热灌注使患者体温呈浅高温状态，是否可以改善患者的凝血功能尚无定论。本研究通过检测血栓弹力图，分析比较腹腔内热灌注与未进行热灌注的胃癌手术患者的凝血功能，发现腹腔内热灌注可以改善腹腔镜胃癌根治术患者的凝血功能。本研究通过随机对照试验，明确了腹腔内热灌注改善凝血功能的优势，相信未来腹腔内热灌注在临床上会有更广泛的应用。

（袁红斌）

文选 35

【题目】控制性降压联合自体血回输在脊柱手术中的应用

【来源】国际麻醉学与复苏杂志，2015，36（3）：209-212

【文摘】徐忠厚等探讨控制性降压联合自体血回输技术应用于复杂脊柱外科大手术的临床效果及安全性。将40例脊柱外科大手术的患者随机分为两组：控制性降压联合自体血回输组（A组，$n=20$）和非自体血回输组（B组，$n=20$）。A组全身麻醉诱导后，术中用硝酸甘油行控制性降压，维持平均动脉压（MAP）（65±5）mmHg，并用血液回输仪回收术野出血；B组未行自体血回输；两组术中血细胞比容（HCT）低于25%则输注库存血。两组术中连续监测心率（HR）、MAP、心电图（ECG）和中心静脉压（CVP）。记录两组患者术中出血量、异体输血量及输血相关并发症，术前和术后24h红细胞（RBC）、血红蛋白（Hb）、HCT、血小板（PLT）及凝血酶原时间（PT）、活化部分凝血酶原时间（APTT）和纤维蛋白原（FG）。结果发现A组出血量（1120±510）ml低于B组（1524±457）ml（$P<0.05$），A组输异体血发生率（10%）显著低于B组（100%）（$P<0.01$），术后24h两组患者RBC、Hb、HCT、PLT、PT、APTT和Fg与术前比较差异有统计学意义（$P<0.05$），但都在正常范围内，但两组间比较差异无统计学意义（$P>0.05$）；两组均无肺水肿、心力衰竭及创面异常出血并发症。该结论认为复杂脊柱手术中采用控制性降压可明显减少此类患者失血量，对血流动力学、组织器官血液灌注等均无不良影响，术中配合自体血回收、回输技术可将术野出血回收、回输，从而进一步达到节约用血的目的，减少甚至避免异体输血。

（邹　最）

【评述】临床上血源紧张及输入同种异体血易引起相应的并发症，诸如病毒性传染病、过敏反应、溶血反应、免疫抑制等，不仅增加医疗成本，还会给患者带来极大的伤害，所以输血相关问题是亟待解决的重大难题。本研究将控制性降压联合自体血回输方法应用于复杂脊柱手术，并与常规输入同种异体血的病例进行比较，并证实控制性降压复合术中自体血回输在复杂脊柱手术中的应用是安全可靠的，能明显减少出血量，减少甚至避免异体血输入。本研究明确了控制性降压复合术中自体血回输可以改善临床输血面临的相关问题，相信未来控制性降压复合术中自体血回输在临床上会有更广泛的应用。

（袁红斌）

文选36

【题目】：硬膜外麻醉与周围神经阻滞对中国老年患者髋关节置换术后结局的影响：一项回顾性分析（Retrospective comparison of the effects of epidural anesthesia versus peripheral nerve block on postoperative outcomes in elderly Chinese patients with femoral neck fractures）

【来源】Clin Interv Aging，2015，10：1223-1231

【文摘】Jin等回顾性总结了硬膜外麻醉与周围神经阻滞两种方式对行半髋关节置换术的老年患者围术期合并症、并发症、麻醉方式及死亡率（住院期间、术后30日及术后1年）的影响。该研究选择了2008—2012年老年股骨颈骨折手术患者258例，平均年龄为79.7岁，其中女性患者占71.7%。患者住院期间、术后30日及术后1年的死亡率分别为4.3%、12.4%和22.9%。术后常见并发症有急性心血管事件（23.6%）、电解质紊乱（20.9%）及低氧血症（18.2%）。硬膜外麻醉组与周围神经阻滞组在患者基本信息、围术期合并症、死亡率以及心血管并发症方面未发现明显的统计学差异。术后阿尔茨海默病（$P=0.027$）和谵妄在周围神经阻滞组患者更易发生。周围神经阻滞组术后出现更多的急性呼吸衰竭（$P=0.048$），但较少发生术后卒中（$P=0.018$）。硬膜外麻醉组术后较少需要进入ICU治疗（$P=0.024$）。研究认为，在老年股骨颈骨折手术中，周围神经阻滞与硬膜外麻醉方式相比，并不减少心血管不良事件和降低死亡率。

（胡家祺）

【评述】股骨颈骨折多见于老年患者，围术期并发症多，死亡率高。本研究中发现在老年患者行半髋关节置换术中，周围神经阻滞与硬膜外麻醉相比，并未降低心血管不良事件及围术期死亡率。周围神经阻滞术后患者更容易出现阿尔茨海默病和急性呼吸衰竭，而硬膜外麻醉更易出现卒中。围术期管理可能比麻醉方式对于老年股骨颈骨折患者更为重要。因此，进一步的研究应确定这类患者的围术期管理最佳诊疗指南，并建立团队合作，或许可减少围术期不良事件和降低死亡率。

（王春晓）

文选 37

【题目】胸段硬膜外麻醉改善心脏手术患者术后结局：一项针对随机对照研究的Meta分析（Thoracic epidural anesthesia improves outcomes in patients undergoing cardiac surgery: meta-analysis of randomized controlled trials）

【来源】Eur J Med Res，2015，20：25

【文摘】Zhang等搜索了PubMed、Embase、Cochrane在线数据库和Web搜索的相关随机对照试验，检索词为"胸段硬膜外麻醉"和"心脏手术"，对胸段硬膜外麻醉改善心脏手术患者预后进行了Meta分析。两位评价者搜索数据并根据Cochrane手册评估和提取数据。搜索的结果中对死亡率、心肺功能、治疗相关并发症进行了归类和分析。从2230篇文献中筛选出25篇，共计3062例患者纳入Meta分析。结果显示，与单纯全身麻醉相比，全身麻醉复合胸段硬膜外麻醉能降低心肌梗死、卒中及死亡的风险，但差异均无统计学意义（P均>0.05）。同时术后并发症的发生风险降低，呼吸道并发症发生率降低[相对危险度（RR）= 0.69]，室上性心律失常减少（$RR=0.61$），疼痛评分下降1.27。胸段硬膜外麻醉还可以缩短拔出气管导管的时间，降低重症监护室留滞时间，减少住院天数。

（胡家祺）

【评述】胸段硬膜外麻醉越来越多地用于辅助全身麻醉、术后镇痛。许多临床研究揭示硬膜外麻醉能改善心肺功能，减少心脏手术患者术后循环和呼吸系统并发症。本次Meta分析中，心脏手术中使用胸段硬膜外麻醉不能降低心肌梗死的发生率和术后死亡率，但可以减少呼吸系统并发症、心血管事件及神经系统并发症，并能缩短术后使用呼吸机时间。与硬膜外麻醉可致血肿、脓肿等并发症相比，多中心大样本的随机临床试验数据提示，在心脏手术中其优点大于缺点。

（王春晓）

文选 38

【题目】 腹围和腰椎弯曲度对 Tuffer's 触诊法评估腰椎间隙准确性的影响：一项观察性研究（Abdominal circumference but not the degree of lumbar flexion affects the accuracy of lumbar interspace identification by Tuffier's line palpation method: an observational study）

【来源】 BMC Anesthesiol，2015，15: 9

【文摘】 Lin 等评估了腹围和腰椎弯曲度对 Tuffier's 触诊法评估腰椎间隙准确性的影响。7 名不同年资的麻醉医师通过 Tuffier 线（两髂嵴最高点的连线）触诊髂嵴位置，分别对 52 名志愿者进行腰椎水平的确认并标记，随后接受腰椎平片标记腰椎水平，并与触诊组标记进行比较。结果显示，大腹围 [（94±12.1）cm]，高体重指数 [平均（25.9±3.9）kg/m^2]，年龄处于 50~70 岁的志愿者实际腰椎所在位置比 Tuffier 线明显上移。小腹围 [（82.8±13.5）cm]，低体重指数 [（21.6±4.1）kg/m^2] 的志愿者实际腰椎所在位置比 Tuffier 线明显下移。反映脊柱侧弯的 Cobb 角并不影响 Tuffier 线测量的准确性。研究认为患者的腹围、体重指数和年龄因素可能会影响腰椎水平识别的准确性。因此，触诊 Tuffier 线来确定腰椎水平并不适用所有情况。（胡家祺）

【评述】 蛛网膜下腔阻滞穿刺点的确定是通过触诊两侧髂嵴的最高点连线（Tuffier 线），与脊柱相交处，即为第 4 腰椎或 L$_{3~4}$ 棘突间隙。该研究发现，大腹围、高体重指数及中老年患者通过触诊所定的穿刺点比实际腰椎所处的位置低。另外，脊柱的弯曲度受限，并不影响通过触诊来确定腰椎及其间隙的位置。准确的定位腰椎及其间隙的位置，不仅依靠 Tuffier 线，更需要通过触诊其他骨性标志来确定，这样才能提高蛛网膜下腔阻滞的安全性和准确性。（王　晟）

文选 39

【题目】 超声辅助与盲探穿刺在老年患者蛛网膜下腔阻滞中的比较

【来源】 临床麻醉学杂志，2015，31（8）：780-782

【文摘】 苍惠岩等比较了旁正中纵切超声定位和实时引导技术在老年患者蛛网膜下腔阻滞应用中的有效性和安全性。研究选择了北京大学人民医院拟于蛛网膜下腔阻滞下行下腹部或下肢手术的老年患者 80 例，年龄≥65 岁，男性 35 例，女性 45 例，ASA Ⅰ～Ⅲ级，BMI≤35 kg/m^2，随机平均分为超声组和盲穿组。入室后常规监测生命体征，酌情给予适量咪达唑仑以消除紧张状态。超声组利用超声技术定位穿刺部位并实时观察椎间隙情况，引导穿刺针取旁正中纵切入路进入蛛网膜下腔。盲穿组采用传统的体表标志定位法定位穿刺进针，以脑脊液流出确定到达蛛网膜下腔。记录两组的试穿次数、穿刺时间、穿刺成功情况并随访术后腰痛的发生情况。结果显示两组的穿刺时间、术后腰痛发生率差异均无统计学意义；而超声组的试穿次数明显少于盲穿组，穿刺成功率明显高于盲穿组（P 均<0.05）。研究认为，超声实时引导蛛网膜下腔阻滞在老年患者中有明显的优势，可使穿刺定位更准确，成功率更高。（王志鹏）

【评述】 目前临床工作中，需行椎管内阻滞的老年患者日益增多，椎管的退行性变使常规的盲穿法出现不少弊端，本研究将超声技术引导下行蛛网膜下腔阻滞与传统方法做比较，设计合理，结果也显示超声技术在老年患者椎管内麻醉中具有良好的优势，能减轻老年患者的身体损害，提高穿刺成功率，说明可视技术在老年患者椎管内麻醉中有较好的临床应用前景。（王　晟）

文选 40

【题目】 超声辅助改良骶管阻滞麻醉用于婴儿腹股沟疝手术的临床分析

【来源】 第三军医大学学报，2015，37（13）：1353-1356

【文摘】 刘立飞等分析评价了超声辅助改良骶管阻滞麻醉用于婴儿腹股沟疝手术的安全性和有效性。研究选择了重庆医科大学附属儿童医院麻醉科择期行腹股沟疝手术的患儿 60 例，年龄 4～12 个月，ASA Ⅰ～Ⅱ级，随机平均分为传统方法组和改良方法组。入室后以咪达唑仑、丙泊酚和舒芬太尼静脉注射麻醉诱导，然后静脉泵注丙泊酚维持麻醉。骶管阻滞采用 0.15% 罗哌卡因，推注速率 0.5 ml/s，总量 1 ml/kg，用超声监测局部麻醉药在硬膜外腔的扩散。传统方法组在两侧骶角中点垂直进针，穿过骶尾韧带后调整与皮肤的角度至 30°～45°后再进针 3～5 mm。改良方法组在骶裂孔靠近顶点部位垂直进针，直至穿破骶尾韧带。穿刺过程回抽出血液或脑脊液的均改为全身麻醉，并排除出本研究。记录患儿麻醉诱导后（T_1）、手术开始时（T_2）、手术开始后 10 min（T_3）和手术结束时（T_4）的血压、心率等生命体征，记录穿刺成功所需时间、穿刺次数、误入血管或蛛网膜下腔情况以及局部麻醉药在硬膜外腔达到的最高节段。结果显示，传统方法组和改良方法组局部麻醉药到达腰 1 节段的病例数差异无统计学意义（$P>0.05$），两组各时间点生命体征的差异均无统计学意义（P 均>0.05）。在传统方法组中，第一次穿刺成功率为 83.3%，有 3 例误入血管、1 例误入蛛网膜下腔而排除出本研究，在改良方法组中，第一次穿刺成功率为 96.7%，无误入血管或蛛网膜下腔的病例。两组间第一次穿刺成功率和穿刺成功所需时间的差异均无统计学意义（P 均>0.05），传统方法组误入血管和蛛网膜下腔的病例数高于改良方法组（$P=0.04$）。研究认为，采用超声辅助改良骶管阻滞法穿刺成功率高，并发症少，效果确切，值得在婴儿骶管阻滞麻醉中推广。（王志鹏）

【评述】 骶管阻滞麻醉是一种常用的婴幼儿区域阻滞技术，操作方便、快捷，成功率高，并发症少，特别是在基层医院有着十分重要的实际意义。但传统的操作方法存在一定的穿刺并发症发生率，本文通过改良操作方法，减少操作步骤，与传统方法做对比，试图找出更安全高效的骶管阻滞方法，研究显示该改良方法的确是一种不错的改进方法，值得推广，是很有意义的尝试。同时我们也应该看到，限于病例数，该方法还应进一步观察，以后的研究应该更侧重于超声定位和引导穿刺，进一步提高穿刺成功率并降低并发症的发生率。

（王　晟）

文选 41

【题目】 超声联合神经刺激器引导下臂丛加颈浅丛阻滞麻醉在肩锁手术中的应用

【来源】 中国医师杂志，2015，17（10）：1553-1554

【文摘】 曾兆东等对超声联合神经刺激器下臂丛复合颈浅丛神经阻滞麻醉在肩锁手术中的应用效果

进行了观察。该研究选择择期行肩锁手术的患者 60 例，年龄 18~65 岁，男性 36 例，女性 24 例，BMI 20~30 kg/m², ASA Ⅰ~Ⅱ级。随机分为 3 组（n=20）：传统解剖定位组（A 组）、神经刺激器定位组（S 组）和超声联合神经刺激器定位组（US 组）。通过上述 3 种定位方法对颈浅丛神经和肌间沟臂丛神经进行定位并阻滞。从操作时间、阻滞起效时间、阻滞完善时间、麻醉持续时间和阻滞效果 5 个方面进行对比。结果显示，相比传统的解剖定位、单纯神经刺激器定位，超声联合神经刺激器引导下臂丛颈丛联合阻滞麻醉操作更快，阻滞更加完善，成功率高、并发症少。 （郭远波）

【评述】传统的颈丛、臂丛神经阻滞往往使用解剖定位和神经刺激器定位，其具有盲目性、成功率不高、并发症较多、耗时较长等缺点。超声技术的应用使临床神经阻滞定位更为准确。本研究证实神经刺激器联合超声定位臂丛、颈浅丛神经比传统解剖定位、单纯神经刺激器定位的并发症更少，效果更完善，患者更安全。（王 晟）

文选 42

【题目】超声引导下 C_5 与颈浅丛联合阻滞在锁骨手术中局麻药的半数有效剂量

【来源】广东医学, 2015, 36（2）: 285-287

【文摘】傅志海等探讨了超声引导下 C_5 与颈浅丛联合阻滞在锁骨手术中局部麻醉药的半数有效剂量。研究选择择期行锁骨骨折切开复位内固定的患者 40 例，性别不限，年龄 18~65 岁，体重指数 18.7~26.1 kg/m², ASA Ⅰ~Ⅱ级。均经超声定位先在 C_5 臂丛周围注射 1/2 局部麻醉药，穿刺针再越过 C_5，在胸锁乳突肌下缘注射余 1/2，局部麻醉药为 0.375%左布比卡因和 1%利多卡因的混合液。采用序贯法进行试验，局部麻醉药剂量设为 8、12、16、20 和 24 ml，初始剂量 16 ml，间隔剂量 4 ml，注药 30 min 后切皮时，视觉模拟评分（VAS）>3 分，改为全身麻醉下完成手术以及下一例采用高一级剂量。若 VAS≤3 分，则下一例采用低一级剂量。采用 Probit 法计算所用局部麻醉药的半数有效剂量及其 95%置信区间，记录局部麻醉药中毒、刺破血管情况。结果显示，超声引导下 C_5 与颈浅丛联合阻滞在锁骨手术中局部麻醉药的半数有效剂量为 15.6 ml，95%可信区间为 12.8~18.4 ml。 （郭远波）

【评述】与传统的盲探法神经定位相比，超声定位神经穿刺给药量明显减少，在不影响麻醉效果的前提下能减少传统方法——大剂量使用局部麻醉药物所带来的神经损伤、药物中毒等并发症。本研究使用超声定位 C_5 臂丛神经联合颈浅丛阻滞，探索出在使用局部麻醉药为 0.375%左布比卡因和 1%利多卡因的混合液时所用的半数有效剂量，为临床应用提供了科学的依据。 （王 庆）

文选 43

【题目】眶下神经阻滞对七氟烷全身麻醉下行唇裂手术儿童苏醒期躁动的影响（The effect of infraorbital nerve block on emergence agitation in children undergoing cleft lip surgery under general anesthesia with sevoflurane）

【来源】 Pediatric Anesthesia，2015，25（9）：906-910

【文摘】 Wang 等探讨了唇裂手术的儿童眶下神经阻滞对七氟烷麻醉苏醒期躁动的影响。研究选择全身麻醉下择期行唇裂手术的患儿 110 例，年龄 5 个月～6 岁，随机分为两组：S 组，眶下孔注射 1.5 ml 生理盐水；B 组，眶下孔注射 0.25% 布比卡因 1.5 ml。儿童在复苏室苏醒期采用 PAED 评分表对其行为评分，疼痛使用 CHIPPS 量表进行评估，100 例患儿完成此研究。结果显示：①B 组术中所需七氟烷浓度小于 S 组。②苏醒期躁动发生率：B 组（16%）低于 S 组（42%，P=0.008）。B 组躁动持续时间比 S 组短。③B 组 PAED 评分平均（95%CI）[9（8～12）]低于 S 组[11.5（9.8～15）]（P=0.006）。复苏室 B 组 CHIPPS 评分平均（95%CI）[3（2～3.3）]低于 S 组[5（4～6）]（P<0.001）。本研究认为，七氟烷麻醉行唇裂手术的患儿，术前给予眶下神经阻滞可以明显降低苏醒期躁动的发生率，缩短躁动持续时间，不延长拔管时间，并能提供满意的术后镇痛。

（郭远波）

【评述】 在临床中小儿全身麻醉苏醒期躁动较为常见。其原因有疼痛、停用全身麻醉药过早及与使用药物的种类有关等。临床中常需追加镇痛、镇静药物，导致患者气管导管留置时间延长、苏醒延迟等并发症。疼痛可能是引起术后苏醒期躁动的主要原因之一。本研究针对唇裂手术患儿术前行眶下神经阻滞，可以提供术中、术后镇痛，明显减少术中、术后镇痛、镇静药物使用剂量，也明显降低苏醒期躁动的发生率，复苏室留观时间并未延长。

（王 庆）

文选 44

【题目】 胸椎旁神经阻滞用于乳腺癌根治术后镇痛的临床疗效评价

【来源】 临床外科杂志，2015，23（9）：708-710

【文摘】 杨柳等观察了超声引导下胸椎旁神经阻滞在乳腺癌根治术后镇痛中的临床效果。研究选择择期静脉+吸入复合麻醉下乳腺癌根治术的女性患者 60 例，随机分为 2 组（n=30），即超声引导下椎旁神经阻滞（TPVB）组和对照组。TPVB 组患者在超声引导下予 0.5% 罗哌卡因 20 ml 行 T_3、T_4 椎旁阻滞，对照组给予等量的生理盐水，术后均采用经静脉患者自控镇痛（PCIA）。记录术后 1、4、8、12、24、48 h 静止和运动视觉模拟评分（VAS）、舒芬太尼用量和不良反应；随访 3 个月和 6 个月的慢性疼痛情况。结果显示 TPVB 组术后 1～12 h VAS 评分低于对照组（P<0.05），24 h、48 h 两组对比无差异；TPVB 组 PCIA 舒芬太尼用量明显少于对照组（P<0.01）；TPVB 组患者术后恶心和呕吐的发生率小于对照组（P<0.05）；TPVB 组术后 3 个月和 6 个月的疼痛发生率分别为 13.8% 和 6.9%；对照组分别为 36.7% 和 30%。研究认为超声引导下 TPVB 可提供乳腺癌根治术患者良好的术后镇痛，减少阿片类药物的用量和不良反应，降低慢性疼痛的发生率。

（郁丽娜）

【评述】 TPVB 在乳腺手术围术期的镇痛效果显著，可辅助稳定术中血流动力学，也可降低围术期阿片类及其他镇痛药物的使用剂量，降低术后恶心、呕吐的发生率。本文研究证实了 TPVB 在术后 1～

12 h 镇痛的有效性,但 24 h、48 h 两组镇痛效果无差异。术后对患者随访 3、6 个月,发现对照组的慢性疼痛发生率较高,说明 TPVB 可降低乳腺癌术后慢性疼痛的发生率。　　　　　　　　　　（王　晟）

文选 45

【题目】 连续颈椎旁阻滞在肩关节手术麻醉的应用

【来源】 北京医学,2015,37（3）:253-256

【文摘】 张伟等比较不同颈椎旁阻滞方式在肩关节镜手术镇痛中的有效性和安全性。研究选择 40 例肩袖损伤并择期静脉+吸入复合麻醉下行肩关节镜手术的患者,随机分为 2 组（n=20）:神经刺激器组（S组）和超声联合神经刺激器组（U组）。术前两组均于 C_6 水平行改良颈椎旁阻滞入路穿刺和留置导管,术毕拔除椎旁阻滞导管接静脉电子镇痛泵。记录离开恢复室时间及术后 4 h、24 h、48 h 静息和运动（肩关节外展45°）时的疼痛视觉模拟评分（VAS）、前臂肌力、不良反应、辅助镇痛药用量及两组各自操作时间、试探次数等指标。结果显示 S 组比 U 组的平均操作时间、平均试探次数少（P 均<0.01）。术后两组其他指标比较差异无统计学意义（P 均>0.05）。研究认为改良颈椎旁阻滞入路能安全有效地应用于肩关节术后镇痛,超声联合神经刺激器引导能提高穿刺的有效性,缩短操作时间。　　（郁丽娜）

【评述】 肩关节手术镇痛方式多样。连续的颈椎旁神经阻滞较前入路肌间沟阻滞、后路臂丛神经阻滞等神经阻滞方式具有减少膈神经阻滞、气胸及颈部肌肉疼痛等不良反应的优点。超声联合神经刺激仪的颈椎旁阻滞借助可视化的优点,减少颈椎旁阻滞试探及操作时间。对初学者及年轻的麻醉医师帮助较大,可减少患者穿刺忍耐时间,契合现在提倡的舒适医疗主题。　　　　　　　　　　　　　　　（王　晟）

文选 46

【题目】 双侧胸椎旁神经阻滞复合全麻对心内直视手术患者应激反应的影响

【来源】 心脏杂志,2015,27（1）:85-87

【文摘】 孙立新等观察了双侧胸椎旁阻滞复合全身麻醉对心内直视手术患者应激反应影响。研究选择择期静脉+吸入复合麻醉下行二尖瓣置换术患者 40 例,年龄 40~64 岁,ASA Ⅱ~Ⅲ级,心功能 Ⅱ~Ⅲ级。随机分为 2 组（n=20）:双侧胸椎旁阻滞复合全身麻醉组（P组）和单纯全身麻醉组（G组）。P组患者麻醉诱导前经 T_3、T_4 间隙行双侧胸椎旁间隙穿刺置管,两侧分别注射试验剂量 3.75 g/L 罗哌卡因 5 ml,5 min 后两侧分别给予首次剂量 3.75 g/L 罗哌卡因 15 ml,然后予 5 ml/h 维持。于麻醉前、体外循环（CPB）前、术毕及术后 24 h 抽取静脉血,测定血浆胰岛素、皮质醇及血管紧张素Ⅱ（AngⅡ）浓度。记录两组心脏复跳情况、术后正性肌力药使用率、机械通气时间、ICU 滞留时间、肺部并发症发生率、心力衰竭发生率及死亡率。结果显示,两组患者血清应激指标均从 CPB 前开始升高,术毕达高峰（P<0.05）。P组术毕及术后 24 h 的皮质醇、AngⅡ水平均低于 G 组（P<0.05）;术毕 P 组胰岛素水平低于 G 组（P<0.05）,术后 24 h 两组胰岛素水平差异无统计学意义。P组患者术后 24 h 多巴胺使用量、机械通气时间明显低于 G

组（$P<0.05$）。研究提示双侧胸椎旁神经阻滞可一定程度上抑制心内直视手术患者应激反应的激素释放，促进患者术后恢复。

（郁丽娜）

【评述】心外科手术应激反应较大。减少心脏手术患者围术期应激反应，可促进患者术后恢复。高位硬膜外神经阻滞可明显减少患者的应激反应，但抗凝药物的使用，限制其在心外手术中的应用。本文比较 TPVB 复合全身麻醉和单纯全身麻醉下的二尖瓣置换手术，证实 TPVB 可降低围术期应激反应，但抑制程度未明确。TPVB 及高位硬膜外阻滞均可减少心脏手术的应激反应，哪种效果更显著，仍需进一步研究。比较两种技术，TPVB 风险较少，但操作中患者需要变换体位。对于心功能较差、动脉夹层等大血管病变的患者，不能配合的患者，TPVB 的施行还是存在一定的难度。

（王　晟）

文选 47

【题目】胸腔镜肺癌根治术后病人自控椎旁神经阻滞对细胞免疫功能的优化程度

【来源】中华麻醉学杂志，2015，35（6）：707-710

【文摘】冯芳等观察了胸腔镜肺癌根治术后自控椎旁神经阻滞（PCPB）对细胞免疫功能的优化程度。研究选择择期胸腔镜肺癌根治术患者 41 例，年龄 50~64 岁，BMI 20~25 kg/m^2，ASA 分级 Ⅰ~Ⅲ级，TNM 分期 Ⅰ~Ⅱ期。随机分为 2 组：患者自控静脉泵 PCIA 组（$n=21$）和患者自控椎旁神经阻滞泵 PCPB 组（$n=20$）。PCIA 组药物为舒芬太尼，PCPB 组药物为 0.75% 罗哌卡因，2 组均维持视觉模拟评分（VAS）≤3 分，镇痛至术后 50 h。分别于麻醉诱导前即刻（基础状态）、术毕、术后 1、3、5 日时采集静脉血样，检测调节性 T 细胞、自然杀伤细胞和自然杀伤 T 细胞的水平，并检测血浆白细胞介素-10 和转化生长因子-β 浓度。结果显示，术后 1、3 日时 PCPB 组比 PCIA 组调节性 T 细胞水平降低，自然杀伤细胞水平和自然杀伤 T 细胞水平升高，血浆白细胞介素-10 及转化生长因子-β 的浓度降低，术后细胞免疫功能低下率差异无统计学意义（$P>0.05$）。研究提示胸腔镜肺癌根治术后 PCPB 对细胞免疫功能的优化程度无临床意义。

（郁丽娜）

【评述】肺癌术后患者细胞免疫功能的优化，理论上可增强患者自身抑制肿瘤细胞的复制的能力，降低肿瘤复发的可能。本文希望 PCPB 这种麻醉方式可以帮助行胸腔镜的患者增强细胞免疫，改善患者预后。本文结果提示术后 1、3 日时 PCPB 组的细胞免疫优化程度与 PCIA 组差异无统计学意义。可能有几种因素，如样本量不够大，结论可能存在一定差异；患者 TNM 分期未纳入Ⅲ~Ⅳ期的患者，PCPB 对该类患者的细胞免疫是否优化，尚不能判断。

（王　晟）

文选 48

【题目】超声引导腹横肌平面阻滞用于腹腔镜胆囊切除术的术后镇痛效应

【来源】山西医科大学学报，2015，46（2）：185-189

【文摘】韩磊等探讨了超声引导腹横肌平面阻滞用于腹腔镜胆囊切除术的术后镇痛效应。研究选择择期在静脉+吸入复合麻醉下行腹腔镜胆囊切除术的患者 90 例，性别不限，年龄 20~65 岁，体重 45~

70 kg，ASA Ⅰ或Ⅱ级。并将其随机分为3组（n=30）：0.25%罗哌卡因经腹横筋膜平面（TAP）阻滞组（$R_{0.25}$组）；0.33%罗哌卡因TAP阻滞组（$R_{0.33}$组）；患者自控静脉镇痛组（C组）。术毕患者清醒拔管后在B超引导下在腹壁两侧行腹横肌平面阻滞，$R_{0.25}$组每侧注射0.25%盐酸罗哌卡因20 ml，$R_{0.33}$组注射0.33%盐酸罗哌卡因15 ml，两组使用罗哌卡因总剂量相同，C组直接使用2 μg/kg舒芬太尼静脉镇痛泵。记录了患者出恢复室时、术后6 h、24 h、48 h各个时间点的视觉模拟评分（VAS），以及镇痛补救情况和镇痛泵按压次数，术后恶心、呕吐，呼吸抑制，皮肤瘙痒等不良反应的发生率。结果显示$R_{0.33}$组在术后24 h VAS高于C组和$R_{0.25}$组，镇痛补救增加（P<0.05）。与C组相比，$R_{0.25}$组和$R_{0.33}$组恶心、呕吐发生率明显降低（P<0.05）。三组均未发生呼吸抑制、皮肤瘙痒等不良反应。研究认为，超声引导下的腹横肌平面阻滞可安全、有效地应用于腹腔镜胆囊切除术的术后镇痛。（张登文）

【评述】传统的腹横肌平面阻滞对下腹部手术可取得良好的镇痛效果，对于上腹部手术可能存在镇痛不全。本研究采用B超引导下两点法腹横肌平面阻滞，可减轻腹腔镜胆囊切除术患者术后疼痛，和静脉镇痛相比减少了恶心、呕吐的发生，同时无相关的不良反应。提示腹横肌平面阻滞可以安全有效地用于腹腔镜胆囊切除术的术后镇痛。同时本研究还比较了同等总剂量不同浓度的罗哌卡因的镇痛效果，发现在术后24 h时0.33%罗哌卡因视觉模拟评分（VAS）高于0.25%罗哌卡因。这提示要获得良好的术后镇痛效果可能需要适当容量的局部麻醉药物。然而，腹横肌平面阻滞只可以阻断腹壁伤口疼痛，但对于内脏痛的控制可能需要进一步改进阻滞方法或者复合其他模式镇痛方案，这些有待于进一步的研究。（王 晟）

文选49

【题目】超声引导腹横肌平面阻滞用于患儿疝囊高位结扎术后镇痛
【来源】临床麻醉学杂志，2015，31（6）：565-568
【文摘】章艳君等观察了超声引导腹横肌平面阻滞用于患儿疝囊高位结扎术后镇痛效果。研究选择了全身麻醉下行单侧腹股沟斜疝疝囊高位结扎术的患儿50例，性别不限，年龄1～3岁，ASA分级Ⅰ级。随机将患儿分为2组（n=25）：腹横肌平面阻滞组（TAP组）和对照组。TAP组在腹横肌平面注入0.25%左布比卡因0.3 mg/kg，对照组注入等容量的生理盐水。记录患儿术后拔管时间、麻醉后恢复室停留时间、复苏时躁动发生情况，术后1 h、4 h、8 h、12 h、16 h和24 h患儿疼痛评分（FLACC）和不良反应。研究结果显示，两组患儿拔出喉罩时间和复苏室停留时间无明显差异，而与对照组相比，TAP组患儿苏醒期的躁动发生率及躁动评分均明显降低，同时TAP组患儿在术后1 h、4 h、8 h、12 h疼痛评分也明显降低，而16 h和24 h则差异无明显统计学意义（P<0.05）。两组均未见TAP相关不良反应。研究认为，按0.3 ml/kg剂量的0.25%左布比卡因应用于小儿腹横肌平面阻滞，可以为患儿提供12 h以上的术后镇痛，并可减少苏醒期躁动。（张登文）

【评述】小儿术后急性疼痛不但增加术后并发症，影响机体恢复，还有可能对患儿的情感和活动能力的发育和成长带来不利影响。同时由于小儿生理及心理的特殊性，术后镇痛药物的用量、种类和途径都受到一定的限制。本研究对接受斜疝疝囊结扎术的患儿在 B 超引导下行腹横肌平面阻滞，予以 0.3 ml/kg 的 0.25%左布比卡因比同等剂量的生理盐水，能保证至少 12 h 的术后镇痛，并减少苏醒期躁动，还未发生 TAP 相关并发症。提示超声引导下腹横肌平面阻滞应用于小儿斜疝手术安全有效，减少苏醒期躁动。本研究为小儿疝气术后镇痛方案的选择提供了参考。

（王　晟）

文选 50

【题目】 三种神经阻滞方法在老年人腹股沟无张力疝修补术中应用的比较

【来源】 中华神经医学杂志，2015，14（9）：945-949

【文摘】 李盈等比较了三种不同的神经阻滞方法在老年人腹股沟疝修补术中应用的优缺点。研究选择了深圳市人民医院麻醉科 2010 年 6 月至 2015 年 4 月拟行腹股沟疝修补术的老年患者 60 例，均分为蛛网膜下腔阻滞麻醉组、局部浸润麻醉组和超声引导下髂腹下-髂腹股沟神经阻滞组 3 组（$n=20$），患者年龄 65~80 岁，ASA 分级 I～III 级。蛛网膜下腔阻滞组于 $L_{3,4}$ 椎间隙注入 5 g/L 罗哌卡因 2.5 ml 行神经阻滞，控制麻醉平面于 T_{10} 水平。局部浸润麻醉组于手术部位用 5 g/L 罗哌卡因 30 ml 行分层浸润麻醉。超声引导下髂腹下-髂腹股沟神经阻滞组在超声引导下注入 5 g/L 罗哌卡因 20 ml 行神经阻滞。术中、术后若有痛感需追加镇痛的患者每次以静脉给予曲马多 50 mg，术中控制总量不超过 100 mg，术后控制每日总量不超过 400 mg。记录 3 组患者麻醉前（T_0）、麻醉完成后（T_1）、切皮后（T_2）、手术结束时（T_3）、术后 6 h（T_4）、术后 24 h（T_5）等 6 个时点的血压心率，术中和术后镇痛药品的种类和用量，患者术后尿潴留次数，术后第一日随访的疼痛视觉模拟评分（VAS）及麻醉满意度评价。结果显示蛛网膜下腔阻滞麻醉组 T_1～T_4 的 4 个时点的平均动脉压、心率降低相对于 T_0 和 T_5 时点差异有统计学意义（$P<0.05$）；同时该四个时点也低于另外两组（P 均<0.05）。局部浸润麻醉组患者术中曲马多用量大于其他两组，其术中 VAS 高于其他两组；蛛网膜下腔阻滞组患者术后曲马多用量大于其他两组，其术后 VAS 高于其他两组（P 均<0.05）。蛛网膜下腔阻滞麻醉组患者术后均出现尿潴留，其他两组均未发生。超声引导下髂腹下-髂腹股沟神经阻滞组患者麻醉满意度评价最高。研究认为超声引导下髂腹下-髂腹股沟神经阻滞麻醉效果确切、安全、不良反应少，是老年人行腹股沟疝修补术的一种较为理想的麻醉方式。

（王志鹏）

【评述】 腹股沟疝是老年人的常见病，鉴于老年患者身体功能的退化并常合并多种疾病，手术时如何选择一种安全有效，不良反应少，对老年人身体功能影响最小的麻醉方式是一件很有意义的探索。该研究对比了蛛网膜下腔阻滞麻醉、局部浸润麻醉和超声引导下髂腹下-髂腹股沟神经阻滞麻醉三种方式的优缺点，结果显示超声引导下髂腹下-髂腹股沟神经阻滞麻醉是一种更为理想可靠的麻醉方式，值得推广。略显不足之处在于文中未提及病例分组是否随机化，病例选择的潜在偏倚对结果会有一定影响。

（王　晟）

文选 51

【题目】 神经刺激器引导臂丛两点阻滞在肩关节镜手术的应用

【来源】 临床麻醉学杂志，2015，31（1）：85-86

【文摘】 江琦等应用神经刺激器定位肌间沟联合喙突内下 2 cm 臂丛神经阻滞，探讨其对肩关节镜手术的麻醉效果。研究选择 60 例肩关节镜手术患者，随机均分为肌间沟联合喙突下组和肌间沟组。观察并记录麻醉起效时间，麻醉维持时间，注药时最小刺激电流量，切皮和关节镜器械进入关节腔时的血压、心率，手术结束时清醒状态，右美托咪定的总量和追加丙泊酚的用量，麻醉操作完成 30 min 内有无局部麻醉药中毒、气胸以及恶心、呕吐、嗜睡、多汗、呼吸抑制等不良反应，术中麻醉综合满意度评分，术后 24 h 访视，根据患者对麻醉苏醒期间满意度评分。结果显示肌间沟联合喙突下组麻醉维持时间明显长于 B 组（$P<0.01$），而麻醉起效时间和最小刺激电流量差异无统计学意义；肌间沟联合喙突下组在手术中使用右美托咪定总量和追加丙泊酚总量明显少于 B 组（$P<0.01$），清醒状态评分明显低于 B 组（$P<0.05$），患者满意度评分明显高于 B 组（$P<0.05$）。研究认为肌间沟联合喙突臂丛神经阻滞用于肩关节镜手术，安全、有效、并发症少，减少镇静药的总量。

（龙瑞春）

【评述】 臂丛神经阻滞是上肢手术麻醉常见方法，由于臂丛分支较多，分布差异性也比较大，单一阻滞往往不完善，难以满足手术要求，已证实多点阻滞能提升麻醉成功率，提高患者满意度。本研究以单纯肌间沟臂丛神经阻滞为对照组，比较两组患者麻醉效果、安全性和患者满意度，得出结论，联合肌间沟和喙突下入路臂丛阻滞，减少了局麻药渗透至神经所需的时间，麻醉起效时间缩短、阻滞成功率显著提高，为临床麻醉方式的选择提供了新思路。

（王春晓）

文选 52

【题目】 超声引导近端筋膜间闭孔神经阻滞的效果

【来源】 中华麻醉学杂志，2015，35（7）：840-843

【摘要】 杨定东等分析评价了超声引导近端筋膜间闭孔神经阻滞的效果。研究选择行尿道膀胱肿瘤电切术患者 70 例，性别不限，年龄 43~82 岁，体重指数 18.0~30.5 kg/m^2，ASA 分级 I 或者 II 级。患者随机分成 2 组（$n=35$），远端筋膜间闭孔神经阻滞组（R 组）和近端筋膜间闭孔神经阻滞组（P 组），R 组于远端筋膜间闭孔神经后支和前支分别注射 0.375% 罗哌卡因 7.5 ml，P 组于近端筋膜间闭孔神经注射 0.375% 罗哌卡因 15 ml。记录闭孔神经阻滞操作时间，测定注药前，注药后 5 min、10 min 和 15 min 时阻滞侧大腿内收肌肌力，肌力下降程度超过 50% 为阻滞成功，然后于 L$_{3,4}$ 间隙行脊椎-硬膜外联合麻醉。术毕计算临床有效率（0 级和 1 级为临床有效）。研究结果显示，两组临床有效率比较差异无统计学意义（$P>0.05$），P 组比 R 组操作时间缩短，阻滞成功率高，注药后 10 min 和 15 min 时大腿内收肌肌力下降百分比升高，临床效果分级更优（$P<0.05$）。结论认为，超声引导近端筋膜间闭孔神经阻滞操作更简便快捷，阻滞成功率更高，临床效果更好。

（徐金东）

【评述】超声引导阻滞远端筋膜间闭孔神经前支和后支是目前临床最常用的闭孔神经阻滞方法，但超声下闭孔神经为纤细扁平结构，又为高回声，在筋膜间常无法识别，且闭孔神经走行及其分支、亚分支存在高解剖变异率，因此存在阻滞不全的可能。超声引导下近端筋膜间阻滞是于耻骨肌和闭孔外肌间单点注射局部麻醉药阻滞闭孔神经，此平面靠近闭孔管，理论上高容量局部麻醉药有增加阻滞成功的可能性。本研究以超声引导下远端筋膜间闭孔神经阻滞为对照组，比较了超声引导下近端筋膜间闭孔神经阻滞的临床效果，得出结论，超声引导下近端筋膜间闭孔神经阻滞操作简便快捷，阻滞成功率高，临床效果好。本研究得出的结论有助于临床医师选择更便捷、高效的闭孔神经阻滞入路。

（王　晟）

文选 53

【题目】超声引导下腰丛神经阻滞应用于高龄患者股骨转子间骨折手术的临床效果

【来源】国际麻醉学与复苏杂志，2015，36（8）：704-707

【摘要】康定坤等研究了超声引导下腰丛神经阻滞在高龄患者股骨转子间骨折手术的应用临床效果。该研究选取单侧股骨转子间骨折手术的高龄患者 60 例，年龄 71~98 岁，体重 52~70 kg，ASA 分级为 II～III 级。将患者随机分成超声引导下腰丛神经阻滞组（UNB 组）和腰硬联合麻醉组（SEA 组），每组 30 例。记录麻醉前（T_0）及麻醉后 10 min（T_1）、30 min（T_2）、60 min（T_3）的收缩压、舒张压和心率，记录麻醉操作时间、起效时间、维持时间、手术时间、出血量和输液量，评价麻醉效果和不良反应发生情况。结果显示，两组在麻醉操作时间、手术时间、术中出血量差异无统计学意义（$P>0.05$）；UNB 组起效时间虽比 SEA 组时间长，但是维持时间更长（$P<0.05$）；UNB 组术中输液量（978±182）ml，明显少于 SEA 组的（1360±297）ml（$P<0.05$）；两组麻醉效果优良率均为 100%；SEA 组术中有 4 例（13%）发生低血压，术后 2 例（7%）发生恶心、呕吐，5 例（17%）发生尿潴留，不良反应发生率明显高于 UNB 组［术后仅 1 例（3%）发生恶心］（$P<0.05$）。研究认为，超声引导下腰丛神经阻滞应用于高龄患者股骨转子间骨折手术麻醉效果确切，血流动力学平稳，镇痛维持时间长，不良反应发生率低。

（徐金东）

【评述】随着经济社会发展，生活水平提高，人口进入老龄化时代。老年人更易发生骨折，而高龄患者常合并有原发性高血压、冠状动脉粥样硬化性心脏病、糖尿病、脑梗死、阿尔茨海默病等，如何让高龄患者安全平稳地度过围术期也将受到重视。该文选取了 60 例行股骨转子间骨折的高龄患者，选用腰丛神经阻滞同腰硬联合麻醉对比，研究结论认为，腰丛神经阻滞的麻醉效果确切，血流动力学更平稳，镇痛时间更长，而且不良反应发生率更低。针对高龄患者特殊生理特点，应当选取对其生理干扰小、血流动力学平稳、并发症少等的麻醉方式。该研究表明，腰丛神经阻滞是应用于高龄患者该类手术的一种较为理想的麻醉方式。

（王　晟）

文选 54

【题目】全膝关节置换后连续股神经阻滞镇痛：超声引导下的进针技术与穿刺针选择

【来源】中国组织工程研究，2015，19（13）：2005-2010

【摘要】汪涛等分析评价了不同进针技术及不同直径穿刺针在超声引导下股神经阻滞时对显影效果的影响及安全性。该研究纳入接受全膝关节置换术患者160例，随机分成4组（n=40）。全身麻醉诱导后行超声引导下股神经穿刺置管，A、B、C、D组分别为20 G（直径1.1 mm）穿刺针平面外组、20 G（直径1.1 mm）穿刺针平面内组、18 G（直径1.3 mm）穿刺针平面外组及18 G（直径1.3 mm）穿刺针平面内组。置换结束前30 min连接患者自控镇痛泵。记录连续股神经阻滞操作时间，各组患者置换后6 h、24 h、48 h、72 h静息、主动和持续被动功能训练时的目测类比疼痛评分，镇痛泵按压/有效按压次数，患者开始下床活动时间及每日行走次数，及使用连续股神经阻滞期间的不良反应。结果显示，D组操作时间短于A、B、C组（$P<0.05$）；穿刺部位疼痛的发生率C组高于A、B、D组（$P<0.05$）；其他记录观察指标各组间差异均无统计学意义（$P>0.05$）。研究认为，连续股神经阻滞采用18 G针平面内进针技术能获得超声下最佳显影效果，且不增加穿刺并发症。 （徐金东）

【评述】全膝关节置换术后患者常因剧烈疼痛而拒绝进行功能锻炼，从而影响患者术后的康复治疗效果。临床上传统常用术后镇痛有：全身静脉镇痛、椎管内镇痛、股神经阻滞等方式，但是静脉镇痛效果不确切，椎管内镇痛并发症多，而传统股神经阻滞因依靠解剖定位盲法操作，定位准确性和阻滞成功率均不理想。目前随着超声技术的普及，超声引导下神经阻滞在临床应用越来越广泛，探寻最适神经阻滞进针入路和穿刺针规格是目前临床工作者的研究重点。本研究用两种粗细规格的穿刺针采用两种不同平面进针角度，分析得出，采用18 G穿刺针平面内进针技术能获得超声下最佳显影效果，可缩短操作时间，且不增加穿刺并发症，具有一定的临床借鉴价值。目前研究表明，连续股神经阻滞镇痛降低患者术后肌力，增加术后摔倒风险，而收肌管阻滞镇痛是全膝关节置换术后镇痛的较优选择。 （王 晟）

文选 55

【题目】仰卧位超声引导前入路与侧入路坐骨神经阻滞的临床效果比较

【来源】临床外科杂志，2015，23（6）：457-459

【摘要】陈明兵等分析比较了患者仰卧位时超声引导下前入路与侧入路坐骨神经阻滞的临床效果。该研究选择择期下肢远端手术患者60例，随机分成前入路进针组（A组）和侧入路进针组（B组）2组（n=30），所有患者均先成功阻滞股神经。记录超声识别坐骨神经所用时间及穿刺所用时间，测量坐骨神经距体表距离和穿刺进针深度，评估阻滞完成后30 min坐骨神经的感觉和运动阻滞效果、术中麻醉效果和镇痛持续时间。结果显示，阻滞完成后30 min时，两组2组间坐骨神经感觉和运动阻滞效果、术中麻醉效果及镇痛持续时间比较，差异均无统计学意义（$P>0.05$）。A组患者超声识别坐骨神经所用时间[（27±8）s]短于B组[（34±9）s]，差异有统计学意义（$P<0.05$）；坐骨神经距体表距离[（5.87±1.11）cm]小于B组[（6.84±0.97）cm]，两组比较差异有统计学意义（$P<0.05$），但后者穿刺成功所用

时间[（146±30）s]短于前者[（177±44）s]，且进针深度[（7.8±0.8）cm]也较前者浅[（8.6±1.0）cm]，两组比较差异有统计学意义（P<0.05）。研究认为，前入路进针有利于超声更快识别坐骨神经，而侧入路进针能更快达到坐骨神经，两种入路进针的麻醉效果并无差别。在临床实践中可以根据实际情况灵活选择合适的超声探头位置和进针入路。(徐金东)

【评述】 目前随着超声在临床上的普及，超声在神经阻滞中的应用也日益广泛。超声引导下坐骨神经阻滞为下肢手术提供良好的镇痛，但多数下肢骨折或者外伤的患者侧卧位非常困难，只能在平卧位下行经大腿前路或者侧路坐骨神经阻滞。该研究比较患者仰卧位时超声引导下前入路与侧入路坐骨神经阻滞的临床效果，认为前路进针有利于超声更快识别坐骨神经，而侧入路进针能更快达到坐骨神经，两者麻醉效果无差别。该研究对于一线临床工作者具有一定参考价值。(王 晟)

文选 56

【题目】 TL-300 系统连续无创血压监测与传统桡动脉置管血压监测在择期神经外科手术中的应用（Comparison of continuous noninvasive blood pressure monitoring by tl-300 with standard invasive blood pressure measurement in patients undergoing elective neurosurgery）

【来源】 J Neurosurg Anesthesiol，2015，Nov 7.

【摘要】 Lin 等的回顾性研究比较分析了无创血压监测 TL-300 系统与传统桡动脉置管有创血压监测两种方法的准确性和可信度。将 23 例择期行神经外科手术患者随机分为 2 组：有创组（n=23）患者术中接受桡动脉置管监测动脉血压，无创组（n=23）采用有创组患者的对侧腕部进行连续无创血压监测，记录时间间隔为 1 s，所有数值来自麻醉信息管理系统，两组共获得 4381 组血压数据值。通过线性回归和 Bland-Altman 法对各组间收缩压、舒张压、平均动脉压数值进行分析。结果显示，两组患者的一般情况、外科手术时间、麻醉时间、术中液体用量之间的差异均无统计学意义。无创组收缩压、舒张压、平均动脉压分别为（113.9±19.4）mmHg、（70.7±14.4）mmHg 和（84.7±14.9）mmHg；有创组收缩压、舒张压、平均动脉压分别为（112.6±18.9）mmHg、（67.9±12.7）mmHg 和（82.9±13.9）mmHg。无创组收缩压、舒张压、平均动脉压分布图平均梯度分别为 0.617、0.485 和 0.626，而有创组分别为 0.037、0.745 和 0.713。无创组收缩压、舒张压、平均动脉压分布图平均峰度为 0.603、0.580 和 0.695；而有创组分别为 0.917、1.117 和 1.042。2 组患者收缩压、舒张压、平均动脉压之间的线性回归分析显示，各血压指标的组间比较显示，差异无统计学意义。结论认为，与连续有创血压监测相比，TL-300 系统能够提供相同精准度的无创实时血压监测，避免了有创穿刺带来的诸多并发症，弥补了传统间断无创和连续有创血压监测方法之间的不足，是一种有很好应用前景、值得推广的术中血流动力学监测仪器。(高晓莹)

【评述】 有创桡动脉血压监测是重症患者围术期循环监测的敏感且特异的方法，也是很多循环监测技术（如 CO、CI、PPV、PVI 等）的基础条件技术，为围术期液体治疗目标的优化提供重要的导向。但会带来诸多并发症，例如出血、感染、血栓形成、远端缺血和假性动脉瘤形成等，故寻求精准的无创连续桡动脉血压监测以代替有创桡动脉连续血压监测一直是医学界追求的目标任务之一。该研究以

TL-300 系统于腕部行无创血压监测与传统桡动脉置管监测进行对比，比较了两组间不同时间点的收缩压、舒张压、平均动脉压数值，得出结论，与连续有创血压监测相比，TL-300 系统能够提供相同精准度的无创实时血压监测的结论。本研究在不改变监测结果精准度前提下，从减轻患者创伤的角度出发，证实 TL-300 系统有助于临床医师建立便携、有效、无损伤的术中桡动脉血压连续监测方法。（王 颖）

文选 57

【题目】肺动脉导管在冠状动脉搭桥术患者中的应用：经济效用及远期结局分析（Use of pulmonary artery catheter in coronary artery bypass graft. Costs and long-term outcomes）

【来源】PLoS One，2015，10（2）：e0117610

【摘要】Xu 等分析比较了肺动脉导管（PAC）在冠状动脉旁路移植术中常规应用的有效性、短期及长期应用的安全性以及患者的经济负担。研究将 2012 年 6 月 1 日至 2012 年 12 月 31 日期间在阜外医院行冠状动脉旁路移植术的 1361 例患者相继纳入试验。患者随机分为 2 组：PAC 组，术中使用 PAC（n=453 例）；Control 组，术中不使用 PAC（n=908 例）。短期终点指标包括术中使用硝酸甘油、多巴胺和肾上腺素次数、住院期间的费用，长期终点指标包括患者死亡率、心肌梗死发生率、脑血管意外发生率。同时为排除异质性对结果的影响，又将患者根据年龄（<60 岁和>60 岁）、性别、左心室射血分数（<50% 和>50%）及心肌梗死发生率分为 8 个亚组进行比较分析。结果显示，两组患者的基本情况、硝酸甘油使用次数及患者的病死率、并发症发生率比较，差异无统计学意义，并且在排除异质性后的亚组间比较表明，PAC 的使用不能预测患者风险；而 PAC 组住院期间的费用明显高于 Control 组（平均 87 211 元和 83 240 元人民币，P<0.001），并且 PAC 组术中使用的多巴胺（70.9% vs 45.5%，P<0.001）和肾上腺素（7.7% vs 2.6%，P<0.001）的比例明显高于 Control 组。研究结论指出，管理冠状动脉旁路移植术患者时，使用肺动脉导管的优劣并不明确，但在使用 PAC 期间，患者的花费增高，因此认为在没有明确优势的情况下，PAC 不应在冠状动脉旁路移植术中常规使用，否则徒增患者的住院费用。（高晓莹）

【评述】危重患者循环调控的关键是建立与心血管功能相匹配的循环容量。肺动脉导管（PAC）一直是公认的评价循环容量、血流动力学变化及心肺功能状态尤其是左心功能状态的经典标准工具，某些方面还具有不可替代性。冠心病患者以左心功能受损为主要表现，在冠状动脉旁路移植术（CABG）中应用 PAC 监测左心功能和循环状态，能提高治疗的精准程度。但是，PAC 的应用还存在一些危险因素，例如插管过程中会导致心律失常、导管放置位置不当以及沿途结构性损伤等。因此，评价 PAC 在国人 CABG 术中的效能与安全性以及对预后的影响，具有重要临床指导意义。Xu 等通过目前国内单中心大样本的研究结果显示，在 CABG 术中，与不应用 PAC 相比，常规应用 PAC 在死亡率、心肌梗死发生率、脑血管意外发生率以及肺动脉置管并发症发生率方面并未产生显著差异的同时，费用却显著增加。同时，PAC 提供的测量数据信息还显著增加了术中多巴胺、肾上腺素等血管活性药物的使用次数、住院期间的费用等。因此，该研究的结果显示，不建议在国人 CABG 术中不加甄别地常规应用 PAC 置入进行相关监测，这项研究将有助于进一步推动探索无创、价廉、高效的监测方案和确定更精准的 PAC 适应证。

（王 颖）

文选 58

【题目】 与胸骨上和食管超声多普勒相比，上腹部大手术可改变术中生物电阻抗法测定心排血量读数的校准值（Major upper abdominal surgery alters the calibration of bioreactance cardiac output readings, the nicom, when comparisons are made against suprasternal and esophageal doppler intraoperatively）

【来源】 Anesth Analg, 2015, 121（4）: 936-945

【摘要】 Huang 等探讨了上腹部手术中各种手术措施对 NICOM 生物电阻抗法与传统的超声多普勒（经胸 USCOM 法和经食管 CardioQ 法）测量心指数（CI）值的一致性。27 例大手术患者分别随机分入对照组、建立气腹的腹腔镜手术组、放置牵开器的上腹部开腹手术组、需要头低位的机器人手术组。同时进行 NICOM 法监测和传统的超声多普勒（经胸 USCOM 法和经食管 Cardio Q 法）监测。对统计所得的全部同时测量数据，应用回归分析和 Bland-Altman 分析进行相关性和一致性分析。获得总共 390 组数据的结果显示，USCOM 法测得均数（标准差）CI 值为 3.5（1.0）L/（min·m²），在允许的 CI 生理正常值范围内，可以作为标准参照。而在几种外科干预下，各组 NICOM 法 CI 测量值与 USCOM 法 CI 测量值之间出现偏差，偏差范围为±0.9（0.6~1.4）L/（min·m²），其中约 72% 的患者两者差值为负，其余差值为正。个体内对应测量 CardioQ 法与 USCOM 法显示了良好的相关性，$R^2=0.87(0.60~0.97)$。在无腹部手术操作干预的对照组，NICOM 法与 USCOM 法也显示了良好的相关性，$R^2=0.89$（0.69~0.97）。然而在各干预组，NICOM 法与 USCOM 法相关性则较差，$R^2=0.43$（0.03~0.71，$P<0.0001$）。NICOM 法与 USCOM 法 Bland-Altman 比例误差为 57%（54%~60%），高于 Cardio Q 法与 USCOM 法的比例误差 42%（40%~44%）（$P<0.0001$）。101 组数据的一致率为 82%（77%~88%），72 组数据的一致率为 95%（90%~99%）。得出结论，上腹部手术可以影响 NICOM 法对 CO 测量的准确性，其原因为各种干预措施改变了上腹部的形态而影响了 NICOM 的测量结果，CI 差值大于 1 L/（min·m²），但其差值为正为负不可预测，麻醉医师在应用 NICOM 法进行 CI 监测时，需要这些措施对测量结果准确性的影响。

（谢宇颖）

【评述】 理想的心排血量监测技术特征为准确、连续、无创、可自行校正、不依赖操作者、低成本。超声监测心排血量是目前最接近上述特征的监测方法。因此，观察不同超声监测技术在不同手术条件下对心排血量和心指数监测的一致性和差异，对指导临床超声检测的选择和应用具有重要意义。到目前为止，无创超声多普勒（经胸 USCOM 法和经食管 Cardio Q 法）测量心指数仍是通行的参照标准，每一种新的心排血量的监测方法（如采用电阻抗 BIOREACTANCE 技术的 NICOM 法）都需要与之进行系统比较，以判定其监测的技术参数特征。本研究以 CardioQ 法与 USCOM 法为对照，评价了在上腹部手术各种处理措施对 NICOM 生物电阻抗法监测心指数的准确性。得出结论，上腹部手术中人工气腹、开腹手术、放置牵开器和头低位均可以影响 NICOM 法测量结果的准确性，提示临床医师在应用 NICOM 生物电阻抗法监测心指数指导治疗时，需要更谨慎、更客观地分析并采纳 NICOM

测量结果。

(戚思华)

文选 59

【题目】低潮气量单肺通气 2 h 的 CO_2 无创测量：呼气末与经皮测量的对比（Noninvasive measurement of carbon dioxide during one-lung ventilation with low tidal volume for two hours: end-tidal versus transcutaneous techniques）

【来源】PLoS One，2015，10（10）：e0138912

【摘要】Zhang 等将同一时刻经皮监测 CO_2 的二氧化碳分压（$PtcCO_2$）数值，呼气末二氧化碳分压（$PetCO_2$）数值和动脉血二氧化碳分压（$PaCO_2$）进行了比较。该研究选择了 18 例接受微创胸科手术术中需要单肺通气超过 2h 的患者。术中单肺通气时，新鲜气流、潮气量、呼吸频率和吸呼比分别设为 1 L/min、4～6 ml/kg、10～16 次/分和 1∶1.5，以维持 SpO_2 >90%，气道峰压＜25 cmH_2O。在患者平时主要使用的手臂的上臂部位固定 $PtcCO_2$ 探头，持续监测 $PtcCO_2$，气管插管后持续监测 $PetCO_2$，于单肺通气开始前即刻直至单肺通气 120 min，每隔 30 min 作动脉血气分析。记录并比较 $PtcCO_2$ 与 $PaCO_2$ 和 $PetCO_2$ 与 $PaCO_2$ 的差别，同时记录相应时间点患者的心率、平均动脉压、脉搏血氧饱和度和鼻咽温。结果发现，2 h 的单肺通气期间，$PtcCO_2$ 与 $PaCO_2$ 的差别明显小于 $PetCO_2$ 与 $PaCO_2$ 的差别。结论认为，在低潮气量单肺通气的患者中 $PtcCO_2$ 与 $PetCO_2$ 相比，$PtcCO_2$ 能更加准确地估计 $PaCO_2$。

(张 炜)

【评述】动态监测血 $PaCO_2$ 的水平是评估通气效率和全身代谢状态的重要手段，但其有创、不能持续监测的缺点限制其在临床广泛使用，因此需要寻找无创、可连续测定的 $PaCO_2$ 替代方法。$PetCO_2$ 监测是一种无创连续的血二氧化碳监测方法，能够较好地反映 $PaCO_2$ 的动态变化，现已广泛应用于全身麻醉后气管插管患者；但 $PetCO_2$ 监测的准确性受肺通气、肺血流、心肺疾患等诸多因素的影响，在未建立人工气道患者中的应用也受到限制。该研究中在低潮气量单肺通气的患者中采用的 $PtcCO_2$ 监测，通过加热安置在皮肤表面的电极，使局部毛细血管扩张后血流增加，CO_2 经血管壁、组织间隙，最后通过皮肤弥散进入电极，改变电极内 pH 而获得数据，突破了 $PaCO_2$ 和 $PetCO_2$ 的局限性，不仅可实现无创连续监测，而且与 $PetCO_2$ 比较，测量值更接近 $PaCO_2$ 测量值，因而能更加准确地估计 $PaCO_2$，有可能取代 $PetCO_2$ 来评估患者的 $PaCO_2$。

(王 颖)

文选 60

【题目】使用近红外光谱（NIRS）监测颈内静脉区的组织氧饱和度（StO_2）（Monitoring tissue blood oxygen saturation in the internal jugular venous area using near infrared spectroscopy）

【来源】 Genet Mol Res，2015，14（1）：2920-2928

【摘要】 Ruan 等使用 NIRS 监测右颈内静脉区局部组织 StO_2，并研究其与右颈内静脉血氧饱和度（$ScvO_2$）的相关性。研究纳入 13 例患者，术前于右颈内静脉置入中心静脉导管。为避免颈总动脉及附近组织对监测准确性的干扰，使用超声确定颈内静脉位置并在此安放近红外传感器。首先使用近 NIRS 持续监测颈内静脉区 StO_2 达 5 min，然后测定右颈内静脉 $ScvO_2$。将同一患者的经 NIRS 测得的 StO_2 数据与经右颈内静脉导管测得的 $ScvO_2$ 比较分析，发现 13 例患者的 StO_2 与 $ScvO_2$ 高度相关（$r=0.906$，$StO_2=1.0018$，$ScvO_2+2.8524$）。因此结论认为，经NIRS法测得的StO_2与经右颈内静脉导管测得的$ScvO_2$高度相关。（张　炜）

【评述】 $ScvO_2$ 比 PaO_2 更能反映全身总体的组织氧供需平衡，对于危重患者的复苏具有重要的指导意义。但经中心静脉导管采集 $ScvO_2$ 的监测有创、不可持续且无法精确锚定缺血、缺氧组织的缺点。该研究认为，通过 NIRS 技术测定右颈部组织的的 StO_2 与经右颈内静脉导管采集的血样测得的 $ScvO_2$ 数值高度相关，且 StO_2 监测比 $ScvO_2$ 监测更简便易行、适用范围更广、医疗费用更低，这使监测局部组织或脏器 StO_2 的 NIRS 技术有可能成为替代 $ScvO_2$ 技术的无创、连续监测方法。但是，该研究所纳入病例较少，因而两者的测量结果在不同人群和不同病理生理条件下的一致性还有待于进一步研究确认。　　（王　颖）

文选 61

【题目】 闭环靶控静脉输注下不同麻醉镇静深度对择期腹部手术患者围术期炎性反应的影响

【来源】 国际麻醉学与复苏杂志，2015，36（3）：213-217

【摘要】 王煜等探讨了闭环靶控输注静脉麻醉中，不同麻醉深度对患者围术期炎性反应的影响。40 例择期行腹部手术的患者，年龄48～72岁，体重指数22～27 kg/m²，ASA Ⅰ～Ⅱ级，随机分为2组（$n=20$）：均采用闭环靶控静脉输注（CLTCI）丙泊酚，BIS_{45}组维持脑电双频指数（BIS）值至45，BIS_{55}组维持BIS 值至 55。研究的终点是检测血浆白细胞介素 6（IL-6）和白细胞介素 10（IL-10）浓度，采用盲法记录。于手术开始前即刻（T_1）、术中2 h（T_2）、术后24 h（T_3）及72 h（T_4）时点分别采集静脉血样，采用酶联免疫法测定血浆 IL-6 和 IL-10 浓度。结果显示：BIS_{45}组与BIS_{55}组比较，T_1、T_3、T_4时点血浆 IL-6、IL-10 浓度，差异无统计学意义（$P>0.05$），T_2时点血浆 IL-6、IL-10 浓度 BIS_{45}组较 BIS_{55}组升高，差异有统计学意义（$P<0.05$）。血浆 IL-6、IL-10 浓度 BIS_{45}组组内不同时点间比较，在 T_2 时点较 T_1、T_3、T_4 时点明显升高，差异有统计学意义（$P<0.05$），BIS_{55}组组内不同时点间比较，差异均无统计学意义（$P>0.05$）。结论认为：全身麻醉下腹部手术引起的围术期炎症反应虽与麻醉深度没有明显的相关性，但 BIS 值维持在 55 时能更好地抑制围术期的炎症反应。　　（贺振秋）

【评述】 术中应激所导致的炎性因子大量释放及炎症级联反应，对各器官、系统具有损伤作用，是术中及术后并发症和死亡率的重要高危因素。机体作为一个有机整体，各器官并非孤立存在，大脑作为神经中枢，其功能状态可影响全身各系统状态。尤其是大脑在全身炎症反应调控过程中可能起着至关重要的"炎症发射"作用。控制炎症反应有多种方式，其中通过对麻醉深度调控可有效控制围术期应激反应，从而有可能改善患者的相关预后。以 BIS 监测为代表的大脑镇静深度监测，通常控制在 40～60，该研究通过闭环靶控输注丙泊酚，使大脑功能处于 BIS 较高的 55 和较低的 45 两种不同程度的抑制状态，通过比较两种麻醉深度对围术期炎症反应的影响，得出 BIS 值 55 较 BIS 值 45 能更好地抑制围术期的症反应的结论。该研究将大脑功能和免疫系统建立了联系，提示适度抑制大脑功能、维持适度的麻醉深度比较深的麻醉更有利于改善围术期的炎症反应，同时还提示大脑对炎症反应的调控作用与大脑的功能状态之间存在某种联系，为临床麻醉管理的实施提供重要的佐证。

（王　颖）

文选 62

【题目】 全麻术后寒战与肌电图值之间相关性的临床研究

【来源】 临床麻醉学杂志，2015，31（7）：638-640

【摘要】 王涛等探讨了全身麻醉术后寒战与肌电图（EMG）值之间的相关性。选择全身麻醉下行脊柱手术的患者 80 例，随机分为 2 组（$n=40$）。由 2 位观察者使用 VISTA BIS 监测仪记录每位患者在麻醉前正常的 EMG 值，手术结束后继续观察 1 h，记录首次出现寒战时的 EMG 值并每隔 1 min 再记录一次，共记录 3 次。若观察期间患者寒战级别加重，继续如上述方式记录新级别寒战的 EMG 值。结果共记录有效 EMG 值 224 个，其中 Wrench 寒战分级 0 级对应 52 个，其 EMG 值中位数为 42（40～45）dB；2 级对应 75 个，其中位数是 53（50～55）dB；3 级对应 58 个，其中位数是 60（56～63）dB；4 级对应 39 个，其中位数是 64（62～66）dB。各级别寒战所对应的 EMG 值差异有统计学意义（$P<0.01$）。全身麻醉术后寒战的级别与 EMG 值大小具有明显的相关性（$r=0.879$，$P<0.01$）。结论认为，全身麻醉下脊柱手术术后出现的 Wrench 寒战级别与 VISTA BIS 监测仪记录的 EMG 值具有相关性。VISTA BIS 监测仪对寒战的发生发展进行监测，可能成为一种新型的、连续的、客观准确的量化性寒战监测方式。

（于　巍）

【评述】 全身麻醉术后寒战是一种常见的围术期并发症。目前，常用的寒战监测方法都属于主观观察方式，比如 BSAS 法、Wrench 分级法等。这些方法需要医务人员持续不断地观察，不仅消耗很多工作时间，而且易受观察者主观因素的影响。该研究采用了 VISTA BIS 检测仪所监测的衍生 EMG 值进行观察性研究，比较 Wrench 寒战级别与 EMG 值的相关性，得出结论，全身麻醉下脊柱手术术后出现的 Wrench 寒战级别与 VISTA BIS 监测仪记录的 EMG 值具有相关性。该研究从临床检测手段无创、简便角度出发，得出的结论有助于推广 VISTA BIS 监测仪对寒战的发生进行监测，但在这种方法确立为临床或实验的一种标准工具之前，仍需要更多的研究和验证。

（戚思华）

文选 63

【题目】 术中保温对老年患者全麻 BIS 恢复时间及苏醒期丙泊酚效应室浓度的影响

【来源】 临床麻醉学杂志，2015，8：770-772

【摘要】 苏文杰等观察了术中保温对老年患者全身麻醉 BIS 恢复时间及苏醒期丙泊酚效应室浓度

(Ce)的影响。选择 60 岁以上全身麻醉下行开腹胃肠外科手术患者 44 例,将患者随机分为保温组和对照组,每组 22 例。术中保温组采用输入液体、腹腔冲洗液体加温以及暖风毯覆盖等保温措施;对照组采用室温液体输入与铺巾覆盖。记录麻醉开始时(T_0),麻醉后 30 min(T_1)、60 min(T_2)、90 min(T_3)、120 min(T_4)、150 min(T_5),术毕(T_6)的食管温度和 MAP。记录停药到 BIS≥80 的恢复时间、BIS≥80 时丙泊酚 Ce。结果发现,T_2~T_6 时对照组食管温度明显低于保温组($P<0.05$),不同时点两组 MAP 差异无统计学意义。保温组患者停药到 BIS≥80 的恢复时间明显短于对照组,Ce 明显高于对照组($P<0.05$)。结论认为,低体温会延长老年患者 BIS 恢复时间,影响丙泊酚 Ce 的降低,术中保温有利于防止此类现象发生。

(于 巍)

【评述】 麻醉药对机体体温调节功能的抑制易导致术中患者低体温。术中低体温可使机体耗氧增加、心率增快、免疫功能受损,甚至危及生命。当今的临床实践不仅需要考虑治疗的有效性,也要兼顾患者的术后快速康复。该研究以术中室温液体输入与铺巾覆盖为对照,比较术中保温干预后老年全身麻醉患者 BIS 恢复时间及苏醒期丙泊酚效应室浓度,得出了术中保温干预有助于维持老年全身麻醉患者正常的体温,加快患者苏醒的结论。该研究从低温与药代动力学角度出发,得出的结论有助于临床医师对术中低体温的重视及避免经验条件下出现麻醉深度过深的情况。

(戚思华)

文选 64

【题目】 快速血栓弹力图监测关节置换术患者围术期的凝血功能

【来源】 中国输血杂志,2015,28(6):655-657

【摘要】 马璐璐等应用快速血栓弹力图(TEG)监测全膝和全髋关节置换患者围术期凝血功能的变化,探讨其对这类患者围术期抗凝治疗的指导意义。56 例择期人工全膝关节置换术或全髋关节置换术的患者,年龄 27~85 岁,ASA Ⅰ~Ⅱ级、NYHA Ⅰ~Ⅱ级,记录患者身高、体重、ASA 分级、诊断和手术名称、术中出血量和术后伤口总引流量。研究的终点是快速血栓弹力图的常用监测指标 R 值、K 值、MA 值、$α$ 角和 LY30。患者在麻醉前、术后即刻和术后 24h 直接用枸橼酸抗凝管采集静脉血 2.7 ml/人(份),室温下保存 15min~2h 后,使用 TEG5000 血栓弹力图仪做快速 TEG 描记。结果:全膝关节置换术患者术后 K 值增加,$α$ 角和 MA 值减少,这 3 项指标术后 24h 与术前比较变化明显($P<0.05$);术后≤24h LY30 和 R 值与术前比无明显变化($P>0.05$)。全髋关节置换术患者,术后即刻 K 值增加,$α$ 角和 MA 值减少,与术前比较变化明显($P<0.05$),而术后 24 h K 值、$α$ 角和 MA 值均恢复术前水平($P>0.05$);术后即刻和术后 24h R 值和 LY30 与术前比较均无明显变化($P>0.05$)。结论认为:不同关节置换术对机体凝血机制的影响不同,快速 TEG 能更敏感地反映围术期患者体内凝血功能的改变,可用于指导围术期抗凝治疗。

(高大鹏)

【评述】 全膝或全髋关节置换术患者,因卧床、创伤、疼痛和手术刺激以及围术期血容量和血液成分改变较大等均可导致凝血功能紊乱,使围术期血液处于高凝状态,易诱发下肢深静脉血栓形成,增加肺栓塞的发生率，因而及时了解此类患者围术期的凝血功能状态十分必要。血栓弹力图以其即时性和便捷性从多方面弥补了传统凝血功能检测手段体外测定、不精确的不足。快速TEG是在传统TEG检查的基础上，加入组织因子加速凝血途径的启动，能即刻反应患者凝血因子和血小板的功能状态，可迅速、有效地对凝血功能进行全面、准确、快速的评估。该研究应用快速TEG监测全膝和全髋关节置换术患者围术期的凝血功能，不同关节置换术机体凝血机制改变具有不同的特征：术后即刻，两类患者的凝血功能均降低；术后24 h，全髋关节置换术患者的凝血功能已恢复到术前基础水平，而全膝关节置换术患者的凝血功能则较术后即刻进一步降低。这对及时预测这两种手术患者凝血功能改变、及早发现凝血功能异常和制定相应治疗方案具有临床指导意义，从而有利于改善关节置换术患者的预后。该研究仅监测了术后早期（≤24 h）的凝血功能变化，如果能够观察整个围术期凝血功能的变化，将能更好地为术后抗凝时机和抗凝药物的选择提供依据。

（戚思华）

文选65

【题目】经食管超声心动图对主动脉瓣置换术患者术后房颤的预测价值：二维追踪术中左心室整体纵向应力（Transoesophageal echocardiography for prediction of postoperative atrial fibrillation after isolated aortic valve replacement: two-dimensional speckle tracking for intraoperative assessment of left ventricular longitudinal strain）

【来源】Eur J Cardiothorac Surg，2015，47（5）：833-839

【摘要】Hu等观察了EF正常的主动脉瓣置换术患者术中心室整体纵向应力（GLS）抑制预测术后心房颤动的价值。纳入了需行换瓣的107例EF≥50%的中、重度主动脉瓣狭窄的患者。所有患者术前和关胸后半自动测量GLS，并观察住院期间术后心房颤动的发生情况。结果发现，术后心房颤动的发生率是37/107（34.6%），心房颤动与患者的住院时间、低心排血量综合征发生率和肺部并发症增高有关。单因素分析显示，与术后心房颤动相关的危险因素有E/e'比值，左房容积指数（LAVi），GLST2和△GLS%。多因素分析显示GLST2（比值比：1.21；95%置信区间：1.06~1.56，$P=0.031$）和△GLS%（比值比：3.66；95%置信区间：1.85~6.79，$P=0.001$）是术后心房颤动的独立预测因子。预测的最佳截断值是GLST2>−12.75%和△GLS%>19.50%。得出结论，主动脉瓣换瓣术患者术中GLS显著下降独立预测术后心房颤动的发生，有利于鉴别需要靶向预防的患者。

（呼家佳）

【评述】主动脉瓣置换术患者术后心房颤动是术后心功能下降、肺部并发症增加及血栓栓塞性并发症增加的危险因素，目前仍缺乏有效预测术后心房颤动的发生的方法，阻碍了对高风险患者有针对性给予防治措施。该研究观察了EF正常的主动脉瓣置换术患者心室GLS抑制预测术后心房颤动的价值。得出结论，主动脉瓣换瓣术患者术中GLS显著下降可独立预测术后心房颤动的发生，有利于评价靶向预防围术期安全性和远期预后。但该研究未排除术前舒张功能障碍对研究结果的影响，结论的可靠性需进一步研究证实。

（王锷）

文选 66

【题目】 经食管超声心动图对单肺通气时肺内分流的评估价值（Estimation of shunt fraction by transesophageal echocardiography during one-lung ventilation）

【来源】 J Clin Monit Comput，2015，29（2）：307-311

【摘要】 Wang 等利用经食管超声心动图（TEE）评估了单肺通气时肺内分流（SF）的情况。共纳入 15 例患者，于单肺通气前，单肺通气后 30 min、60 min 用 TEE 监测双侧肺静脉和主肺动脉的血流形态，测量时间速度积分（VTI），同时检查血气分析，通过测量双上肺静脉 VTI，以及单肺通气后和单肺通气前非通气侧肺血流的变化百分率（BFP）计算 SF。单肺通气后 PaO_2 下降和心排血量上升，非通气侧肺血流显著下降，SF 在单肺通气 30 min 和 60 min 后分别是（37.1±8.3）% 和（35.2±7.2）%。SF 与 PaO_2 存在线性相关（r=0.717），BFP 与 PaO_2 存在线性相关（r=0.593）。得出结论，在麻醉后行单肺通气的患者，用 TEE 评估 SF 是可行的。SF 与 PaO_2 显著相关，可预测单肺通气期间的低氧血症。

（呼家佳）

【评述】 全身麻醉下单肺通气期间，低氧血症时有发生，肺内分流是主要原因之一。术中监测肺内分流的方法有待探索。该研究利用 TEE 评估了单肺通气时肺内分流（SF）的情况，得出在麻醉后行单肺通气的患者，用 TEE 评估 SF 是可行的，SF 与 PaO_2 显著相关，可预测单肺通气期间的低氧血症的结论。该研究提出了一种简单可行的监测肺内分流的方法，对于提高单肺通气期间的麻醉管理具有积极的意义。但患者的心功能和呼吸参数对 TEE 测量值的影响，以及 SF 预测低氧血症的截断值仍需进一步研究。

（王　锷）

文选 67

【题目】 超声引导小儿喉罩定位的应用探讨

【来源】 中华超声影像学杂志，2015，24（11）：980-983

【文摘】 杨曙光等探讨并分析了超声引导小儿喉罩定位的可行性。选取 ASA Ⅰ～Ⅱ级，年龄 1～6 岁拟于全身麻醉下行四肢骨科手术的患儿共 30 例，常规全身麻醉诱导后置入喉罩，适当充气，当胸廓起伏良好、手控通气压力 20 cmH_2O 时无明显漏气音、潮气量正常、呼吸末二氧化碳呈方波时认为喉罩位置正确，行机械通气 5 min 后，纤维支气管镜下确认喉罩对位良好，抽出喉罩套囊内全部空气，并充入适量生理盐水（不超过产品最大允许充气容积），并通过压力测压套件监测套囊内压，使其保持在 60 cmH_2O 左右。使用高频线阵探头进行超声扫描，获取喉罩图像。结果发现喉罩内充入合理体积的生理盐水是安全的，喉罩的图像根据超声探头位置的不同有所区别：甲状软骨水平轴位时，探头向头端或尾端倾斜可见甲状软骨、声门、声韧带、假声带等；甲状软骨正中位时，喉罩套囊呈"哑铃征"，分布于声门两侧；环状软骨平面时，"哑铃"间距缩短，趋于融合；环状软骨水平斜轴位时，浅面为甲状腺，外侧为颈内静脉和颈内动脉，而内侧为气管；甲状软骨外侧矢状位扫描时，由外及内可见颈内静脉、颈总动脉依次显影，喉罩侧面影像呈宽条形，尖端深入甲状软骨远端，甲状腺下极深面。因此，以生理盐水填充喉罩套囊，经超声引导定位对于小儿喉罩使用与管理是一种快速、准确的定位方法。

(呼家佳)

【评述】小儿喉罩的位置正确与否和置入喉罩后气道密封性影响术中的通气管理，目前仍然缺乏简单、有效的判断方法。该研究采用超声技术，观察在喉罩对位良好的情况下，超声探头从不同的位置获得的超声图像和图像中解剖结构的对应关系，研究结果可指导临床上用超声技术判断小儿喉罩的正确位置。该研究证实了以生理盐水填充喉罩套囊，经超声引导定位对于小儿喉罩使用与管理是一种快速、准确的定位方法，是超声在气道管理方面应用的有益探索，但仍然需要进一步的研究，如充分简化超声定位检查的方法并制定标准化流程。

(王　锷)

文选 68

【题目】术前股神经阻滞用于全麻下全膝关节置换术老年患者超前镇痛的效果

【来源】中华麻醉学杂志，2015，35（3）：314-316

【文摘】彭周全等评价了术前股神经阻滞用于全身麻醉下全膝关节置换术老年患者超前镇痛的效果。筛选出性别不限、年龄 65～75 岁、ASA 分级 I～Ⅲ级、体质量指数 18～25kg/m²、均首次行关节置换术、无腰源性疼痛、无糖尿病、无神经系统疾病病史的择期行全膝关节置换术患者 60 例，经随机数字表法随机分为 3 组：对照组（I组）、术前股神经阻滞组（Ⅱ组）和术后股神经阻滞组（Ⅲ组）。I组不实施神经阻滞，Ⅱ组于麻醉诱导前即刻在超声引导下行单次股神经阻滞，Ⅲ组于手术结束即刻在超声引导下行单次股神经阻滞。常规全身麻醉诱导，行气管内插管，术后均予 PCIA 镇痛，舒芬太尼药物浓度 1μg/ml，背景输注速率 2 ml/h，PCA 剂量 2 ml，锁定时间 15 min，镇痛持续至术后 2 日，维持 VAS 评分≤3 分。若 VAS 评分>3 分时，静脉注射氟比洛芬酯 50 mg 行镇痛补救。记录术后 24 h 内舒芬太尼单位时间用量及镇痛补救情况，计算舒芬太尼节俭程度；记录术后 24 h 内头晕、恶心、呕吐、呼吸抑制、瘙痒、尿潴留等不良反应的发生情况。结果 3 组患者年龄、性别构成比、体质量指数、ASA 分级构成比和手术时间比较差异无统计学意义（$P>0.05$）；与I组相比，Ⅱ组和Ⅲ组术后 24h 内舒芬太尼单位时间用量和镇痛补救率降低（$P<0.05$）；与Ⅲ组比较，Ⅱ组术后 24 h 内舒芬太尼单位时间用量和镇痛补救率降低（$P<0.05$）；Ⅱ组较I组舒芬太尼单位时间用量节俭 35%，较Ⅲ组舒芬太尼单位时间用量节俭 18%；与I组比较，Ⅱ组和Ⅲ组术后 24 h 内恶心、呕吐发生率降低（$P<0.05$）；与Ⅲ组比较，Ⅱ组术后 24 h 内恶心、呕吐发生率降低（$P<0.05$）。因此，术前股神经阻滞对全身麻醉下全膝关节置换术老年患者具有良好的超前镇痛效应。

(呼家佳)

【评述】老年患者全膝关节置换术后实施有效镇痛非常重要，可促进患者早期肢体活动，进行功能锻炼，减少术后并发症。其中减少术中术后阿片类用量有利于减少围术期并发症，加速外科康复。该研究评价了术前股神经阻滞用于全身麻醉下全膝关节置换术老年患者超前镇痛的效果，发现术前股神经阻滞可节俭术后舒芬太尼用量，降低恶心、呕吐的发生率，得出了术前股神经阻滞对全身麻醉下全膝关节置换术老年患者具有良好的超前镇痛效应的结论,为优化临床治疗选项提供了依据。不足之处是未观察术后疼痛评分的差异,缺乏预防性镇痛效果的直接客观依据。 （王　锷）

文选69

【题目】 断指再植术后超声引导下肘部连续靶神经阻滞对再植手指皮温和存活率的影响

【来源】 上海医学,2015,38(4):272-275

【文摘】 徐杨等探讨了超声引导下肘部桡神经、尺神经和正中神经置管连续阻滞及靶神经镇痛的方法在术后48h内的镇痛效果,及其对再植手指皮温和存活率的影响。选取性别不限、年龄>6岁、既往均未长期服用抗凝药物、离断手指≤3根、ASA分级Ⅰ或Ⅱ级、无严重合并伤的急诊行断指再植手术的患者60例,随机分为研究组和对照组,所有患者经术前评估后均行肌间沟或合并腋路臂丛神经阻滞麻醉,研究组患者于术后即刻在超声引导下于肘部行连续神经阻滞并置管,术后接镇痛泵持续镇痛,配方为0.2%罗哌卡因共100ml,注射速度为2ml/h,术后48h拔除导管;对照组患者术后接受常规镇痛方法,按需予肌内注射帕瑞昔布钠20mg。分别于术后即刻和术后12、24、36、48h等时间点测量再植手指远端的皮温,同时记录疼痛视觉模拟评分(VAS评分)。分别记录两组患者再植手指血管危象发生率、二次手术探查率和再植手指存活率。结果发现研究组在术后12、24、36、48h的疼痛VAS评分均显著低于对照组同时间点($P<0.05$);再植手指皮温均显著高于对照组同时间点($P<0.05$),对照组的血管危象发生率(26.7%与3.3%比较)和二次手术探查率(16.7%与3.3%比较)均显著高于研究组($P<0.05$);两组的再植手指存活率均为96.7%,差异无统计学意义($P>0.05$)。连续肘部靶神经阻滞可根据患者具体伤情选择阻滞桡神经、尺神经或正中神经,可提供良好镇痛,达到扩张血管、增加血液灌注目的,减少血管危象发生。 （呼家佳）

【评述】 断指再植术后再植手指的存活率受很多因素影响,其中断指血管痉挛、供血不足是影响因素之一。解痉药、抗凝药、中药等药物治疗,以及其他综合性治疗措施不能完全消除术后动脉痉挛、血液淤滞和血管栓塞。该研究采用超声引导实施肘部连续靶神经阻滞,观察术后48h镇痛效果、及对再植手指皮温和存活率的影响。得出了连续肘部靶神经阻滞可根据患者的具体伤情选择阻滞桡神经、尺神经或正中神经,可提供良好的镇痛,达到扩张血管、增加血液灌注的目的,减少血管危象的发生的结论。该研究探讨了提高断指再植存活率的新的治疗措施,有利于降低断指再植术的并发症。 （王　锷）

文选70

【题目】 罗库溴铵对全麻患者面罩通气时胃内进气的影响

【来源】 中华医学杂志,2015,95(32):2616-2619

【文摘】 励春颖等使用超声实时监测胃窦进气情况,以观察罗库溴铵对面罩通气时胃内进气的影响。选取年龄18～65岁,ASAⅠ或Ⅱ级,体质量指数(BMI)<30 kg/m²。随机分为2组:罗库溴铵组(R组)和无骨骼肌松弛对照组(C组)。全身麻醉诱导为咪达唑仑0.05 mg/kg,瑞芬太尼2 μg/kg,异丙酚2.5 mg/kg,

R组予0.6 mg/kg罗库溴铵，C组予等体积生理盐水，后以压力控制模式面罩通气2 min，并维持气道压力15 cmH$_2$O，同时将超声探头置于标记处持续观察患者胃窦部进气情况，测量胃窦椭圆形的长径（D1）和短径（D2）值，并计算通气后胃窦部截面积（CSA），通气结束后置入喉罩，再次测量以上指标。结果可见，两组患者在性别比、年龄、身高、体重和BMI之间差异无统计学意义（$P>0.05$），和C组相比，R组通气前后CSA面积差值增加（$P<0.05$）；根据胃内有无进气将两组患者进一步分为R组胃内进气组（R+组）、R组胃内未进气组（R-组）、C组胃内进气组（C+组）、C组胃内未进气组（C-组）四个亚组。与R-组相比，R+组通气前后CSA面积差值显著增大（$P<0.01$）；与C-组相比，C+组通气前后CSA面积差值显著增加（$P<0.01$）；R+组和C+组相比，通气前后CSA面积差值间的差异无统计学意义。与面罩通气前相比，R组和C组面罩通气后CSA面积显著增加（$P<0.01$）；R+组、C+组面罩通气后CSA面积均较通气前显著增大（$P<0.01$），而R-组、C-组面罩通气后CSA面积均较通气前无明显变化；两组胃内进气的概率分别为55.0%和32.5%，差异有统计学意义（$P<0.05$）。超声技术能够有效监测胃内气体的进入，罗库溴铵可能增加全身麻醉患者15 cmH$_2$O压力下行面罩通气所致的胃内进气。　　　　　　　　　　　　　　　　　　　　　　　　　　　　　　　　　　（呼家佳）

【评述】麻醉诱导期间胃内进气是麻醉后胃内容物反流、误吸的主要危险因素之一。目前临床上尚缺乏公认的判断胃内积气量的方法。关于骨骼肌松弛药对面罩通气时胃内进气的影响，目前也无明确的认识。该研究利用超声技术观察压力控制（15 cmH$_2$O）模式面罩通气下罗库溴铵对胃内进气的影响，得出了超声技术能够有效监测胃内进气，罗库溴铵可能增加全身麻醉患者15 cmH$_2$O压力下行面罩通气所致的胃内进气的结论。该研究方法新颖、可信，结果对临床工作有一定的参考意义。但该研究的不足之处是未对进气前后胃内压的变化进行观察，胃内压的变化更能反映胃内进气的实际风险。　（王　锷）

文选71

【题目】健康志愿者液体胃排空时间：核磁共振法确定

【来源】中华麻醉学杂志，2015，35（1）：16-18

【文摘】邱维吉等为探讨合理的术前禁饮时间，采用核磁共振法确定健康志愿者液体胃排空时间。19名健康志愿者，ASA Ⅰ或Ⅱ级，年龄20~60岁，性别不限。于试验前1日22：00开始禁饮食，研究当日8：00（T0）进行MRI检查，记录基础胃内液体容积。口服12.5%碳水化合物溶液（含40g麦芽糊精和10g蔗糖）400 ml后即刻测量胃内液体容积，之后每25 min复测1次，直至胃内液体容积恢复至口服前基础状态或者小于25 ml，分别记录为T25、T50、T75、T100等。将液体容积通过计算机作图，得到胃排空曲线，计算半量胃排空时间和完全胃排空时间。志愿者液体半量胃排空时间（32±12）min，完全胃排空时间（99±22）min。与T0时比较，T25、T50、T75、T100时胃内液体容积增多（$P<0.05$），T125、T150和T175时胃内液体容积差异无统计学意义（$P>0.05$）。结论是健康志愿者液体胃排空时间约为2h，提示禁饮时间可缩短至麻醉前2 h。　　　　　　　　　　　　　　　　　　　　　　　　　　　　　　　　　　（胡　浩）

【评述】胃内容物反流、呕吐和误吸是全身麻醉常见并发症，轻则给患者带来不适，降低患者满意度，重则危及患者生命。一定时间的禁饮食是行之已久的标准预防措施之一。关键的问题之一是如何在舒适性和安全性之间取得平衡，这需要确定液体的一般胃排空时间；另一问题是如何实现简单快捷的评估特殊患者禁饮禁食效果。本研究采用健康志愿者、公认的禁饮食方案、口服碳水化合物溶液、以MRI测量不同时期胃容积，证实健康志愿者液体胃排空时间约为2 h，麻醉前2 h口服糖类溶液是安全的。该研究丰富了改进术前标准禁饮食方案的证据；希望能对高危患者（如肥胖患者、孕妇等）胃液体排空规律和术前高危患者禁饮禁食效果的快捷评估方法进行深入研究。

（蔡宏伟）

文选72

【题目】 全身麻醉患者麻醉满意度的相关因素分析

【来源】 上海医学，2015，38（2）：97-99

【文摘】 陈易等采用术后恢复质量量表（PQRS）分析全身麻醉术后患者麻醉满意度的影响因素。选择369例择期全身麻醉下行非心脑手术的成年患者，术后24、72和168h对患者的麻醉满意度进行调查并进行PQRS评估。满意度分为完全满意、一般、不太满意和非常不满意，任意时间点均完全满意者纳入满意组，其余患者纳入不满意组。对于患者不满意相关的指标进行单因素分析和Logistic多因素非条件回归分析。369例患者中332例（90.0%）纳入满意组，37例（10.0%）纳入不满意组。满意组术前焦虑发生率和麻醉时间显著低于不满意组。满意组的苏醒期躁动（Riker镇静/躁动评分5~7分）发生率、术后24 h恶心呕吐（Likert评分≥3分）发生率、术后24 h和72 h疼痛（Likert评分≥3分）发生率、术后168 h认知恢复率（整体评分<基础值80%）均显著低于不满意组。患者麻醉满意度不高的原因从主到次依次为术后24h恶心呕吐、术前焦虑、术后72 h疼痛、术后24 h疼痛、术后168 h认知恢复不良、麻醉持续时间长。

（胡　浩）

【评述】 医疗安全和质量是永恒的主题。医疗行业是服务业，如何提高患者的满意度是麻醉医师不容回避的课题，在医患矛盾突出的现阶段也具有重要的现实意义。该研究采用术后恢复质量量表（PQRS）分析影响全身麻醉术后患者麻醉满意度的因素，发现导致全身麻醉患者不满意的主要原因是术后恶心呕吐、术后疼痛、术前焦虑、麻醉时间长和术后认知功能障碍，结论对广大麻醉医师和管理工作者具有参考价值。

（蔡宏伟）

文选73

【题目】 儿童先天性心脏病介入治疗术中不良事件与麻醉管理分析

【来源】 重庆医科大学学报，2015，40（9）：1255-1259

【文摘】 王建设等回顾性分析不同麻醉方法（静脉全身麻醉、喉罩静脉吸入复合全身麻醉和气管插管全身麻醉）下1792例介入治疗术中出现不良事件的类型、发生率、死亡原因及处理等。试图提出相应的预防措施和建议，对可以预知的麻醉高危因素加以强化管理，降低麻醉相关不良事件。麻醉相关因素引起的不良事件总体发生率为3.63%（65/1792），经及时处理后好转，不影响患儿预后。手术相关不良事件发生率为2.40%（43/1792），其中死亡4例，总死亡率为0.22%。3种麻醉方法中静脉全身麻醉组不良事件发生率最高（12.6%，$P=0.000$），且危险性高。作者认为，术前应根据患儿不同的病情和生理状况选择合适的麻醉管理方案，对可以预知的高危因素加以强化管理，制定合理的应急处理方案。有效的围术期监测及科室团结协作可以降低先天性心脏病介入治疗术中不良事件的发生率。（胡 浩）

【评述】该项研究有几个特点：回顾性研究、特殊患者（儿童）、特殊场所（心脏介入治疗室）。麻醉相关因素引起的不良事件总体发生率为3.63%（65/1792），虽然经及时处理后好转，不影响患儿预后，但值得注意的是，作者发现3种麻醉方法中静脉全身麻醉组不良事件发生率最高（12.6%）且危险性高。该回顾性研究提醒我们在类似患者中管理好气道的重要性，所谓的"静脉麻醉简单、安全、经济"的说法不能成立。

（蔡宏伟）

文选74

【题目】联合去氧肾上腺素和麻黄素在产科麻醉中的应用

【来源】实用药物与临床，2015，18（9）：1032-1036

【文摘】柳阳等探讨联合应用麻黄素和去氧肾上腺素对剖宫产术中产妇和新生儿的影响。选择200例ASA Ⅰ～Ⅱ级、无其他并发症、择期足月妊娠剖宫产患者，随机分为5组，每组40例。麻醉后血压下降（较基础值低20%，或收缩压低于90 mmHg）的患者给予升压药物处理。A组给去氧肾上腺素100 μg；B组给麻黄素8 mg；C组给予麻黄素和去氧肾上腺素联合用药，其中C1组为麻黄素2 mg+去氧肾上腺素75 μg，C2组为麻黄素4 mg+去氧肾上腺素50 μg，C3组为麻黄素6 mg+去氧肾上腺素25 μg。结果A组患者心率减慢，但胎儿脐血血气分析与未给药组比较差异无统计学意义。B组患者心率增快明显，恶心呕吐发生率高，且脐血血气分析pH、HCO_3^-值、BE值明显降低。C组心率较为平稳，其中C2组心率、血压更为稳定，HCO_3^-值较B组有优势。胎儿娩出后Apgar评分比较差异无统计学意义。作者认为在剖宫产术中联合应用麻黄素和去氧肾上腺素较单独使用其一改善血压、心率的效果更为良好，且对胎儿影响较小。

（胡 浩）

【评述】迅速、有效地处理产科麻醉患者的低血压是麻醉医师的基本功。在大多数医院，麻黄素是此种情况下的常备用药，去氧肾上腺素小剂量有较温和的升高血压以及反射性地减慢心率的特性，使其在临床中赢得了越多麻醉医师的关注。该研究提出联合应麻黄素和去氧肾上腺素对新生儿有益，需更多研究证实。

（蔡宏伟）

文选75

【题目】代谢综合征与肥胖对冠状动脉旁路移植术患者的影响：一项队列研究和五年随访（Effects of metabolic syndrome with or without obesity on outcomes after coronary artery bypass graft'a Cohort and 5-year study）

【来源】PLoS One，2015，10（2）：e0117671

【文摘】Ao 等通过回顾性研究分析了代谢综合征（MetS）合并肥胖的患者行冠状动脉旁路移植术（CABG）的术后影响。研究者从 1999 年 1 月 1 日至 2005 年 12 月 30 日期间在阜外医院行冠状动脉旁路移植术的 4916 例患者中，筛选录入 1238 例患者，根据录入标准分为 MetS 合并肥胖组（n=868）、MetS 不合并肥胖组（n=76）及对照组（n=294），对照组不患有 MetS。MetS 定义为患有高血压、高三酰甘油血症、高密度脂蛋白低、高血糖且合并或不合并肥胖。分别记录患者 5 年生存率及主要心脑血管不良事件（MACCE）的发生率。研究结果发现，三组患者院内术后并发症、肾上腺素使用、休克、ICU 住院时间、呼吸机时间、心房颤动、肾衰竭、昏迷、心肌梗死及重建血管发生率无明显差别，MetS 合并肥胖组与另外两组相比，围术期死亡（11.84%与 3.74%、3.11%比较，P=0.0007）及主要心脑血管不良事件（MACCE）的发生率（30.26%与 20.75%、16.7%比较，P=0.0074）较高。通过 Kaplan-Meier 生存分析，MetS 合并肥胖组远期死亡率高于其他两组（P=0.0077）。MetS 合并肥胖组的远期 MACCE 发生率也高于其他两组（OR 2.164; 95%CI 1.285~3.643，P=0.0155）。研究者通过该研究得出结论，患有 MetS 合并肥胖的患者行冠状动脉旁路移植术，围术期、远期并发症及病死率显著增高，而单纯患有代谢综合征的患者术后并发症及病死率与对照组相比无明显改变。

（胡 浩）

【评述】我国目前肥胖及糖尿病患者行 CABG 者日益增多，由于这类患者病理生理的特殊性，其麻醉手术并发症发生率与其他患者不同。本研究通过对比代谢综合征合并肥胖患者、代谢综合征不合并肥胖及对照组行 CABG 术后及远期并发症的发生率，证实了代谢综合征合并肥胖患者的围术期、远期并发症及五年病死率较高。本研究通过回顾性分析，肥胖合并代谢综合征是我国行 CABG 患者导致远期预后差的原因之一，所得出的结论有助于临床医生把握患者的预后，有针对性的选择围术期治疗方案，以改善该类患者的预后。

（蔡宏伟）

第三节　围术期器官保护研究进展

文选 76

【题目】右美托咪定对体外循环心脏手术病人脑损伤的影响

【来源】中华麻醉学杂志，2015，35（11）：1321-1324

【文摘】沈社良等探讨了右美托咪定对体外循环（CPB）心脏手术患者脑损伤的影响。本研究采用的方法为，择期 CPB 心脏手术患者 80 例，年龄 18~64 岁，性别不限，体表面积 1.6~2.0m^2，左心室射血分数>30%，心功能分级Ⅱ或Ⅲ级，ASA 分级Ⅱ或Ⅲ级。采用随机数字表法，将患者分为 2 组：对照组（C 组）和右美托咪定组（D 组）。常规麻醉诱导前 D 组 10min 经静脉输注右美托咪定 1μg/kg，随后以 0.5 μg/（kg·h）速率输注至术毕；C 组给予等容量生理盐水。分别于麻醉诱导后切皮前（T_0）、CPB 开始后 30min（T_1）、术毕（T_2）、术后 4 h（T_3）、术后 24 h（T_4）及术后 72 h（T_5）时采集颈静脉球部血样，检测血清肿瘤坏死因子α（TNF-α）、白介素-6（IL-6）、白介素-10（IL-10）、星形胶质细胞 S100 蛋白的β亚型（S100β）及神经元特异性烯醇化酶（NSE）的浓度。结果：与 C 组比较，D 组 T1~T3 时血清 TNF-α 和 S100β 的浓度降低，T1~T4 时血清 IL-6 和 NSE 的浓度降低，血清 IL-10 浓度升高（$P<0.05$）。结论认为常规麻醉诱导前静脉输注右美托咪定 1μg/kg，随后以 0.5 μg/（kg·h）速率输注至术毕可减轻 CPB 心脏手术患者脑损伤，其机制与抑制炎性反应有关。

（王　强）

【评述】 脑损伤是体外循环心脏手术患者严重的并发症之一，其直接影响患者的术中安全及预后。右美托咪定作为高效、高选择性的肾上腺素$α_2$受体激动药，具有镇痛和剂量依赖性镇静作用，并有稳定血流动力学以及抑制炎症反应等特点，在器官保护中的作用被广泛关注。本研究结果显示，常规麻醉诱导前静脉输注右美托咪定 1μg/kg，随后以 0.5 μg/（kg·h）速率输注至术毕可减轻体外循环心脏手术患者脑损伤，显著降低机体炎症反应，增加保护性因子水平。此研究结果对于右美托咪定用于体外循环心脏手术患者以及术中脑保护措施的选择具有一定临床指导作用，然而需要更多大样本、多中心的 RCT 研究证实。

（薛荣亮）

文选 77

【题目】 丙泊酚或七氟烷复合舒芬太尼麻醉对 CPB 下瓣膜手术患者脑保护效应的比较

【来源】 中华麻醉学杂志，2015，35（7）：855-857

【文摘】 施乙飞等比较了丙泊酚或七氟烷复合舒芬太尼麻醉对 CPB 下瓣膜手术患者的脑保护效应。本研究采用的方法为，择期 CPB 下行瓣膜手术患者 60 例，年龄 60~70 岁，ASA 分级 II 或 III 级。采用随机数字表法分为丙泊酚复合麻醉组（PA 组）和七氟烷复合麻醉组（SA 组），每组 30 例。自麻醉诱导至术毕，PA 组持续靶控输注丙泊酚 0.5~2.0 μg/ml；SA 组持续吸入 0.5%~2.5%七氟烷，维持 BIS 值 45~55。分别于麻醉诱导后即刻（T_0）、术毕（T_1）、术后 6、12 和 24 h（T_2~T_4）时上腔静脉逆行置管抽取血样，采用 ELISA 法测定血浆 S100β 蛋白和神经元特异性烯醇化酶（NSE）的浓度。结果：与 SA 组比较，PA 组 T_1、T_2 时血浆 S100β 蛋白浓度、T_1~T_3 时 NSE 浓度降低（$P<0.05$）。结论认为丙泊酚复合舒芬太尼麻醉对 CPB 下瓣膜手术患者的脑保护效应优于七氟烷复合舒芬太尼麻醉。

（王　强）

【评述】 丙泊酚与七氟烷均具有不同程度脑保护作用。研究表明丙泊酚能够调节小胶质细胞激活，抑制脑缺血损伤后的神经炎症，发挥抗氧化等作用，而七氟烷在使用小剂量时即可表现出良好的麻醉状态，且血流动力学相对稳定，具有脑保护作用，但两者在不同脑损伤过程中的脑保护程度的差异尚不明确。本研究比较了丙泊酚或七氟烷复合舒芬太尼麻醉的脑保护效应，结果显示丙泊酚复合舒芬太尼麻醉对 CPB 下瓣膜手术患者的脑保护效应优于七氟烷复合舒芬太尼麻醉。本研究结果对 CPB 下瓣膜手术患者选择不同的麻醉药物发挥脑保护作用具有一定的指导意义，然而静脉麻醉药或吸入麻醉药在心脏手术麻醉中的合理应用及其发挥的器官保护作用一直是个值得探索的课题。

（徐礼鲜）

文选 78

【题目】高血糖通过调控 AdipoR1/Caveolin-3/STAT3 信号通路，减弱糖尿病大鼠心肌缺血后处理对缺血心肌的保护作用（Hyperglycemia abrogates ischemic postconditioning cardioprotection by impairing AdipoR1/Caveolin-3/STAT3 signaling in diabetic rats）

【来源】Diabetes，2016，65（4）：942-955

【文摘】Li 等探讨了糖尿病心肌缺血后处理（IPO）对缺血心肌的保护作用减弱的机制。通过尾静脉单次注射 STZ（65mg/kg）诱导 I 型糖尿病大鼠模型，采用结扎左冠状动脉前降支 30min，再灌注 120min 的方法制备心肌缺血 - 再灌注（I/R）损伤模型，通过结扎冠状动脉左前降支 30min，并再灌注 2h；在缺血 30min、再灌注即刻给予 3 个循环的 10s 再灌注/10s 缺血，然后再灌注 120min 模拟 IPO 模型。结果显示，在野生型小鼠心肌缺血 - 再灌注损伤模型中，IPO 可增加缺血心肌 adiponectin 水平，并可激活线粒体 STAT3，从而改善线粒体功能及减小心肌 I/R 损伤，而在 adiponectin$^{-/-}$小鼠中 IPO 这些作用消失。进一步在 adiponectin$^{-/-}$心肌细胞实验中，缺氧后处理不能减轻缺氧复氧所致的心肌细胞损伤，而外源性给予重组 adiponectin 可以恢复缺氧后处理的保护作用，然而 *STAT3* 或 *AdipoR1* 基因沉默或干扰 Caveolin-3 却抵消了 adiponectin 的这种保护作用。此外，adiponectin 可以增加 4 周糖尿病大鼠心肌 STAT3 水平并恢复 IPO 的保护作用，而 8 周糖尿病大鼠因为 Caveolin-3 水平显著降低及 AdipoR1/Caveolin-3 信号通路受损而使 adiponectin 的这种保护作用丧失。结论认为，IPO 可以通过 adiponectin/AdipoR1/Caveolin-3 信号通路激活线粒体 STAT3，从而发挥心肌保护作用，糖尿病心肌由于该信号通路受损从而导致 IPO 的保护作用消失，通过增加 adiponectin 及恢复其相关信号通路的有效措施可以减少糖尿病心肌 I/R 损伤。（雷少青）

【评述】糖尿病患者较非糖尿病患者不仅易并发缺血性心脏病，且缺血后心肌受损程度较为严重，临床上治疗难以逆转。缺血后处理由于应用于再灌注前，因而具有较好的临床前景。然而，如该文所证实的那样，糖尿病心肌对缺血后处理的敏感性降低，其确切机制目前不清楚。该文通过比较野生型小鼠与糖尿病小鼠，发现糖尿病心肌 adiponectin 水平降低及相关信号通路受损，进一步研究发现 *Caveolin-3* 表达水平及 AdipoR1/Caveolin-3 信号通路受损，并最终导致 *STAT-3* 活性减弱，从而使缺血后处理的保护作用消失，因而得出通过增加 adiponectin 及恢复 AdipoR1/Caveolin-3/STAT3 信号通路的措施可以改善糖尿病心肌缺血 - 再灌注损伤及恢复糖尿病心脏对缺血后处理敏感性的结论。本研究阐明了糖尿病心肌损伤加重及缺血后处理保护作用丧失的可能机制，该研究结论为临床医生预防糖尿病心肌缺血 - 再灌注损伤等并发症开发药物及采取措施提供理论基础。（夏中元）

文选 79

【题目】右美托咪啶对体外循环下心脏瓣膜置换术患者心肌缺血再灌注损伤的影响

【来源】临床心血管病杂志，2015，31（11）：1195-1197

【文摘】张玉辉等分析了右美托咪定对体外循环下心脏瓣膜置换术患者心肌缺血 - 再灌注损伤的影

响。将110例体外循环下心脏瓣膜置换术患者随机分为观察组与对照组（各55例），观察组注射右美托咪定，对照组给予等容量 0.9%氯化钠溶液。结果观察组血浆肌钙蛋白 I（cTnI）、肌酸激酶同工酶（CK-MB）浓度、血清肿瘤坏死因子α（TNF-α）和白介素-6（IL-6）浓度明显低于对照组，且观察组术后气管拔管时间、ICU停留时间明显短于对照组。结论认为右美托咪定有利于减轻体外循环下心脏瓣膜置换术患者心肌缺血-再灌注损伤，它可能对促炎性细胞因子的释放具有抑制作用。 （雷少青）

【评述】心肌缺血-再灌注损伤见于多种临床状况，维护患者心肌功能及预防相关近期及远期并发症一直是临床医生所关注的焦点。本文研究右美托咪定在心脏换瓣手术的应用，观察了其对血浆cTnI、CK-MB、炎症因子TNF-α与IL-6的影响，得出了右美托咪定可以抑制炎症反应及减少心肌缺血-再灌注损伤的结论。本研究进一步证实了右美托咪定对体外循环患者心脏的保护作用，国内同行已发表相似的相关研究，但仍具有一定的临床指导意义。此外，该研究为进一步研究体外循环状下右美托咪定对其他脏器的保护作用提供了相关思路。 （夏中元）

文选80

【题目】丙泊酚通过抑制缝隙连接复合物Connexin32从而降低原位肝移植术后急性肾损伤（Propofol attenuated acute kidney injury after orthotopic liver transplantation via inhibiting gap junction composed of connexin 32）

【来源】Anesthesiology, 2015, 122（1）: 72-86

【文摘】Luo 等对雄性 Sprague-Dawley 大鼠进行自体原位肝移植（autologous orthotopic liver transplantation，AOLT），然后分别给予 2-aminoethoxydiphenyl borate（Connexin32 选择性抑制剂）或丙泊酚（50 mg/kg）腹腔注射。同时体外培养肾小管上皮细胞（NRK-52E）并进行缺氧和复氧处理，随后分别给予 Connexin 32（Cx32）的抑制剂、增强剂，以及敲除 *Cx32* 基因，从而来检测 Cx32 的功能。研究发现 AOLT 能够导致肾 Cx32 蛋白表达和缝隙连接增加，并且伴随氧化应激增加，肾功能及肾组织损伤。同样缺氧复氧导致明显的细胞损伤，表现为细胞生长减少，乳酸脱氢酶释放增多。敲除 *Cx32* 基因后，缺氧复氧导致的培养细胞损伤明显改善。丙泊酚能够抑制 Cx32 功能，减轻 AOLT 后的肾损伤。在体外培养实验中，丙泊酚能够减少缺氧后活性氧的产生，减轻细胞损伤。并且丙泊酚的细胞保护效应能够被 Cx32 抑制剂增强。上述研究结果表明 Cx32 在 AOLT 后的急性肾损伤中发挥关键的作用，丙泊酚能够通过抑制 Cx32 的功能来减少氧化应激，从而减轻 AOLT 后的急性肾损伤。 （杨 蕾）

【评述】肝移植术后的急性肾损伤是严重影响肝移植手术效果和成败的重要并发症，其临床发生率高达 30%~50%，严重者甚至会导致手术患者的死亡。但是临床目前还没有特效的预防和治疗手段来降低肝移植手术后的急性肾损伤发生率，其中一个重要的原因是其发生机制模糊不清，因此临床无法建立有效的策略。连接蛋白是广泛分布在组织和细胞中的跨膜蛋白质，是具有多个亚单位的超家族，其所形成的缝隙链接是细胞与细胞之间通讯联系的快捷方式，细胞的信息（如死亡信号）可以通过由连接蛋白组成的缝隙链接在细胞之间快速扩布，从而产生现象级变化，这些现象在肿瘤细胞之间通讯研究中已经得到了比较深入的探讨，有研究也发现组织缺血-再灌注损伤中存在连接蛋白功能增加的现象。那么作为肝移植手术后急性肾损伤的一种重要的病理机制，即缺血-再灌注损伤是不是也会通过增加缝隙连接蛋白的表达和功能，从而传递死亡或凋亡信号，促进组织损伤呢？Luo 等学者的研究很好地揭示了这方面的重要信息。也就是肝移植手术后的急性肾损伤同样也存在缝隙链接蛋白 Cx32 表达和功能的增加，并且促进了氧化应激损伤。而 Cx32 的抑制剂能够降低这种损伤作用，同样丙泊酚作为一种具有抗氧化特性的全身麻醉药物同样能够降低 Cx32 的表达和功能，发挥减轻肝移植手术后急性肾损伤的效应。此研究的价值在于不仅揭示了肝移植手术后急性肾损伤的发病机制，更寻找到了一种有效的药物和方法，即静脉全身麻醉药物丙泊酚的治疗价值。为今后丙泊酚用于降低此类并发症建立了实验室的证据，通过这个基础实验，也为临床研究开展做了很好的铺垫，期待麻醉学者们能够从中获得启发，构建一个通过麻醉药物和（或）麻醉方式来降低肝移植手术后急性肾损伤的临床策略，从而推动麻醉治疗学的发展与完善。

（薛庆生）

文选 81

【题目】氙气处理可保护大鼠肾脏移植术后的远隔器官肺损伤（Xenon treatment protects against remote lung injury after kidney transplantation in rats）

【来源】Anesthesiology，2015，122）（6）： 1312-1326

【文摘】Zhao 等研究氙气对肾移植造成的远隔器官肺损伤的保护作用。离体研究是培养人肺上皮细胞（A549），分别给予 H_2O_2，肿瘤坏死因子（tumor necrosis factor-α），以及缺血缺氧处理后的人肾近端小管细胞（HK-2）的培养基。在体研究是将用于移植的肾组织于移植前在 4℃的 Soltran 保存液中保存 24h。培养的肺细胞以及接受肾移植的小鼠分别暴露于 70% 氙气或氮气。分别检测 phospho（p）-mammalian target of rapamycin（mTOR）、hypoxia-inducible factor-1α（HIF-1α）、Bcl-2、high-mobility group protein-1（HMGB-1）、TLR-4 以及 nuclear factor κB（NF-κB）的表达水平，肺的炎症反应以及细胞损伤。研究发现移植缺血肾组织的小鼠出现肺损伤。氙气能够促进 A549 细胞中 HIF-1α 表达，抑制 HMGB-1 转位和 NF-κB 活化。氙气处理能够促进 p-mTOR、HIF-1α 和 Bcl-2 表达，肺内细胞增殖。移植后肺内皮细胞核内 HMGB-1 转位减少。氙气处理抑制 TLR-4/NF-κB 通路，降低组织损伤分数。研究结果提示氙气能够通过激活 mTOR-HIF-1α 通路抑制 HMGB-1 从核内向胞质内转位，从而保护肾移植缺血-再灌注损伤导致的远隔器官肺损伤。

（杨 蕾）

【评述】缺血-再灌注损伤导致的远隔脏器伤害是当下麻醉学基础研究中器官损伤和保护的一项热点内容，在临床和基础研究中都发现肾移植手术后，肺是最容易受到损伤的远隔脏器。这些病理损伤也影响了临床手术效果和患者的术后康复。对于肾移植手术后，远隔器官的肺损伤机制还不明确。其中，炎症打击是一项重要内容。肺组织作为接受回心血液的重要器官，炎症因子和免疫细胞容易潴留并激活，同时肺泡上皮细胞也相对脆弱，容易损伤，这些都会因为手术而无法避免。然而细胞再生是损伤后修复的一条重要途径，因此促进损伤后修复和（或）抑制炎症免疫反应也成为肺损伤保护的有效措施。Zhao等学者的研究也是着眼于这方面的认识，考察作为新型全身麻醉药物的氙气的肺保护作用。研究通过基础的离体和在体研究均发现并证实氙气能够促进肺的细胞再生，降低炎症应激反应，从而发挥对肾移植手术后远隔器官的肺损伤的保护作用。Zhao等的研究不仅证实了肾移植手术后远隔器官肺损伤的发病机制，也发现了全身麻醉药物氙气的保护作用，这些基础研究结果对于今后的大动物研究和临床研究提供了非常有价值的基础实验数据和证据。今后的研究需要进一步确定氙气发挥保护作用的浓度剂量和使用时机，如果能够和其他全身麻醉药物进行对照研究，对于了解氙气可能具备的特殊价值将会有巨大的帮助。

（薛庆生）

文选82

【题目】下调 TLR4 可有效减轻肝移植在灌注早期的肺损伤（Downregulation of lung Toll-like receptor 4 could effectively attenuate liver transplantation-induced pulmonary damage at the early stage of reperfusion）

【来源】Mediators Inflamm，2015，2015：383907

【文摘】Chi 等通过临床病例收集和大鼠肝移植模型研究 TLR4 在肝移植所致肺损伤的作用及机制。第一部分临床试验：22 例接受肝移植手术患者，根据术后是否有肺损伤分为肺损伤组和非肺损伤组。通过比较两组患者术前、无肝期、新肝期 4 h 和 24 h 外周血中炎性因子水平和白细胞上 TLR4 的表达。第二部分大鼠肝移植模型实验：将大鼠随机分为假手术组（16 例）和肝移植组（16 例）。在新肝期 4 h、8 h、16 h 和 24 h 分别处死大鼠；利用大鼠肝移植模型进行机制研究：大鼠随机分为对照组和 TLR4 siRNA 组，分别注射对照质粒或 TLR4 siRNA 质粒，评估大鼠生存率、肺内 *TLR4* 基因和蛋白表达水平，MPO 活性以及炎症因子的表达等。结果：肺损伤患者组较非肺损伤组外周血白细胞 TLR4、TNF-α 和 IL-β水平均增高；大鼠 TLR4 基因敲除后，能减少炎症因子的释放、减轻肺损伤、提高生存率。结论：TLR4 能促进促炎细胞因子的释放并加重肝移植早期灌注后的肺损伤。

（龚　丽）

【评述】肝移植后肺损伤是常见的并发症，炎症是再灌注肺损伤的重要机制。故作者从炎症反应的上游机制TLR4着手，一方面通过比较临床上肝移植手术发生和未发生肺损伤患者炎症因子和TLR4 的表达差异，另一方面通过大鼠模型进一步阐明和验证 TLR4 在促进促炎细胞因子的释放并加重肝移植早期灌注后肺损伤的作用和机制。本研究指明 TLR4 可能成为肝移植术后急性肺损伤的有效治疗靶点。近年来灌注后器官损伤越来越受关注，恢复灌注后，靶器官炎性介质等产生增加，可随血流到达远隔器官造成不同程度的损害。TLR4 作为炎症反应的重要上游蛋白，可能成为围术期器官保护的又一重要靶点。

（欧阳文）

文选 83

【题目】 重组线虫组织蛋白酶 B 样蛋白通过促进巨噬细胞极化状态改变减轻小鼠小肠缺血-再灌注损伤（Treatment with recombinant trichinella spiralis cathepsin B-like protein ameliorates intestinal ischemia/reperfusion injury in mice by promoting a switch from M1 to M2 macrophages）

【来源】 The Journal of Immunology，2015，195：317-328

【文摘】 临床上小肠缺血-再灌注损伤具有较高的发病率和死亡率。既往报道在小肠缺血-再灌注损伤的过程中，巨噬细胞发挥了重要作用。胞内 STAT6 激活后，M1 型巨噬细胞将转化为 M2 型，可有效防止器官发生缺血-再灌注损伤。Liu 等检测重组线虫组织蛋白酶 B 样蛋白（rTsCPB，促 STAT6 磷酸化，激活其信号转导通路）在小肠缺血-再灌注损伤中的作用，并探讨其相关巨噬细胞表型转化机制。将模型小鼠行剖腹手术取出小肠，再夹闭肠系膜上动脉 60min 后释放，小肠重新恢复鲜红色血流者判断为有效再灌注，分别于再灌注 2 h 与 7 日后检测小肠的形态学与功能学变化以及 M1/M2 型巨噬细胞标志物的表达。结果发现 rTsCPB 显著改善了小肠缺血-再灌注的形态学（缺血-再灌注 2 h 后的肠黏膜表面及第 7 日的小肠绒毛高度变化）和功能学损伤（缺血-再灌注第 2~7 日的日摄食量及第 4、7 日的体重变化），并降低了其 7 日病死率；同时，小肠缺血-再灌注后第 7 日发生了 M2 型巨噬细胞转化成 M1 型（M2 型标志物 Arg-1 和 Fizz1 表达下调，M1 型标志物 NOS2 和 CCR7 表达上调，以及 CD163+ M2/NOS2+ M1 细胞比例降低），而 rTsCPB 则促进 M1 转化成 M2 型（高表达 Arg-1 和 Fizz1，低表达 NOS2 和 CCR7，以及 CD163+ M2/NOS2+ M1 比例升高），使用 STAT6 抑制剂（AS1517499，抑制 rTsCPB 介导的 STAT6 磷酸化）可有效逆转 rTsCPB 促使的巨噬细胞表型转变。此外，相关性分析表明 M2 型巨噬细胞转化为 M1 型与小肠缺血-再灌注损伤呈正相关，rTsCPB 促进了小肠细胞增殖并减少了中性粒细胞的组织浸润。结论：小肠缺血-再灌注损伤使 M2 型巨噬细胞转化成 M1 型，rTsCPB 通过激活 STAT6 可逆转该巨噬细胞的转化，从而改善缺血-再灌注损伤。

（周　磊）

【评述】 目前围术期肠道缺血-再灌注损伤在创伤、休克及腹胸部血管和小肠移植等复杂外科手术的治疗中发病率仍然较高，如何有效防治肠道缺血-再灌注损伤，保护肠黏膜、改善肠道功能，具有极为重要的临床意义。多种免疫细胞参与肠道的缺血-再灌注过程，其中巨噬细胞发挥了重要作用，它主要分为 M1 经典活化型和 M2 替代活化型，M1 型分泌促炎性细胞因子，参与正向免疫应答，M2 型则分泌抑制性细胞因子，发挥免疫调节作用。该研究从基因转录水平（STAT6）上探讨巨噬细胞表型转化在肠缺血-再灌注损伤中的机制，阐明了其重要作用，为临床上进一步研究如何降低肠缺血-再灌注损伤发病率和死亡率提供了理论依据。

（欧阳文）

文选 84

【题目】 丙泊酚通过抑制小胶质细胞活化减轻大鼠心搏骤停后脑损伤（Inhibition of microglial activation contributes to propofol-induced protection against post-cardiac arrest brain injury in rats）

【来源】J Neurochem, 2015, 134: 892-903

【文摘】研究表明丙泊酚可通过调节小胶质细胞活性, 在脑缺血缺氧后减轻神经炎症反应方面具有一定的作用。Wang 等在心跳骤停 (CA) 后脑损伤的动物模型上, 研究丙泊酚对小胶质细胞活性以及神经元损伤的作用及其机制, 并于体外实验进一步验证丙泊酚的该作用。动物实验部分研究设计将大鼠进行 8min 缺氧窒息使心跳停搏, 随后给予有效的心肺复苏 (复苏时间不超过 10 min), 该实验分为三部分, 实验 1 检测 CA 对小胶质细胞活性的影响, 实验 2 和 3 分别检测小胶质细胞活化抑制剂米诺环素和丙泊酚对 CA 诱导的小胶质细胞活化、海马神经元及学习记忆能力损伤的影响。体外实验部分观察不同浓度丙泊酚 (0.1、1、10 μM) 对小胶质细胞活化与炎症因子释放的抑制作用, 以及对海马神经元的保护作用。结果 CA 诱导了海马 CA1 区域的小胶质细胞活化 (OX42 和 P2X7R 表达升高, p38 MAPK 磷酸化); 米诺环素显著改善了 CA 后 7~9 日大鼠的学习与记忆能力, 并降低了小胶质细胞的活性 (Iba-1 表达下降), 减轻了海马神经元的损伤 (caspase-3 降解增多活化减弱, 海马椎体细胞数目减少); 丙泊酚亦明显提高了 CA 后大鼠的学习与记忆能力, 抑制了小胶质细胞的活性 (降低 P2X7R 表达上调及 p38 MAPK 磷酸化水平), 减轻了海马神经元的损伤 (caspase-3 降解增多, 活化减弱, 海马椎体细胞数目减少); 在体外, 不同浓度的丙泊酚均可抑制 ATP 诱导的小胶质细胞的活化 (Iba-1 表达下降), 减少其 TNF-α 和 IFN-1β 释放, 且丙泊酚可有效保护 ATP 激活的小胶质细胞对神经元的损伤。结论: 丙泊酚可通过调节小胶质细胞的活性, 减轻脑缺血缺氧后的神经元损伤, 从而改善认知功能。

(周　磊)

【评述】随着医学的发展, 心搏、呼吸骤停后心肺脑复苏技术明显提高, 但是如何防治复苏后出现的脑损伤, 尽快恢复脑功能, 仍是医学界极为关注的课题。神经炎症反应是导致脑缺血缺氧后脑损伤的主要机制, 其中小胶质细胞的活化既是脑损伤反应的结果, 又是造成神经损伤的重要原因。本研究首先通过建立大鼠模型, 探讨丙泊酚在心跳骤停后脑损伤中的脑保护作用, 证明它可抑制心搏骤停后小胶质细胞的活化以及减轻相应神经元的损伤, 并在一定程度上改善了大鼠的认知功能。此外, 通过体外将 ATP 激活的小胶质细胞与神经元细胞共培养, 观察在丙泊酚的作用下, 小胶质细胞的活性变化以及神经元细胞的损伤程度, 进一步验证了丙泊酚的神经保护作用。该课题对于临床上应用丙泊酚改善脑缺血缺氧所致脑损伤具有指导意义。

(欧阳文)

文选 85

【题目】七氟烷调控大鼠缺血-再灌注损伤后肺紧密连接蛋白表达和 PKC-α 转位 (Effects of sevoflurane on tight junction protein expression and PKC-α translocation after pulmonary ischemia-reperfusion injury)

【来源】Exp Mol Med, 2015, 47: e167

【文摘】柴军等研究了七氟烷吸入预处理对大鼠肺缺血-再灌注引起的肺通透性、紧密连接蛋白 occludin 和 zona occludens 1 (ZO-1) 的表达及蛋白激酶 C-α 在细胞质-细胞膜间移位的影响。参照改良的 Eppinger 方法建立在体大鼠肺缺血-再灌注损伤模型，96 只雄性 Wistar 大鼠随机分为 4 组：空白对照组；缺血-再灌注损伤组；七氟烷吸入对照组；七氟烷吸入+缺血-再灌注损伤组。每组均包括 3 个观察时间点：缺血阻断 45 min 后；再灌注 60 min；再灌注 120 min。观察指标为肺通透性、紧密连接蛋白 occludin 和 ZO-1 的表达水平及蛋白激酶 C-α 分别在肺组织、胞质及胞膜上的表达水平。结果显示模型动物在肺组织缺血-再灌注后，肺通透性显著增加（$P<0.05$），occludin 和 ZO-1 表达显著下调（$P<0.05$），且具有时间依赖性（$P<0.05$），蛋白激酶 C-α 在肺组织细胞质内表达显著下调（$P<0.05$），而细胞膜上表达显著上调（$P<0.05$）。经七氟烷吸入预处理后，缺血-再灌注引起的肺通透性增加显著改善（$P<0.05$），occludin 和 ZO-1 的表达显著增高（$P<0.05$），蛋白激酶 C-α 从细胞质向细胞膜的移位被显著抑制（$P<0.05$）。因此，七氟烷预处理可抑制蛋白激酶 C-aα 的移位及活化，并对肺缺血-再灌注损伤具有保护作用。

（于 歆）

【评述】缺血-再灌注是引起急性肺损伤的主要诱因之一，后者主要表现为肺屏障的破坏及肺水肿形成，而紧密连接蛋白在调节肺毛细血管-肺间质-肺泡间的离子运输及肺水转运中具有关键作用，但其调节机制尚不明确。七氟烷在临床麻醉中广泛应用，且对多器官均有保护作用。本研究讨论了七氟烷吸入预处理对大鼠肺缺血-再灌注损伤中紧密连接蛋白表达的影响，并初步探究了七氟烷抑制了蛋白激酶 C-α 从细胞质向细胞膜的移位，继而减轻肺缺血-再灌注损伤，并推测与抑制蛋白激酶 C-α 的移位及活化相关。本研究以肺屏障功能为主要观察对象，以蛋白激酶 C-α 为切入点，得出的结论有助于阐明七氟烷肺保护作用的潜在机制。

（欧阳文）

文选 86

【题目】人参皂甙 Rb1 减轻小鼠肠缺血-再灌注损伤后肺内炎症因子释放和组织损伤（Ginsenoside Rb1 treatment attenuates pulmonary inflammatory cytokine release and tissue injury following intestinal ischemia reperfusion injury in mice）

【来源】Oxid Med Cell Longev，2015，2015：843721

【文摘】肠缺血-再灌注后由于肠道屏障受损，细菌移位，氧化应激，炎症介质释放等原因，引起远端器官功能障碍，以肺损伤最为常见。由于其作用机制不明，目前缺乏有效治疗药物。Jiang 等研究了人参皂苷 Rb1 对肠缺血-再灌注后肺损伤的作用及其机制。该研究将小鼠肠系膜上动脉阻断 45min，再通 2 h，建立肠缺血-再灌注模型，分别将实验动物分为 8 组：①假手术组（仅分离肠系膜上动脉，不做阻断和再通处理）；②缺血-再灌注组（肠系膜上动脉阻断 45 min，再通 2 h）；③缺血-再灌注+生理盐水组；④缺血-再灌注+Rb1-30 组（再灌注前 10min 腹腔注射人参皂苷 Rb1 30mg/kg）；⑤缺血-再灌注+Rb1-60（再灌注前 10min 腹腔注射人参皂苷 Rb1 60mg/kg）；⑥ATRA（Nrf2/ARE 信号通路抑制剂）+假手术组；⑦ATRA+缺血-再灌注组；⑧ATRA+缺血-再灌注组+人参皂苷 Rb1-60。⑥、⑦、⑧组均在肠缺血-再灌注前 2 周每日腹腔注射 1 次 ATRA。采用 HE 染色法观察各组肺和肠组织病理改变，ELISA

法检测各组肺组织 TNF-α、IL-6、IL-10 含量，化学比色法检测各组肺组织 MDA 和 SOD 值以及 Western blot 检测各组肺组织胞核 Nrf2、胞质 HO-1 值。结果显示肠缺血-再灌注后存在肺组织损伤的病理改变，同时促炎因子 IL-6、TNF-α 分泌增加，抑炎因子 IL-10 分泌减少，与氧化应激水平相关的 MDA 增加，SOD 减少，胞核中 Nrf2、胞质中 HO-1 值均增加；如果肠缺血-再灌注前给予人参皂苷 Rb1 处理，IL-6、TNF-α、MDA 值下降，IL-10、SOD 值升高，胞核中 Nrf2、胞质中 HO-1 含量明显增加，肺组织损伤明显减轻；如果肠缺血-再灌注前 2 周每日腹腔注射 1 次 ATRA 后再给予人参皂苷 Rb1 处理，能够逆转人参皂苷 Rb1 的肺保护作用。因此研究者认为人参皂苷 Rb1 通过活化 Nrf2/HO-1 信号通路对肠缺血-再灌注后肺损伤发挥保护作用。这一研究有利于进一步理解人参皂苷 Rb1 的药理作用，寻找缺血-再灌注后肺保护新的治疗靶点。

（朱海燕）

【评述】肠缺血-再灌注引起的急性肺损伤是一种临床常见并发症。由于其高发病率、高死亡率以及缺乏有效防治方法成为临床医学的一大挑战。Jiang 等采用小鼠肠缺血-再灌注模型检测肺组织形态学改变，炎症因子 TNF-α、IL-6、IL-10 及氧化应激相关因子 MDA、SOD 值，认为炎症反应和氧化应激反应在肠缺血-再灌注引起的急性肺损伤中具有重要作用。研究者选取传统的中药人参皂苷 Rb-1 预处理后，肺损伤明显减轻，所做机制研究发现人参皂苷 Rb-1 使胞核中 Nrf2 增加，与 ARE 结合后，ARE 调控的下游靶基因 *HO-1* 表达上调，使胞质中 HO-1 增加，通过 Nrf2/HO-1 信号通路发挥其抗炎和抗氧化作用。该研究为肠缺血-再灌注引起的急性肺损伤临床药物选择提供了新的方向和用药理论依据。但研究者采用小鼠腹腔注射人参皂苷 Rb-1 预处理而非常用的静脉注射给药，不利于准确评估药物作用，所做机制研究时只使用了药物拮抗剂 ATRA，如果能增加 *Nrf2* 基因敲除动物模型，将使 Nrf2/HO-1 信号通路作用更加明确。

（欧阳文）

第四节　危重症医学研究进展

文选 87

【题目】胚胎期斑马鱼丙泊酚暴露对神经发育的影响及机制研究（Zebrafish as a model for studying the developmental neurotoxicity of propofol）

【来源】J Appl Toxicol，2015，35（12）：1511-1519

【文摘】Guo 等通过建立胚胎期斑马鱼丙泊酚暴露模型，探讨了胚胎期丙泊酚对胚胎发育及神经系统发育的影响及相关机制。将受精后 6~48 h 斑马鱼胚胎通过浸泡方式暴露于含不同浓度（1、2、3 μg/ml）丙泊酚养鱼水中，设立空白对照组和 DMSO 对照组。记录不同时间（受精后 24 h、48 h、72 h、96 h 和 120 h）胚胎生存率、孵化率和畸形率。结果显示，各组胚胎及幼鱼生存率无显著性差异。然而，丙泊酚暴露组胚胎受精后 48 h 和 72 h 孵化率显著下降，5 日幼鱼的畸形率显著升高。畸形主要表现为：心包囊肿、出血、脊柱弯曲。采用整体吖啶橙染色可见，丙泊酚诱导受精后 36h 胚胎和 3 日幼鱼脑部细胞凋亡增多，并上调 36 h 胚胎 caspase-3、caspase-8 和 caspase-9 mRNA 的表达。进一步，通过整体原位杂交发现，在鞘磷脂蛋白（MBP）生存初期（受精后 3 日），丙泊酚可明显抑制 MBP mRNA 和蛋白的表达。MBP mRNA 的表达下降主要表现在中枢神经系统（脊髓和后脑），在外周神经系统表达并无显著性差异。综上所述：胚胎期丙泊酚暴露对胚胎发育具有毒性作用，表现为降低胚胎孵化率，提高幼鱼畸形率。丙泊酚诱导胚胎和幼鱼细胞凋亡增多、抑制 MBP mRNA 和蛋白的表达，可能是胚胎期丙泊酚暴露产生神经毒性作用的分子机制。胚胎期斑马鱼丙泊酚暴露模型不仅为丙泊酚神经毒性研究提供新的动物模型，也开辟了丙泊酚神经毒性研究的新领域。

（郭培培）

【评述】丙泊酚作为临床应用最广泛的静脉麻醉药，其神经毒性和对神经发育的影响尚有争议。该研究采用斑马鱼为模型，观察了孕鱼暴露于丙泊酚后对其胚胎及幼鱼的影响。研究发现，丙泊酚不仅降低斑马鱼胚胎孵化率及增加幼鱼畸形率，亦可诱导胚胎和幼鱼脑部细胞凋亡，并发现其细胞凋亡与丙泊酚作用后导致 MBP 表达下调有关。MBP 是髓鞘的重要组成之一，表达减少可能会导致神经轴突减少及脱髓鞘疾病，该研究应用斑马鱼模型首次发现丙泊酚的神经毒性可能与 MBP 相关，为后续研究其机制拓展了新思路和新方法。

（陶　涛）

文选 88

【题目】脂联素通过同时激活 Nrf2 及 Brg1 改善高血糖介导的心肌肥厚及功能障碍（Adiponectin ameliorates hyperglycemia-induced cardiac hypertrophy and dysfunction by concomitantly activating Nrf2 and Brg1）

【来源】Free Radic Biol Med，2015，84：311-321

【文摘】高血糖介导的氧化应激与糖尿病心肌病的发展相关，这一过程与脂联素（adiponectin，APN）及血红素氧化酶-1（heme oxygenase-1，HO-1）水平的降低相关。*Brg1* 基因（Brahma-related gene 1）与核因子 E2 相关因子 2（nuclear factor-erythroid-2-related factor-2，Nrf2）协同激活 HO-1 以增加心肌在氧化应激中的抗氧化能力。Li 等假设低水平的脂联素（APN）降低了 HO-1 的表达，从而加速糖尿病心肌病的进展。因此，补充 APN 可能通过介导激活 Brg1 和 Nrf2 激活 HO-1，从而延缓糖尿病心肌病的进程。实验将大鼠随机分为对照组（C 组）、链霉素诱导的糖尿病组（D 组）、糖尿病大鼠给予 3 周的 APN 腺病毒（1×10^9 pfu）处理组（D+APN 组）及糖尿病大鼠加荧光素酶对照组（D+LacZ 组）。通过压力-容量传感器评估活体大鼠心脏左心室功能，随后取心肌进行组织学及生化分析。经过 4 周的糖尿病诱导，D 组大鼠出现心脏质量/体重比例、心肌胶原蛋白 I 含量及心肌细胞截面积增加，均高于 C 组（P 均<0.05），由此判断出现心肌肥厚。糖尿病增加了心肌的氧化应激，使 15-F2t 异前列烷、4-羟基壬烯酸、8-羟基-2'-脱氧鸟苷及超氧阴离子生成增加，加重了心肌细胞的凋亡及心脏功能的损害，较 C 组有显著差异（P 均<0.05）。D 组大鼠的心肌细胞 HO-1 mRNA 及蛋白表达均下降，与 Brg1 及 Nrf2 蛋白表达

变化相关。但是，APN 可减轻糖尿病对心肌细胞和心脏功能的损害，在培养液中加入 2 μg/ml 重组球状脂联素（gAd），无论在 D 组大鼠分离培养的原代心肌细胞还是在高糖培养的胚胎大鼠系 H9C2 细胞中，均能逆转高糖介导的 HO-1、Brg1 及 Nrf2 核蛋白表达的降低，并且减弱细胞氧化应激反应，抑制心肌细胞的增大及细胞凋亡。然而，HO-1 抑制剂锌原卟啉或 Nrf2 抑制剂木犀草素可逆转 gAd 产生的保护作用；通过小干扰 RNA（siRNA）转染技术分别敲除 *HO-1*、*Nrf2* 或 *Brg1* 基因，亦能消除 gAd 介导的 HO-1 上调，以及对糖尿病大鼠原代心肌细胞和高糖培养 H9C2 细胞的保护作用。结论认为，APN 通过同时激活 Nrf2 和 Brg1，介导 HO-1 表达上调，从而减轻心肌的氧化应激，改善心肌细胞肥大并且预防左心室功能障碍。

（姜　好）

【评述】高糖引发的氧化应激导致的心肌细胞肥大和凋亡被认为是引发糖尿病患者左心室舒张功能障碍并最终发生心力衰竭的重要因素之一，既往研究认为心肌肥大及凋亡与高糖引发的氧化应激造成 APN 和 HO-1 减少相关。该研究通过体外和体内研究发现增加 APN 水平可缓解心肌肥大，有效提高心脏功能，如每搏量、心排血量、射血分数等，其机制与 APN 同时激活 Brg1 和 Nrf2，并导致 HO-1 表达增多有关。该研究发现的 APN 对 Brg1 和 Nrf2 的激活效应或可作为治疗糖尿病并发心肌疾病的新靶标。

（陶　涛）

文选 89

【题目】吸入硫化氢降低由心脏骤停及复苏造成的早期血-脑脊液屏障通透性增加及脑水肿发生（Hydrogen sulfide inhalation decreases early blood-brain barrier permeability and brain edema induced by cardiac arrest and resuscitation）

【来源】J Cereb Blood Flow Metab，2015，35（3）：494-500

【文摘】Geng 等研究了外源性给予 80×10^{-6} 硫化氢气体（H_2S）对心搏骤停及心肺复苏后大鼠血-脑脊液屏障、脑水含量、神经系统预后及生存率的影响。在食管电极刺激下导致大鼠心室颤动，继续电刺激直至心搏骤停。心搏骤停 6min 后给予大鼠心肺复苏直至确认自主循环恢复 10min。将大鼠随机分成心搏骤停组和 H_2S 吸入组，分别在自主循环恢复后吸入 50%氧气或 50%氧气+80×10^{-6} H_2S 1 h。结果表明，吸入 80×10^{-6} H_2S 能够显著降低复苏后 24 h 脑皮质及海马区血-脑脊液屏障通透性，减轻皮质区及海马区的脑组织水肿；且复苏后 14 日生存率达 80%，明显高于心搏骤停组的 50%。同时，通过神经缺陷评分及胶带剥离试验证实吸入 H_2S 能够改善神经系统预后。H_2S 能够降低由心跳骤停及心肺复苏引起的基质金属蛋白酶-9（matrix metalloproteinase-9，MMP-9）的活性并下调血管内皮生长因子（vascular endothelial growth factor，VEGF）的表达，同时上调血管生成素-1（angiogenin-1，Ang-1）的表达。以上结果表明，心肺复苏后立即吸入 80×10^{-6} H_2S 能够抑制血-脑脊液屏障通透性增加，降低脑水肿的发生，改善心搏骤停后大鼠神经系统预后并提高复苏后 14 日生存率。这一疗效可能与抑制 MMP-9 与 VEGF 且上调 Ang-1 表达相关。

（姜　好）

【评述】心搏骤停复苏后神经功能保护是改善心肺复苏患者预后的重要治疗手段，传统多以亚低温行脑保护治疗。本研究借鉴既往研究发现硫化氢钠在卒中风动物模型中具有神经保护作用的结果，将吸入 H_2S 应用于心搏骤停/复苏大鼠模型，发现 H_2S 可抑制金属蛋白酶 9 活性而下调血管内皮生长因子的表达，从而降低复苏后血-脑脊液屏障的通透性，改善神经功能，提高复苏后生存率。该研究为心肺复苏后脑保护提供了新的治疗思路，但 H_2S 是具有刺激性气味的有毒气体，该研究并未阐明其选择浓度为 $80×10^{-6}$ 的依据，亦未对比吸入 H_2S 和应用 NaHS 两方案的优劣。

（陶　涛）

文选 90

【题目】表皮生长因子受体（EGFR）活化能促使心肌肿瘤坏死因子α（TNF-α）生成及内毒素血症心力衰竭发生（The activation of EGFR promotes myocardial tumor necrosis factor-α production and cardiac failure in endotoxemia）

【来源】Oncotarget，2015，6（34）：35478-35495

【文摘】Sun 等研究了脓毒症时 EGFR 活化对 TNF-α生成和心力衰竭发生的影响及其相关机制。使用 LPS 体外干预小鼠心肌细胞，能够增加细胞中 EGFR 的磷酸化，且 EGFR 的不可逆抑制剂 PD168393 和可逆抑制剂埃洛替尼能够抑制 EGFR 的这种反式激活效果。PD168393 及埃洛替尼能够抑制 LPS 诱导的心肌细胞中 TNF-α mRNA 及蛋白的表达，且 TNF-α减少的程度与 PD168393 的浓度呈正相关。以上实验在小鼠体内也得到了同样的结果。使用 si-EGFR 技术将心肌细胞中 EGFR 沉默，发现 TNF-α的 mRNA 及蛋白的表达相应减少。PD168393 及埃洛替尼还能够抑制 LPS 诱导的心肌细胞 ERK1/2 和 p38 磷酸化，同时，p38 的抑制剂 SB203580 和 ERK1/2 的抑制剂 PD98059 能够抑制 LPS 诱导的心肌细胞中 TNF-α蛋白表达。TNF-α转化酶（TACE）是 EGFR 的一个配体，并与 TGF-α的胞外域脱落有关。研究发现 TACE 抑制剂 TAPI-1 能够抑制 LPS 诱导的 EGFR 磷酸化、TNF-α mRNA 表达以及 TGF-α蛋白表达，而 TGF-α中和抗体能够抑制 LPS 诱导的心肌细胞中 EGFR 磷酸化及 TNF-α mRNA 和蛋白表达。另外，外源性 TGF-α能够增加 LPS 诱导的 TNF-α mRNA 表达，并能够部分逆转 TAPI-1 对 TNF-α的抑制作用。在 LPS 诱导的脓毒症小鼠模型中，与对照组相比，使用埃洛替尼抑制 EGFR 活化后，免疫组化发现心肌中 TNF-α生成减少，超声提示小鼠左心泵功能明显改善，心力衰竭得到缓解，且脓毒症小鼠 72 h 的存活率明显提高。以上结果提示 LPS-TLR4/TACE/TGF-α/EGFR/MAPKs 是 LPS 刺激心肌细胞 TNF-α生成的新通路，EGFR 可能成为治疗脓毒症的药物作用靶点。

（孙　楠）

【评述】既往我们对 LPS 诱导 TNF-α释放的认识基本上是固定于 LPS/TLR4/MYD88/NF-κB 的经典信号通路，但在 2015 年 8—11 月连续有三篇文章报道了 EGFR 在内毒素血症中的促进 TNF-α释放的作用，分别发表在 *PNAS*、*EMBO J* 以及 *Oncotarget* 上，证实了两个分别在炎症信号通路与肿瘤信号通路的明星分子 TLR4 与 EGFR 在 LPS 刺激时之间的相互促进作用。这一发现不仅从理论上拓展了我们对内毒素血症发病机制的理论认识，还有效地将炎症信号通路与肿瘤信号通路密切联系起来，证实了两者之间的相互影响和相互转化。虽然我们证实 LPS/TLR4 可能通过 TACE/TGF-α转激活了 EGFR，但是激活以后的EGFR是如何促进TNF-α的生成尚不清楚。抑制EGFR的激活能够抑制ERK1/2与p38的磷酸化，但实际上EGFR与ERK1/2、p38之间并没有直接的相互作用。因此EGFR是从经典炎症通路中的哪一步切入并影响炎症信号传递的还需要进一步深入研究。

（唐　靖）

文选91

【题目】血管紧张素转化酶2/血管紧张素-（1-7）/Mas轴通过抑制JNK/NF‐kB通路阻止LPS诱导的肺微血管内皮细胞（PMVECs）凋亡[Angiotensin-converting enzyme 2/angiotensin-(1-7)/Mas axis prevents lipopolysaccharide-induced apoptosis of pulmonary microvascular endothelial cells by inhibiting JNK/NF-κB pathways]

【来源】Sci Rep，2015，5：8209

【文摘】Li等研究了ACE2/Ang-（1-7）/Mas轴对LPS诱导的PMVECs凋亡的影响及其相关机制。克隆和构建含大鼠*ACE2*基因及ACE2 shRNA的重组质粒，并通过慢病毒转染大鼠PMVECs（即ACE2和shACE2组），同时用LPS和（或）Mas受体拮抗剂A779干预PMVECs。结果发现LPS能够促进AngII、Ang-（1-7）、细胞因子（IL-1β和TNF-α）分泌，促使细胞凋亡，降低ACE2/ACE比率。而ACE2过表达能够逆转ACE2/ACE比率失衡，增加Ang-（1-7）水平，减少LPS导致的细胞凋亡及细胞因子分泌。通过shRNA沉默ACE2后，得到了相反的结果。同时，A779能够抑制ACE2的保护作用。另外，与空白对照组相比，LPS能够明显升高ERK1/2、p38和SAPK/JNK的磷酸化水平。与LPS组相比，ACE2能够明显降低p38和SAPK/JNK的磷酸化水平，但对ERK1/2无明显影响。相反，沉默ACE2后，ERK1/2磷酸化水平明显升高，而p38和SAPK/JNK无明显变化。A779能够逆转ACE2对p38和SAPK/JNK磷酸化的抑制作用。相似的，LPS还能明显升高NF-κB p65磷酸化水平，降低IκBa的表达。ACE2沉默和A779能强化该趋势，而ACE2过表达能逆转此改变，但ACE2过表达对A779+LPS组的NF-κB p65磷酸化水平无明显影响。继续用MAPKs的特异性抗体干预PMVECs，发现只有JNK的抑制剂能够明显抑制ACE2沉默及A779预处理导致的细胞凋亡和细胞因子生产。以上结果提示ACE2可能通过ACE2/ACE/AngII/Ang-（1-7）/Mas轴，抑制JNK/NF‐kB通路来改善LPS导致的肺损伤，这可能成为治疗ARDS的有效靶点。

（孙　楠）

【评述】ACE2-Ang（1-7）-Mas轴是体内重要的体液调节系统，具有拮抗ACE-AngⅡ-AT1R经典轴的作用，在循环、泌尿、消化等系统及炎症反应中发挥重要的保护作用。在脓毒症中已经发现ACE2-Ang（1-7）-Mas不仅能下调NADPH氧化酶活性、炎症细胞浸润和炎症因子表达，还能够促进NO、前列腺素和内皮衍生性舒张因子产生。该论文通过在体外过表达ACE2以及沉默ACE2表达等技术，发现ACE2可能通过ACE2/ACE/AngII/Ang-（1-7）/Mas轴，抑制JNK/NF‐kB通路，从而减少肺微血管内皮细胞，起到一定保护作用。但是已经很多研究证实，LPS能诱导细胞发生多种死亡，包括凋亡、坏死、焦亡以及Perthanatos等，而且可能是以坏死为主。文中采用Annexin V与PI双阳性的方法来定义凋亡不够准确，因为其他形式的细胞死亡到最后也是呈现Annexin V与PI双阳，比如坏死。因此下一步研究可能需要进一步证实 ACE2 到底是减少了具体哪一种细胞死亡方式，以及对相关信号蛋白如 Caspase-1、RIP1、RIP3、Caspase-11、PARP 等的影响。另外文中报道 LPS 刺激时，沉默 ACE2 后，ERK1/2 磷酸化水平明显升高，但根据作者所提供的图片，实际上看不出这一变化，该结果还需要进一步研究证实。

（唐　靖）

文选 92

【题目】中性粒细胞中程序性细胞死亡配体 1（PD-L1）上调可能与脓毒症导致的免疫抑制有关（Up-regulation of programmed cell death 1 ligand 1 on neutrophils may be involved in sepsis-induced immunosuppression: an animal study and a prospective case-control study）

【来源】Anesthesiology, 2015, 122（4）：852-863

【文摘】Wang 等研究分析了脓毒症时小鼠中性粒细胞中 PD-L1 的表达及其与免疫抑制的相关机制。通过盲肠结扎穿孔术（CLP）建立 C57BL/6 小鼠脓毒症模型，分为 CLP 组和假手术组。术后 12 h、18 h 和 24 h 采血，术后 24 h 采集骨髓和腹腔积液。流式细胞术检测样本中中性粒细胞表面抗原。结果发现与假手术组相比，CLP 组中性粒细胞 PD-L1 表达明显增加（$P<0.001$），并在术后 24h 达到峰值（21.41%±4.76%）。CLP 组中，腹腔 PD-L1 水平明显高于血液及骨髓中的水平（$P<0.001$），高达 55.85%±11.4%。将 CLP 组中性粒细胞分为 PD-L1 阴性（PD-L1$^-$）组及 PD-L1 阳性（PD-L1$^+$）组，与 PD-L1$^-$组相比，PD-L1$^+$组的表面抗原 CD11a、CD62L、CCR2 表达降低，CD16、CD64 表达增加（$P<0.05$）。用 transwell 板进行细胞趋化试验，并用流式细胞术检测迁移至下层的中性粒细胞百分比。与假手术组相比，CLP 组迁移至下层的中性粒细胞显著降低（$P<0.05$），且 PD-L1$^+$组低于 PD-L1$^-$组（$P<0.05$）。将正常的脾单核细胞与各组中性粒细胞混合直接共培养，或通过 transwell 小室间接共培养，并应用 Annexin-V/PI 双染色检测单核细胞凋亡。结果显示与 CLP 组中性粒细胞直接共培养的单核细胞凋亡率最高（$P<0.001$），且在共培养体系中加入抗 PD-L1 抗体后，单核细胞的凋亡几乎被完全逆转。与此同时，作者进行了一项前瞻性临床对照研究。共纳入重症脓毒症患者 41 名，经皮肾镜取石术后脓毒症患者、胰腺癌患者及正常志愿者各 10 名，用流式细胞术检测各组血液中中性粒细胞 PD-L1、单核细胞 HLA-DR 和淋巴细胞 PD-1 的表达水平，结果发现重症脓毒症组中性粒细胞 PD-L1 水平最高，中位数为 14.6%（3.74%，42.1%）；经皮肾镜组患者病程短，很少发生免疫抑制，其 PD-L1 水平比重症脓毒症组明显降低（$P=0.009$），中位数值为 3.45%±1.58%；癌症组及正常志愿者 PD-L1 水平均低于 1%，中性粒细胞 PD-L1 水平与单核细胞 HLA-DR 水平呈线性相关，且与疾病的严重度评分呈正性相关。结论认为脓毒症能使中性粒细胞 PD-L1 表达上调，PD-L1$^+$的中性粒细胞拥有特定的表型和较弱的趋化性，并能诱导淋巴细胞凋亡。PD-L1 可能成为诊断脓毒症相关免疫抑制的生物指标及治疗脓毒症的药物靶点。

（孙　楠）

【评述】脓毒症的早期诊断和治疗可改善患者的预后。PD-L1 可发挥免疫调节作用，并与预后不良的脓毒症显著相关。本研究结合动物实验和临床观察，揭示了中性粒细胞 PD-L1 的表达与脓毒症免疫抑制、疾病严重程度及预后的相关性。而且，中性粒细胞 PD-L1 在脓毒症小鼠的上调呈时间依赖性和部位依赖性。研究结论可巩固 PD-L1 对脓毒症的预测价值，并为 PD-L1 相关通路的免疫治疗提供新思路，有助于脓毒症患者的病因学治疗。

（叶　靖）

文选 93

【题目】香豆雌酚通过 cAMP/ PKA 依赖的一氧化氮释放抑制麻醉状态下雄性大鼠颈动脉窦压力感受器的活性（Coumestrol inhibits carotid sinus baroreceptor activity by cAMP/PKA dependent nitric oxide release in anesthetized male rats）

【来源】Biochem Pharmacol，2015，93（1）：42-48.

【文摘】Liu 等对麻醉状态下雄性 SD 大鼠行隔离灌流颈动脉窦，观察香豆雌酚（CMT）对颈动脉压力感受器活性（CBA）的影响并探讨其可能的机制。该研究通过记录大鼠窦神经的传入放电情况对峰值斜率、峰积分值、阈值压力、饱和压力和操作范围等颈动脉压力感受器的相关功能参数进行统计分析。并行 ELISA 或 Western blot 检测环磷酸腺苷（cAMP）、内皮型一氧化氮合酶（eNOS）、p-eNOS、nNOS、p-nNOS 等相关指标。结果表明 1~100μmol/L 的 CMT 可抑制 CBA，表现为浓度依赖性的颈动脉压力感受器功能曲线向右、下移位，以及颈动脉窦神经放电的峰值斜率和峰值分值显著下降。这些效应不被特异性的雌激素受体拮抗剂 ICI 182780 阻断，而会被一氧化氮（NO）合成酶抑制剂 l-NAME 完全阻断。而且，NO 供体和 SIN-1 可增强这些抑制剂的作用效果。在 15min 灌流期间，颈动脉分叉部组织 Ser1176-eNOS 的磷酸化依赖于 CMT 的剂量。高选择性的 PKA 抑制剂 H89 可阻断 CMT 所致的 eNOS 快速活化。此外，PI3K 和 ERK 通路的抑制对 CMT 所致的 eNOS 活化不起作用。其结论认为，CMT 可使颈动脉分叉部组织细胞内的 cAMP 水平增高，通过 cAMP/PKA 级联激活 eNOS。CMT 通过 eNOS 的激活和 NO 的合成来抑制 CBA。这些效应由 cAMP/PKA 通路介导并且与雌激素的作用无关。

（廖欣鑫）

【评述】文献表明，富含植物雌激素的食物对人类心血管系统益处良多，CMT 是公认的植物雌激素之一，可保护海马神经元，从而减轻全脑缺血损伤。颈动脉压力感受器对心血管系统活性的短期调控起了重要作用，本研究以 CBA 为切入点，得出了 CMT 抑制 CBA 的浓度范围，并推导了其中的非基因作用机制，结论将有助于进一步探讨 CMT 对心血管中枢是否具有保护作用，为预防高血压、动脉硬化性疾病等心血管疾病提供依据。

（叶　靖）

文选 94

【题目】羟乙基淀粉130/0.4对脓毒症家兔模型肠损伤的复苏（Resuscitation with hydroxyethyl starch 130/0.4 attenuates intestinal injury in a rabbit model of sepsis）

【来源】Indian J Pharmacol，2015，47：49-54

【文摘】Lu 等研究羟乙基淀粉（HES）130/0.4 液体复苏在防止脓毒症家兔模型肠黏膜屏障功能失常中的作用。30 只健康家兔随机分为正常对照组、脓毒症模型组、脓毒症+HES 组。脓毒症模型组和脓毒症+HES组均通过改良升结肠持续引流腹膜炎模型（CASP）方法建立脓毒症模型。CASP后4h，用6%HES130/0.4进行液体复苏。CASP后4h和8h收集动脉和肠系膜上静脉血作血气分析，检测肿瘤坏死因子-α，白介素-10和D-乳酸含量。CASP8h后处死家兔，并取部分小肠组织切片染色以评估组织病理学改变。结果发现用6%HES130/0.4进行体液复苏后，减轻了腹腔的病理学改变，改善了血气分析参数和炎症介质的含量，减少了血清D-乳酸浓度，并缓解了肠黏膜屏障损伤程度。研究表明，用6%HES130/0.4复苏体液可防止脓毒血症家兔的肠黏膜屏障失调，可能是通过提高了肠道氧代谢并减少了炎症介质的释放有关。

(张凯强)

【评述】脓毒症是指由感染引起的全身炎症反应综合征，常导致血流动力学、组织灌注、器官损伤，包括肠损伤。这类患者临床治疗中需要液体复苏。羟乙基淀粉能提高血浆渗透压，迅速增加血容量，改善微循环和组织灌流，研究其对肠损伤的影响关系到这类药物在此类患者中应用的安全性。该文研究HES130/0.4液体复苏在防止脓毒症家兔模型肠黏膜屏障功能失常中的作用，结果表明其通过提高肠道氧代谢并减少炎症介质的释放防止脓毒血症家兔的肠黏膜屏障失调，对临床有一定的参考价值。但该文采用改良升结肠持续引流腹膜炎的方法建立脓毒症模型，不能排除肠损伤由腹膜炎本身导致，评者认为其结果不能完全说明羟乙基淀粉对脓毒症模型肠损伤的复苏作用。

(高 鸿)

文选95

【题目】高频振荡通气对内源性和外源性损伤所致急性呼吸窘迫综合征的幼猪血管外肺积水和肺毛细血管通透性的影响（Effect of high frequency oscillatory ventilation on EVLW and lung capillary permeability of piglets with acute respiratory distress syndrome caused by pulmonary and extrapulmonary insults）

【来源】J Huazhong Univ Sci Technol [Med Sci]，2015，35（1）：93-98

【文摘】Li等观察高频振荡通气（HFOV）对早期血流动力学参数、血管外肺积水（EVLW）、肺毛细血管通透性、肺内源性和外源性急性呼吸窘迫综合征（ARDS）的影响。12只健康幼猪麻醉后插管，测中心静脉压和连续心输出量（PiCCO）。通过生理盐水灌洗肺和静脉注射油酸分别建立内源性ARDS（ARDSp）和外源性ARDS（ARDSexp）模型。随后，幼猪接受HFOV 4h。于造模前（T0），造模成功即刻（T1），HFOV后1h（T2）、2h（T3）、3h（T4）和4h（T5）测量EVLW指数（EVLWI），血管外肺积水（EVLW）/胸腔内血容量（ITBV）和肺血管通透性指数（PVPI）。于T1和T5检测CC16和sICAM-1含量。发现ARDSp组和ARDSexp组的EVLWI和肺毛细血管通透性显著增加。给予HFOV 4h后EVLW减少。ARDSexp组HFOV、PVPI先轻微上升，随后又下降，同时ARDSp组造模成功后未发现明显差异。研究认为，HFOV具体参数改变了肺循环系统的压力不平衡，继而通过压力信号转导至生物信号，影响肺液渗出和吸收的不平衡，这可减轻肺炎症反应，进一步改善氧合，促进损伤修复，最终改善ARDS患者的预后。

(黎安良)

【评述】机械通气是目前治疗 ARDS 的主要策略，其可导致肺损伤。已证实 HFOV 在一定程度上可避免传统机械通气这一并发症。该文针对致 ARDS 高渗透性非心源性肺水肿，评价 HFOV 治疗肺内源性和外源性所致 ARDS 的肺水肿和肺通透性是否有所不同，以期为 HFOV 治疗 ARDS 的早期使用提供参考，具有一定的临床意义。提供的反映肺积水和氧化的指标较为全面，也较先进。鉴于使用的研究方法可用于临床，建议进一步进行临床研究，并探讨 HFOV 治疗 ARDS 中清除肺液的压力-生物信号转导和分子机制。

（刘艳秋）

文选 96

【题目】前列地尔对脓毒症大鼠急性肺损伤的影响

【来源】中华麻醉学杂志，2015，35（12）：1501

【文摘】吴进福等评价前列地尔对脓毒症大鼠急性肺损伤的影响并探讨其机制。将 SD 大鼠分为 3 组（n=10）：假手术组（S 组）、急性肺损伤组（ALI 组）和前列地尔组（Q 组），采用盲肠结扎穿孔的方法制备脓毒症大鼠急性肺损伤模型。Q 组于盲肠结扎穿孔术前 30 min 尾静脉注射前列地尔（10 μg/2 ml）2 ml/kg，S 组和 ALI 组注射等容量生理盐水。术后 24 h 时摘除眼球采集血样检测血清 TNF-α 和 IL-6 浓度，观察左肺组织病理学、计算右肺湿/干重（W/D）比，检测 TNF-α mRNA 和高迁移率族蛋白 B1（HMGB1）的表达。结果显示：与 S 组比较，ALI 组和 Q 组血清 TNF-α 和 IL-6 浓度升高，肺组织 TNF-α mRNA 和 HMGB1 mRNA 表达上调，肺 W/D 比升高（$P<0.05$）；与 ALI 组比较，Q 组血清 TNF-α 和 IL-6 浓度降低，肺组织 TNF-α mRNA 和 HMGB1 mRNA 表达下调，肺 W/D 比降低（$P<0.05$）。Q 组大鼠肺组织病理学损伤较 ALI 组明显减轻。研究认为，前列地尔可减轻脓毒症大鼠的急性肺损伤，其机制与下调 HMGB1 表达，抑制炎性反应有关。

（殷永强）

【评述】前列地尔的器官保护作用与其降低血管通透性、稳定溶酶体膜、抑制炎性反应的特性有关。脓毒症是导致 ALI/ARDS 的首位病因。该文应用脓毒症急性肺损伤模型，检测 ALI 生物标志物 TNF-α、IL-6 和 HMGB1，发现前列地尔通过下调 HMGB1 的表达，抑制炎性反应，从而减轻脓毒症大鼠的 ALI。该研究深入探讨了生物学肺损伤的基因组学，对 ALI 的药物治疗具有指导意义。但 ALI 发病机制复杂，单一阻断某个环节难以影响整个炎症网络，若能结合其他敏感性预测因子的基因特点，更能为 ALI/ARDSA 患者临床使用前列地尔提供分子水平的依据。

（刘艳秋）

文选 97

【题目】乌司他丁对腹腔镜妇科不孕症手术患者 T 淋巴细胞免疫功能的影响

【来源】实用医学杂志，2015，31（13）：2081-2083

【文摘】邓恋等探讨分析了乌司他丁对腹腔镜手术患者 T 细胞免疫功能的保护作用。通过选取 40 例拟行腹腔镜手术的不孕症患者，随机分成乌司他丁组（U 组）和对照组（C 组），每组 20 例。U 组静脉滴注含乌司他丁 20 万 U 的生理盐水 100 ml，15 min 滴完，然后进行麻醉和手术。C 组静脉滴注生理盐水 100 ml，余处理方法同 U 组。采集术前（T_0）、术毕（T_1）、术后 1 日（T_2）、术后 3 日（T_3）的静脉血，测定 T 细胞亚群（$CD3^+$、$CD3^+CD4^+$、$CD3^+CD8^+$ 细胞）的水平，计算 $CD3^+CD4^+$ 细胞与 $CD3^+CD8^+$ 细胞的比值。结果表明，对照组患者在术后 1 日、3 日时 $CD3^+CD8^+$ 细胞水平明显升高，提示患者的细胞免疫功能受到抑制。乌司他丁组术后 1 日、3 日时 $CD3^+$ 及 $CD3^+CD4^+$ 细胞水平明显升高，提示患者细胞免疫功能得以增强，间接反映了乌司他丁的免疫保护作用。另外，对照组术后 1 日、3 日时细胞免疫功能明显抑制（$CD3^+CD8^+$ 细胞升高，$CD3^+CD4^+$ 细胞在术后 3 日才升高，$CD3^+$ 变化不大），相反，乌司他丁组术后 1 日、3 日时细胞免疫功能明显增强（$CD3^+$、$CD3^+CD4^+$ 细胞升高，$CD3^+CD8^+$ 细胞变化不大），两组间差异有统计学意义，反映了手术应激后的炎性反应使机体的免疫平衡负向移动，T 细胞免疫功能受到破坏，直到术后第 3 日才开始有所恢复。但使用乌司他丁后，减轻了手术后的炎性反应和 T 细胞功能的抑制效应，免疫平衡正向移动，因此 T 细胞免疫在术后 1 日就得到提高，而且明显增强，术后 3 日时最明显（$CD3^+CD4^+$ 细胞与 $CD3^+CD8^+$ 细胞的比值显著升高）。结论认为在腹腔镜手术中应用乌司他丁能有效恢复患者因手术所致抑制的细胞免疫功能，有利于促进患者术后的恢复。（杨 涛）

【评述】乌司他丁是从男性尿液中分离纯化的一种糖蛋白，对胰蛋白酶、a-糜蛋白酶等多种酶有抑制作用。以往主要用于急、慢性胰腺炎的辅助治疗用药和急性循环衰竭抢救的辅助用药。在临床麻醉中主要用于危重症患者和大手术患者器官功能的保护。从已发表的大量临床文献看，乌司他丁确有一定的临床作用，但对其机制的解释仍多基于其对各种酶的抑制作用及对细胞膜的保护作用。本研究从 T 淋巴细胞免疫功能变化的角度入手，观察了术前应用 20 万 U 乌司他丁静脉滴注与空白对照比较的临床结果，证实乌司他丁组术后 1 日、3 日的 $CD3^+$ 及 $CD3^+CD4^+$ 水平明显升高，而对照组 $CD3^+CD8^+$ 水平明显升高，提示乌司他丁组麻醉手术后 T 细胞免疫功能增强，而对照组抑制。作者认为手术应激后的炎性反应使免疫功能失衡，T 细胞功能抑制，乌司他丁可以减轻这一作用，从而有助于患者术后的恢复。这一结果对临床麻醉有一定参考价值，但还需大样本多中心的进一步确认。（于布为）

文选 98

【题目】羟乙基淀粉与其他液体在重症医学中心内非脓毒症患者中的使用情况：一项针对随机对照研究的 Meta 分析（Hydroxyethyl starch versus other fluids for non-septic patients in the intensive care unit: a meta-analysis of randomized controlled trials）

【来源】Crit Care，2015，19：92

【文摘】He 等通过 Meta 分析对比了 6%HES 和其他液体（生理盐水、明胶、血浆、白蛋白溶液和晶体溶液）应用于 ICU 内非脓毒症患者的效果差异。研究通过在 Pubmed、OvidSP、Embase 和 Cochrane Library 等数据库中进行搜索，整理了 2013 年 11 月之前的相关 RCTs，Meta 分析的重点在于比较 6%HES 和其他液体对于重症医学中心内的非脓毒症患者死亡率、RRT 使用概率、失血量、红细胞输注量和液体使用情况之间的差异。通过对符合条件的 22 项 RCTs，包含 6064 例非脓毒症 ICU 患者的分析结果显示,与其他液体(明胶、白蛋白溶液和晶体溶液)相比,输注6%HES并不会降低患者总体死亡率[RR=1.03,95%CI(0.90,1.17),P=0.67]。另外,输注6%HES和其他液体的患者相比在RRT使用概率[RR=0.83,95%CI(0.36,1.91),P=0.67]、失血量[SMD=-0.10,95%CI(-0.29,0.08),P=0.28]、红细胞输注量[SMD=-0.13,95%CI(-0.33,0.08),P=0.23]方面也没有显著差异。然而,与晶体输注组比较发现,输注6%HES组患者在ICU的第一日内所接受的液体输注总量更少[SMD=-0.84,95%CI(-1.39,-0.30),P=0.003]。He等认为,本项Meta分析最主要的发现在于输注6%HES并没有降低ICU内非脓毒症患者总体死亡率和RRT使用概率。另外值得注意的是,有RCTs指出相对于非脓毒症患者而言,脓毒症患者本身的病理生理变化(毛细血管微渗漏,肾素-血管紧张素-醛固酮系统、血管紧张素的激活导致的血管收缩等),使其发生AKI的风险显著增加。提示对于ICU患者,HES的不良反应在脓毒症患者中可能比在非脓毒症患者中更为严重,但由于脓毒症患者对HES使用的限制,报道病例数较少且相关数据匮乏,如需得到明确结论尚需更多病例与数据。最后,He等也指出本研究由于样本量较小导致研究结果的价值有限。

(杨 涛)

【评述】羟乙基淀粉(6%HES)曾是风靡一时的人工胶体、血浆增量剂,包括在休克患者中减少毛细血管渗漏的作用而得到大量使用。但随着研究结果的增多,其可能引起肾功能损害加重和干扰凝血功能等问题逐渐引起人们的关注。特别是在相关论文"造假"风波的冲击下,欧美及中国的药监部门相继出台文件,限制该药在危重症患者和已有肾功能损害患者、凝血功能紊乱患者中的使用。这为临床医生使用羟乙基淀粉敲响了警钟。本研究是基于2013年11月前在多个ICU中非脓毒症患者使用6%羟乙基淀粉与其他常用液体比较结果的Meta分析。主要结果是6%HES并不会降低患者的总体死亡率,在RRT的使用概率、失血量、红细胞输注量方面也与对照组无异,而第一天液体总量更少。这一结果似有支撑临床继续使用HES的倾向。但值得注意的是,在小动物和细胞体外实验中,HES的不良反应表现明显,而临床研究中多认为其不良反应并不严重。造成这一现象的原因可能是:①人体相较小动物其体内缓冲、代偿功能强大,故除了已有肾损害或凝血障碍者,其不良反应在短时间内(如麻醉手术期间)的表现并不明显。②在小动物和细胞所表现出来的是其对细胞的直接毒性作用。因此,在临床上使用羟乙基淀粉时仍应持谨慎态度为好,而不要因为有了这篇Meta分析的结果,就去超范围使用,特别是不要轻易触碰国家药监部门已划定的红线。

(于布为)

文选99

【题目】机械胸外心脏按压和人工胸外心脏按压在院外心搏骤停中的应用:一项针对随机对照研究的Meta分析(Mechanical versus manual chest compressions for out-of-hospital cardiac arrest: a meta-analysis of randomized controlled trials)

【来源】Sci Rep,2015,27;(5):5635

【文摘】心肺复苏(CPR)早期,高质量的胸外心脏按压(理想的按压深度、频率,胸廓充分复位以及按压的连贯性等）对于心脏和脑的复苏质量至关重要。机械胸外心脏按压设备可提供高质量的按压效果，而且与人工按压相比也避免了按压不连贯和长时间按压导致的疲劳等问题。然而，Tang 等发现近年对于院外发生的心搏骤停（OHCA）患者选择机械性按压的观点出现了争议，因此希望通过对既往的相关随机对照研究（RCT）进行 Meta 分析，比较机械胸外心脏按压和人工胸外心脏按压在 OHCA 中的救治效果差异。研究通过在 Pubmed、Embase、Cochrane Central Register of Controlled Trials 和 ClinicalTrials.gov registry 等数据库中进行搜索，共找到符合条件的 5 项 RCTs，包含 12 510 例患者。对这些研究进行 Meta 分析后结果显示，与人工胸外心脏按压相比，在治愈出院且神经系统功能恢复良好（$P=0.10$）、恢复自主循环功能（$P=0.59$）或者获得长时间生存期（≥6 个月）（$P=0.65$）这 3 个方面，机械胸外心脏按压组患者并未获得显著改善。另外，与人工胸外心脏按压组相比，院外接受机械胸外心脏按压的患者到院时的死亡率（$P=0.04$）和出院前的死亡率（$P=0.03$）均较高。这些 RCTs 对上述结果的可能原因进行分析后指出，首先，按压设备安置摆放过程中会使按压中断，造成心脏和脑灌注下降；其次，如果在首次除颤前安置摆放按压设备则会延误首次除颤的时机；第三，此类设备的操作人员欠缺专业、定期且重复性的培训，导致按压设备安置摆放过程的迟缓且使用效率不佳；第四，机械设备因素（例如患者在转运过程中按压设备移位导致的按压部位偏移等）导致的患者损伤（肋骨骨折、肺水肿、气胸及胸肺挫伤），也是导致不良后果的原因。综上所述，Tang 等认为在院外推广使用机械胸外心脏按压设备的观点并不值得推荐。

（杨 涛）

【评述】机械胸外按压设备已使用多年，其临床接受度也较高。但如认为使用设备的结果一定优于人工按压，则大谬不然。首先，机械按压与人工按压并无本质上的差别；其次，接受复苏的患者，其原发疾病不同，开始复苏的时间不同（安置机械按压设备可能会浪费最宝贵的开始抢救时间），因而对两者直接进行比较时，多面临样本量不足的问题；第三，机械按压设备如使用不当，对患者的危害可能更大。基于此，作者不推荐在院外推广使用设备按压复苏也是有一定道理的。

（于布为）

文选 100

【题目】危重患者胃黏膜张力计指导的治疗：系统回顾和荟萃分析（Gastric tonometry guided therapy in critical care patients: a systematic review and meta-analysis）

【来源】Crit Care，2015，19（1）：22

【文摘】胃黏膜内 pH（pHi）可通过张力法二氧化碳分压测量和动脉碳酸氢盐含量计算得出。较低的 pHi 以及胃黏膜和动脉 PCO_2 差值的增加反映了内脏血流灌注不足，是预后不良的较好指标。基于使 pHi 或 PCO_2 差值正常化可以改善危重患者结局的理论，学术界进行了一些随机对照试验（RCT）。但是 RCT 的结论是分散的。Zhang 等通过检索 Pubmed、EMBASE、Cochrane 图书馆和 ClinicalTrials.gov 中的 RCT，进行了系统回顾和荟萃分析，评估与对照组对比胃黏膜张力计指导下的治疗效果。该研究计算了分叉式结果的合并比值比（ORs）和95%置信区间（CIs），测量效果（风险差异，RD）以评估胃黏膜张力计在总死亡率方面的影响。结果显示：胃黏膜张力计指导的治疗与对照组相比显著减少了总死亡率（OR：0.732；95%CI：0.536~0.999，P=0.049；I^2=0；RD：-0.056；95%CI：-0.109～-0.003，P=0.038；I^2=0）。但是，排除了正常pHi入选的患者后，该治疗的益处则不存在（OR：0.736；95%CI：0.506～1.071，P=0.109；I^2=0）。该方法的治疗对患者ICU治疗时间、住院时间和气管插管天数没有显著改善。Zhang等认为，在危重患者中，胃黏膜张力计指导的治疗可减少总体死亡率，该结论的得出主要依赖于正常pHi患者的纳入，也可推论这类患者对于该方法指导的治疗更加敏感。

（包　睿）

【评述】 危重症患者早期机体处于应激状态，机体为确保重要器官的血流灌注和氧供而暂时减少非重要器官的血供，其中胃肠道是血流灌注减少发生最早、最明显且恢复最迟的器官。胃黏膜张力是检测胃黏膜CO_2的技术，气体胃张力测定由于平衡时间短、偏差值小和精确度高，能早期发现隐匿的内脏低灌注状态，也是全身组织灌注和氧合发生改变的早期敏感指标。本研究通过荟萃分析发现，正常pHi的危重患者对于胃黏膜张力计指导的治疗更加敏感，可减少总体死亡率。本研究的结论为胃黏膜张力计指导危重症患者的临床治疗提供了依据。

（缪长虹）

文选101

【题目】 无肝期前输注羟乙基淀粉（130/0.4）溶液对原位肝移植术后急性肺损伤的影响

【来源】 实用医学杂志，2015，31（21）：3502

【文摘】 急性肺损伤是原位肝移植手术后的并发症之一，也是影响手术成功率和术后患者早期恢复的重要因素。羟乙基淀粉溶液是临床上应用广泛的容量扩充剂，有研究证实其具有肺保护效应。赵延华等观察无肝期前输注羟乙基淀粉（130/0.4）溶液对原位肝移植术后急性肺损伤的影响。研究将90例ASA Ⅱ～Ⅳ级晚期肝病患者随机分为3组，分别于麻醉诱导后无肝期前经中心静脉以10 ml/（kg·h）的速度输注羟乙基淀粉（130/0.4）溶液（H组）、琥珀酰明胶溶液（S组）、生理盐水（N组），剂量为20ml/kg。所有患者术后随访至术后28日或患者死亡。记录并比较各组患者术后呼吸机支持时间、ICU停留时间、急性肺损伤（ALI）发生率、住院时间和术后28日生存率。结果显示H组术后呼吸支持时间为（20.4±4.7）h，短于S组的（24.8±7.1）h和N组的（27.1±7.7）h，差异具有统计学意义（P<0.01）；H组ICU停留时间为（5.7±1.3）日，明显少于S组的（7.0±1.9）日和N组的（8.1±1.7）日，差异具有统计学意义（P<0.05）。H组术后急性肺损伤发生率为16.7%，而S组和N组分别为39.3%和48.3%，差异具有统计学意义（P<0.05）。住院时间、术后28日生存率在各组间均没有明显差异。研究同时发现无肝期前使用羟乙基淀粉（130/0.4）不会影响术后血肌酐的变化。故得出结论：与琥珀酰明胶溶液或生理盐水相比，羟乙基淀粉（130/0.4）溶液能有效减轻原位肝移植术后急性肺损伤，且未增加术中出血量和术后肾功能损害。

（包　睿）

【评述】 肝移植由于手术创伤大、出血多及免疫抑制状态，术后易出现肺损伤，这是影响肝移植患者围术期及预后的并发症，严重者可引起急性呼吸窘迫综合征，导致患者死亡。作为围术期管理的主要目标之一，合理的液体治疗对于降低围术期并发症和促进患者术后恢复尤其重要。羟乙基淀粉溶液目前是临床上常用的容量扩充剂，广泛应用于手术和危重症患者的液体治疗。对其在危重症和脓毒症患者中应用曾有争议。本研究结果表明，羟乙基淀粉溶液可明显减轻肝移植术后急性肺损伤，且不增加术中出血量和术后肾损害。为肝移植手术时合理选择液体和肺损伤防治提供了借鉴和指导。 （缪长虹）

文选 102

【题目】肝移植期间呼出气冷凝液炎症及氧化应激因子浓度改变及其与术后 ARDS 之间的关系（Changes in the concentrations of mediators of inflammation and oxidative stress in exhaled breath condensate during liver transplantation and their relations with postoperative ards）

【来源】Respir Care，2015，60（5）：679

【文摘】ARDS 是原位肝移植（OLT）最严重的并发症之一，其病理过程中认为存在氧化应激与炎症反应。收集呼出气冷凝液（EBC）是获得临床肺部样本的无创方法。但是，EBC 中测定的因子是否与肺部炎症和氧化应激有关尚不清楚。Liu 等研究 OLT 患者 EBC 与血清样本中炎症及氧化应激因子水平的变化，并评价其与 ARDS 之间的关系。该研究纳入 28 例 OLT 患者，分别在 OLT 术前以及无肝期结束后 2h 和 4h 从 EBC 和血清样本中测定氧化应激因子（超氧化物歧化酶 SOD、丙二醛 MDA、H_2O_2、NO 以及 8-异前列腺素 F2α）水平，以及炎症因子[肿瘤坏死因子-α（TNF-α），白介素-8（IL-8），白介素-10（IL-10）]水平。研究显示，18 例患者 OLT 后发生了 ARDS。TNF-α、IL-8、MDA、NO、H_2O_2，以及 8-异前列腺素 F2α 浓度在 ARDS 组要显著高于对照组。而 IL-10 和 SOD 的水平 ARDS 组低于对照组。血清炎症及氧化应激因子水平与 EBC 水平紧密相关。ROC 曲线显示 MDA、NO、H_2O_2、8-异前列腺素 F2α、TNF-α、IL-8、SOD 以及 IL-10 的曲线下面积在再灌注后 2h 分别为 0.88、0.88、0.78、0.84、0.84、0.94、0.81 和 0.84，4 h 分别为 0.98、0.88、0.92、0.79、0.95、0.83、0.88 和 0.97。因此研究得出结论，EBC 分析是一种无创的检测肺部炎症和氧化应激因子的方法。该方法可用来预测 OLT 术后 ARDS 的发生。由于该方法较为新颖，尚未成为预测 ARDS 的常规，其临床价值有待进一步研究以明确。 （包 睿）

【评述】原位肝移植术后肺部并发症发生率很高。ARDS 是急性肺损伤的最严重阶段，其发生、发展的过程与全身性炎症反应综合征在肺部及全身的进展密切相关。ARDS 晚期多诱发或合并多脏器衰竭，病死率高，预后差。目前研究急性肺损伤和 ARDS 患者炎症反应的标本主要采用血浆、痰液、支气管镜肺泡灌洗液等，而呼出气冷凝液（EBC）作为检测呼吸系统疾病生物学指标的一种新标本，具有实时、无创、简单、可多次重复、不改变呼吸道内环境等特点。本研究表明，原位肝移植术后发生 ARDS 的患者血清炎症及氧化应激因子水平与 EBC 水平紧密相关。该研究结果为未来临床上无创监测肺部疾病的病情进展和疗效评判提供了新的方法和途径。 （缪长虹）

文选 103

【题目】 麻醉期间目标导向液体治疗对肺叶切除术后急性肺损伤的影响

【来源】 解放军医学院学报，2015，36（11）：1109-1112

【文摘】 针对麻醉期间液体治疗方案选择的问题，王会东等研究了麻醉期间目标导向液体治疗（GDT）对肺叶切除手术后急性肺损伤的影响，为肺叶切除患者液体管理提供依据。80例行胸腔镜下右肺下叶切除术患者随机分为对照组（C组）和目标导向组（G组）。C组根据术中平均动脉压、心率、中心静脉压等行常规液体治疗方案治疗；G组在Vigileo监护仪指导下，根据每搏量变异度监测值行目标导向液体治疗。监测围术期两组心率、心指数（cardiac index，CI）、平均动脉压和中心静脉氧饱和度（$ScvO_2$）等指标，并监测术中血流动力学指标计算氧供指数（DO_2I），同时记录术后相关并发症发生率及术后住院时间。结果显示，两组性别、ASA分级、年龄、BMI、残气量/肺总量、手术时间、病灶体积和FEV_1/FVC等一般资料差异均无统计学意义。在术中血流动力学、氧供应相关指标比较上，与C组比较，G组的CVP、CI、$ScvO_2$及DO_2I均有所增加。而两组MBP和HR差异则均无统计学意义。在术后指标的比较上，与C组比较，G组术后脱机时间、ICU驻留时间均有所缩短，术中输液量、术后第1日液体正平衡量均有所减少，氧合指数显著升高。手术相关并发症方面，与C组比较，G组肺水肿、肺部感染、双肺浸润和急性肺损伤的发生率明显降低。结论认为，GDT可通过增加氧供达到缩短患者ICU驻留时间且减少肺水肿、肺部感染和肺栓塞等相关并发症的目的，显著减少术后急性肺损伤的发生率，有利于改善肺叶切除术患者的预后。但要注意控制目标导向液体治疗的补液量，因一定范围内增加补液量的效果肯定，但过分补液却会增加并发症发生率。

（王晓琳）

【评述】 容量管理有两派，干法和湿法。Bellamy发现无论是干法还是湿法都会增加患者的死亡率，所以找到一个补液量的最佳点达到既不因为容量不足引起组织灌注不足，又不因为容量过度引起一系列并发症，即达到氧的供需平衡、减少氧债是容量治疗的终极目标。传统压力监测手段HR、BP（MAP）、CVP、PCWP等不能很好地反映容量的变化，而现代流量相关参数CO、CI、SV、SVI、SVV、PPV等在目标导向液体治疗（GDT）中广泛应用，可预知容量反应性。通常以$SV_{max}<10\%$、$SVV<13\%$、$DO_2>600ml/(min \cdot m^2)$、$ScvO_2>73\%$作为目标进行GDT。本文提到的SVV为目标的GDT，虽然应用很简单，但通常要满足三个条件：①机械通气的患者；②潮气量>8 ml/kg；③无心律失常。肺叶切除术手术液体管理尤其重要，应用GDT更有必要。

（俞卫锋）

文选 104

【题目】 中药对脓毒症疗效的系统评价和Meta分析（Efficacy of traditional Chinese medicine on sepsis: a systematic review and Meta-Analysis）

【来源】 Int J Clin Exp Med，2015，8（11）：20024-20034

【文摘】 Liang等对中国传统医药（TCM）治疗脓毒症安全性和疗效进行了Meta分析。检索数据库中的随机对照试验（RCT），这些研究包括使用常规治疗（对照组）和在此基础上加入中药（实验组）治疗脓毒症。研究筛选了114项研究，审查评估摘要后，88篇研究因为不符合纳入标准被排除，另有9篇研究存在潜在的重复。据此研究者初步纳入有详细数据的17项研究。但其中有7项研究因数据相关性不大而被排除。最终有十个非重复性随机对照试验（共691名患者）被纳入分析。结果显示，与单独常规治疗相比，中药加常规治疗组28日死亡率降低；重症监护病房逗留时间方面，仅有3项研究报道了ICU停留时间的长短，这3个研究共包含了295名患者，其中153名被分配到实验组（TCM+RT），而142名参与者被分配到对照组（RT）。数据结果中药明显减少了患者在ICU停留的时间。急性生理和慢性健康状况评估系统（APACHE II）评分比较方面，共有6项研究（含493名患者）符合要求，其中256名被分配到实验组（TCM+RT），而237名被分配到对照组（RT）。数据表明中医药组显著降低了APACHE II 评分。治疗后血清炎症因子浓度方面，5项研究（含529名患者）被纳入，其中262名被分配到实验组（TCM+RT），而267名被分配到对照组（RT）。数据表明中药组可以降低血清炎性因子浓度（包括 TNF-α、IL-6）。结论认为，中医药加常规治疗较单纯常规治疗脓毒症的治疗更有效。联合治疗可显著减少28日死亡率、治疗后ICU住院时间和APACHE II 评分，并显著降低TNF-α和IL-6等血清炎症因子。28日死亡率的敏感性分析还发现，通过鼻胃管、口服或直肠给药与静脉滴注中药相比，效果更好。这一疗效差别可能与肠道作为一个重要的免疫器官，对脓毒症的发展具有重要的保护作用有关。口服或直肠给予中药很可能对肠道产生直接影响，并起到更好的肠保护作用，但这些结论仍需要更多高质量的研究以得出明确的解释。

（王晓琳）

【评述】脓毒症病因多样、病情复杂、疗效与预后较差，所以医学界在脓毒症的研究、诊断评估以及寻找有效治疗方法方面投入很大。虽然，近几年取得了一些可喜的进步，但真正的临床进展尤其是大大提高治疗效果减少死亡率的药物还很少。中医中药作为脓毒症常规治疗的有效补充值得大力研究。本文虽检索了114篇相关论文，但最终进行分析的也就是10篇RCT的691例患者。由于例数有限、应用的中药更是多种多样，所以得出的结论也仅仅是在一定范围内的指导意义。还有待更严格、更大样本的循证医学证据。另外，一方面应依赖中医辨证施治的理论针对不同类型和不同发展阶段的脓毒症做到个体化精准治疗；另一方面要向西医学习对中药的有效化学成分进行分析提纯，制成可真正有效应用于脓毒症治疗的中国制造药物。

（俞卫锋）

文选105

【题目】咪达唑仑复合异丙酚镇静对ICU机械通气患者谵妄的影响

【来源】中华麻醉学杂志，2015，35（3）：344

【文摘】傅小云等评价咪达唑仑复合异丙酚镇静对ICU机械通气患者谵妄的影响。ICU行镇静镇痛气管插管、呼吸机辅助呼吸的患者522例，年龄28~64岁，体重41~82 kg，根据治疗期间的镇静方法分为2组：咪达唑仑镇静组（M组，$n=240$）和咪达唑仑+异丙酚镇静组（MP组，$n=232$）。M组和

MP 组静脉输注咪达唑仑 0.03～0.17 mg/min 镇静，静脉输注舒芬太尼 0.07～0.14 μg/min 镇痛。MP 组当患者循环稳定、压力支持 8～10 cmH$_2$O、潮气量＞400ml、通气频率＜25 次/min、吸入氧浓度＜45%时，改为静脉输注异丙酚 0.8～2.0 mg/min 镇静，镇静时间 12～24h。机械通气期间维持 Richmond 躁动-镇静量表（RASS）评分-1～-2 分。在拔出气管导管后，ICU 医师根据 CAM-ICU 法评估谵妄发生率及持续时间，并按照 RASS 评分将谵妄分为兴奋型（+1～+4）、抑制型（0～-3）及混合型（24 h 内同时存在兴奋型和抑制型谵妄）。结果显示，M 组和 MP 组患者总的谵妄发生率分别为 47.9%和 46.6%，持续时间分别为（3.1±2.0）日和（4.0±3.1）日，两组无显著差别。在发生谵妄的患者中，MP 组兴奋型谵妄的发生率（2.8%）较 M 组（9.6%）明显下降（$P<0.05$），而抑制型和混合型谵妄的发生率、各类型谵妄持续时间差异无统计学意义。因此，ICU 机械通气患者使用咪达唑仑复合异丙酚镇静可以减少拔管后兴奋型谵妄的发生。

（刘 毅）

【评述】 谵妄是 ICU 患者常见的并发症，特别多见于接受长时间机械通气的患者。谵妄根据其临床表现又分为兴奋型、抑制型及混合型。该研究比较了单纯咪达唑仑与咪达唑仑复合异丙酚镇静对 ICU 机械通气后谵妄发生的影响，结果显示两组患者总的谵妄发生率与持续时间无明显区别，但是咪达唑仑复合异丙酚镇静组患者兴奋型谵妄的发生率显著下降，这可能与给予异丙酚减少咪达唑仑用量，使咪达唑仑代谢更充分，以及改善咪达唑仑停药后的戒断症状有关。但是一般主张机械通气的成人 ICU 患者镇静首选右美托咪定，而咪达唑仑镇静可能增加谵妄的发生率。

（陈向东）

文选 106

【题目】 羟乙基淀粉对器官移植患者术后肾功能影响的 Meta 分析

【来源】 江苏医药，2015，41（9）：1038

【文摘】 高丽雯等通过 Meta 分析评价了器官移植术中应用 6%羟乙基淀粉（HES）对患者术后肾功能的影响。在 Pubmed、Medline、Embase、Web of science、Cochrone Library 和 Springer link 数据库中，检索器官移植术中应用 6%HES，且有记录术后血清肌酐（SCr）水平恢复及透析发生率的英文文献，共有 6 篇文献满足纳入标准，包括 4 项肾移植研究和 2 项肝移植研究，各研究的对照组分别为 4%明胶、5%白蛋白或晶体液。有关移植术后第 1 日与第 2 日 SCr 变化的文献 4 篇（$n=257$），Meta 分析结果显示，与对照组相比，6%HES 组术后 2 日 SCr 值下降幅度较小，术中使用 6%HES 有不利于患者术后肾功能恢复的趋势，但两组之间差异无统计学意义[标准化均数差（SMD）=-0.25，95% CI：-0.51～0.02，$P=0.07$。有关移植术后透析发生率的文献 5 篇（$n=442$），Meta 分析结果显示，术中使用 6%HES 的患者中 43 例（20.87%）需要术后透析治疗，而对照组中有 46 例（19.49%）需术后透析治疗，与对照组相比，移植术中使用 6%HES 增加了术后透析治疗的风险，但差异无统计学意义（$RR=1.23$，95%CI：0.82～1.85，$P=0.32$）。因此器官移植术中使用 6%HES 有不利于患者术后肾功能恢复的趋势。

（刘 毅）

【评述】 关于 6%HES 对围术期肾功能影响的研究由来已久，特别是近来几项大样本随机对照研究显示，在ICU脓毒症患者使用6%HES液体复苏可导致患者肾功能恶化，使得研究者在围术期更加谨慎地使用6%HES。本研究所选取的6篇英文文献并非全是前瞻、随机、对照研究，各单项研究结果也未得出有统计学意义的结论，Meta分析的结果提示6%HES对移植术后肾功能恢复有不利的趋势，与对照组比较并无显著差异。但是目前一般认为，6%HES不宜用于重要器官移植手术的患者，主要顾忌该液体对肾功能的影响。

（邓小明）

文选107

【题目】右旋美托咪啶用于脓毒症患者镇静的剂量-效应关系研究

【来源】中华急诊医学杂志，2015，24（8）：911

【文摘】王威等将120例需要镇静的脓毒症患者采用右旋美托咪定进行镇静，首先给予负荷剂量[1μg/（kg·h）持续输注15 min]后按照维持剂量不同随机分为6组，6组维持剂量分别为：0.2、0.3、0.4、0.5、0.6、0.7 μg/（kg·h）。每小时进行RASS（richmond agitation sedation scale）评分，当RASS评分在12 h内控制在-2~0分且右旋美托咪定剂量无变化时认为镇静成功，并记入有效剂量记录。研究目标是探讨右旋美托咪定用于脓毒症患者镇静的ED_{50}和ED_{95}，为临床用药提供参考。结果计算统计得出右旋美托咪定用于脓毒症患者的ED_{50}是0.572 μg/（kg·h），ED_{95}是1.061 μg/（kg·h）。在研究中大剂量[0.6、0.7 μg/（kg·h）]组出现3例低血压和心率减慢等循环抑制表现，2例停药后迅速恢复正常，1例使用血管活性药物短暂支持后正常。结论认为右旋美托咪定用于脓毒症患者镇静不良反应较小，即使发生停药后会很快恢复，综合脓毒症患者特点和本研究得出的右旋美托咪定镇静的ED_{50}和ED_{95}，推荐右旋美托咪定应用于脓毒症患者镇静的起始推荐剂量为0.5~0.6 μg/（kg·h）。

（马　宇）

【评述】右美托咪定通过激动$α_2$-肾上腺素受体亚型发挥镇静和一定的镇痛作用。由于具有抑制交感神经作用而可能引起心率、血压下降。因此尽管该药具有抗炎等优势，但应用于脓毒症患者镇静具有一定的顾虑。本研究系统地针对脓毒症患者进行不同的剂量分组总结计算出右美托咪定用于脓毒症患者的ED_{50}是0.572 μg/（kg·h），ED_{95}是1.061μg/（kg·h），并且根据临床安全性推荐起始剂量为0.5~0.6μg/（kg·h）。其结果为脓毒症患者临床镇静提供了选择方案。

（邓小明）

文选108

【题目】婴儿呼吸窘迫综合征的机械通气模式回顾和荟萃分析（Mechanical ventilation modes for respiratory distress syndrome in infants： a systematic review and network meta-analysis）

【来源】Criti Care，2015，20（19）：108

【文摘】Wang等通过系统性回顾和查询文献、数据库以及建立模型的方法进行荟萃分析，研究不同通气模式与婴儿呼吸窘迫综合征的死亡率相关性，研究所涉及的文献和临床试验截止时间是2014年4月。结果荟萃分析了61篇相关性文章和20个临床随机对照研究，涉及2832例患病婴儿。通过固定因素模型的方法比较直接、间接证据对不同机械通气模式进行分级分析。结果发现定容同步间歇指令通气（SIMV+VG）模式死亡率最低，而压力支持的同步间歇指令通气（SIMV+PSV）模式死亡率最高。与 SIMV+PSV 相比，限时限压支持（TCPL）模式，高频振荡通气（HFOV）通气模式，定容的同步间歇指令通气（SIMV+VG）模式和容量控制（V-C）模式都会将死亡率降低，其中容量控制（V-C）模式与 HFOV 和患者触发辅助通气模式（patient-triggered ventilation，PTV）相比，死亡率较低。而对于先天性肺动脉导管未闭婴儿，不同通气模式死亡率差别不显著。对于脑室内出血这一婴儿机械通气并发症的发生率，不同通气模式差别并不显著。结论认为 SIMV+VG 模式死亡率最低，而 SIMV+PSV 模式死亡率最高。 （马 宇）

【评述】婴儿呼吸窘迫综合征大多是由于早产儿肺部发育不全，缺乏肺泡表面活性物质而产生的呼吸窘迫症状。2013 年的欧洲共识指南推荐对于呼吸窘迫综合征高危婴儿尽早实施无创呼吸机支持。但当无创呼吸方法失败时，有创呼吸机仍是重要的支持手段。传统的荟萃分析文献大多是两种通气方式比较，无法得出多种临床常用通气方式的优劣。本研究同时比较了 5 种常用通气模式与婴儿呼吸窘迫综合征死亡率的相关性，更符合临床实际需要。SIMV+VG 模式死亡率最低，SIMV+PSV 模式死亡率最高。研究结果具有一定的说服力，期待相关的动物实验和临床试验进一步证明和探讨其机制。 （邓小明）

文选 109

【题目】右美托咪啶对重度急性颅脑损伤患者围术期血清肌酸激酶脑型同工酶内脂素及颅内压的影响

【来源】中国急救医学，2015，35（4）：317

【文摘】齐艳艳等探讨了右美托咪定对重度急性颅脑损伤患者围术期血清肌酸激酶脑型同工酶（CK-BB）、内脂素及颅内压（ICP）的影响。72 例拟行急诊手术的重度颅脑外伤患者随机分为两组：对照组（Ⅰ组，$n=36$）和右美托咪定治疗组（Ⅱ组，$n=36$），Ⅱ组患者于麻醉诱导前至术后 3 日静脉泵入右美托咪定 0.5 μg/（kg·h），Ⅰ组给予等容量的生理盐水。分别在麻醉诱导前（T_0）、术毕（T_1）、术后第 1 日（T_2）、术后第 3 日（T_3）、术后第 7 日（T_4）测定患者血清 CK-BB、内脂素、高敏 C-反应蛋白（hs-CRP），记录术前、术后各时间点的 ICP，并于术后 3 个月进行格拉斯哥预后量表（GOS）评分，GOS>3 分评定为预后良好。结果显示，与 T_0 比较，两组患者 CK-BB、内脂素、hs-CRP 水平在 T_3 时达到高峰（$P<0.05$），随后下降；与Ⅰ组比较，Ⅱ组在 $T_2\sim T_4$ 时 CK-BB、内脂素、hs-CRP 水平显著降低（$P<0.05$）。两组 ICP 在术后明显降低（$P<0.05$），但术后 $T_2\sim T_4$ 逐渐升高，随后下降（$P<0.05$）；Ⅱ组在 $T_3\sim T_4$ 时低于Ⅰ组（$P<0.05$）。Pearson 相关分析显示术后 7 日血清内脂素降低幅度（△内脂素）分别与△hs-CRP、△ICP、△CK-BB 呈正相关（$P<0.05$）；多元逐步回归分析提示△内脂素分别与△ICP、△CK-BB 呈独立相关（$P<0.05$）。Ⅱ组术后 3 个月的 GOS 评分中的预后较好率（88.9%）明显高于Ⅰ组（66.7%，$P=0.233$）。多因素 Logistic 回归分析显示，使用右美托咪定、△内脂素、△CK-BB 与预后密切相关。结论认为血清内脂素可能参与了颅脑损伤后炎症反应及继发性脑损伤，且与重度颅脑损

伤患者预后密切相关。右美托咪定能够降低重度颅脑损伤患者血清内脂素水平，抑制炎症水平，降低 ICP，具有一定的脑保护效应。

（孟 岩）

【评述】 该研究探讨了右美托咪定对重度颅脑损伤手术患者血清内脂素、CK-BB、ICP 和 hs-CRP 的影响，并分析了与预后的相关性。结论认为血清内脂素可能参与了颅脑损伤手术患者后续损伤，并与患者预后相关，而右美托咪定具有一定的脑保护效应。右美托咪定的这种作用可能主要与其 α_2 受体激动、减轻机体应激反应与炎症反应有关。尽管该研究样本量较小，但结果值得关注，宜加大样本量，并深入研究其详细机制。

（邓小明）

文选 110

【题目】 α_2 激动剂用于危重症患者机械通气长期镇静的 Meta 分析（Alpha-2 agonists for long-term sedation during mechanical ventilation in critically ill patients）

【来源】 Cochrane Database Syst Rev，2015，1：CD010269

【文摘】 Chen 等通过 Meta 分析评估了 α_2 激动剂与传统镇静药物用于接受机械通气的危重症患者长时间镇静（超过 24 h）的安全性和效能。在 CENTRAL、MEDLINE、EMBASE、CINAHL、LILACS、ISI Web of Science、CBM、CNKI、WHO ICTRP 等数据库中，检索比较 α_2 激动剂（可乐定或右美托咪定）与其他镇静药物用于危重症患者机械通气的长期镇静（超过 24 h）的所有语种文献。共有 7 篇文献满足纳入标准，包括 1624 例患者，所有研究对象均为成人，且所有文献均比较了右美托咪定与传统镇静药物（包括丙泊酚、咪达唑仑和劳拉西泮）。Meta 分析结果显示，与传统镇静药物比较，右美托咪定可降低机械通气持续时间（22%，95%CI：0.10～0.33；4 项研究，1120 例患者，证据质量低）和 ICU 停留时间（14%，95%CI：0.01～0.24；5 项研究，1223 例患者，证据质量极低），但无证据表明右美托咪定可降低或增加发生谵妄的风险（RR：0.85，95%CI：0.63～1.14；7 项研究，1624 例患者，证据质量极低）。仅有一项研究评估了发生昏迷的风险，但方法学缺乏可信度（RR：0.69，95%CI：0.55～0.86；证据质量极低）。在所有不良反应中心动过缓发生率最高，右美托咪定导致的心动过缓发生率增加了一倍（111%，RR：2.11，95%CI：1.39～3.20；6 项研究，1587 例患者，证据质量极低）。无证据表明右美托咪定可影响患者死亡率（RR：0.99，95%CI：0.79～1.24；6 项研究，1584 例患者，证据质量极低）。本 Meta 分析发现谵妄发生风险的异质性极高（I^2=70%），但由于纳入文献较少，无法确定异质性的来源。本分析评价 7 篇文献中有 6 篇存在偏倚的风险高。未发现合适的关于小儿或可乐定的研究。结论认为与传统镇静药物比较，右美托咪定可降低危重症患者机械通气持续时间和 ICU 停留时间，但无证据表明其可降低谵妄的风险（异质性高）和患者死亡率，导致昏迷风险的证据不充分，最常见的不良反应为心动过缓，纳入的文献证据质量为极低~低。

（孟 岩）

【评述】 该 Meta 分析认为，与传统镇静药物比较，右美托咪定可降低需要镇静（24h 以上）的危重症患者机械通气持续时间和 ICU 停留时间。这种观点在近年的相关指南或专家共识中已有较明确的阐述。但是对于只需要 24h 以内的镇静，一般主要考虑丙泊酚；而苯二氮䓬类在 ICU 处理躁动，尤其是治疗焦虑症、癫痫发作、酒精或苯二氮䓬类戒断的患者，以及需要深度镇静和联合其他镇静药等方面仍起重要的作用。

（邓小明）

文选 111

【题目】右美托咪定对重症监护病房机械通气患者的临床疗效

【来源】中国临床药理学杂志，2015，31（21）：2096-2098

【文摘】田勇刚等探讨了右美托咪定和脑电双频指数应用于重症监护病房（ICU）机械通气患者镇静时的临床作用。本研究为前瞻、随机、双盲、对照临床试验。将手术后需气管插管机械通气的 ICU 患者 58 例随机分为试验组和对照组，每组 29 例。机械通气参数均为吸入氧浓度 40%，潮气量 8～10 ml/kg。试验组静脉注射右美托咪定 0.5μg/kg 后，以 0.2μg/（kg·h）的速度静脉泵注。对照组静脉泵注咪达唑仑负荷剂量 0.06mg/kg，以 0.4mg/（kg·h）的速度维持镇静。两组患者均在输注开始 180min 后将 BIS 值控制在 61～84，并以此为标准调整镇静药输注剂量，以维持镇静过程。记录不同时间点两组患者的平均动脉压（MAP）、呼吸频率（RR）、脉搏血氧饱和度（SpO_2）、心率（HR）、Ramsay 评分、脑电双频指数（BIS）值、脱机时间以及不良反应发生情况。结果显示，两组患者一般资料差异无统计学意义（$P>0.05$）；镇静前各时间点患者 MAP、RR、HR 和 SpO_2 差异无统计学意义（$P>0.05$）；镇静后患者 RR 和 HR 下降明显，与镇静前比较差异有统计学意义（$P<0.05$）。与镇静前比较，镇静后各时间点 BIS 值显著下降，Ramsay 评分显著升高（$P<0.05$）。试验组镇静后各时间点 BIS 值和 Ramsay 评分与对照组比较差异无统计学意义（$P>0.05$）。试验组无谵妄发生，对照组 6 例（20.69%）出现谵妄；试验组无心动过缓发生，对照组的心动过缓有 3 例（10.3%）；试验组发生低血压 2 例（6.9%），对照组 7 例（24.1%），上述指标差异均有统计学意义（$P<0.05$）。试验组患者入 ICU 至开始脱机时间显著短于对照组[（6.4±1.2）日与（13.8±2.6）日比较，$P<0.05$]。结论认为右美托咪定在 ICU 机械通气患者术后的镇静具有良好的效果，不良反应和术后并发症更少。

（陈 辉）

【评述】该研究认为，手术后需要气管插管机械通气的 ICU 患者应用右美托咪定的镇静效果优于咪达唑仑，且不良反应和术后并发症较少；该结论在其他有关研究中得到证实，并已写入相关指南中。但是，一般认为评价 ICU 成人患者的镇静水平主要采用主观指标，其中 Richmond 躁动-镇静评分（RASS）和镇静-躁动评分（SAS）被公认为最有效、最可靠的方法，而 BIS 等脑功能监测可作为以上主观监测指标的辅助手段。目前研究尚不确定右美托咪定防治谵妄的效果。

（邓小明）

文选 112

【题目】乌司他丁对体外循环患者术后 ICU 停留时间和机械通气时间影响的系统评价

【来源】中国循证医学杂志，2015，15（8）：974-979

【文摘】胡安民等应用系统评价和 Meta 分析的方法，探讨了乌司他丁对体外循环（CPB）患者术后 ICU 停留时间和机械通气时间的影响。计算机检索 MEDLINE、EMbase、Web of Science、The Cochrane Library、CBM、CNKI、WanFang Data 和 VIP 等数据库，手工检索会议论文、学位论文等灰色文献，同时追溯纳入研究的参考文献，搜集乌司他丁对体外循环患者术后 ICU 停留时间和机械通气时间影响的随机对照试验（RCT），检索时限均为从建库至 2014 年 5 月。由 2 位评价员独立筛选文献、提取资料和评价纳入研究的偏倚风险并交叉核对后，采用 RevMan 5.2.0 软件进行 Meta 分析。若各研究结果间无统计学异质性，则采用固定效应模型；若各研究结果间存在统计学异质性，则在排除明显临床异质性的影响后，采用随机效应模型；若各研究结果间存在明显的临床异质性，则采用亚组分析或敏感性分析等方法进行处理。最终共纳入 7 个 RCT，包括 299 例患者。Meta 分析结果显示，乌司他丁组和生理盐水组的 ICU 停留时间差异无统计学意义（MD：-5.40，95%CI：-17.75～6.94，P=0.39]，乌司他丁组的术后机械通气时间明显短于生理盐水组（MD：-6.58，95%CI：-10.61～-2.56，P=0.0001]。亚组分析结果显示，在 CPB 时间>100 min 亚组，乌司他丁组的术后机械通气时间明显短于生理盐水组（MD：-13.85，95%CI：-21.28～-6.42，P=0.0003]；而在 CPB 时间<100min 亚组，两组术后机械通气时间差异无统计学意义（MD：-1.39，95%CI：-3.22～0.45，P=0.14）。结论认为，当前证据显示，与生理盐水相比，乌司他丁能够减少长体外循环后患者的术后机械通气时间，但不能减少 ICU 停留时间。受纳入研究数量和质量限制，上述结论仍需开展更多高质量 RCT 予以验证。

（陈　辉）

【评述】乌司他丁属蛋白酶抑制剂，对胰蛋白酶、α-糜蛋白酶等丝氨酸蛋白酶及粒细胞弹性蛋白酶、透明质酸酶、巯基酶、纤溶酶等多种酶有抑制作用，尚具有稳定溶酶体膜，抑制溶酶体酶的释放，抑制心肌抑制因子（MDF）产生，清除氧自由基及抑制炎症介质释放的作用等。近年来已常规取代抑肽酶用于体外循环下的心脏手术中，以期起到器官保护作用。本系统分析结果对体外循环下乌司他丁的临床应用具有较重要的指导意义。

（邓小明）

文选 113

【题目】血管活性药物治疗的巨大差异：中国加强医疗病房的全国性调查（Extensive variability in vasoactive agent therapy：a nationwide survey in Chinese intensive care units）

【来源】Chin Med J（Engl），2015，128（8）：1014-1020

【文摘】为调查中国加强医疗病房内应用血管活性药物治疗感染性、低血容量性和心源性休克的现状，Pei 等于 2012 年 8 月 17 日至 12 月 30 日向中国大陆内 31 个省和地区多家 ICU 内的医师发放问卷，问卷包括 4 个部分共 18 个问题，内容有：血管活性药物的选择（1~8 项）、血管收缩药物和正性肌力药物使用时的管理（9~14 项）、血管活性药物应用时的监护策略（15~16 项）以及人口统计学资料（17~18 项）。结果显示，共发放问卷 900 份，收到回复问卷 601 份，排除其中 15 份无效问卷，共收到有效回复 586 份，有效回复率为 65.1%。有效回复问卷代表了来自全国 130 个城市、278 家医院的 284 个 ICU 单元，其中内科 ICU 24 个，外科 ICU 52 个，急诊 ICU 52 个，综合 ICU 156 个。关于血管收缩剂的使用，选择去甲肾上腺素的受访者比例为感染性休克（70.8%）显著高于低血容量性休克（22.7%）和心源性休克（18.9%）；选择多巴胺的比例为低血容量性休克（73.4%）、心源性休克（68.3%）、感染性休克（27.6%）；选择肾上腺素的比例分别是感染性休克（0.9%）、低血容量性休克（1.4%）、心源性休克（6.5%）。关于正性肌力药的使用，全部受访者在处理感染性休克和心源性休克时都会选择正性肌力药物，而在低血容量性休克时有54.7%的受访者会使用；选择多巴酚丁胺的比例分别是感染性休克（84.1%）、低血容量性休克（64.5%）和心源性休克（60.6%）。血管扩张药物会用于心源性（67.1%）、感染性（32.3%）和低血容量性（6.5%）休克患者。与非教学医院的医师相比，工作在教学医院的医师应用血管活性药物时更加恰当。结论认为，全国范围内的加强医疗病房中，血管活性药物的应用存在较大差异，这种差异来自于不同的休克类型和医院类型。因此，应考虑针对休克时的血管活性药物治疗专题进行更多的教育培训。

（陈 辉）

【评述】选择正确的血管活性药物在不同类型的休克患者救治中起到重要的作用。例如脓毒性休克时应首选去甲肾上腺素，必要时加用肾上腺素、血管升压素，而宜避免应用多巴胺，除非患者心率较慢或心动过速低危患者。该调查结果显示我国ICU中救治休克患者应用血管活性药物存在较大差异，提示我国应加强这方面的教育与培训，尤其是非教学医院，以期提高ICU休克患者救治的效果。

（邓小明）

第五节　疼痛的基础与临床研究进展

文选114

【题目】II组mGluRs对癫痫活动时神经元活动的抑制作用（Depression of neuronal excitability and epileptic activities by group II metabotropic glutamate receptors in the medial entorhinal cortex）

【来源】Hippocampus，2015，25：1299-1313

【文摘】Zhang等在内侧内嗅皮质（EC）中通过picrotoxin或持续无Mg^{2+}细胞外液灌洗等方法诱发癫痫样活动，以研究II组mGluRs的活化对EC区癫痫样活动和神经元活性的影响。结果发现II组mGluRs的选择性激动剂（LY354740）可导致癫痫样活动的爆发性抑制，其机制可能与K^+电导的活化和Na^+通透性通道的抑制导致EC神经元的超极化有关；LY354740诱导的EC神经元超极化呈现G蛋白依耐性，并不依赖腺苷酸环化酶和蛋白激酶A，但Gβγ亚基参与了II组mGluRs抑制神经元兴奋和癫痫活动的过程，表明II组mGluRs与癫痫的发生和传播密切相关。

（张志发）

【评述】EC是海马神经元最重要的投射区域，参与了情绪及神经系统兴奋的调节，与癫痫的发生和传播关系密切。mGluRs在大脑谷氨酸能传递过程中也具有调节功能，但在EC中II组mGluRs如何调节神经元的兴奋性和癫痫的发生传播机制尚不明确。本研究证实了II组mGluRs的抗癫痫效果主要与抑制谷氨酸的释放和EC神经元的兴奋性相关，这为理解癫痫的发生和传播机制以及治疗提供了新的思路。

（梅　伟）

文选 115

【题目】脊髓 PKMζ 对大鼠足底注射痛后外周持续炎性疼痛伤害性刺激中的作用（Spinal protein kinase Mζ contributes to the maintenance of peripheral inflammation-primed persistent nociceptive sensitization after plantar incision）

【来源】Eur J Pain，2015，19：39-47

【文摘】An 等研究了 PKMζ 介导术前存在疼痛的患者形成术后持续性疼痛（PPSP）的机制。连续 6 日向大鼠足底注射卡拉胶作为初始刺激，诱导产生术前持续的疼痛伤害性刺激后，构建切口疼痛模型。观察动物模型在 PKMζ 的抑制剂 ZIP、Scr-ZIP 或蛋白激酶 PKCs 的抑制剂 NPC-15437 的干预下其生物学行为的改变和 PKMζ/PKCs 表达水平的变化。结果显示：卡拉胶作为"启动刺激"诱发的长效痛觉过敏复合足底切口手术可成功构建"痛觉过敏"动物模型。术后注射 ZIP 可缓解卡拉胶诱发的痛觉过敏反应，而 Scr-ZIP 和 NPC-15437 则并不具有此特性；经 NPC-15437 预处理，则可预防卡拉胶诱导发生的短暂性痛觉过敏。另外，ZIP 也可抑制大鼠术后 PKMζ 的表达，但对 PKCs 的表达并无影响。结论认为 PKCs 可单独诱发持续性疼痛，PKMζ 则参与了突触可塑性的记忆过程和外周炎性刺激诱发的 PPSP。　　　　　　（张志发）

【评述】PPSP 与患者术前疼痛程度和中枢敏化相关。蛋白激酶 Mζ（PKMζ）是晚期长时程增强导致中枢敏化引起疼痛记忆的重要底物，但对其如何促进存在术前疼痛的患者形成 PPSP 的机制尚不清楚。本研究证实 PKMζ 具有脊髓突触记忆功能，参与了外周炎性刺激导致的 PPSP，这对预防术后诱发的慢性疼痛，尤其是存在术前疼痛的患者而言，靶向 PKMζ 的治疗可成为缓解 PPSP 的辅助手段。　　　　（梅　伟）

文选 116

【题目】TAK1 在大鼠脊髓吗啡耐受形成中的作用（Involvement of neuronal TGF-β activated kinase 1 in the development of tolerance to morphine-induced antinociception in rat spinal cord）

【来源】Br J Pharmacol，2015，172：2892-2904

【文摘】Xu 等研究了 TGF-β 激活酶 1（TAK1）在吗啡耐受形成过程的变化。构建鞘内置管的动物模型，持续 7 日通过鞘内给予 15 μg/d 的吗啡形成吗啡耐受后，予以不同剂量的 TAK1 选择性的抑制剂（5Z-7-oxozeaenol，OZ）（0.5、1、2 或 3μg）观察动物行为学的变化；在体外实验中，检测动物腰部脊髓组织 TAK1 下游 MAPKs 信号通路的改变。结果表明 TAK1 表达于神经元，鞘内注射吗啡可上调 TAK1 的表达和磷酸化水平，而鞘内注射 TAK1 选择性的抑制剂 OZ 则可缓解吗啡耐受及 TAK1 的表达上调，并抑制 p38 和 JNK 的表达。结论认为 TAK1 的活化在吗啡耐受过程具有重要意义，抑制 TAK1 活性可缓解吗啡耐受。　　　　　　　　　　　　　　　　　　　　　（张志发）

【评述】吗啡和其他阿片类药物耐受的存在使其在临床使用过程中受到一定限制，其确切的分子机制尚不清楚。神经病理性疼痛可导致胶质细胞中 TAK1 活化，而抑制 TAK1 的活性则可缓解外周神经损伤导致的机械性痛觉超敏。TAK1 是 MAPKs 信号途径中 p38 MAPK 和 JNK 共同的上游激酶，而 MAPKs 信号途径是导致吗啡耐受的重要信号通路，本研究证实了 TAK1 作为 MAPKs 信号途径中的上游激酶参与了吗啡耐受的形成，抑制 TAK1 活性可缓解吗啡耐受，为治疗吗啡耐受提供了新的靶点。　　　　　　（梅　伟）

文选 117

【题目】脊髓 IL-12 在大鼠关节炎性痛维持中的作用

【来源】中华麻醉学杂志，2015，35（8）：976-978

【文摘】周亚兰等评价了脊髓 IL-12 在大鼠关节炎性痛维持中的作用。选取成年雄性 SD 大鼠，体重 200～300 g，6～8 周龄，随机分为 4 组：正常对照组（C 组，$n=6$）、关节炎性痛组（AP 组，$n=9$）、磷酸盐缓冲液组（PBS 组，$n=6$）和 IL-12 抗体组（$n=6$）。吸入 1.5%异氟醚麻醉下，向踝关节腔内注射完全弗氏佐剂 50μl，注射后 4～8h 观察关节炎性反应情况；C 组注射生理盐水 50 μl。于造模后第 9 日，吸入 1.5%异氟醚麻醉下进行鞘内给药。IL-12 抗体组鞘内注射 20 μl 羊抗大鼠 IL-12 抗体 1.50 μg，PBS 组给予 0.01mol/L PBS 20 μl。分别于造模前（基础状态）及造模后第 9、10 日时测定机械缩足反应阈（MWT），于最后一次痛阈测定结束后处死大鼠，取 $L_{4～6}$ 节段脊髓，随机取 6 张切片，应用 Image J 图像分析软件测定脊髓背角荧光强度值，取 6 张切片的平均值反映 IL-12 的表达水平。另外 AP 组另取 6 张切片，采用上述免疫荧光法测定脊髓背角 IL-12 与星形胶质细胞标志物胶质纤维酸性蛋白共表达情况。结果：与 C 组比较，AP 组、PBS 组和 IL-12 抗体组造模后第 9、10 日时 MWT 降低，脊髓背角 IL-12 表达上调（$P<0.01$）；与 AP 组比较，IL-12 抗体组造模后第 10 日时 MWT 升高，脊髓背角 IL-12 表达下调（$P<0.05$ 或 0.01），PBS 组造模后第 10 日时 MWT 及脊髓背角 IL-12 表达差异无统计学意义（$P>0.05$）。AP 组脊髓背角 IL-12 与胶质纤维酸性蛋白共表达。结果表明：脊髓 IL-12 参与了大鼠关节炎性痛的维持。　　　　　　（李　健）

【评述】炎性痛是慢性疼痛的主要类型之一。类风湿关节炎性疼痛的传统治疗方法存在选择性低、特异性不强、不良反应大等问题。T 细胞分化为 Th1 细胞后，可合成干扰素-γ 和 TNF-α 等细胞因子介导中枢敏化。IL-12 是一种促进 T 细胞分化为 Th1 细胞的促炎性细胞因子。本研究以成年雄性 SD 大鼠为研究对象，随机分为 4 组，并设置正常对照组。造模后第 9 日，鞘内给予不同的试剂。测定造模前及造模后相应时间点的 MWT，最后取 $L_{4～6}$ 节段脊髓，采用免疫荧光法测定脊髓背角 IL-12 表达。另外 AP 组还测定脊髓背角 IL-12 与星形胶质细胞标志物胶质纤维酸性蛋白共表达情况。结果显示：脊髓 IL-12 参与了大鼠关节炎性痛的维持。该研究解释了炎性痛发生的相关机制，为以后进一步解决炎性痛发生的机制问题提供了参考，为以后临床有针对性治疗炎性痛提供了理论依据。　　　　　　（梅　伟）

文选 118

【题目】中央杏仁核细胞外信号调节激酶在芬太尼诱发大鼠痛觉过敏中的作用

【来源】中华麻醉学杂志，2015，35（10）：1186-1188

【文摘】尹平平等探讨了中央杏仁核细胞外信号调节激酶（ERK）在芬太尼诱发大鼠痛觉过敏中的作用。选取清洁级健康雄性 SD 大鼠 32 只，体重 60～100 g，采用随机数字表法分为 4 组（$n=8$）：对照组（C 组）皮下注射生理盐水，6.5 h 后中央杏仁核导管注射 DMSO；芬太尼诱发痛觉过敏组（H 组）皮下注射芬太尼制备模型，6.5 h 后中央杏仁核导管注射 DMSO；ERK1 抑制剂 U0124 组（U1 组）制备模型，6.5 h 后中央杏仁核导管注射 U0124 1.5 nmol；ERK1/2 抑制剂 U0126 组（U2 组）制备模型，6.5 h 后中央杏仁核导管注射 U0126 1.5 nmol。于注射芬太尼前、注射后 6.5h 和导管内给药后 30 min（$T_{0~2}$）时测定机械痛阈和热痛阈，随后 C 组和 H 组处死大鼠，取中央杏仁核组织采用 Western blot 法检测磷酸化 ERK1/2（p-ERK1/2）的表达。结果：与 C 组比较，H 组和 U1 组 $T_{1,2}$ 时、U2 组 T_1 时机械痛阈和热痛阈降低，H 组中央杏仁核 p-ERK2 表达上调（$P<0.05$），p-ERK1 表达差异无统计学意义（$P>0.05$）；与 H 组比较，U2 组 T_2 时机械痛阈和热痛阈升高（$P<0.05$），U1 组机械痛阈和热痛阈差异无统计学意义（$P>0.05$）。结论：中央杏仁核 ERK2 激活参与了芬太尼诱发大鼠痛觉过敏的形成过程。　　　　　　　　（李　健）

【评述】芬太尼是临床麻醉中最常用的镇痛药，在缓解疼痛的同时，也会诱发痛觉过敏，研究其产生机制有助于解决临床中的实际问题，进一步提高芬太尼的适用范围。目前对其机制的研究主要集中于脊髓细胞外信号调节激酶（ERK）在痛觉过敏形成过程中的重要作用。有研究表明中央杏仁核 ERK 的激活与疼痛也有一定的关系。本研究以清洁级健康雄性 SD 大鼠为研究对象，分为 4 组，并设置对照组，制备好模型后，分别采用不同的干预措施，测定不同时间点的机械痛阈和热痛阈，处死相应组大鼠，取中央杏仁核组织采用 Western blot 法检测磷酸化 ERK1/2（p-ERK1/2）的表达。结果表明：中央杏仁核 ERK2 激活参与了芬太尼诱发大鼠痛觉过敏的形成过程。该研究从不同方面解释了痛觉过敏的产生机制，为该类问题的研究提供了不同思路，对于进一步解决痛觉过敏产生的机制问题具有重大的理论意义。　　　　　　　　　　　　　　　　　　　　　　　　　　　　　　（梅　伟）

文选 119

【题目】瑞芬太尼诱发切口痛大鼠痛觉过敏时脊髓磷酸化 PKMζ 表达的变化

【来源】中华麻醉学杂志，2015，35（9）：1087-1089

【文摘】赵沂等评价了瑞芬太尼诱发切口痛大鼠痛觉过敏时脊髓磷酸化蛋白激酶 Mζ（p-PKMζ）表达的变化。选取清洁级健康雄性 SD 大鼠 32 只，2～3 月龄，体重 240～260 g，采用随机数字表法分为对照组（C 组）、瑞芬太尼组（R 组）、切口痛组（Ⅰ 组）和切口痛+瑞芬太尼组（Ⅰ+R 组），每组 8 只。R 组尾静脉输注瑞芬太尼 1 μg/（kg·min）60 min；Ⅰ 组制备大鼠切口痛模型，尾静脉输注等容量生理盐水；Ⅰ+R

组制备大鼠切口痛模型，尾静脉输注瑞芬太尼 1 μg/（kg·min）60 min；C 组尾静脉输注等容量生理盐水。于输注瑞芬太尼前 24 h、输注停止后 2 h、6 h、24 h 和 48 h（T_{0-4}）时分别测定机械缩足反应阈（MWT）和热缩足潜伏期（TWL）。痛阈测定结束后处死大鼠，取脊髓 L_{4-6} 节段，采用 Western blot 法检测脊髓 PKMζ 及 p-PKMζ 的表达，计算 p-PKMζ/PKMζ 比值。结果：与 C 组比较，R 组、J 组和 I+R 组 T_{1-4} 时 MWT 降低，TWL 缩短，T_4 时脊髓 PKMζ 和 p-PKMζ 表达上调，p-PKMζ/PKMζ 比值升高（$P<0.05$）；与 R 组和 I 组比较，I+R 组 T_{1-4} 时 MWT 降低，TWL 缩短，T_4 时脊髓 PKMζ 和 p-PKMζ 表达上调，p-PKMζ/PKMζ 比值升高（$P<0.05$）。结论为瑞芬太尼诱发切口痛大鼠痛觉过敏的形成可能与脊髓 p-PKMζ 表达上调有关。

（李 健）

【评述】瑞芬太尼是一种目前广泛应用于临床麻醉的超短效阿片受体激动剂，起效快，消除快，可诱发痛觉过敏、导致爆发性疼痛。明确其机制具有重要的临床意义。本研究以清洁级健康雄性 SD 大鼠为研究对象，分为 4 组，并设置对照组，以动物模型的类别注射相应的药物，测定痛阈后处死大鼠，采用 Western blot 法检测脊髓 PKMζ 及 p-PKMζ 的表达，计算 p-PKMζ/PKMζ 比值。结果显示，瑞芬太尼诱发切口痛大鼠痛觉过敏的形成可能与脊髓 p-PKMζ 表达上调有关。由于瑞芬太尼在临床麻醉中的重要作用，所以该结论具有非常重要的临床价值，为以后进一步的基础研究指明了方向，为进一步的临床研究提供了重要的理论依据。

（梅 伟）

文选 120

【题目】脊髓 HCN 通道在右美托咪定抗伤害效应中的作用：在体和离体实验

【来源】中华麻醉学杂志，2015，35（9）：1096-1100

【文摘】杨颖聪等探讨了脊髓 HCN 通道在右美托咪定抗伤害效应中的作用。选取在体实验雄性 C57BL/6J 野生型和 HCN1 基因敲除（HCN1-/-）小鼠各 30 只，体重 19～25 g，2～3 月龄，采用随机数字表法，分为 5 组（$n=6$）：对照组（C 组）、右美托咪定 10 μg/kg 组（Dex10 组）、右美托咪定 20 μg/kg 组（Dex20 组）、右美托咪定 30 μg/kg 组（Dex30 组）、右美托咪定 40 μg/kg 组（Dex40 组）。不同剂量右美托咪定组按要求分别腹腔注射右美托咪定 10、20、30、40 μg/kg，C 组腹腔注射等容量的生理盐水。于右美托咪定给药前及给药后 15、30、45、60、75、90、105、120 min 时测定热辐射甩尾潜伏期，计算最大抗伤害效应百分比（MPE%）。离体实验将 HCN1、HCN2 质粒连同绿色荧光质粒通过脂质体 2000 转染至 HEK293 细胞，转染后 24～48h 时采用全细胞膜片钳记录 HCN1、HCN2 通道电流；破膜后记录 HCN 通道电流作为基础值；用含 0.1、1.0、10.0 μmol/L 右美托咪定的细胞外液灌流，各浓度灌流 5min 后记录 HCN 电流，洗脱后进行下一浓度测定；计算电流抑制率；记录 HCN 通道半激活电压（V1/2）和曲线斜率，计算给药前后半激活电压差（ΔV1/2）。结果：与 C 组比较，野生型和 HCN1-/-小鼠组 Dex10 组～Dex40 组 MPE% 升高（$P<0.05$）。与野生型小鼠 Dex30 组和 Dex40 组比较，HCN1-/-小鼠 Dex30 组和 Dex40 组 MPE% 降低（$P<0.05$）；两种小鼠 Dex10 组与 Dex20 组 MPE% 差异无统计学意义（$P>0.05$）；

与基础值比较,右美托咪定 0.1、1.0、10.0 μmol/L 灌流时 HEK293 细胞 HCN1 和 HCN2 通道电流和 V1/2 降低($P<0.05$);与右美托咪定 0.1 μmol/L 比较,右美托咪定 1.0、10.0 μmol/L 灌流时 HEK293 细胞 HCN1 和 HCN2 通道电流和 V1/2 降低,电流抑制率和 ΔV1/2 升高($P<0.05$);与右美托咪定 1.0 μmol/L 比较,右美托咪定 10.0 μmol/L 灌流时 HEK293 细胞 HCN1 和 HCN2 通道电流和 V1/2 降低,电流抑制率和 ΔV1/2 升高($P<0.05$);右美托咪定 0.1、1.0、10.0 μmol/L 灌流时 HEK293 细胞 HCN1 和 HCN2 通道的电流激活曲线斜率比较差异无统计学意义($P>0.05$)。结论:右美托咪定的抗伤害效应可能与抑制脊髓 HCN 通道开放有关。

(李　健)

【评述】右美托咪定是目前临床应用的热门药物,是一种 $α_2$ 肾上腺素受体激动剂。右美托咪定具有一定的抗伤害效应。目前对这种效应的产生机制尚不了解。环核苷酸门控通道(HCN 通道)在伤害性刺激传导中具有重要作用。本研究以实验雄性 C57BL/6J 野生型和 *HCN1* 基因敲除(HCN1-/-)小鼠为研究对象,各分为 5 组,注射不同剂量的右美托咪定,对照组注射生理盐水,计算 MPE%、电流抑制率、ΔV1/2,最终得出结论,右美托咪定的抗伤害效应可能与抑制脊髓 HCN 通道开放有关。该结果为右美托咪定的抗伤害效应研究取得了进展性的成果,为进一步研究打下了一定基础,也为临床实践中进一步扩大该药的临床适用范围打下了一定基础。

(梅　伟)

文选 121

【题目】脊髓 MCP-1-ERK-KIF17/NR2B 信号通路在大鼠 2 型糖尿病神经痛维持中的作用

【来源】中华麻醉学杂志,2015,35(5):563-566

【文摘】胡涵等评价了脊髓单核细胞趋化蛋白-1(MCP-1)-细胞外信号调节激酶(ERK)-驱动蛋白超家族 17(KIF17)/含 2B 亚基的 N-甲基-D-天冬氨酸受体(NR2B)信号通路在大鼠 2 型糖尿病神经痛维持中的作用。高脂高糖喂养 6 周龄雄性 SD 大鼠(体重 120~160g)8 周诱发胰岛素抵抗,单次腹腔注射 1%链脲佐菌素(STZ)35mg/kg,3 日后空腹血糖≥16.7mmol/L 为 2 型糖尿病模型制备成功。注射 STZ 14 日时机械缩足阈(MWT)和热缩足潜伏期(TWL)下降至基础值的 85%以下为 2 型糖尿病神经痛模型制备成功。采用随机数字表法,将 2 型糖尿病神经痛大鼠分为 4 组($n=36$):2 型糖尿病神经痛组(DNP 组)、2 型糖尿病神经痛+MCP-1 中和抗体组(DM 组)、2 型糖尿病神经痛+ERK 抑制剂 U0126 组(DE 组)和 2 型糖尿病神经痛+5%二甲基亚砜组(DD 组)。DM 组、DE 组和 DD 组分别于注射 STZ 14 日时鞘内注射 0.1ng/μl MCP-1 中和抗体、0.5 μg/μl U0126 和 5%二甲基亚砜各 10μl,1 次/日,连续注射 14 日。取 36 只大鼠喂以普通饲料作为正常对照组(C 组)。分别于注射 STZ 前及鞘内给药 1、3、7、14 日(T_{0-4})时测定 MWT 和 TWL;并于 T_{1-4} 时测定痛阈后,每组处死 9 只大鼠,取脊髓组织,采用 Western blot 法测定磷酸化 ERK(p-ERK)、KIF-17 和磷酸化 NR2B(p-NR2B)的表达水平。结果:与 C 组比较,DNP 组、DM 组、DE 组和 DD 组 T_{1-4} 时 MWT 降低,TWL 缩短,脊髓组织 p-ERK、KIF17 和 p-NR2B 的表达上调($P<0.05$);与 DNP 组比较,DM 组 T_{3-4} 时、DE 组 T_{2-4} 时 MWT

升高，TWL 延长，DM 组和 DE 组 T_{2-4} 时脊髓组织 p-ERK、KIF17 和 p-NR2B 的表达下调（$P<0.05$），DD 组上述各指标差异无统计学意义（$P>0.05$）。结论为，脊髓 MCP-1-ERK-KIF17/NR2B 信号通路参与了大鼠 2 型糖尿病神经痛的维持。

（李　健）

【评述】2 型糖尿病目前发病率非常高，其危害程度取决于相应的并发症。神经痛是其中一种并发症，主要表现为痛觉过敏和感觉异常。目前其发病机制并未完全确定。研究表明，MCP-1、ERK、NR2B、KIF17 参与了神经病理性痛的形成和维持。该研究以 2 型糖尿病神经痛大鼠为研究对象，将其分为 4 组，分别注射不同的试剂培养，并另外设定对照组。采用 Western blot 法测定磷酸化 ERK（p-ERK）、KIF-17 和磷酸化 NR2B（p-NR2B）的表达水平。结果显示，脊髓 MCP-1-ERK-KIF17/NR2B 信号通路参与了大鼠 2 型糖尿病神经痛的维持。该研究明确了 2 型糖尿病神经痛发生及维持的相关分子机制，为以后的临床研究奠定了一定的理论基础。

（梅　伟）

文选 122

【题目】SCN9A 变异性与个体基础疼痛敏感性的关系：一项针对年轻女性的试验（The effect of SCN9A variation on basal pain sensitivity in the general population: an experimental study in young women）

【来源】J Pain，2015，16：971-980

【文摘】Duan 等调查了普通人群中 *SCN9* 基因的单核苷酸多态性（SNPs）与个体疼痛敏感变异性的关系。为了排除人口资料背景以及环境因素的影响（社会经济及教育基础、种族、性别以及年龄），研究招募了 309 例健康的中国女大学生进行机械性痛觉敏感性测试，并抽取 3～5 ml 血液进行 *SCN9A* 基因的 SNPs 分析。基于个体的机械性痛觉敏感性评分及 *SCN9A* 的 SNPs 的结果，通过线性回归分析发现 28 个 SNPs 可能与个体的机械性疼痛敏感性相关。其中，4 个 SNPs（rs6746030，rs7595255，rs12622743 和 rs11898284）和 10 个 tag SNPs 与痛觉的表型相关，对痛觉表现出不同的敏感性（表现为痛觉超敏或痛觉低敏）。在所有的 SNPs 中，rs16851778 显示出与疼痛低敏具有最高的相关性，其结果在 260 例年轻的行妇产科手术的女性中得到了证实。以上结果表明，在普通人群中 *SCN9A* 基因的 SNPs 与疼痛敏感程度有关。

（张志发）

【评述】编码电压门控钠离子通道 $Na_v1.7$ 的 *SCN9A* 是近年发现的与疼痛相关的基因，*SCN9A* 基因的突变可能会导致钠离子通道功能障碍，诱发阵发性极度疼痛障碍、遗传性红斑性肢痛病和先天性无痛症等与疼痛相关的疾病。本研究从正常年轻女性的疼痛差异与 *SCN9* 基因 SNPs 的相关性分析着手，提出 *SCN9* 的 SNPs 是影响个体疼痛感觉差异的重要因素，不同位置的 SNPs 可导致个体出现疼痛高敏或低敏的表型。本研究结果再次强调了 *SCN9A* SNPs 对疼痛感觉差异的影响，为将来个体化的疼痛治疗提供了新的靶点。

（梅　伟）

文选 123

【题目】罗哌卡因与罗哌卡因联合舒芬太尼在初产妇硬膜外镇痛中的效果和安全性（Comparison between the use of ropivacaine alone andropivacaine with sufentanil in epidural labor analgesia）

【来源】Medicine（Baltimore），2015，94：e1882

【文摘】Wang 等比较了罗哌卡因与罗哌卡因联合舒芬太尼在初产妇硬膜外镇痛中的效果和安全性。将481 例需要硬膜外镇痛的初产妇随机分为 2 组：单用罗哌卡因组（0.125%）和联合组（0.125%罗哌卡因和0.3 μg/ml 舒芬太尼）。给予试验剂量后，单次注入 10 ml 硬膜外镇痛药，分娩过程中间断的注射 10～15 ml 上述镇痛药至硬膜外。镇痛效果通过数字评定量表（NRS）测量疼痛评分，同时观察产妇和婴儿的生理特征变化。共有 346 例产妇完成了该研究。硬膜外镇痛开始前，NRS 疼痛评分没有明显差异；在第 1 产程中，产妇 NRS 的中值疼痛评分在联合组相对较低[2.2（IQR 1.8～2.7）与 2.4（IQR 2.0～2.8）比较，$P<0.0001$]；而第 2 产程中 NRS 疼痛评分无明显差异，患者具有相似的满意度。结果表明单用局部麻醉药组较联合用药组不良反应更小（37.7% vs 47.2%，$P=0.082$），费用也更低[（5.70±2.06）美元 vs（9.76±3.54）美元，$P<0.0001$]。另外，单用罗哌卡因组胎儿娩出 1min Apgar≤7 分的概率也较联合用药组低（1.2%与 5.5%比较，$P=0.038$）。其余观察指标如脐带血气、药物消耗量、分娩方式以及会阴部损伤（会阴部撕裂以及行侧切术）等并无差异。以上结果表明在不同的产程中，单用药物组可产生与联合用药组相似的镇痛效果（ΔNRS=0.2），但是单用药物组具有不良反应小、费用低以及新生儿 1 min Apgar≤7 分的风险低等优势。　　　　　（张志发）

【评述】罗哌卡因复合舒芬太尼是目前行硬脊膜外腔阻滞分娩镇痛比较常见的用药方式，较多的观点认为联合用药具有显著的协同镇痛作用，并可减少局部麻醉药的用量。本研究比较了罗哌卡因组和罗哌卡因复合舒芬太尼组对不同产程的镇痛效果，结论认为在不同产程中，单用药物组可产生与联合用药组相似的镇痛效果，但是单用药物组具有不良反应小、费用低以及新生儿 1 min Apgar≤7 分的风险低等优势。因此，从经济学和临床安全性的视角出发，应该重新认识硬膜外药物中添加阿片类药物的合理性。　　　（梅　伟）

文选 124

【题目】术前股神经阻滞用于全麻下全膝关节置换术老年患者超前镇痛的效果

【来源】中华麻醉学杂志，2015，35（3）：314-316

【文摘】彭周全等评价了术前股神经阻滞用于全身麻醉下全膝关节置换术老年患者超前镇痛的效果。选择择期拟行全膝关节置换术的患者 60 例，性别不限，年龄 65～75 岁，ASA 分级Ⅰ～Ⅲ级，采用随机数字表法将患者分为 3 组，每组 20 例，包括：对照组（Ⅰ组）、术前股神经阻滞组（Ⅱ组）和术后股神经阻滞组（Ⅲ组）。Ⅰ组不实施神经阻滞，Ⅱ组和Ⅲ组分别于麻醉诱导前即刻或手术结束即刻在超声引导下行单次股神经阻滞术。术后 3 组患者均使用静脉自控镇痛泵，配泵所用药物为舒芬太尼，浓度为 1 μg/ml，镇痛泵参数设置：背景输注速率 2 ml/h，PCA 剂量 2 ml/次，锁定时间 15 min，维持镇痛至术后 48 h，使用过程中，维持

VAS 评分≤3 分，若 VAS 评分>3 分时，静脉注射氟比洛芬酯 50 mg 行镇痛补救。记录术后 24h 内随访，并记录舒芬太尼单位时间用量、镇痛补救情况和恶心、呕吐等不良反应的发生情况，计算舒芬太尼节俭程度。结果：与 I 组比较，II 组和III组术后 24 h 内舒芬太尼单位时间用量、镇痛补救率和恶心、呕吐的发生率降低（$P<0.05$）；与III组比较，II 组术后 24 h 内舒芬太尼单位时间用量、镇痛补救率及恶心、呕吐的发生率降低（$P<0.05$）。II 组较 I 组舒芬太尼单位时间用量节俭 35%，较III组舒芬太尼单位时间用量节俭 18%。结论：术前股神经阻滞对全身麻醉下全膝关节置换术老年患者具有良好的超前镇痛效应。（李　健）

【评述】 术后急性疼痛目前多采用多模式镇痛，该研究通过预先实施股神经阻滞完成超前镇痛，由于神经阻滞对身体影响相对较小，且维持时间较长，所以该设计具有一定的科学性和实用性。实施神经阻滞也可减轻非甾体类消炎药对人体的损伤。该研究将患者分为 3 组，分别实施术前股神经阻滞，术后股神经阻滞，以及不实施神经阻滞，比较 3 组患者舒芬太尼单位时间用量、镇痛补救情况和恶心、呕吐等不良反应的发生情况。得出结论，术前股神经阻滞对全身麻醉下全膝关节置换术老年患者具有良好的超前镇痛效应。该方法经济、安全、可操作性强，有助于患者的术后恢复。（梅　伟）

文选 125

【题目】 羟考酮与舒芬太尼用于胸腔镜肺癌根治术后患者静脉镇痛效果的比较

【来源】 中华麻醉学杂志，2015，35（10）：1228-1230

【文摘】 张云霄等研究了羟考酮与舒芬太尼用于胸腔镜肺癌根治术后患者静脉镇痛的效果。选择择期拟行胸腔镜肺癌根治术患者 154 例，年龄 18～64 岁，性别不限，BMI 18～25 kg/m^2，ASA 分级 I 或II级。采用随机数字表法将患者随机分为 2 组：舒芬太尼组（S 组，$n=76$）和羟考酮组（O 组，$n=78$）。2 组均接受静脉吸入复合麻醉。术后维持 VAS 评分≤3 分，当 VAS 评分≥4 分时，2 组分别静脉注射舒芬太尼 5 μg 或羟考酮 2 mg，并注意加强监测，必要时重复给药，直至 VAS 评分≤3 分，随后进行 PCIA，镇痛持续至术后 48 h，S 组 PCIA 泵药液配方为托烷司琼 20 mg+舒芬太尼 200 μg，用生理盐水稀释至 100 ml；O 组 PCIA 泵药液配方为托烷司琼 20 mg+羟考酮 50 mg，用生理盐水稀释至 100 ml，镇痛泵设置：背景输注速率 1 ml/h，PCA 剂量 2 ml，锁定时间 10 min；使用过程中维持 VAS 评分≤3 分，当 VAS 评分≥4 分时肌内注射吗啡 10 mg 补救镇痛。记录补救镇痛情况、患者镇痛满意度及镇痛有关不良事件的发生情况。与 S 组比较，O 组恶心和呕吐的发生率降低（$P<0.05$），术后补救镇痛率、患者镇痛满意度、头晕和镇静过度的发生率差异无统计学意义（$P>0.05$）。2 组未见呼吸抑制和皮肤瘙痒发生。总之，与舒芬太尼比较，羟考酮用于胸腔镜肺癌根治术后患者静脉镇痛时可达到相似的镇痛效果，且恶心和呕吐发生率较低。（李　健）

【评述】 目前对于术后疼痛多采用患者自控静脉镇痛，提高用药的针对性，增强药物的效果，并减少由于用药过量导致的不良反应。阿片类较为常用，但其不良反应如恶心、呕吐等较为常见。本研究将术后使用镇痛泵的患者分为 2 组，分别使用舒芬太尼和羟考酮作为术后镇痛的药物，比较两组补救镇痛情况、患者镇痛满意度及镇痛有关不良事件的发生情况。最后得出结论，羟考酮用于胸腔镜肺癌根治术后患者静脉镇痛时可达到与舒芬太尼相似的镇痛效果，且恶心、呕吐发生率较低。该研究从镇痛效果、安全性、舒适度出发，具有一定的临床实用性，在保证患者镇痛效果的同时可增加其舒适度。（梅 伟）

文选 126

【题目】氢吗啡酮用于老年患者髋关节置换术后自控静脉镇痛的效果

【来源】中华麻醉学杂志，2015，35（8）：963-965

【文摘】张英等评价了氢吗啡酮用于老年患者髋关节置换术后自控静脉镇痛的效果。选择择期全身麻醉下行单侧髋关节置换术老年患者70例，年龄65～75岁，体重40～70 kg，ASA 分级Ⅰ或Ⅱ级。采用随机数字表法随机分为2组：氢吗啡酮镇痛组（H组）和芬太尼镇痛组（F组），每组35例。手术缝皮开始时，H组静脉注射负荷剂量氢吗啡酮20 μg/kg 后连接自控静脉镇痛泵，药液为氢吗啡酮0.25 mg/kg+托烷司琼10 mg+120 ml 生理盐水；F组于相同时点静脉注射负荷剂量芬太尼1μg/kg 后连接自控静脉镇痛泵，药液为芬太尼25 μg/kg+托烷司琼10 mg+120 ml 生理盐水，2组镇痛泵参数设置为：背景输注速率均为2 ml/h，患者自控剂量为0.5 ml/次，锁定时间为15 min。维持 VAS 评分≤3分，如果 VAS 评分＞3分，静脉注射曲马多0.5 mg/kg 进行补救镇痛。术后24 h 和48 h 时记录 Ramsay 评分、镇痛泵按压次数和曲马多给药次数，观察术后48h内不良反应的发生情况，记录镇痛总体满意度。结果：H组和F组患者 Ramsay 评分、镇痛泵按压次数和曲马多给药次数比较差异无统计学意义（$P>0.05$）；与F组比较，H组术后恶心、呕吐、呼吸抑制、嗜睡、尿潴留等不良反应发生率降低，镇痛总体满意度升高（$P<0.05$）。结论：氢吗啡酮用于老年患者髋关节置换术后自控静脉镇痛效果确切，不良反应少，患者满意度高。（李 健）

【评述】老年患者对阿片类药物的敏感性较高，容易发生恶心、呕吐等不良反应。髋关节置换术由于创面较大，术后疼痛比较强烈，需要加强术后镇痛，目前多采用多模式术后镇痛，使用镇痛泵是其中比较重要的一个环节。本研究将患者分为2组，一组使用氢吗啡酮作为镇痛泵的主要成分进行术后镇痛，另一组使用芬太尼镇痛。以 Ramsay 评分、镇痛泵按压次数和曲马多给药次数，术后48 h 内不良反应的发生情况，镇痛总体满意度作为比较指标，结论认为，氢吗啡酮用于老年患者髋关节置换术后自控静脉镇痛效果确切，不良反应少，患者满意度高。该研究具有一定的实用性，可以为老年人术后镇痛用药提供一定的理论依据。（梅 伟）

文选 127

【题目】布托啡诺复合右美托咪定对瑞芬太尼诱发术后痛觉过敏的影响

【来源】中华麻醉学杂志，2015，35（4）：401-404

【文摘】田立东等评价了布托啡诺复合右美托咪定对瑞芬太尼诱发术后痛觉过敏的影响。选择择期行妇科腹腔镜手术患者 120 例，ASA 分级 I 或 II 级，年龄 20～64 岁，体重 45～88 kg，采用随机数字表法随机分为 4 组（$n=30$）：对照组（C 组）、布托啡诺组（B 组）、右美托咪定组（D 组）和右美托咪定+布托啡诺组（B+D 组）。C 组切皮前即刻给予等容量生理盐水；D 组于麻醉诱导前 10 min 时静脉输注右美托咪定 1.0 μg/kg，然后以 0.7 μg/（kg·h）的速率静脉输注至术毕；B 组切皮前即刻静脉注射布托啡诺 20 μg/kg；B+D 组于麻醉诱导前 10 min 时静脉输注右美托咪定 0.5 μg/kg，然后以 0.5 μg/（kg·h）的速率静脉输注至术毕，切皮前即刻静脉注射布托啡诺 15 μg/kg。麻醉过程中，维持 $PetCO_2$ 35～45 mmHg。静脉输注瑞芬太尼 0.3 μg/（kg·min）和异丙酚 4～6 mg/（kg·min），间断静脉注射罗库溴铵维持麻醉，术中维持 BIS 值 40～60。术后采用舒芬太尼行 PCIA，维持 VAS 评分≤3 分；分别于术后 30 min、60 min、6 h、12 h、24 h 和 48 h，记录舒芬太尼用量；记录术中心动过缓、低血压和术后恶心呕吐、眩晕、嗜睡的发生情况。与 C 组比较，B 组、D 组和 B+D 组术后各时段舒芬太尼用量降低，恶心呕吐发生率均降低，B 组眩晕和嗜睡的发生率升高，D 组低血压和心动过缓的发生率升高（$P<0.05$）；B 组、D 组和 B+D 组组间术后各时段舒芬太尼用量比较差异无统计学意义（$P>0.05$）；与 B 组比较，B+D 组眩晕和嗜睡的发生率降低（$P<0.05$）；与 D 组比较，B+D 组低血压、心动过缓和嗜睡的发生率降低（$P<0.05$）。总之，布托啡诺复合右美托咪定减轻瑞芬太尼诱发术后痛觉过敏的效果优于两者单独应用。

（李　健）

【评述】阿片类药物在治疗疼痛时也会引起痛觉敏感性增强，瑞芬太尼起效快，消除快，产生较强的术后痛觉过敏。处理不当会导致爆发性疼痛。该研究将患者分为 4 组：对照组（C 组）、布托啡诺组（B 组）、右美托咪定组（D 组）和右美托咪定+布托啡诺组（B+D 组）。术后采用舒芬太尼行 PCIA，并记录舒芬太尼用量；记录术中心动过缓、低血压和术后恶心、呕吐、眩晕、嗜睡的发生情况。根据舒芬太尼的用量判断预防效果的好坏。结论认为布托啡诺复合右美托咪定减轻瑞芬太尼诱发术后痛觉过敏的效果优于两者单独应用。该研究解决了临床实践中所遇问题，在常规解决方法之外，又提供另外方法作为参考。

（梅　伟）

文选 128

【题目】连续股神经阻滞联合浸润麻醉用于全膝关节置换术患者术后镇痛的效果
【来源】中华麻醉学杂志，2015，35（5）：555-559
【文摘】马宁等评价了连续股神经阻滞联合浸润麻醉用于全膝关节置换术患者术后镇痛效果。选择择期拟行单侧全膝关节置换术患者 90 例，ASA 分级 I～III 级，年龄 50～80 岁，体重 45～90 kg。采用随机数字表法将患者随机分为 3 组（$n=30$）：连续股神经阻滞+浸润麻醉组（A 组）、连续股神经阻滞组（B 组）、连续股神经阻滞+单次坐骨神经阻滞组（C 组）。3 组麻醉诱导前均放置股神经阻滞导管，之后 C 组行单次坐骨神经阻滞。A 组上假体之前，在关节囊后部注射混合药物 20 ml，上完假体缝合之前，左右侧副韧带及切口处注射混合药物 20 ml。混合药物为罗哌卡因 2.5 mg/ml、芬太尼 2.5 μg/ml、甲泼尼龙琥珀酸钠 1mg/ml。B组依照上述方法注射生理盐水 40 ml。术后行 PCA，镇痛药物为 0.2%罗哌卡因 250 ml，背景输注速率 5 ml/h，PCA 剂量 5 ml，锁定时间 30 min，持续镇痛 48 h。采用口服曲马多进行补救镇痛，维持 VAS 评分≤5 分。于术后 4、8、12、24、48 h 时记录静态 VAS 评分，于术后 8、12、24、48 h 时记录动态 VAS 评分。记录术后 48 h 内曲马多用量。于术后 12、24、48 h 时评价患肢运动功能，拔除股神经阻滞导管后 72 h 评价患肢感觉和运动功能。记录置管处渗血（液）情况和不良反应发生情况。与B组或C组比较，A组术后 4~24 h 时静态 VAS 评分、术后 8~24h 动态 VAS 评分降低，曲马多用量降低（$P<0.05$）；与B组比较，A组术后各时点患肢运动阻滞评分差异无统计学意义（$P>0.05$）；与C组比较，A组和B组术后 12 h 时患肢运动阻滞评分降低（$P<0.05$）。3 组患者置管处渗血（液）、恶心、呕吐发生率比较差异无统计学意义（$P>0.05$）。连续股神经阻滞联合浸润麻醉可为全膝关节置换术患者提供更加充分的术后镇痛效果，且不影响感觉和运动功能恢复，安全性较好。　　　　　　（李　健）

【评述】目前的多模式镇痛，联合了多种镇痛药物以及镇痛技术，以求达到最大的缓解术后疼痛，并尽可能减少相应的不良反应。股神经阻滞是下肢手术术后镇痛的常用技术。本研究将患者随机分为 3 组：连续股神经阻滞+浸润麻醉组（A组）、连续股神经阻滞组（B组）、连续股神经阻滞+单次坐骨神经阻滞组（C组）。术后评估动态及静态 VAS 评分；并记录术后 48 h 内曲马多用量，评价患肢运动功能，拔除股神经阻滞导管后 72 h 时评价患肢感觉和运动功能。记录不良反应的发生情况。最后得出结论，连续股神经阻滞联合浸润麻醉可为全膝关节置换术患者提供更加充分的术后镇痛效果，且不影响感觉和运动功能恢复，安全性较好。本研究联合多种技术，在保证效果的前提下，减少了其他药物的使用，得出的结论有助于临床医师选择相应的预防方案。　　　　　　　　　　　　　　　　　　（梅　伟）

文选 129

【题目】右美托咪定复合罗哌卡因胸椎旁神经阻滞在单侧开胸手术后的镇痛效果

【来源】临床麻醉学杂志，2015，31（8）：783-785

【文摘】陈毅斯等探讨了右美托咪定复合罗哌卡因胸椎旁神经阻滞（thoracic paravertebral nerve block，TPVB）应用于单侧开胸手术的安全性及术后镇痛效果。选择 40 例单侧开胸食管癌手术患者，ASA Ⅰ或Ⅱ级，年龄 40~60 岁，体重 50~70 kg，随机分为两组，每组 20 例。全身麻醉诱导前行开胸肋间 TPVB，R 组注入 0.5%罗哌卡因 15 ml，D 组注入含有右美托咪定 0.75 μg/kg 的 0.5%罗哌卡因 15 ml，注药完毕后每隔 1 min 采用针刺法测定痛觉变化情况。患者诉针刺痛觉减轻为感觉阻滞起效。30 min 后开始全身麻醉诱导。麻醉维持期间，BIS 值维持在 45~55。术后行椎旁自控镇痛。背景剂量 0.5%罗哌卡因 2 ml/h，每次 5 ml，锁定时间 30min；D 组同时用微量注射泵经硬膜外导管持续向椎旁间隙注入右美托咪定 0.1μg/（kg·h）。VAS 评分 2~3 分时，给予吗啡肌内注射。记录注药前（T_0）、注药后 5、10、15、20、30min（T_1~T_5）、气管插管前（T_6）、气管插管后（T_7）的 MAP、HR、BIS 以及椎旁阻滞起效时间、阻滞平面宽度及并发症等。记录术后 24 h 追加吗啡镇痛次数、咪达唑仑镇静次数、恶心呕吐及患者镇痛满意度等。两组 TPVB 范围及起效时间差异无统计学意义。与 T_0 时和 R 组比较，T_4、T_5 时 D 组 HR 明显减慢，MAP、BIS 明显降低（$P<0.05$）。与 T_6 时比较，T_7 时 R 组 HR 明显增快，MAP、BIS 明显升高（$P<0.05$）。术后镇痛期间，与 R 组比较，D 组追加吗啡和咪达唑仑次数、恶心呕吐发生率明显减少（$P<0.05$）。右美托咪定 0.75 μg/kg 复合 0.5% 罗哌卡因 15 ml 诱导前行 TPVB，术后右美托咪定 0.1 μg/（kg·h）及 0.5% 罗哌卡因 2 ml/h 持续 TPVB，可安全用于单侧开胸手术和术后镇痛，较单用 0.5% 罗哌卡因 TPVB 具有明显的优势。

（李 健）

【评述】 随着对胸椎旁间隙研究深入，TPVB 技术日渐成熟，其安全性和有效性也得到系统研究和证实，目前广泛应用于单侧开胸手术的术后镇痛。本研究以单侧开胸食管癌手术患者为研究对象，分为两组，一组单独使用罗哌卡因，一组使用含有右美托咪定的罗哌卡因，镇痛方面以追加吗啡的次数以及患者镇痛满意度作为评估指标，结果发现，含有右美托咪定的罗哌卡因可安全用于单侧开胸手术和术后镇痛，较单用罗哌卡因 TPVB 具有明显的优势。本研究从药物应用的新视角出发，得出的结论有助于临床医师合理选择并搭配药物。

（梅 伟）

文选 130

【题目】 不同剂量羟考酮术前用药对腹腔镜胆囊切除术后疼痛及炎症细胞因子的影响

【来源】 临床麻醉学杂志，2015，31（10）：941-944

【文摘】 胡建等探讨了羟考酮术前给药对腹腔镜胆囊切除术（LC）后疼痛及炎性细胞因子的影响。选择 80 例择期行 LC 患者，男 45 例，女 35 例，年龄 38～60 岁，ASA Ⅰ 或 Ⅱ 级。按随机数字表法分为 4 组，每组 20 例，分别于手术开始前 10 min 静脉注射：O1 组羟考酮 0.1 mg/kg、O2 组羟考酮 0.15 mg/kg、O3 组羟考酮 0.2 mg/kg（各组药物稀释至 2 ml）、C 组生理盐水 2 ml。采用 VAS 评分和 Ramsay 镇静评分对患者术后 1、2、4、8、12、24 h 进行疼痛和镇静程度评分，于麻醉前，术后 4、12、24 h 测定血清中 IL-6 和 IL-10 水平，并记录不良反应发生情况。O1 组在术后 1、2 h，O2 组和 O3 组在术后 1、2、4、8 h 的 VAS 评分明显低于 C 组（$P<0.05$）；O2 组和 O3 组在术后 1、2、4、8 h 的 VAS 评分明显低于 O1 组（$P<0.05$）。O3 组在术后 1、2、4 h 的 Ramsay 评分明显高于 O1 组、O2 组和 C 组（$P<0.05$）；O1 组和 O2 组术后 1h 的 Ramsay 评分明显高于 C 组（$P<0.05$）。与麻醉前比较，术后 4、12、24 h 四组 IL-6 和 IL-10 水平明显升高（$P<0.05$）。O1 组、O2 组和 O3 组术后 4、12 h IL-6 水平明显低于 C 组，术后 4、12、24 h IL-10 水平明显高于 C 组（$P<0.05$）。O3 组嗜睡、头晕、恶心、呕吐的发生率明显高于 O1 组、O2 组和 C 组（$P<0.05$）。LC 术前静脉注射羟考酮 0.15 mg/kg 可有效缓解术后疼痛且不良反应少，同时能调节细胞因子水平，维持促炎与抗炎细胞因子平衡。

（李 健）

【评述】 羟考酮是目前临床上唯一可用的阿片双受体激动剂，起效快，不良反应少，并且可用于轻到中度肝、肾功能损害，既可以用于急性伤害痛，对内脏痛和神经性疼痛也有一定的治疗作用，是多模式镇痛的基础用药，也可单独使用。该研究将患者分为 4 组，分别于手术开始前 10 min 静脉注射不同剂量的羟考酮，并以生理盐水作为对照，在术后不同时间段采用 VAS 评分和 Ramsay 镇静评分对患者进行评估。总之，LC 术前静脉注射羟考酮 0.15 mg/kg 可有效缓解术后疼痛且不良反应较少。本研究从药物最佳应用剂量出发，得出的结论有助于临床医师合理应用药物，具有一定的临床实用性。　　　　　　　（梅　伟）

文选 131

【题目】 曲马多减轻患儿扁桃体切除术术后疼痛和减少术后躁动的效果

【来源】 临床麻醉学杂志，2015，31（10）：984-988

【文摘】 蒋文旭等探讨了曲马多不同给药方案对患儿扁桃体切除术后 48h 内疼痛和躁动的影响。选择择期扁桃体切除术患儿 212 例，男 136 例，女 76 例，年龄 3～6 岁，ASA Ⅰ 或 Ⅱ 级，采用随机数字表法分为 7 组：A 组（n=31），曲马多 2 mg/kg+0.2 mg/（kg·h）泵注；B 组（n=29），曲马多 2 mg/kg+0.1mg/（kg·h）泵注；C 组（n=32），曲马多 1mg/kg+ 0.2 mg/（kg·h）泵注；D 组（n=29），曲马多 1mg/kg+0.1 mg/（kg·h）泵注；E 组（n=29），生理盐水 10ml+曲马多 0.2 mg/（kg·h）泵注；F 组（n=31），生理盐水 10 ml+曲马多 0.1 mg/（kg·h）泵注，以上所有持续静脉注射药物均为 2ml/h。N 组（n=31），生理盐水 10 ml+生理盐水 2ml/h 泵注。各组手术结束时刻均采用 1%的利多卡因 1ml 于双侧扁桃体窝内局部注射。记录拔管时间，清醒时间，以及清醒后 10、30、60、120 min 的 Ramsay 评分，术后 10、30、60、120 min 和 4、8、24、32、48 h 的 FLACC 镇痛评分，以及 4、8、12、24、32、40、48 h 的 PCIA 每时间段自控按压次数，呕吐发生次数及以上各时间段的曲马多用量。结果：7 组患儿的拔管时间、清醒时间、呕吐发生率差异无统计学意义。A、B、C 组在清醒后 30 min，D、E 组在 60 min，而 F、N 组在 90 min 后达到镇静满意（Ramsay 评分 2～4 分）。A、B 组在术后 10 min 之后 FLACC 评分降低至 4 分以下，C 组则在术后 10、30 min FLACC 评分高于 A、B 组，D、E 组在术后 10、30、60、120 min 及 4h 疼痛评分高于 A、B 组，而 F 组在术后 10、30、60、120 min 及 4、8、24 h 疼痛评分始终高于 A、B、C、D 组，术后 8、24、32、48 h 疼痛评分始终高于 E 组。N 组术后 10、30、60、120 min 及 4、8、24、32、48 h 疼痛评分始终高于 A、B、C、D、E 组，术后 4、8、24、32、48 h 疼痛评分始终高于 F 组（$P<0.05$）。曲马多用量各时间段内，B 组患儿均低于其他各组（$P<0.05$），A 组患儿在 12 h 内低于 C、D、E、F 组，12 h 后高于 D、F 组（$P<0.05$）。C、D 组在 8h 内均低于 E、F 两组（$P<0.05$），F 组在 8~12 h 高于 E 组，但 12 h 后低于 E 组（$P<0.05$）。曲马多 2 mg/kg+0.1 mg/（kg·h）泵注在较短时间内达到比较良好的镇痛效果，并且术后躁动发生更少，不影响拔管时间与苏醒时间，是 3～6 岁患儿扁桃体切除术后 48 h 内比较理想的镇痛方式。　　　　　　　（李　健）

【评述】 扁桃体切除术是儿童比较常见的耳鼻喉科手术，易导致患儿术后疼痛，疼痛可能会导致患儿躁动、出血，所以需要加强术后镇痛。曲马多作为一种中效镇痛药，与常用的阿片类药物比较引起呼吸抑制的概率较小。本研究以曲马多的最佳剂量作为研究目的，术后测试不同时间的镇痛评分以及镇静评分。因此，曲马多 2 mg/kg+0.1 mg/（kg·h）泵注可以在较短时间内达到比较良好的镇痛效果，并且术后躁动发生更少，不影响拔管时间与苏醒时间，是3～6岁患儿扁桃体切除术后48 h 内比较理想的镇痛方式。该研究设计科学合理，以临床实际应用为导向，得出的结论有助于临床医师选择最佳的用药方案。 （梅 伟）

文选132

【题目】帕金森病患者行下腹部手术术后镇痛效果的临床观察

【来源】临床麻醉学杂志，2015，31（11）：1083-1086

【文摘】刘志永等探讨了帕金森病患者行下腹部手术术后镇痛效果。选择在全身麻醉下行开放性下腹部手术的帕金森病患者21例（PD组）和在全身麻醉下行开放性下腹部手术的非帕金森病患者27例（NP组），于术前24 h 分别采用汉密尔顿抑郁量表（HAMD-17）和VAS评分测评患者抑郁和疼痛水平。两组均采用全凭静脉麻醉，术毕前10 min 静脉注射芬太尼2 μg/kg、托烷司琼2 mg。PCIA 泵配方为舒芬太尼200 μg+地佐辛15 mg+托烷司琼6 mg，使用生理盐水稀释成150 ml，参数设置为背景剂量2 ml/h，冲击剂量0.5 ml，锁定15 min。记录术后4、24、48 h 静息状态的VAS、Ramsay 评分和PCIA 泵按压次数及术后48 h HAMD-17 评分。术毕至术后4 h PD 组 PCIA 泵按压次数明显少于NP 组（$P<0.05$）。术后4～48h PD 组 PCIA 泵按压次数明显多于NP 组（$P<0.05$）。PD 组术后24、48 h 时 VAS 评分，术后4、24、48 h 时 Ramsay 评分明显高于NP 组（$P<0.05$）。术后48h PD 组 HAMD-17 评分明显高于NP 组（$P<0.05$）。PD 组术后恶心、呕吐、嗜睡等不良反应发生率明显高于NP 组（$P<0.05$）。线性回归分析显示帕金森病、VAS 评分均为术后48 h HAMD-17 显著预测变量（$P<0.05$）。帕金森病患者行下腹部手术术后疼痛、镇静程度、抑郁水平均高于非帕金森病患者，且镇痛不良反应亦多于非帕金森病患者。 （李 健）

【评述】帕金森病患者存在疼痛阈值降低的现象，疼痛是帕金森病患者比较常见的症状。帕金森病患者存在上行网状激活系统的退行性改变，术后镇静程度可能高于非帕金森病患者，因此镇痛方案的选择尤为重要。本研究选择全身麻醉下行开放性下腹部手术的帕金森病患者与非帕金森病患者作为研究对象，两组患者采用静脉自控镇痛，并分别于术前、术后测评患者抑郁和疼痛水平。结果显示，帕金森病患者行下腹部手术术后疼痛、镇静程度、抑郁水平均高于非帕金森病患者，且镇痛不良反应亦多于非帕金森病患者。该研究具有一定的临床参考价值，但也存在一定局限性，如某些测试时间间隔、适用性等，另外，帕金森病手术病例并不多见，故本研究结论还需要多中心、大样本量临床试验验证。 （梅 伟）

文选133

【题目】单次胸椎旁阻滞联合持续胸椎旁阻滞在开胸肺叶切除术后的镇痛效果

【来源】临床麻醉学杂志，2015，31（8）：756-758

【文摘】卢静等探讨了超声引导下单次胸椎旁阻滞（TPVB）联合持续 TPVB 在肺癌开胸肺叶切除

术后的镇痛效果。选择 60 例行开胸肺叶切除术患者，其中男 29 例，女 31 例，年龄 38～75 岁，ASA Ⅰ或Ⅱ级，采用随机数字表法随机分为 2 组，每组 30 例。所有患者均在诱导前行超声引导下胸椎旁阻滞：SC 组经穿刺针置入硬膜外导管，经导管缓慢注入 0.5%罗哌卡因 20 ml，然后连接镇痛泵行持续 TPVB（0.2%罗哌卡因 5 ml/h 泵注），SP 组缓慢注入 0.5%罗哌卡因 20 ml 后拔出穿刺针。两组在成功完成 TPVB 后均检测阻滞平面。气管插管成功后行机械控制呼吸，维持 $PETCO_2$ 30～35 mmHg，两组患者全身麻醉期间维持 BIS 40～50。SP 组术后连接镇痛泵行 PCIA：舒芬太尼 100 μg＋托烷司琼 5 mg＋生理盐水配置成 100 ml，背景剂量 2 ml/h，单次剂量 2ml，锁定时间 20 min。记录术后 1、6、12、18、24、48 h 的静息和咳嗽状态下 VAS 疼痛评分。评价患者对术后镇痛效果满意情况，记录恶心、口干、皮肤瘙痒、呕吐、头晕、嗜睡等不良反应情况。术后 18、24、48 h，SP 组静息和咳嗽时的 VAS 评分明显高于 SC 组（$P<0.01$）。SC 组有 2 例（6.7%）患者术后 12 h 肌内注射曲马多 100 mg 镇痛。SC 组患者镇痛效果满意率为 87%，明显高于 SP 组的 63%（$P<0.05$）。术后 48 h 内 SC 组和 SP 组各有 1 例（3.3%）呕吐，SP 组有 1 例嗜睡。两组均无一例呼吸抑制发生。与单次 TPVB 联合 PCIA 相比，超声引导下单次 TPVB 联合持续 TPVB 在开胸肺叶切除术后镇痛效果更好，不良反应更少，患者满意度更高。（李　健）

【评述】开胸肺叶切除术是创伤较大、疼痛程度较重的手术，若术后镇痛不充分，将影响患者术后咳嗽排痰，从而增加肺部感染和低氧血症的发生风险。因此，对该类手术尤其强调术后镇痛的重要性。PCIA 是开胸术后常用而有效的镇痛方法，然而阿片类药物的不良反应常常难以避免。本研究以开胸肺叶切除术患者为研究对象，将研究对象分为两组，分别采用舒芬太尼静脉镇痛和胸椎旁阻滞镇痛。结果显示，胸椎旁神经阻滞镇痛效果更好，不良反应更少，患者满意度更高。本研究结论明确了胸椎旁阻滞的优点，靶向性更强，镇痛效果确切，得出的结论有助于临床医师选择合适的镇痛方案。（梅　伟）

文选 134

【题目】超声引导腹横肌平面阻滞用于患儿疝囊高位结扎术后镇痛
【来源】临床麻醉学杂志，2015，31（6）：565-568
【文摘】章艳君等研究了超声引导下腹横肌平面阻滞用于患儿腹股沟斜疝疝囊高位结扎术后镇痛的临床效果。选择拟择期行单侧腹股沟斜疝的患儿 50 例，年龄 1～3 岁，ASA Ⅰ级，体重 10.5～16.3kg，性别不限。采用随机数字表法将患儿随机均分为超声引导下腹横肌平面阻滞组（TAP 组）和对照组。两组患儿七氟烷诱导置入喉罩，术中以七氟烷和瑞芬太尼维持麻醉。两组患儿在置入喉罩后行超声引导下腹横肌平面阻滞。TAP 组在超声引导下行腹横肌平面阻滞，注入 0.25%左布比卡因 0.3ml/kg，对照组给予等容量生理盐水。记录术后拔除喉罩时间、麻醉后监测治疗室（PACU）停留时间；PACU 期间记录躁动发生情况，采用患儿麻醉苏醒期躁动量化评分表（PAED）评价躁动程度。记录手术时间、麻醉时间、拔除喉罩时间（术毕至拔除喉罩的时间）和患儿在 PACU 停留时间。PACU 期间若患儿躁动评分≥

4分为发生躁动,记录术后躁动发生情况。术后1、4、8、12、16、24 h时采用FLACC疼痛评分评价疼痛程度,记录TAP阻滞过程中出血、血肿、脏器损伤和局部麻醉药毒性反应等相关并发症。术后24 h随访,记录恶心、呕吐、头晕、头痛、心悸、呼吸抑制、嗜睡等不良反应的发生情况。与对照组比较,TAP组患儿躁动发生率、PAED评分均明显降低($P<0.05$);TAP组患儿术后1、4、8和12 h的FLACC评分均明显降低($P<0.05$)。两组患儿术后16 h和24 h FLACC评分、拔除喉罩时间和PACU停留时间差异无统计学意义。两组患儿均未见TAP阻滞相关不良反应。患儿腹横肌平面阻滞给予0.25%左布比卡因0.3ml/kg,能提供至少12 h的术后镇痛效果,有效预防七氟醚麻醉苏醒期躁动的发生。 （李　健）

【评述】 有术后疼痛经历的患儿恢复期后可出现长期的行为改变及对疼痛耐受力降低,所以必须加强患儿的术后疼痛管理。TAP阻滞作为术后多模式镇痛的新技术,能减少术中及术后阿片类药物的使用并能增强镇痛效果。但是应用于患儿术后镇痛的研究目前还比较少。该研究以行腹股沟斜疝疝囊高位结扎术的患儿为研究对象,行TAB阻滞后,分别注入左布比卡因和生理盐水作为对比。术后采用FLACC疼痛评分评价疼痛程度,并记录苏醒期躁动情况。结果显示,腹横肌平面阻滞给予0.25%左布比卡因0.3 ml/kg,能提供至少12 h的术后镇痛效果,有效预防七氟醚麻醉苏醒期躁动的发生。本研究从镇痛技术创新性的新视角出发,得出的结论有助于临床医师选择对患儿预后更好的镇痛方案。 （梅　伟）

文选135

【题目】 超声引导下间隔平面胸椎旁阻滞联合TIVA应用于乳腺癌改良根治术对术后疼痛的影响

【来源】 第三军医大学学报,2015,37（18）:1875-1880

【文摘】 朱晨等评估了超声引导下间隔平面胸椎旁阻滞联合全凭静脉麻醉（total intravenous anesthesia,TIVA）用于乳腺癌改良根治术对术后疼痛的影响。将60例ASA分级Ⅰ～Ⅲ级拟行乳腺癌根治术的18～85岁女性患者,按随机数字表法分为2组,每组30例。静脉吸入复合组行静脉吸入复合全身麻醉,胸椎旁阻滞组行多平面胸椎旁阻滞联合TIVA,术中自主呼吸。2组术后镇痛均采用患者自控静脉镇痛（PCIA）。在T_1（入室时）、T_2（手术开始前即刻）、T_3（切皮后5 min）、T_4（腋窝清扫时）、T_5（手术结束时）、T_6（拔除喉罩时）、T_7（转出PACU时）记录患者的心率、血压、脉搏氧饱和度（SpO_2）、呼气末二氧化碳（$PetCO_2$）和脑电双频谱指数（BIS）;在T_8（术后2 h）、T_9（术后4h）、T_{10}（术后8h）、T_{11}（术后16 h）、T_{12}（术后24h）对患者进行VAS评分。记录术中舒芬太尼用量,PACU停留时间,PCIA舒芬太尼用量和PCIA按压次数及术后麻醉相关并发症情况。在手术开始前即刻,胸椎旁阻滞组心率明显高于静脉吸入复合组,在手术结束时,胸椎旁阻滞组心率明显低于静脉-吸入复合组（$P<0.05$）。血压、SpO_2、$PetCO_2$和BIS在各时间点差异无统计学意义（$P>0.05$）。胸椎旁阻滞组在术后2 h、4 h和术后8 h平静休息和咳嗽时VAS评分均低于静脉吸入复合组。胸椎旁阻滞组的术中舒芬太尼用量、PACU停留时间、PCIA舒芬太尼用量和按压次数均低于静脉-吸入复合组（$P<0.05$）。胸椎旁阻滞组术后麻醉相关并发症发生例数少于静脉-吸入复合组,但两组发生率差异无统计学意义（$P>0.05$）。超声引导下胸椎旁阻滞可安全、有效地应用于乳腺癌改良根治术,不仅可以有效减少围术期阿片类药物的用量,降低 PACU 停留时间,而且能改善术后急性疼痛,有利于患者术后恢复。　　　　　　　　　　　　（李　健）

【评述】超声引导下胸椎旁阻滞多集中于辅助胸科手术及术后镇痛,或者创伤相对较小、对阻滞范围要求较低的乳腺短小手术。乳腺癌改良根治术,国外多采用连续多个平面胸椎旁阻滞,局部麻醉药用量较大,多次穿刺也增加了患者痛苦。本研究以行乳腺癌改良根治术的患者为研究对象,分别采用静脉吸入复合全身麻醉与多平面胸椎旁阻滞联合 TIVA,记录术中生命体征的变化、舒芬太尼用量、PACU 停留时间、术后 VAS 疼痛评分、PCIA 舒芬太尼用量、PCIA 按压次数及术后麻醉相关并发症情况。结果显示,超声引导下胸椎旁阻滞可安全有效地应用于乳腺癌改良根治术,不仅可以有效减少围术期阿片类药物用量,降低 PACU 停留时间,而且能改善术后急性疼痛,有利于患者恢复。该研究具有一定创新性,采用间隔平面进行胸椎旁阻滞,并取得良好效果,但尚需进一步临床试验验证。　　　　　　　　　　　　　　　　　　　　　　　　　　　　　　　　（梅　伟）

文选 136

【题目】不同镇痛方式对全膝关节置换术后镇痛效果及炎性反应的影响

【来源】临床麻醉学杂志,2015,31(3):234-237

【文摘】张高峰等探讨了神经刺激仪引导下连续股神经阻滞（continuous femoral nerve block, CFNB）镇痛或静脉镇痛对全膝关节置换术（total knee arthroplasty, TKA）后患者镇痛效果及炎性反应的影响。选择拟择期行单侧全膝关节置换术患者 60 例,ASA Ⅰ 或 Ⅱ 级,年龄 51～71 岁,体重 50～77kg,按照随机数字表随机均分为 PCIA 组和患者自控股神经镇痛组（PCNA 组）。PCNA 组首先在神经刺激仪引导下行股神经置管,经导管推注 0.25%罗哌卡因 20 ml,15 min 后测定麻醉效果,以确保术后镇痛效果。两组患者均在 0.5%罗哌卡因 15 mg 重比重单次蛛网膜下腔阻滞下进行,术后镇痛方案,PCIA 组:术后持续输注芬太尼镇痛;PCNA 组:术后连续股神经阻滞镇痛,使用药物为罗哌卡因。分别于术前、术毕、术后 6、12、24 和 48 h 时采集股静脉血,检测 IL-6 及 IL-10 浓度。观察并记录术后 2、12、24、36、48 h 静止时和术后 24、48、72 h 运动时 VAS 评分。记录尿潴留、低氧血症（SpO_2<90%）、恶心、呕吐、嗜睡等不良反应发生情况及追加哌替啶例数。与术前比较,术后各时点 PCIA 组 IL-6、IL-10 浓度明显升高（P<0.05）,PCNA 组术后 6、12h IL-6 和术后 6、12、24 h IL-10 浓度明显升高（P<0.05）。与 PCNA 组比较,术后各时点 PCIA 组 IL-6 浓度明显升高（P<0.05）,而术后 6h PCIA 组 IL-10 浓度明显降低（P<0.05）。与 PCNA 组比较,PCIA 组术后 2、12、24、36、48 h 静止时 VAS 评分和术后 24、48、72 h 运动时 VAS 评分明显升高（P<0.05）。与 PCNA 组比较,PCIA 组术后恶心、嗜睡、追加哌替啶例数明显增加（P<0.05）。两组无一例患者发生低氧血症。神经刺激仪引导下连续股神经阻滞镇痛效果良好,不良反应少,可以减轻 TKA 术后患者机体炎性反应。　　（李　健）

【评述】全膝关节置换术创面较大,镇痛不完善会引起明显的全身炎性反应,因此完善的术后镇痛,对减少并发症及预后有重要意义。本研究比较了全膝关节置换术后患者不同镇痛方式，连续股神经阻滞镇痛或静脉镇痛，并对患者进行术后 VAS 评分。连续股神经阻滞镇痛效果良好，不良反应少，可以减轻 TKA 术后患者机体炎性反应。该研究比较了不同的镇痛方案后，为行 TKA 术的患者提供了一种不良反应少、安全、有效的镇痛方案，具有一定的临床应用价值。

（梅　伟）

文选 137

【题目】股神经-坐骨神经联合阻滞在全膝关节置换术中对止血带反应及术后疼痛的影响

【来源】中国医学科学院学报，2015，37（6）：641-644

【文摘】李静等探讨了全膝关节置换术中应用股神经-坐骨神经联合阻滞对术中止血带反应、镇静镇痛药用量及术后疼痛的影响。选择择期拟行全膝置换术患者 60 例，选择同一组术者的病例，手术时间均为 100 min 左右。采用随机数字表的方法分成股神经阻滞组（F 组）和股神经-坐骨神经联合阻滞组（SF 组），每组 30 例。所有患者均行气管插管全身麻醉，采用脑电双频谱指数监测麻醉深度。诱导时，待脑电双频谱指数降至 60 以下行气管插管，术中调整丙泊酚及瑞芬太尼剂量使所有患者麻醉深度维持在脑电双频谱指数 40~60。所有患者止血带使用后均无血管活性药物的使用，麻醉成功后将止血带缚于大腿根部。记录使用止血带充气即刻（T_1）、充气后 30 min（T_2）、60 min（T_3）、90 min（T_4）、松止血带时（T_5）及拔管后（T_6）各组患者平均动脉压、心率变化情况；计算术中麻醉药丙泊酚、瑞芬太尼药的累计用量；记录拔管后疼痛评分及疼痛部位。SF 组 T_1~T_6 平均动脉压、心率差异均无统计学意义（$P>0.05$）。与 SF 组相比，F 组平均动脉压 T_2~T_4 及 T_6 明显升高（$P<0.05$），心率于 T_4 及 T_6 时明显升高（$P<0.05$）。与 F 组相比，SF 组术中用丙泊酚及瑞芬太尼明显减少（$P<0.05$），SF 组静息及运动疼痛评分均明显降低（$P<0.05$），F 组 90%患者诉腘窝后侧痛。得出结论为股神经-坐骨神经联合阻滞应用于全膝关节置换术，能明显抑制止血带反应，血流动力学稳定，减少麻醉药物用量，同时有效缓解术后疼痛。

（李　健）

【评述】为了减少全膝关节置换术中失血过多，需要用止血带以减少术中出血，而止血带压迫时间过长引起的高血流动力学反应如血压高、心率快等，使围术期麻醉风险增加，且仅靠加深麻醉无法完全抵消止血带相关高血压；膝关节置换术后疼痛剧烈，控制不佳会影响早期关节功能康复。下肢外周神经阻滞在术后镇痛方面研究较多，尚未有统一结论。本研究将股神经-坐骨神经联合阻滞应用于膝关节置换术，并与股神经阻滞作对比，以血压、心率的变化，以及疼痛评分作为比较参数。最后结论为，股神经-坐骨神经联合阻滞能有效缓解术后疼痛，抑制止血带反应，血流动力学稳定，减少麻醉药物用量。该研究所得结论解决了临床中的实际问题，有助于临床医生做出对患者更为有利的选择。

（梅　伟）

文选 138

【题目】 多模式镇痛下收肌管与股神经阻滞在全膝关节置换术后初期镇痛及早期康复中的作用

【来源】 中华骨科杂志，2015，35（9）：914-920

【文摘】 谭振等研究了多模式镇痛下收肌管阻滞与股神经阻滞对全膝关节置换术（totalknee arthroplasty，TKA）术后初期镇痛及早期康复的影响。将80例拟行初次单侧TKA手术的患者随机分为收肌管阻滞组与股神经阻滞组。均于术前3日给予塞来昔布口服（200 mg，2次/日）。收肌管阻滞组术前30 min行术侧收肌管阻滞（5 g/L罗哌卡因20 ml+0.1mg肾上腺素）；股神经阻滞组术前30 min行术侧股神经阻滞（3.33 g/L罗哌卡因30 ml+0.1mg，肾上腺素）。假体安放完毕后均行局部浸润镇痛（2.5 g/L罗哌卡因20 ml+0.1mg肾上腺素），术后口服双氯酚酸钠、盐酸羟考酮缓释片及肌内注射帕瑞昔布直至出院。观察两组患者术后2、6、12、24、48、72 h的静息与活动状态下数字分级法疼痛评分（numeric ratingscales，NRS）及股四头肌肌力；术后第1、2、3、14日的膝关节活动度、术后住院天数、术后补救性盐酸哌替啶用量及镇痛相关不良反应发生率。收肌管阻滞组术后各时点的静息及运动NRS评分均与股神经阻滞组接近。收肌管阻滞组术后24 h内肌力和术后第1、2、3日的膝关节活动度均高于股神经阻滞组，术后平均住院天数少于股神经阻滞组。收肌管阻滞组术后第14日的膝关节活动度、术后补救性盐酸哌替啶用量、镇痛相关不良反应发生率与股神经阻滞组相似。多模式镇痛下收肌管阻滞对TKA术后初期镇痛的效果与多模式镇痛下股神经阻滞相当。但与股神经阻滞相比，收肌管阻滞更有利于患者术后早期康复。

（李　健）

【评述】 TKA术后患者会遭受剧烈的疼痛，而剧烈疼痛会降低患者的生活质量、影响肢体功能锻炼、影响手术效果。股神经阻滞可以明显缓解患者急性疼痛、减少术后阿片类药物的需求、有利于关节功能康复。股神经阻滞引起股四头肌肌力下降，同时会伴有临床跌倒事件发生。本研究将拟行单侧TKA手术的患者随机分为收肌管阻滞组与股神经阻滞组。观察比较两组患者术后NRS评分及股四头肌肌力、膝关节活动度、补救药物用量及镇痛相关不良反应发生率。得出结论，多模式镇痛下收肌管阻滞术初期镇痛的效果与股神经阻滞相当。但收肌管阻滞更有利于患者术后早期康复。本研究从解决镇痛技术预后的视角出发，得出的结论有助于临床医师选择安全、有效的镇痛方案。

（梅　伟）

文选 139

【题目】 全麻复合肋间神经阻滞对乳腺癌改良根治术后镇痛效果的影响

【来源】 中国癌症杂志，2015，25（7）：544-548

【文摘】 王芸等探讨了全身麻醉复合肋间神经阻滞是否可减轻乳腺癌改良根治术后急性疼痛。选择择期行乳腺癌改良根治术的患者96例，使用随机数字表法分为单纯全身麻醉组（G组）和全身麻醉复合肋间神经阻滞组（C组）。G组直接行全身麻醉；C组则于麻醉诱导前在超声辅助下经腋中线入路行肋间神经阻滞，当神经阻滞起效后再行全身麻醉。两组患者全身麻醉诱导用药相同，当术中血压或心率大于基础值 20%时追加舒芬太尼 10 μg。苏醒期追加舒芬太尼直至 VAS 评分为 0。记录术中及术后舒芬太尼用量和患者术后 2 h（T_1）、12h（T_2）和 24 h（T_3）静息时痛觉 VAS 评分以及术后 2 h 和 24 h 恶心、呕吐的发生率。结果：两组患者在年龄、体质量指数、手术时间等方面差异无统计学意义。术中及术后 C 组患者舒芬太尼用量分别为（25.2±3.5）μg 和（3.3±1.2）μg，G 组分别为（40.5±4.3）μg 和（8.4±2.2）μg，两组比较，C 组均明显少于 G 组，差异有统计学意义（$P<0.01$）；T_1、T_2 和 T_3 各时点 C 组患者 VAS 评分分别为（0.45±0.15）分、（1.75±0.08）分和（2.05±0.12）分，G 组患者 VAS 评分分别为（4.32±0.21）分、（4.88±0.13）分和（4.78±0.16）分，两组比较，C 组均明显低于 G 组，差异有统计学意义（$P<0.01$）；术后 2 h 和 24 h 各时点 C 组恶心、呕吐发生率分别为 6.25%和 16.66%，G 组分别为 20.8%和 41.66%，两组比较，C 组均明显低于 G 组，差异有统计学意义（$P<0.01$）。C 组患者无一例出现肋间神经阻滞并发症。与单纯全身麻醉相比，全身麻醉复合肋间神经阻滞可显著减少术中及术后阿片类药物用量，减轻乳腺癌改良根治术患者术后急性疼痛的程度，降低术后恶心、呕吐的发生率。超声辅助下进行肋间神经阻滞可提高操作的安全性和准确性，提高患者的满意度。　　　　　（李　健）

【评述】 乳腺癌改良根治术手术范围广，创伤较大，术后急性疼痛发生率较高。术后急性疼痛如果不能得到有效治疗，会导致慢性疼痛。目前多使用阿片类药物进行镇痛治疗，但阿片类药物不良反应比较多，肋间神经阻滞作为多模式镇痛的辅助手段，可以发挥一定的镇痛作用。本研究以择期行乳腺癌改良根治术的患者为研究对象，分为单纯全身麻醉组和全身麻醉复合肋间神经阻滞组，并比较术后疼痛评分、舒芬太尼用量。全身麻醉复合肋间神经阻滞可显著减少术中及术后阿片类药物用量，减轻乳腺癌改良根治术患者术后急性疼痛的程度，降低术后恶心、呕吐的发生率。本研究设计科学合理，结果可信，为临床多模式镇痛提供了有力证据。　　　　　　　　　　　　　　　　　（梅　伟）

文选 140

【题目】 盐酸氢吗啡酮注射液治疗慢性疼痛的有效性：Meta 分析

【来源】 中华麻醉学杂志，2015，35（8）：966-968

【文摘】 曾铮等采用 Meta 分析评价盐酸氢吗啡酮注射液治疗慢性疼痛的有效性。通过检索 Web of Science Proceedings 和 PubMed 等数据库，没有书写语言种类和发表时间的限制。收集评价盐酸氢吗啡酮注射液治疗慢性疼痛有效性的临床研究。主要评价指标包括 VAS 评分、疼痛控制率或缓解率等。由 2 名研究人员独立地筛选研究并提取数据，利用 Stata 10 软件进行数据分析。最终共 11 项研究符合纳入标准，共 452 例患者。与治疗前比较，盐酸氢吗啡酮注射液治疗后 VAS 评分降低（$P<0.05$）。对于癌性疼痛患者，与其他阿片类镇痛药比较，盐酸氢吗啡酮注射液治疗后 VAS 评分降低，疼痛缓解率或控制率升高（$P<0.05$）。盐酸氢吗啡酮注射液可治疗慢性疼痛，其对癌性疼痛患者的治疗效果可能优于其他阿片类镇痛药物。　　　　　　　　　　　　　　　　　　　　　　　　　　　　　　（李　健）

【评述】 疼痛会对人体造成巨大的伤害，严重地影响了人们的日常生活，慢性疼痛由于其诊断难，预后差，治疗困难多，目前多采用多模式联合治疗，有效的药物治疗是其中非常重要的一环。该研究通过大量检索文献，分析评价盐酸氢吗啡酮注射液治疗慢性疼痛的有效性。参考了国内外的最新研究成果。以 VAS 评分、疼痛控制率或缓解率等作为首要指标，盐酸氢吗啡酮注射液可治疗慢性疼痛，其对癌性疼痛患者的治疗效果可能优于其他阿片类镇痛药物。为今后的临床实践提供一定的科学依据，在治疗用药方面具有一定的针对性。

（梅　伟）

文选 141

【题目】 低强度和高强度聚焦超声治疗慢性软组织损伤性疼痛效果的比较

【来源】 中华麻醉学杂志，2015，35（7）：815-818

【文摘】 徐城等比较了低强度和高强度聚焦超声治疗慢性软组织损伤性疼痛的效果。93 例慢性软组织损伤性疼痛患者，性别不限，年龄 18~80 岁，BMI 18~31 kg/m^2，病程 3 个月~10 年，数字评估量表评分 4~8 分，随机将患者分为 2 组：低强度组（LI 组，n=49）和高强度组（HI 组，n=44）。LI 组以能感受到（酸、麻、胀、痛）的最小聚焦超声强度持续治疗 10 min；HI 组以不能耐受的聚焦超声强度治疗 1min，停止 1min，共治疗 10 min，1 次/日，2 组疗程均为 5 日。治疗期间当数字评估量表评分仍大于 4 分时肌内注射帕瑞昔布钠 40mg。根据疗效指数和活动功能改善情况评估疗效，并进行生活质量评分和抑郁评分，记录治疗有关不良事件的发生情况。结果：LI 组和 HI 组治疗总有效率分别为 98%和 84%；与 HI 组比较，LI 组治疗总有效率升高，生活质量评分升高（P<0.05），抑郁评分差异无统计学意义（P>0.05）。LI 组无一例患者使用帕瑞昔布钠，未见治疗有关不良事件发生，HI 组有 1 例（2%）患者使用帕瑞昔布钠，皮肤灼伤、神经损伤和异常疼痛的发生率分别为 4%、2%和 2%，未见组织肿胀发生。结论：与高强度聚焦超声比较，低强度聚焦超声治疗慢性软组织损伤性疼痛的疗效高，且安全性良好。

（李　健）

【评述】 慢性软组织损伤的损伤因素长期存在，潜伏性强，严重影响患者的生活质量，增加其经济负担，药物治疗效果差，非药物治疗针对性强，该研究所涉及的超声治疗符合这一要求。该研究实用性比较强，以低强度和高强度聚焦超声的疗效作为研究目的，将疗效指数和活动功能改善作为评定疗效的标准，针对性强。总之，与高强度聚焦超声比较，低强度聚焦超声治疗慢性软组织损伤性疼痛的疗效高，且安全性良好，对以后的临床实践具有一定意义。

（梅　伟）

文选 142

【题目】 上腹部癌性痛患者三种腹腔神经丛毁损术效果的比较

【来源】 中华麻醉学杂志，2015，35（1）：60-63

【文摘】 曲丕盛等研究了上腹部癌性痛患者三种腹腔神经丛毁损术的效果。选择上腹部癌症患者 67 例，性别不限，体重 52~69 kg，采用随机数字表法将其分为 3 组：单侧膈肌脚后间隙毁损组（S 组，n=23）、双侧膈肌脚后间隙毁损组（D 组，n=22）和膈肌脚后间隙连续毁损组（C 组，n=22）。S 组、D

组分别在 CT 引导下经皮单针、双针穿刺成功后注入无水乙醇 25～30 ml 行腹腔神经丛毁损，C 组穿刺至膈肌脚后间隙后置管，经导管注入无水乙醇 25～30 ml 行腹腔神经丛毁损，每日 1 次，连续 3 日。治疗前，治疗后 1 周、1 个月、2 个月、4 个月、6 个月时记录吗啡日用量和 VAS 评分，采用 VAS 加权计算法评定疗效，记录治疗后腹泻、低血压、排尿困难、神经损伤等不良反应的发生情况。结果：与 S 组或 D 组比较，C 组治疗后 4～6 个月吗啡日用量降低，治疗后 4～6 个月治疗有效率升高，C 组和 D 组腹泻发生率较 S 组高，C 组低血压发生率低于其他 2 组（$P<0.05$）。结论：对于腹部癌性痛患者，膈肌脚后间隙连续腹腔神经丛毁损术的毁损效果较完善，且不良反应较少，效果优于单侧膈肌脚后间隙毁损术和双侧膈肌脚后间隙毁损术。

（李 健）

【评述】癌症往往伴有严重的疼痛，止痛治疗是癌症晚期最重要的治疗，有时是癌症晚期患者唯一有效的治疗。癌性痛的治疗一般需遵循三阶梯镇痛方案及原则，在合理有效药物治疗的前提下，神经毁损作为一种辅助手段，可以适当减少药物的用量，增强患者的疗效。本研究比较了 3 种腹腔神经丛毁损术的效果，以治疗前，治疗后 1 周、1 个月、2 个月、4 个月、6 个月时记录吗啡日用量的变化和 VAS 评分作为评判标准，在不影响疗效的情况下，观察了用药量的变化。对于腹部癌性痛患者，膈肌脚后间隙连续腹腔神经丛毁损术的毁损效果较完善，且不良反应较少，效果优于单侧膈肌脚后间隙毁损术和双侧膈肌脚后间隙毁损术。该研究设计合理且结果可信，对临床实践具有一定指导意义。

（梅 伟）

文选 143

【题目】脊髓电刺激在成人肿瘤相关性疼痛中治疗作用（Spinal cord stimulation for cancer-related pain in adults）

【来源】Cochrane Database Syst Rev，2015，（6）：CD009389

【文摘】Peng 等更新了最初发表于 2013 年 *Cochrane Library* 的文章内容（*The Cochrane Library*，Issue 3，2013），进一步探讨了脊髓电刺激疗法与传统疼痛治疗药物对于癌症相关性疼痛镇痛效果的差异以及脊髓电刺激疗法的风险及可能的潜在不良事件，本文应用了与原综述相同的搜索策略，搜索了发表于 *CENTRAL*、*MEDLINE*、*EMBASE* 及 *CBM* 杂志中截至 2014 年 10 月的相关文章，并搜索了相关内容杂志，以筛选出对比脊髓电刺激疗法及其他治疗方法的镇痛效果的随机对照研究以及交叉试验，若无符合条件的随机对照研究，则选出相应的非随机对照研究。经筛选，除去治疗方法不同及镇痛类型不同的研究后，发现没有符合纳入标准的随机对照研究。搜索发现 4 篇符合条件的病例对照研究（共 92 例患者），其中 2 篇文献中疼痛缓解率为 76%，一篇文献结果显示治疗前患者 VAS 评分为 6~9 分（平均 7.43 分），治疗后 1 个月 VAS 评分为 2~4 分（平均 3.07 分），12 个月 VAS 疼痛评分为 1~3 分（平均 2.67 分），另一篇文献治疗前 VAS 评分 6~9 分（平均 7.07 分），治疗后 1 个月 VAS 评分 1~4 分（平均 2.67 分），12 个月 VAS 评分 1~4 分（平均 1.87 分）。患者镇痛药物使用剂量明显下降。脊髓电刺激疗法的主要不良反应包括植入部位感染、脑脊液漏、电极置入部位疼痛、电极游走以及治疗系统失灵，但发生率尚无法准确计算。由于这些研究均非大型随机对照研究，研究结论很

可能存在各类偏倚。故目前的循证证据仍不足以明确脊髓电刺激疗法对于癌症相关性疼痛的作用。（汪　一）

【评述】神经电刺激方法是临床中常用的治疗神经病理性疼痛的方法之一，临床常用脊髓电刺激、外周神经刺激、经皮电刺激、深部脑刺激等方法，其中关于脊髓电刺激疗法的研究最多，也最深入。此文章针对2013年发表的文献进行了进一步更新，作者搜索了评估脊髓电刺激与其他标准治疗方法的镇痛作用的文章，在进行筛选后得出的文章中没有随机对照研究，在2015年应用同样的搜索策略后发现目前仍然没有符合条件的随机对照研究比较脊髓电刺激疗法与其他标准治疗在治疗癌性疼痛方面的镇痛效果，目前已有的病例对照研究显示脊髓电刺激疗法可以明显降低患者的疼痛VAS评分，得出的结果颇有希望，但尚无大规模的临床随机对照研究能够为脊髓电刺激疗法在癌性疼痛中的镇痛效果提供充分的证据佐证，此方面仍需进一步研究以明确脊髓电刺激在治疗癌性疼痛中的地位。（徐仲煌）

文选 144

【题目】组织蛋白酶G上调充术后慢性疼痛中的作用：一项动物实验和临床基因研究（Up-regulation of cathepsin G in the development of chronic postsurgical pain：an experimental and clinical genetic study）

【来源】Anesthesiology，2015，123（4）：838-850

【文摘】Liu等通过动物实验及临床基因相关性研究评价了组织蛋白酶G（CTSG）在术后慢性疼痛（CPSP）发展过程中的作用。动物实验中，作者运用基因芯片检测了CTSG在慢性炎性疼痛小鼠模型中的表达水平，进而运用鞘内注射特异性CTSG抑制剂验证CTSG导致痛觉超敏的可能机制。临床基因相关性研究中，共纳入择期手术的成年患者1152例，随访至术后12个月记录其疼痛发生情况，进而评估CTSG基因多样性与CPSP发病风险之间的关系。研究结果发现，动物实验中CTSG在小鼠慢性炎性疼痛发展过程中的表达水平明显上调，抑制CTSG表达可有效减轻小鼠的热痛觉超敏、减轻小鼠脊髓背角中性粒细胞的浸润并降低白介素1β的表达水平。临床研究中，经过术后12个月的随访发现共246例（21.4%）患者出现CPSP。基因相关性分析发现，和野生型相比，CTSG基因多态性rs2070697或rs2236742位点为隐性纯合子的患者CPSP发生率较低。因此，动物实验及临床基因相关性研究均表明CTSG是一种促疼痛调节因子，其表达上调可以导致慢性疼痛的发生与发展。本研究提示CTSG可能成为预测CPSP发生的潜在标志物，并有望成为治疗的新靶点。（兰　岭）

【评述】国际疼痛研究协会对于CPSP的定义是指患者在手术后2个月以上，仍存在手术相关性疼痛且除外其他病因（如慢性感染、恶性肿瘤复发等）所致疼痛。成人CPSP的发生率为11.5%～47.0%，严重影响患者的生活质量。开胸手术、乳腺癌（改良）根治手术、剖宫产手术、全髋/膝关节置换术、腹股沟疝修补术等均可不同程度导致CPSP的发生，其中尤以开胸手术为著，CPSP的发生率可高达30%～50%。因此，研究CPSP的发病机制，明确其诱因与危险因素，早期发现CPSP的易患人群并进行合理的干预，降低CPSP的发生率，改善患者的术后生活质量等都是亟待我们去完成的任务。本文作者首先在慢性炎性疼痛大鼠模型中证实 CTSG 基因表达与疼痛行为学相关，鞘内注射 CTSG 抑制剂可以缓解大鼠慢性炎性疼痛。在此基础上，作者进一步对 1152 例患者进行了基因多态性分析，其中 246 例发生 CPSP，结果发现 rs2070697 或 rs2236742 多态性位点与 CPSP 密切相关。这项研究结果一方面证实 CPSP 的发生具有一定的遗传学背景，另一方面也提示可以从基因多态性分析的角度进行 CPSP 易患人群的早期筛查。

（黄宇光）

文选 145

【题目】超声引导下腹横肌平面阻滞在剖宫产术后镇痛中的应用

【来源】北京医学，2015，37（8）：752-754

【文摘】陈红芽等探讨了腹横肌平面阻滞在剖宫产术后镇痛中的作用。60 例 ASA Ⅰ~Ⅱ级择期行剖宫产术的产妇，随机分为腹横肌平面阻滞（TAP）组（T 组，$n=30$）和对照组（C 组，$n=30$）。2 组产妇均予以蛛网膜下腔麻醉（0.5%布比卡因等比重液 7.5 mg），硬膜外导管向头侧置入 3 cm，术毕两组产妇均连接硬膜外镇痛泵（罗哌卡因 200 mg+舒芬太尼 100μg+氟哌利多 5 mg 溶于 0.9%氯化钠注射液 200 ml 中；背景剂量 1ml/h，单次剂量 2ml/次，锁定时间 10 min）。手术结束后，T 组产妇行双侧 TAP 阻滞。观察术后 4、6、8、24、28、48 h 视觉模拟评分（VAS）、镇静评分，并观察恶心、呕吐、瘙痒及呼吸抑制的情况；记录 TAP 阻滞的穿刺不良反应如误入腹腔等。记录各时点产妇按压镇痛泵的累计有效次数、累计总次数、术后镇痛用药量和满意度评分。研究结果显示 T 组术后静息状态 4、6 h VAS 评分低于 C 组（$P<0.05$），术后 8、24、28、48 h 比较差异无统计学意义（$P>0.05$）；两组在各时点按压镇痛泵的累计有效次数、累计总次数的差异均无统计学意义（$P>0.05$）。两组的呕吐、瘙痒等不良反应发生率无明显差异。TAP 组无误入腹腔等穿刺不良反应。结论认为超声引导下行 TAP 阻滞在剖宫产术后能提供安全、有效的镇痛作用。

（郑媛芳）

【评述】超声引导定位临床疼痛应用方面日益广泛。超声的应用使腹横肌平面阻滞等神经阻滞能有效实施。腹横肌平面阻滞能够有效地减轻腹部手术的术后疼痛。对于剖宫产的产妇来说，硬膜外留置导管是有效的镇痛方法。但腹横肌平面阻滞提供了另一种有效且更加安全的镇痛方法。本研究的临床观察表明腹横肌平面阻滞对于剖宫产术后能提供和硬膜外等效的镇痛效果，且没有明显的不良反应。正确操作超声引导的 TAP 阻滞无误入腹腔等穿刺不良反应。以 TAP 阻滞为中心的多模式镇痛有利于进一步改善产妇术后镇痛效果，提高患者术后的满意度。

（张　伟）

文选 146

【题目】乳腺癌手术中超声辅助胸椎旁阻滞减少术中阿片类药物用量并改善术后疼痛情况：一项随机、对照、单中心研究（Ultrasound-assisted thoracic paravertebral block reduces intraoperative opioid requirement and improves analgesia after breast cancer surgery: a randomized, controlled, single-center trial）

【来源】PLOS One，2015，10（11）：e0142249

【文摘】Pei等分析比较了在乳腺癌手术中2种麻醉方法在麻醉药用量方面的区别，以及对术后疼痛的影响。247例择期行乳腺癌手术的女性患者随机分为2组。PPA组（n=121）接受超声引导下胸椎旁阻滞后行丙泊酚靶控全身麻醉，诱导时同时给予芬太尼，喉罩置入；GA组（n=126）接受丙泊酚+芬太尼诱导，七氟烷+芬太尼维持全身麻醉。主要观察指标是术中七氟烷、芬太尼、丙泊酚的用量，以及术后2h手术部位的VAS评分为；次要观察指标是术中麻黄碱的用量、手术结束时患者的中心温度、时间权重的平均动脉压、时间权重的心率，以及术后PACU中恶心、呕吐的情况。结果与GA组相比，PPA组术中七氟烷用量为0[PPA组MAC 0（0，0），GA组MAC 0.4（0.3，0.6）]，芬太尼用量更少[PPA组100（50，100）μg，GA组250（200，300）μg]，丙泊酚用量明显更多[PPA组529（424，672）mg，GA组100（100，130）mg]，而术后2h的VAS评分更低[PPA组VAS评分为2（1.0，3.5），GA组VAS评分为3（2.0，4.5）]；PPA组患者术中倾向于有更快的心率，MAP<55mmHg者更少，术后发生恶心、呕吐者更少（三者P值均<0.05），但两组术中的麻黄碱用量区别无统计学意义（P=0.06）。结论认为，在乳腺癌手术中，超声辅助胸椎旁阻滞合并丙泊酚靶控全身麻醉可以减少术中吸入麻醉药和阿片类药物的用量，降低术后疼痛程度。

（郑媛芳）

【评述】随着超声技术的发展，胸椎旁阻滞更加安全，能为胸部手术提供有效的术中、术后辅助镇痛。本研究结果表明，与传统全身麻醉相比，合并胸椎旁阻滞的全身麻醉术中阿片类药物用量更少，患者术后疼痛的程度明显降低。本研究证实了在乳腺癌手术中胸椎旁阻滞的使用不仅能降低患者术后疼痛程度，同时减少术中吸入性麻醉药和阿片类药物用量。超声的使用相比传统手法穿刺大大提高了安全系数。超声引导胸椎旁阻滞在乳腺手术中是非常有价值的应用。

（张　伟）

文选147

【题目】氯胺酮辅助舒芬太尼硬膜外镇痛用于癌痛患者的疗效观察

【来源】中国药物与临床，2015，15（3）：391-392

【文摘】马光慧等对氯胺酮辅助舒芬太尼硬膜外镇痛治疗癌痛效果进行观察。选择42名晚期癌症患者，年龄43～75岁，三阶梯治疗效果不佳，无硬膜外穿刺禁忌证。随机均分为2组，自疼痛感觉平面上一硬膜外节段行硬膜外穿刺，气泡压缩试验确认在位后置管5 cm，注射吗啡2 mg，连接自控镇痛泵。药物配方：Ⅰ组为0.1%罗哌卡因+0.2 μg/ml舒芬太尼混合液250 ml，Ⅱ组为0.1%罗哌卡因+0.2 μg/ml舒芬太尼+0.1 mg/ml氯胺酮混合液250 ml。参数设置：背景剂量5 ml/h，自控镇痛3 ml/次，锁定时间15 min。记录两组患者镇痛前，镇痛后12 h、24 h、48 h和72 h疼痛评分，72 h内舒芬太尼用量及恶心、呕吐、皮肤瘙痒、尿潴留发生率。结果显示，两组患者人口统计学资料，治疗前、后各时间点VAS评分无差异无统计学意义（P>0.05）。Ⅱ组患者镇痛后各时间点较镇痛前VAS评分显著降低（P<0.05）。

Ⅰ组患者72h舒芬太尼用量显著高于Ⅱ组（$P<0.05$）。Ⅰ组患者治疗后恶心、呕吐、皮肤瘙痒发生率显著高于Ⅱ组（$P<0.05$）。两组患者尿潴留发生率差异无统计学意义（$P>0.05$）。结论认为，氯胺酮辅助舒芬太尼硬膜外镇痛效果确切，不良反应发生率低，可安全用于临床，值得推广。（王 瑾）

【评述】癌症疼痛是严重影响晚期肿瘤患者生活质量的最主要因素之一。椎管内局部麻醉药与阿片类药物联合用药可作为三阶梯药物治疗效果不佳时的替代选择。此外，在癌痛临床治疗中不仅要考虑到药物的有效性，还应尽可能减少相关不良反应的发生。氯胺酮作为NMDA受体拮抗剂，通过抑制中枢神经系统一氧化氮合酶的活性及其信号传导通路，可以产生有效的镇痛作用。本研究观察了氯胺酮对罗哌卡因+舒芬太尼硬膜外自控镇痛的辅助治疗效果。结果发现，等效镇痛剂量下，氯胺酮可显著降低舒芬太尼用量及阿片类药物不良反应。本研究结论有助于临床医师选择更安全、合理、有效、舒适的治疗方案。（申 乐）

文选148

【题目】盐酸羟考酮控释片复合加巴喷丁治疗老年糖尿病性神经痛的效应观察

【来源】医学与哲学，2015，36（2B）：32-34

【文摘】徐洪刚等于2012年4月至2014年5月纳入符合老年糖尿病性神经痛患者90例，随机分为2组：G组（单纯使用盐酸羟考酮缓释片）和P组（使用盐酸羟考酮缓释片复合加巴喷丁）。药物治疗4周后，通过疼痛强度评估（NRS）、生活质量评分（BPI）、镇痛效果评定及记录两组患者盐酸羟考酮的使用剂量情况来评估治疗效果。结果显示，两组患者疼痛均明显缓解，P组治疗后4周的疼痛缓解率明显优于G组，差异有统计学意义（$P<0.05$）。P组治疗后4周，盐酸羟考酮缓释片使用剂量远低于G组，差异有统计学意义（$P<0.05$）。P组患者的生活质量评分优于G组，差异有统计学意义（$P<0.05$）。P组治疗后2周头晕发生率高于G组，差异有统计学意义（$P<0.05$）。所有患者的不良反应以便秘和头晕多见，无严重呼吸抑制等不良反应发生。提示盐酸羟考酮缓释片复合加巴喷丁治疗老年糖尿病性神经痛安全性高，但应及时进行恶心、呕吐、便秘等不良反应的早期用药预防和有效处理。所有研究结果均提示盐酸羟考酮缓释片复合加巴喷丁可有效缓解老年糖尿病性神经痛，不良反应少，生活质量改善明显。（张羽冠）

【评述】在慢性神经病理性疼痛中，老年糖尿病性神经痛占较大比例。目前治疗用药仍以抗惊厥药物（如加巴喷丁、普瑞巴林）、抗抑郁药以及阿片类药物（如曲马多、羟考酮）等为主。治疗方案建议联合用药以达到最佳治疗效果。该研究比较了盐酸羟考酮单独应用和复合加巴喷丁用药，对药物用量、疗效及不良反应进行了评价。从研究结果可以看出，联合用药可以降低阿片类药物即该研究中盐酸羟考酮的用量，增强了镇痛疗效，且生活质量也得到明显提高。该研究为制订临床联合用药治疗方案提供了理论依据。（陈绍辉）

文选149

【题目】CT引导下脉冲射频治疗难治性眶下神经痛的有效性和安全性（Effectiveness and safety of pulsed radiofrequency treatment guided by computed tomography for refractory neuralgia of infraorbital nerve： a pilot study）.

【来源】Pain Physician，2015，18（5）： E795-E804

【文摘】Luo 等研究了 CT 引导下脉冲射频治疗难治性眶下神经痛的有效性和安全性。研究纳入 36 例保守治疗无效的眶下神经痛患者。入组标准包括：①年龄>18 岁；②术前 NRS 评分>7 分；③保守药物治疗或者眶下神经痛激素/局部麻醉药注射治疗后，NRS 评分缓解<50%；④术前 2%利多卡因诊断性神经阻滞有阳性结果。排除标准包括：①术前血常规、凝血功能、生化检查结果异常；②心电图结果异常；③穿刺点皮肤感染；④精神疾病病史或阿片药物滥用史；⑤MRI 显示的由于颅内或颅外病变导致的继发性神经痛；⑥面部疱疹病毒感染且眶下神支配区域受累；⑦进行过包括射频在内的其他有创治疗。所有的入组患者进行非损毁性脉冲射频治疗，并且随访 2 年。所有患者记录 NRS 评分，治疗起效率，补救卡马西平用量等信息。总体的术后有效率在 1 个月、3 个月、6 个月、一年和两年的时候分别为 69%、69%、64%、50%和 50%。术后 1 个月时，根据患者 NRS 评分是否较基线水平下降超过 50%，将患者分为有效组（n=25）和无效组（n=11），随后对组间差异进行了比较。两组术前的 NRS 评分差异没有统计学意义。术后第 1 日，两组的 NRS 评分均较术前有所下降，但有效组下降更为显著（50% vs 25%）。术后 1 周、2 周和 1 个月时，有效组的 NRS 评分持续下降，但无效组的 NRS 评分逐渐回到术前的基线水平，两组间有差异。无效组射频使用的输出电压和组织电阻显著低于有效组。结论指出，CT 引导小脉冲射频治疗应用于眶下神经痛的患者安全有效，可能成为将来的一线治疗方法。　　（车　璐）

【评述】三叉神经痛是面部疼痛的常见病因，疼痛发作时带来的疼痛往往难以忍受，严重影响患者的生活质量。眶下神经是三叉神经的分支之一。目前治疗三叉神经痛的方法众多，但是无统一标准，且治疗效果、并发症、复发率等尚未明确。近年来，使用非脉冲射频治疗疼痛在国内外广泛引起了重视，但是尚无研究将脉冲射频治疗技术应用于眶下神经痛患者。本文通过对 36 例保守治疗无效的患者进行非脉冲射频治疗，并且随访 2 年，将治疗有效和无效的患者进行对比，提出了可能影响治疗效果的预测因素。本研究初步证明了非脉冲射频治疗眶下神经痛的有效性和安全性，为保守治疗无效的眶下神经痛患者提供了一种可能的疗法。

（许　力）